쉽게하는 성장기 아동의 교정치료

공저 **차 봉 근**(교수, 강릉원주대학교 치과대학)
최 동 순(부교수, 강릉원주대학교 치과대학)
장 인 산(부교수, 강릉원주대학교 치과대학)
이 협 수(원장, 이앤장 치과교정과 치과의원)

M 명문출판사

| 머리말 |

주지하는 바와 같이 교정치료의 핵심가치는 환자의 심미성과 기능성의 회복이라고 할 수 있을 것입니다. 심미성과 기능성에 문제를 야기하는 부정교합은 이미 어린 나이에 그 증상이 발현될 수 있고 시간의 흐름에 따라 다양한 기능적 심미적 변이를 가져올 수 있습니다.

특히 성장기 아동에서 나타나는 미세한 형태의 부정교합은 성인에서 흔히 마주치게 되는 악기능장애 혹은 수술이 필요한 골격적 부정교합으로 악화되어 진행될 수 있습니다. 이러한 미세한 부정교합의 징후 및 이로 인한 악구강계의 불균형을 알아채기 위해서는 성인의 교정진단과는 다른 새로운 접근을 요구하게 됩니다. 짐작하셨듯이 바로 시간이란 변수와 성장이란 변수까지 고려해야 하기 때문이겠지요. 이러한 새로운 시간변수(time variable)는 치료자의 적절한 개입시기와 방법에 따라 증폭된 치료시너지 효과를 가져올 수 있습니다. 마치 흐르는 물의 흐름을 그대로 이용하되 그 방향을 적절히 조절하여 삶을 이롭게 하는 수리사업에 비유할 수도 있을 것입니다. 사람의 개입을 최소화 하면서 고유한 물의 역동성을 이용하는 이러한 치료철학은 이미 최고의 진리는 물과 같다(上善若水)는 도덕경의 경구를 생각케 합니다.

교정치료학은 정밀한 기계적 교합을 고정식장치에 의해 효율적으로 개선하는 미국식 교정치료와, 앞서 언급 했듯이 성장기아동에서부터 장기적인 관리를 치료철학으로 하는 유럽식 교정치료로 나눌 수 있습니다. 사실 독일을 비롯한 유럽 교정학의 선진국가들에서의 교정치료란 성장기교정치료를 의미하는 것 이라고 보아도 무방할 듯 합니다..

우리의 경우 역사적 문화적 영향으로 미국식 교정치료학이 일찍이 도입되어 눈부신 발전을 거듭하고 있습니다. 반면 유럽식 교정치료학은 상대적으로 덜 소개된 것이 사실입니다. 학문의 분야 뿐 아니라, 사회조직, 생태환경 모두에서 다양성과 균형은 그 집단의 역동적 성장능과 깊은 관계가 있다고 생각합니다. 이런 의미에서 유럽식교정치료학과 미국식교정치료의 장점을 조합한다면 치료 효과(effectiveness)와, 효율(efficiency) 그리고 그리고 질병을 잘 치료(treatment)하고 동시에 예방(prevention)해야 한다는 의료인의 기본적인 권리와 의무까지 포괄할 수 있지 않을까 생각해 보았습니다.

이 책의 내용은 ‘2003년에서 2007년도에 대한임상치과교정학저널에 23편으로 연재되었던 내용을 정리하여 수록한 것입니다. 책 집필을 위해 쓰여진 내용이 아니어서 내용이 난삽하고 또한 체계적 구성을 갖추지 못한 것도 사실입니다. 더우기 아직 무르익지 않은 시절, 의욕만으로 쓴 글들이라 논리의 비약도 많고, 근거 역시 명확히 밝히지 못한 글들입니다. 하지만 글 역시 자기의 학문적 여정에서 잉태되어 나온 자식이라면 미숙하고 덜 영글은 자식이어서 더 애착이 가는 것도 사실입니다. 부디 여러 선배 동료분 들의 깊은 이해 부탁드립니다.

천학비재인 저를 교정학에 입문시켜 주신 서울대학의 서정훈 명예교수님, 얼마 전 소천하신 양원식교수님, 항상 격려해주시던 남동석 장영일 교수님께 이자리를 빌어 감사의 마음을 전합니다. 유럽식 교정학에 눈을 열어주신 독일 베를린 대학의 명예교수이신 미드케 교수님과 브린크만 교수님께도 존경과 우정의 인사를 드립니다. 무엇보다도 이 글들은 분당차병원과 강릉원주대 교정과에서 사제의 인연을 맺은 많은 제자들의 힘으로 이루어진 것이고,앞으로도 教學相長의 인연을 계속 이어갈 것입니다

끝으로 꾸며주신 명문 출판사 안영택 사장님께도 깊은 감사의 말씀을 전합니다.

2015년 봄

강릉 연구실에서

저자들을 대표해서

차 봉 근

CONTENTS

1편 성장기 아동 교정 진단의 보조자료

2편 성장기 아동의 II급 부정교합의 치료

CONTENTS

CONTENTS

5편 혼합치열기의 공간감리

CONTENTS

1편. 성장기 아동 교정 진단의 보조자료

제 1장 미래 교정 진단술에 대한 전망

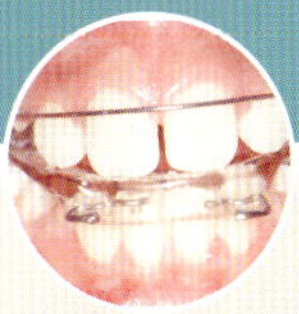
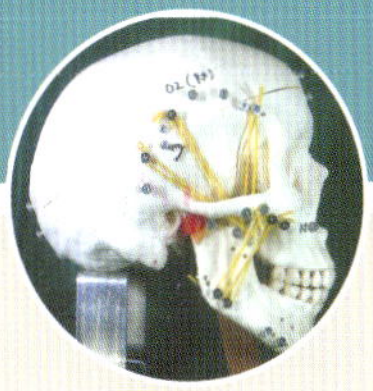
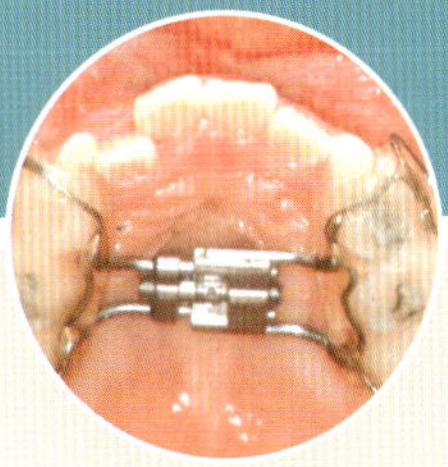

들어가며

교정 진단 부분은 교정치료에 있어서 가장 중요한 부분인 만큼 많은 선학들에 의해 여러 이론과 다양한 진단법이 개발되고 사용되어 왔습니다. 하지만 주로 성장이 완료된 성인에 대한 것으로 성장기 아동에 대한 진단법은 아직까지 명확하게 정립되지 않은 현실입니다.

성장기 아동의 교정 및 악정형 치료를 위한 진단법은 근본적으로는 성인의 경우와 큰 차이가 없습니다. 그러나 성장하는 동안 근육환경이나 치열이 역동적으로 변화할 수 있기 때문에 이를 평가하고 진단하는데는 성인의 경우와는 차별화된 다양한 보조적 진단수단이 필요합니다.

교정 진단을 위한 검사자료의 범위는 교정의사가 가지는 치료철학의 관점에 따라 단순하게는 석고모형상의 정적인 교합상태의 판단에서, 나아가서는 동적인 그리고 근신경계를 포함한 생리적 문제에까지 포괄적으로 이루어질 수 있습니다.

미소 양태에 대한 분석만 하더라도 구외 사진과 같은 정적인 분석만으로 해결할 수도 있지만 동영상 촬영을 통해 동적인 분석에 의미를 두는 교정의사도 있습니다.

미래에 지금보다 더욱 기술이 발달하고 또 상용화가 이루어진다면, 우리가 흔히 사용하는 석고모형이나 두부계측방사선사진, 파노라마방사선사진 외에도 다양한 진단방법들이 임상에 적용되어 좀더 정확하고 포괄적인 진단과 더불어 치료결과의 다양한 평가가 이루어질 것이라고 생각합니다. 이에 우리가 흔히 임상에서 이용하는 필수진단자료(essential diagnostic criteria)의 평가방법 외에 다양한 보조적 진단자료(supplemental diagnostic criteria)에 대해서 증례와 함께 이야기 해보고자 합니다.

증례 1

성장기 아동의 경우 적기에 적절한 치료가 시행된다면 많은 경우 발치에 의한 교정치료를 피하여 소위 dished in face나(그림 1), 무리한 고정식 교정치료에 의해 야기되는 치근흡수, 탈회 등 많은 문제점을 예방할 수도 있습니다(그림 2). 이 부분에 대해서는 다양한 장치의 치료법에 대해 다루는 다음 장들에서 자세히 언급하도록 하고 여기서는 개괄적으로만 언급하겠습니다.

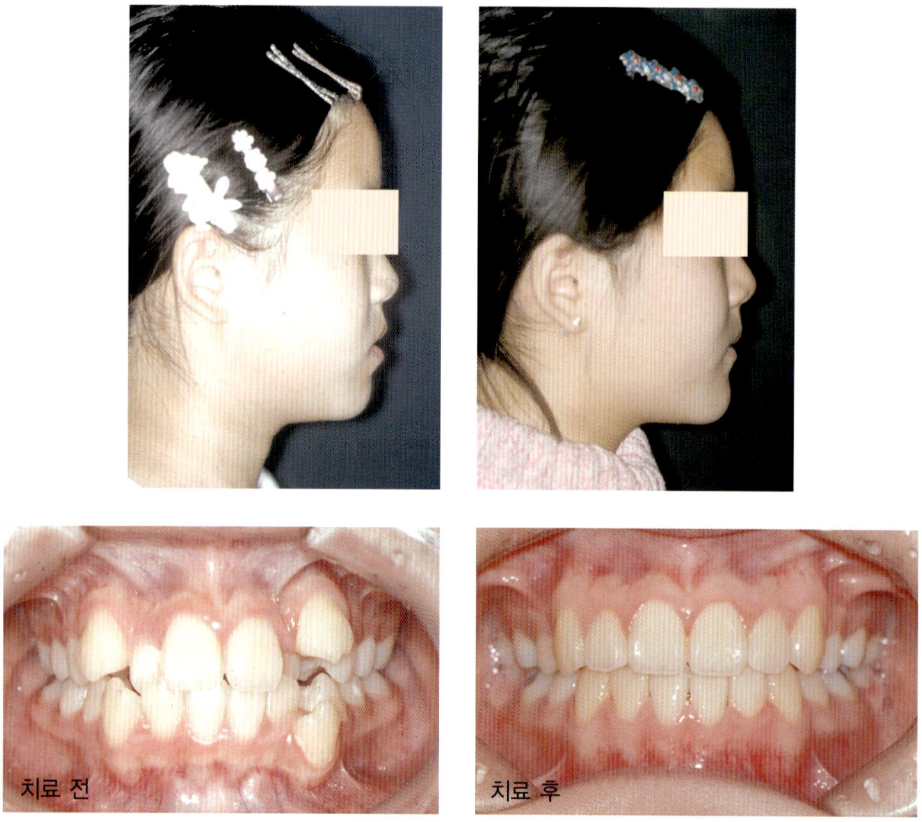

그림 1. 발치 교정치료의 부작용. 양호한 얼굴 형태임에도 불구하고, 심한 총생의 해소를 위해 발치 교정치료가 필요했고, 그 결과 너무 직선형 안모로 바뀌었습니다.

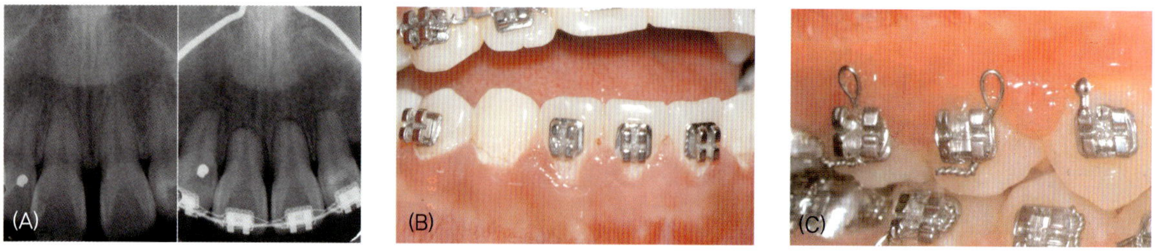

그림 2. 장기적인 고정식 교정치료에 의해 야기된 치근흡수(A)와 탈회(B) 및 치은비대(C)의 예

그림 1의 증례는 우리가 임상에서 흔히 접하는 심한 총생 환자로 이 환자 역시 얼굴의 변화보다는 총생 해소가 주소였습니다. 이 환자는 얼굴 외모가 양호함에도 불구하고, 매우 심한 공간 부족 때문에 발치 교정 치료가 불가피 하였습니다.

통상적인 방법으로 발치 교정치료를 시행한 결과로 양호한 치아의 배열과 정상적인 교합상태가 이루어졌으나, 얼굴 측모의 형태가 너무 직선형으로 바뀌었습니다.

초진시의 검사자료에 따르면 이 환자의 심한 총생의 원인은 혼합치열기에 소위 공간감리(space supervising)의 실패로 측방치군의 많은 근심이동에 의한 것으로 파악됩니다.

조기에 치료가 개입되어 적극적인 공간 감리 및 악궁 확장과 치열의 후방이동 등이 이루어 졌다면 무리한 발치를 피하고 얼굴의 형태도 보다 양호한 좋은 치료결과를 가져올 수 있지 않았을까 하는 아쉬움이 남는 증례입니다. 비록 발치 교정으로 진행되었다 하더라도 여전히 성장중인 사춘기의 환자임을 감안하여 턱끝과 코끝의 성장량 예측과 이에따른 고정원의 조절에 조금 더 신중했다면 더 좋은 결과가 있었을 것이라 생각합니다.

증례 2

그림 3은 초기 혼합치열기에 나타난 심한 총생을 보여주는 증례로 초진시 구내사진을 살펴보면 하악 전치부에 심한 총생을 보여 견치 맹출공간이 거의 잠식된 것을 관찰할 수 있습니다. 이러한 총생의 원인 중의 하나로 손가락 빨기 습관(finger sucking habit)을 문진을 통해 확인하였으며, 악습관의 제거와 총생의 해소를 위해 단순한 oral screen 장치를 사용하였습니다. Oral screen에 대해 잠시 언급하자면 oral screen은 나이 어린 환자에서 손가락 빨기 같은 악습관을 제거함과 동시에 비정상적인 근육의 힘을 차단하여 근기능의 정상화를 도모하는 단순하지만 효율적인 장치입니다.

Oral screen의 사용원칙은 다음과 같습니다.

1) 오후와 밤에는 반드시 착용하도록 합니다.
2) 특히 낮 시간에는 반드시 해야 합니다. 아이가 밤에만 손가락을 빨더라도 낮시간에도 착용해야만 합니다.
3) Thumb sucking habit이 사라진 후에도 장기간 밤에 착용해야만 합니다.
4) 절대 착용을 강요해서는 안됩니다.

그림3 화살표에서 볼 수 있듯이 oral screen 사용만으로도 악습관 및 총생이 동시에 개선된 것을 관찰할 수 있습니다. 이같은 증례의 경우 일견 많은 공간이 부족할 것으로 판단하여 무분별한 연속발치술을 시행한다던가 치료시기를 12세 이후로 연기한다면 발치치료로 잘못 진단되어 앞서의 증례와 같은 결과를 야기할 수 있습니다. 이와 같이 성장기 아동의 교정치료는 통상의 교정적인 보상치료와 달리 원인에 대한 치료를 시행할 수 있는 방법입니다.

따라서 이러한 원인에 대한 다각적인 진단과 검토가 성장기 아동의 교정에서 큰 맥을 형성한다고 볼 수 있습니다. 이러한 치아치조성 부정교합뿐만 아니라 골격성 부정교합의 경우 성장기 아동의 악정형 치료를 시행함으로써 발치교정으로의 오진을 피할 수 있을 뿐만 아니라, 고정식장치에 의한 치료기간을 상당량 감소시킬 수 있는 장점을 가지고 있습니다.

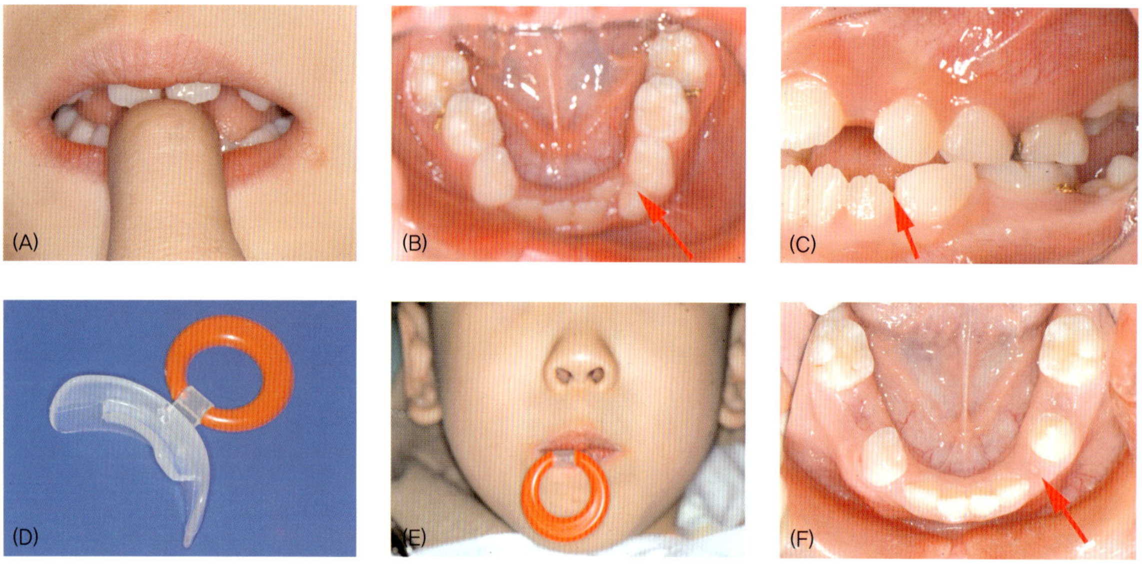

그림 3. Oral screen을 이용한 하악총생의 개선 예. 손가락 빨기 습관으로 인해 나타난 하악 전치부의 총생과 견치의 맹출 공간 상실. Oral screen을 사용한 결과 악습관과 총생이 동시에 개선되었습니다. (A) ~ (C) 치료 전, (D) ~ (E) Oral screen의 사용, (F) 치료 후.

증례 3

그림 4는 '앞니가 돌출되었다' 는 것을 주소로 내원한 환자입니다. 임상검사와 방사선검사 결과 하악 후퇴에 의한 II급 1류 부정교합 환자로 진단되었습니다. 이 경우 발치 혹은 비발치 여부를 결정하기 위해서는 성장이 어느 정도 완료될 때까지 오랜시간을 기다리거나 혹은 임상적 양상만 판단하여 미리 발치 치료로 결정할 위험성이 있습니다.

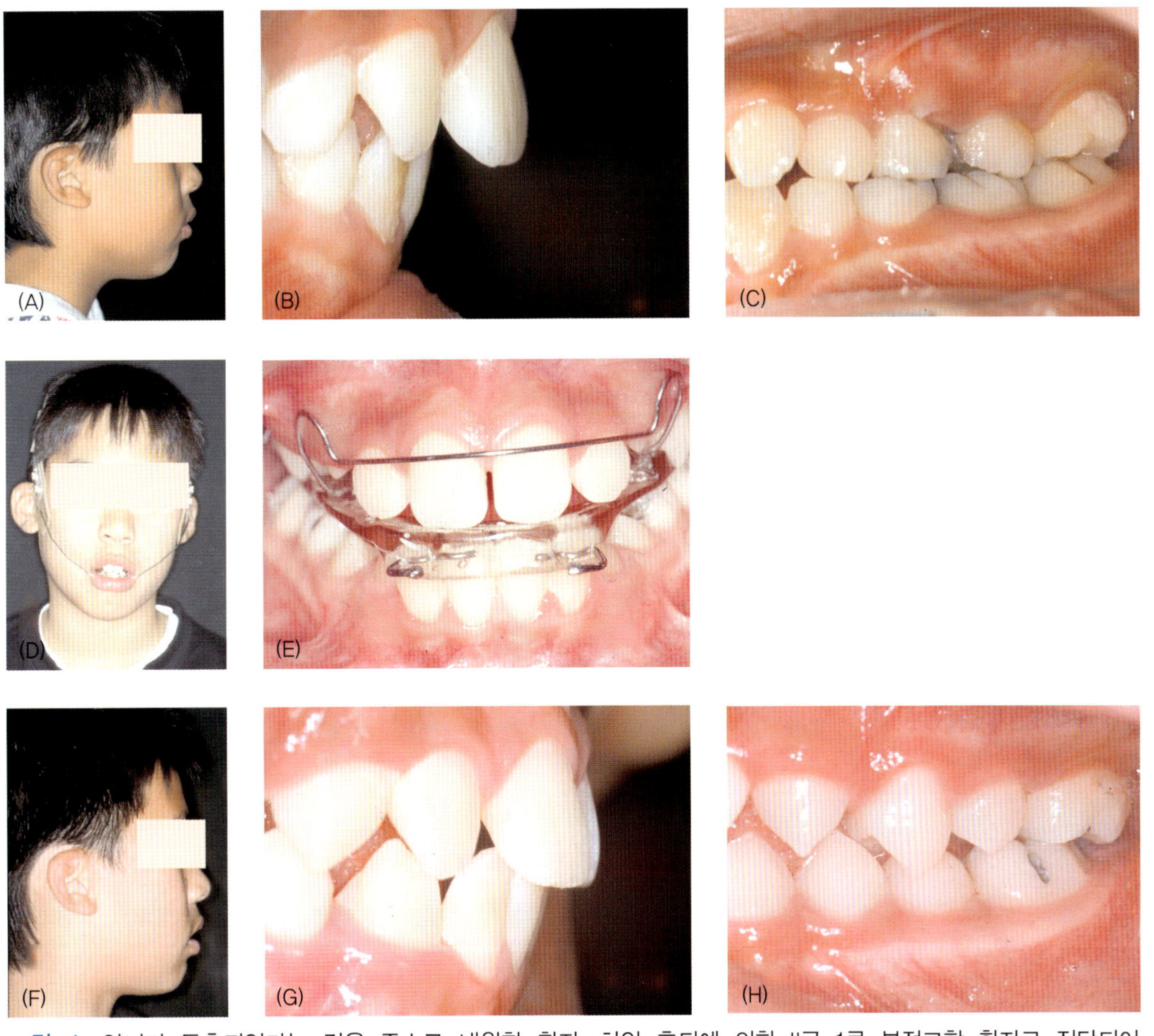

그림 4. 앞니가 돌출되었다는 것을 주소로 내원한 환자. 하악 후퇴에 의한 II급 1류 부정교합 환자로 진단되어 activator와 구외장치를 병용한 1차 치료가 시행되었고, 그 결과로 전치부 수평피개와 얼굴 측모에서 뚜렷한 개선이 이루어졌습니다. 2차 치료에서는 비발치치료에 의한 간단한 총생의 해소만이 필요하였습니다.
(A)~(C) 치료 전, (D)와 (E) Activator와 구외장치(anterior high pull headgear)를 병용, (F)~(H) 1차 치료 후

아직 성장을 하고 있는 성장기 아동이기에 현재의 얼굴만으로 발치/비발치를 판단하는 것은 매우 위험합니다. 또한 얼굴의 모습이 보다 명확해질 때까지 기다리다가는 악정형 치료의 시기를 놓칠 수도 있기 때문에 성장기 아동의 부정교합 진단은 성인보다 어려운 것이 사실입니다.

이 환자의 경우 하악골을 성장시키기 위한 가철식 기능적 악정형장치를 이용하여 1차 치료를 시행한 결과 전치 수평피개의 감소가 두드러지며, 구치부 교합관계도 III급 관계로 과개선 되었습니다. 구외 측모 관찰에서 외모가 양호하게 개선되었으며 2차 치료에서는 비발치 치료로 간단한 총생의 해소만이 필요한 상태로 1차 치료가 종료되었습니다.

증례 4

증례 3과 비슷한 경우로 그림 5의 환자는 심한 gummy smile을 주소로 내원하였습니다. 진단 결과 심한 gummy smile을 동반한 하악후퇴증으로 진단되어 activator와 함께 상악 전방부의 수직성장을 억제하기 위해 anteriror high pull headgear를 동반하여 치료하였습니다.

약 1년의 악정형 치료 후 gummy smile이 상당량 개선된 것을 관찰할 수 있습니다. 이런 결과는 일반적인 성인 교정 메카닉에서는 다소 어려울 수 있지만, 성장기 아동에서의 악정형 치료에 의해서는 훨씬 드라마틱한 결과를 볼 수 있습니다.

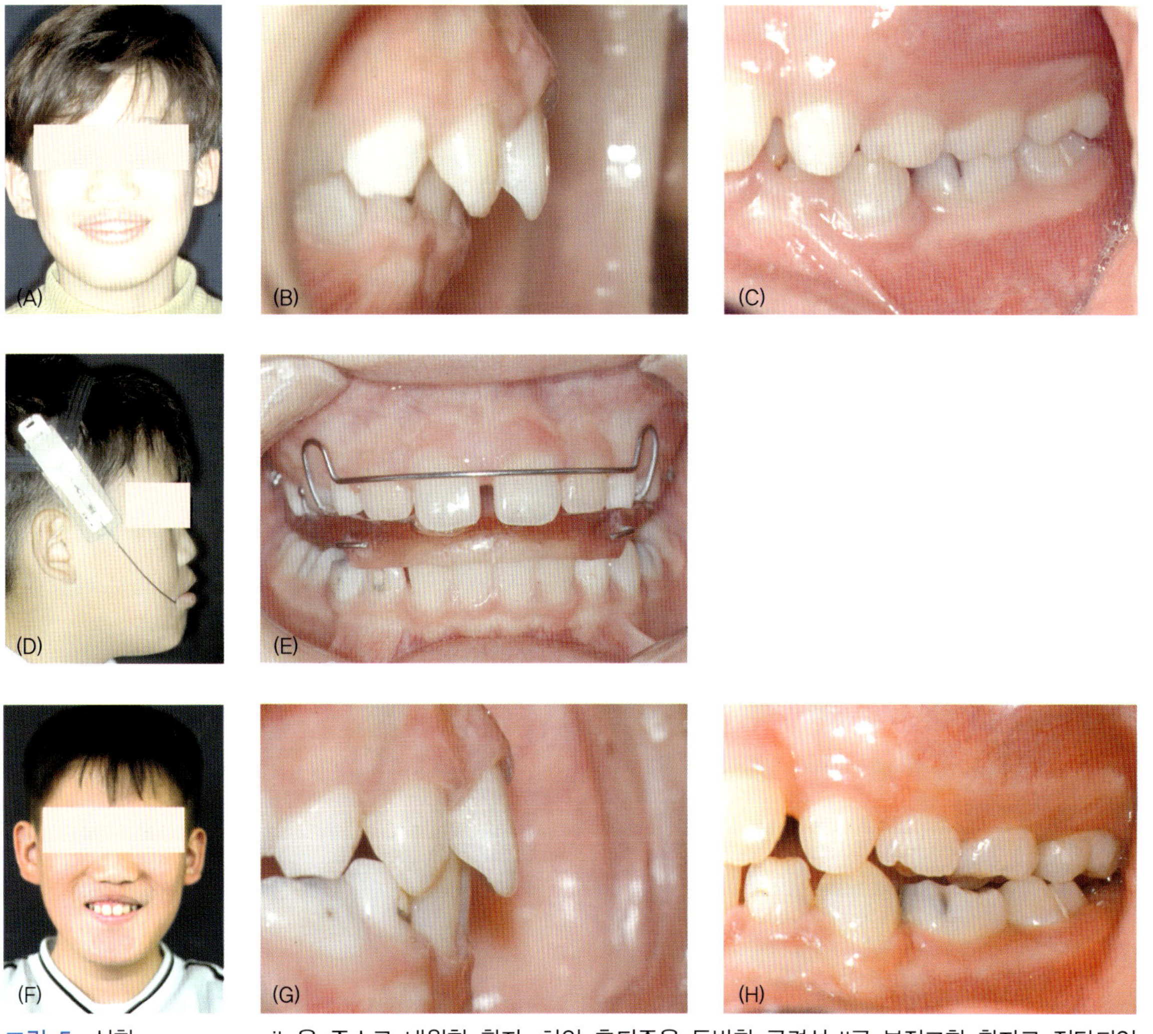

그림 5. 심한 gummy smile을 주소로 내원한 환자. 하악 후퇴증을 동반한 골격성 II급 부정교합 환자로 진단되었다. Activator와 anterior high pull headgear를 병용하여 약 1년간 치료한 결과 gummy smile이 뚜렷하게 개선었다. (A)~(C) 치료 전 : 상악전치가 전혀 보이지 않음, (D)와 (E) Activator와 구외장치(anterior high pull headgear)를 병용, (F)~(H) 치료 후

증례 5

그림 6의 환자는 상악 열성장으로 진단된 III급 부정교합의 성장기 아동 환자로 상악 성장을 촉진시키기 위해 protraction headgear로 약 6개월간 치료하였습니다.

그 결과 후퇴되었던 중안면부의 발육이 두드러지면서 오목형 측모가 볼록형으로 바뀌었습니다. 이것은 비상악 복합체의 봉합조직이 아직 닫히지 않은 성장기 아동이기에 가능한 치료입니다. 만약 성인이 되어 치료한다면 치아 배열을 이룰 수 있을지라도 골격의 변화는 악교정 수술의 도움없이는 가능하지 않습니다. 이처럼 성장기 아동에서 좋은 치료결과를 얻기위해서는 성장발육과 치료 시기에 대한 충분한 지식이 필요합니다.

이상의 임상 증례들에서 살펴본 바와 같이 근신경계로 대표될 수 있는 성장기 아동의 소위 국소적인 환경요소(local environmental factors)는 골격성 부정교합 발생에 지대한 영향을 끼친다고 볼 수 있습니다. 초음파를 이용하여 골격 패턴에 따라 교근 두께를 비교 평가한 연구에 의하면, 교근의 활동 양상이 얼굴의 성장 양상에 큰 영향을 줄 수 있음을 시사합니다(그림 7).

수직적인 성장 양상을 보이는 환자에서는 교근의 두께가 얇은 반면, 수평적인 성장을 보이는 환자에서는 교근의 두께가 두꺼웠습니다. 교근이라는 국소적 환경 요소가 안면골의 성장을 좌우할 수 있다는 것을 보여주는 좋은 예라고 할 수 있습니다.

상하악골의 수직적인 성장 양상은 우리 임상의에게 많은 도전을 주며 성장이 완료된 후 발치에 의한 교정치료나 악교정수술 혹은 복잡한 외과적수술 등을 필요로 합니다(그림 8). 또한 초등학생을 대상으로 부정교합과 측두하악관절(TMJ)의 건강 상태를 조사한 연구에 따르면, 성장기 아동에서도 의외로 많은 TMD 증상이 발견되었으며, 이는 연령증가에 따라 점차 증가되는 양상을 보였습니다(그림 9).

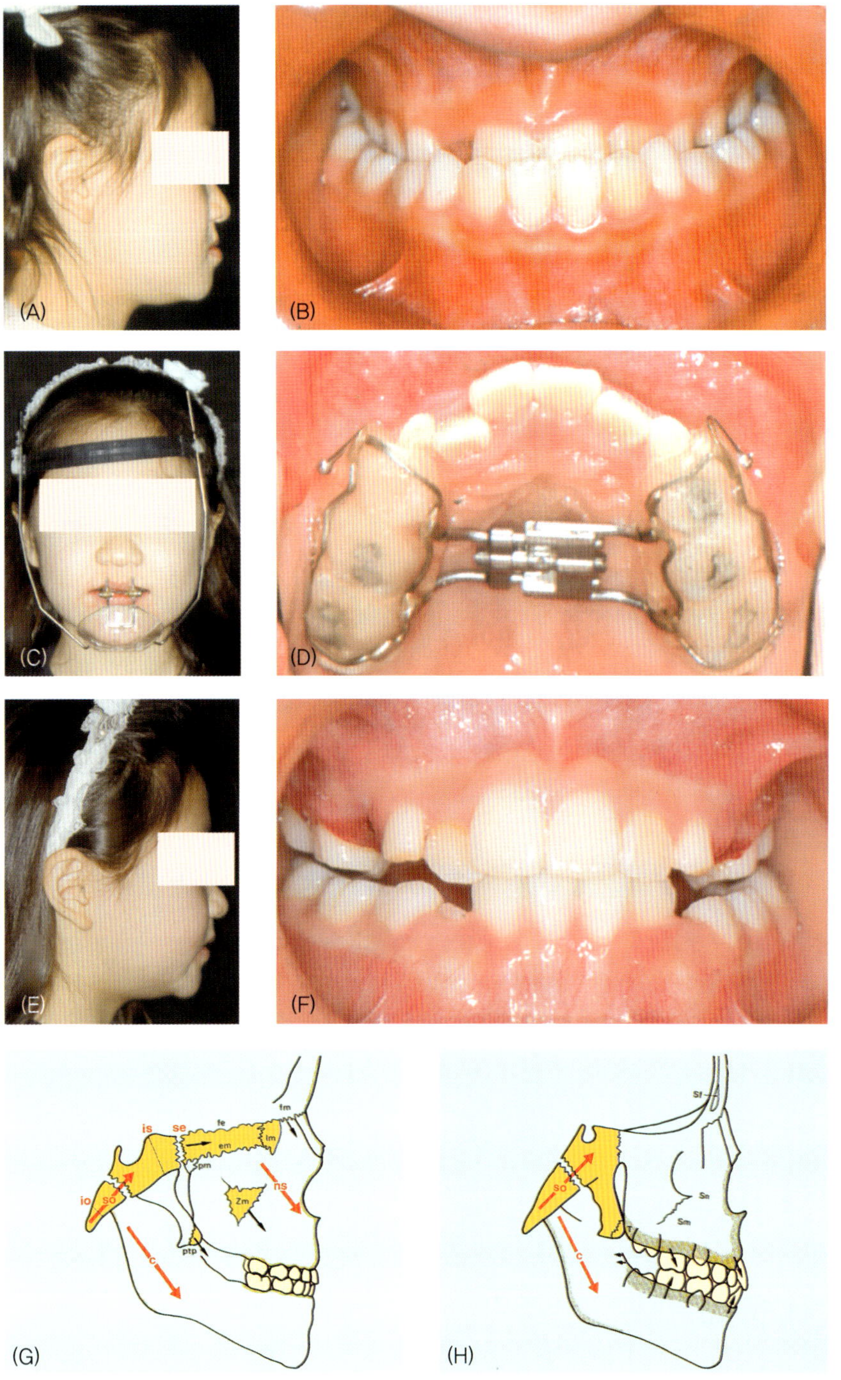

그림 6. 상악 열성장으로 진단된 환자로 protraction headgear와 bonded RME를 병용한 상악견인치료를 통해 6개월만에 반대교합을 개선할 수 있었습니다. 이런 환자에서는 적절한 치료시기를 놓치지 않는 것이 중요합니다. (A)와 (B) 치료 전, (C)와 (D) Protraction headgear와 bonded RME를 병용, (E)와 (F) 치료 후, 6세 이전(G)과 이후(H)의 연골결합(synchondrosis) 융합 양상. 6세 이후에 접형-후두골 연결결합(spheno-occipital synchondrosis)를 제외한 대부분의 연골결합이 폐쇄되어 있다.

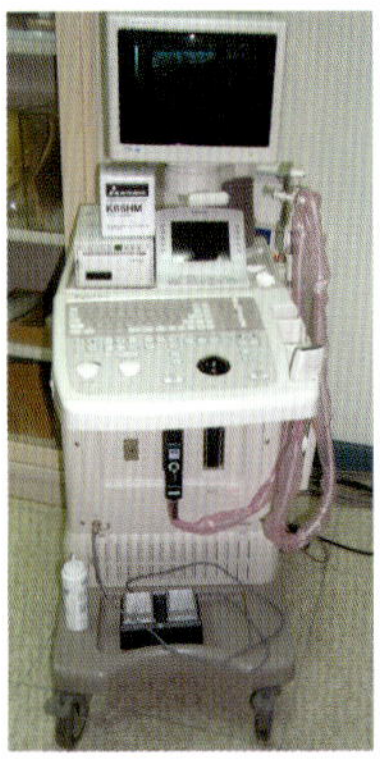
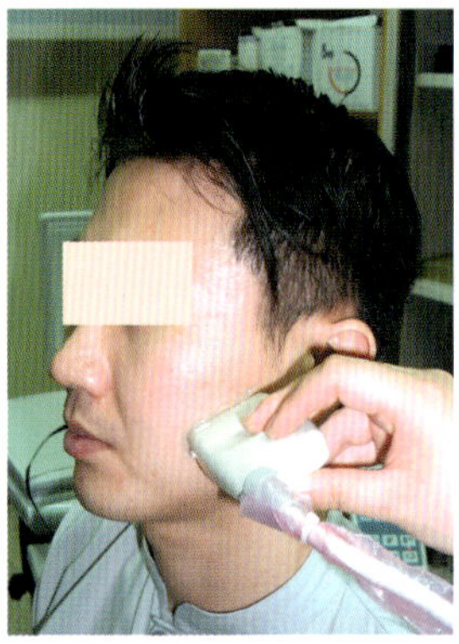

초음파 측정기를 이용한 교근 두께의 측정

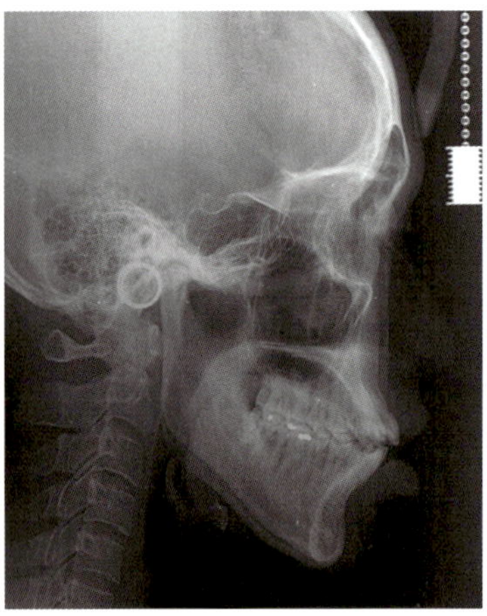

Vertical growth pattern

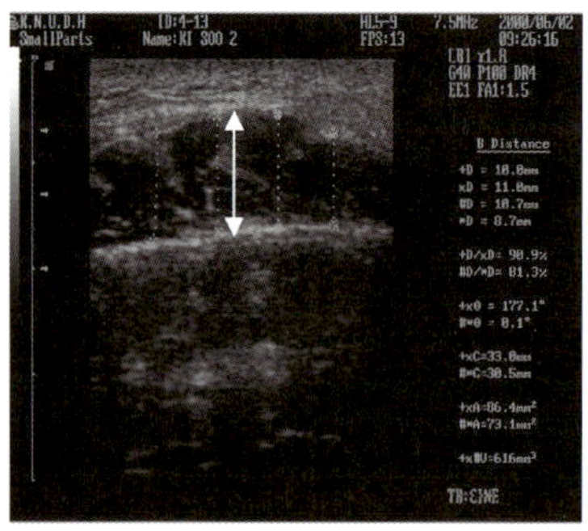

Ultrasonography on resting

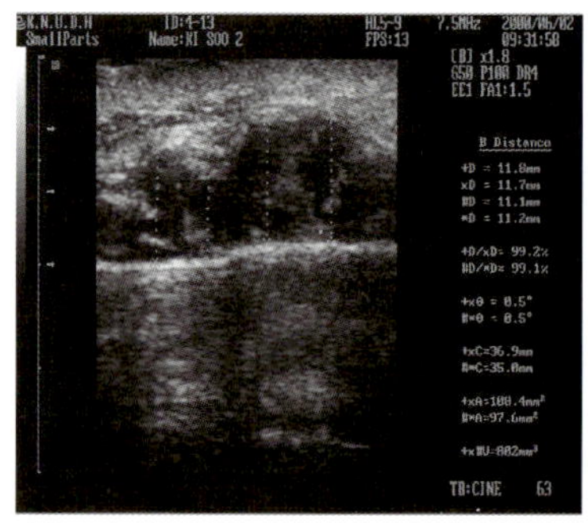

Ultrasonography on clenching

수직성장 환자에서의 교근 두께의 측정 예

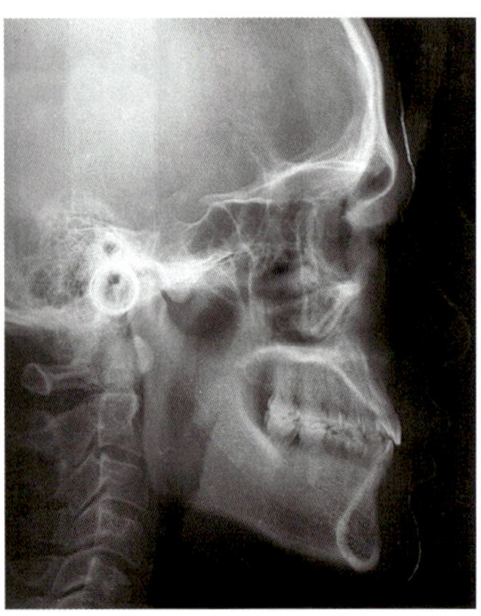

Horizontal growth pattern

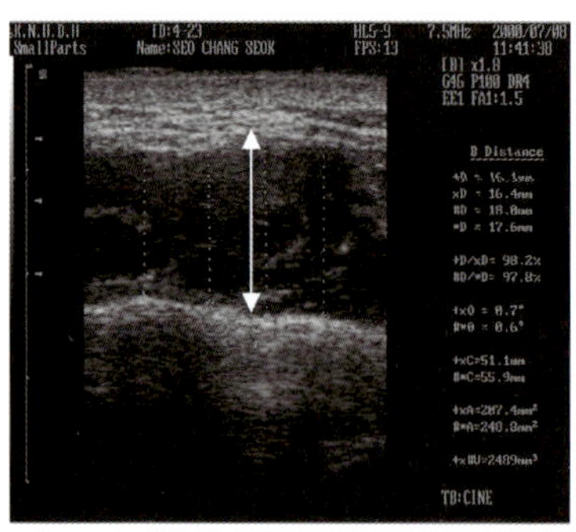

Ultrasonography on resting

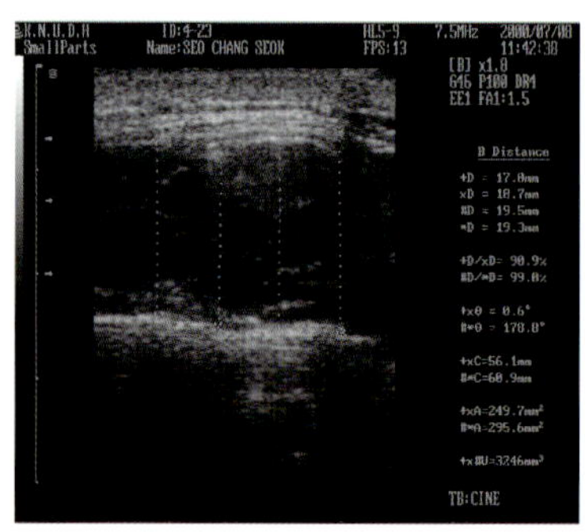

Ultrasonography on clenching

수평성장 환자에서의 교근 두께의 측정 예

그림 7. 초음파를 이용한 얼굴의 성장 양상에 따른 교근두께에 관한 연구. 수직 성장 양상의 골격패턴을 갖는 환자보다 수평 성장 양상을 보이는 골격패턴의 환자에서 교근의 두께가 더 두꺼움을 확인할 수 있었습니다(인용: 이연희, 차봉근, 박인우. 한국인 성인의 교근두께에 관한 초음파검사적 연구. 대한치과교정학회지 2001:31:225-36).

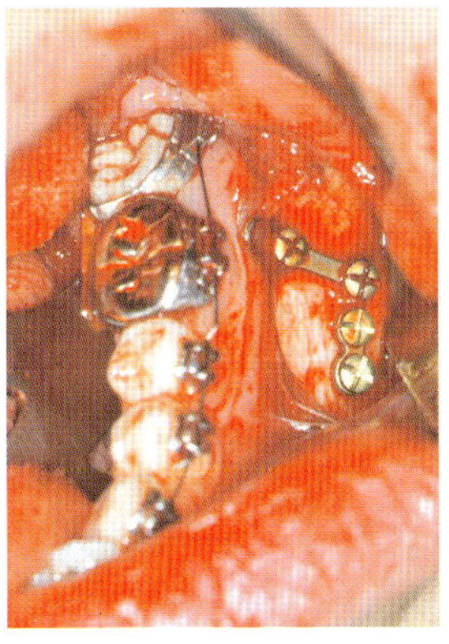

SAS(skeletal anchorage system, Miniplate)를 이용한 고정원 보강

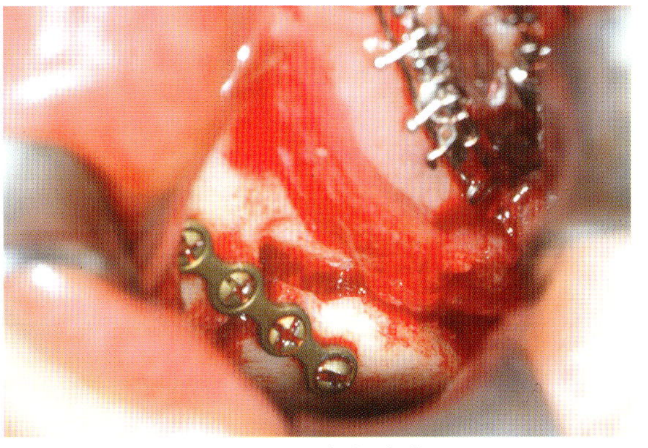

BSSRO 시행 장면

그림 8. 성인의 교정치료에 있어서 복잡한 외과적 치료가 동반된 예

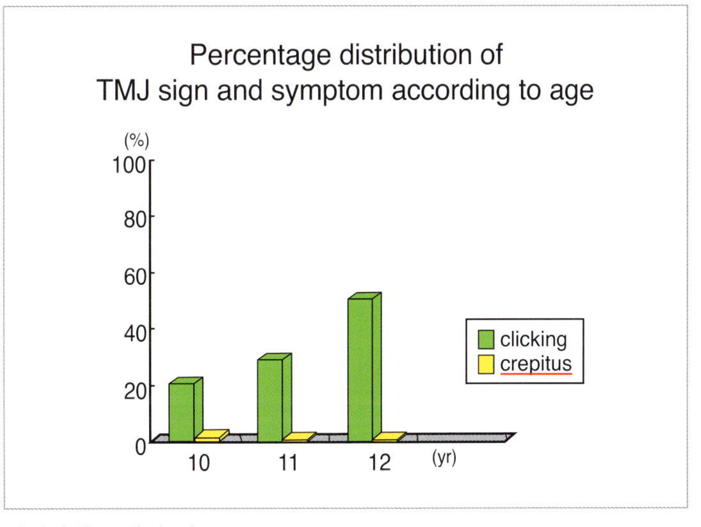

그림 9. 소아에서 측두하악장애 증상의 빈도(인용: 이혜미. 강릉시 초등학교 고학년 아동의 측두하악장애와 부정교합 유병율에 관한 연구. 강릉원주대학교 석사학위논문 2002).

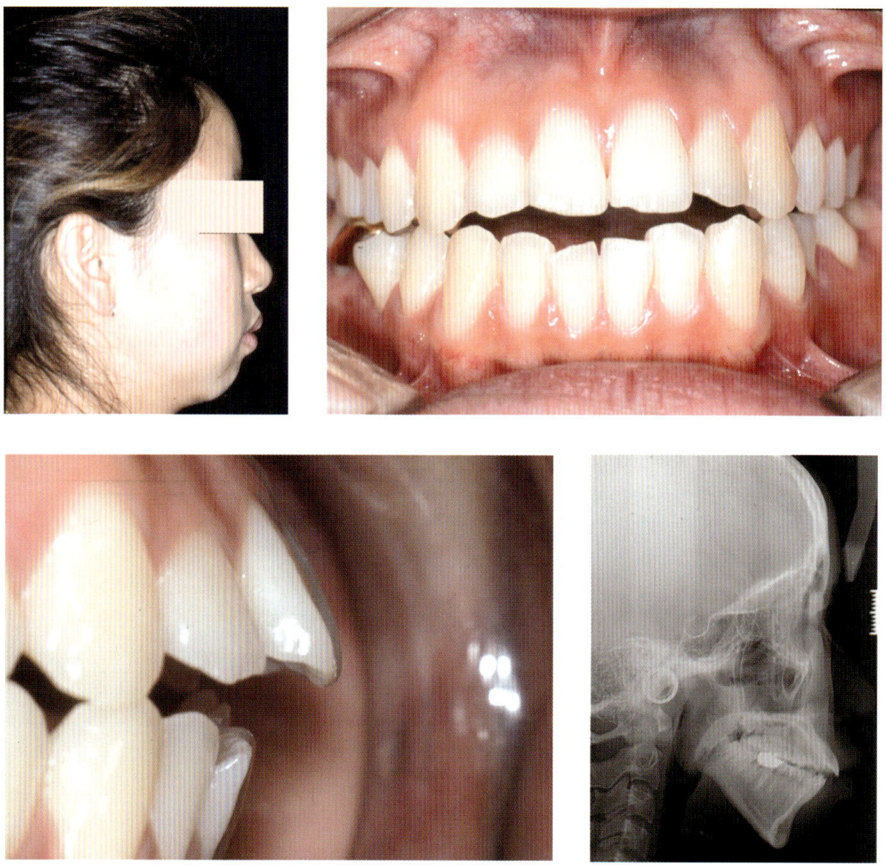

그림 10. 측두하악관절의 퇴행성 관절질환이 동반된 환자 증례. 전치부 개방교합과 하악의 후하방회전 및 하악골 후퇴를 보이고 있습니다.

이러한 소아 TMD 증상이나 수직적 성장 양상이 악골의 비대칭성 성장 혹은 개방교합 등의 골격적 부정교합을 발생시킬 수 있음은 여러 선학들의 연구와 임상증례에서 발견할 수 있습니다(그림 10).

국소적 환경요소인 TMD가 골격성 부정교합의 발생에 영향을 주는 것이라 할 수 있습니다. 인위적으로 두개골 형태와 저작근을 재현한 typocranium 연구에서 하악과두가 흡수된 것과 유사한 환경을 만들었을 때 개방교합이 발생되는 것을 관찰할 수 있었습니다(그림 11). 그런데 흥미로운 것은 이 때 구강주위 근육의 힘 벡터를 강화시키면 개교의 현상이 감소되는 것도 관찰할 수 있었습니다.

따라서 악골의 수직성장 양상을 차단할 수 있는 중요한 수단으로 입술폐쇄상태(lip competency)를 유지하는것이 중요하며, 따라서 이를 위한 소위 근기능요법(myofunction therapy)의 중요성은 아무리 강조해도 지나치치 않습니다(그림 12).

이상에서 개괄적으로 살펴본 예를 통해서 우리가 성장기 아동에서 해 주어야 할 치료는 의외로 다양한 것을 발견할 수 있습니다. 또한 성장기 아동에서의 교정치료는 통상적 교정치료에 비해 상대적으로 원인에 대한 치료가 가능하고 좀더 넓은 생물학적 지식(biological knowledge)이 요구되는 매우 흥미로운 분야라고 생각됩니다.

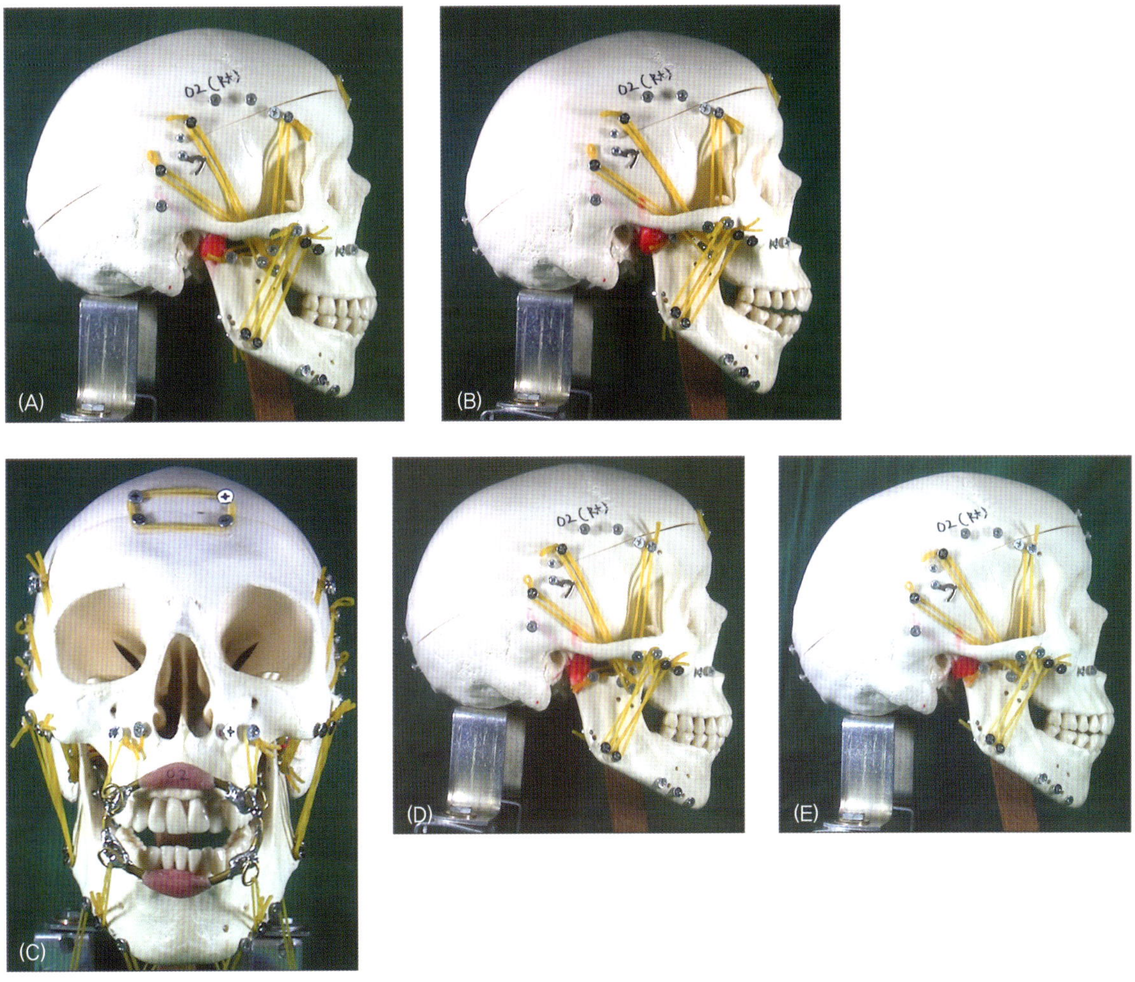

그림 11. Typocranium 연구(인용: 심은영. 측두하악장애가 악안면 구조에 미치는 영향에 대한 두개골 모형상 연구. 강릉원주대학교 석사 학위논문 2003).
(A)와 (B) 1차 실험 : 과두를 절제하고 연성재료로 재형성한 후 저작근을 재현하여 incubation하였을 때, 하악골이 후하방 회전되면서 하악골 후퇴 및 전치부의 개방교합이 발생하였습니다. (A) 실험 전, (B) 실험 후
(C)~(E) 2차 실험 : 입주위 근육을 추가하여 실험한 결과 하악골 후하방 회전 및 전치부 개방교합이 현저히 감소하였습니다. (C) 입주위 근육재현, (D) 2차 실험 전, (E) 2차 실험 후(B와 비교).

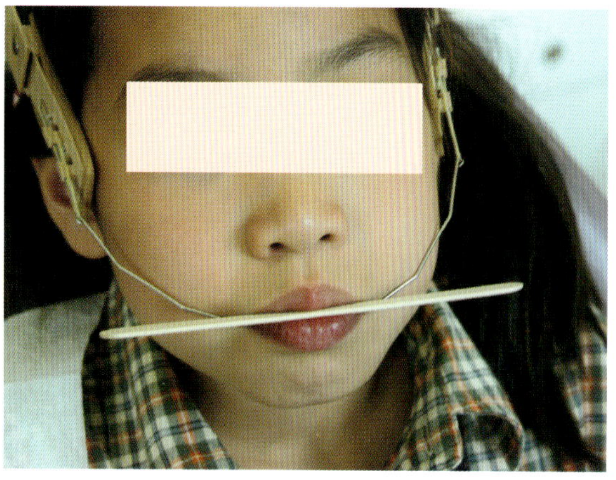

그림 12. 근기능요법(Myofunctional therapy)의 예.

제 2장 초음파검사(ultrasonography)의 교정학적 적용

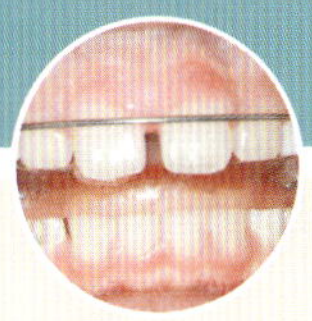
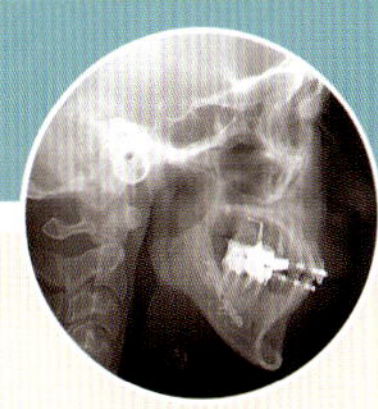
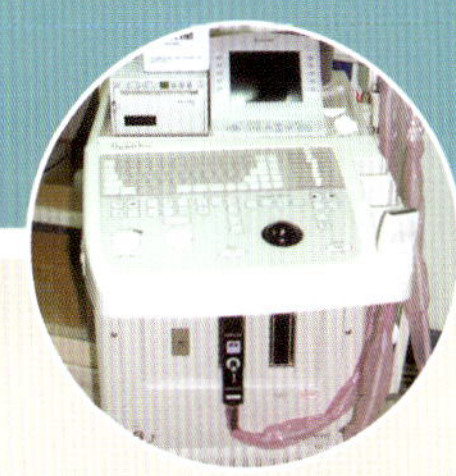

들어가며

미래의 교정치료는 단순한 정적교합의 완성과 전치부 총생치료가 아닌, 구강악안면 영역의 근신경계의 조화를 목표로 하는 좀 더 넓은 안목의 교정치료 철학이 요구될 것입니다. 따라서 구강악안면 영역에서 근육의 정량적, 정성적 평가의 중요성은 교정진단과 치료결과의 평가를 위해 아무리 강조해도 지나치지 않습니다.

근육의 정량적, 정성적 평가를 위해 초음파검사(ultrasonography)와 표면근전도검사(surface EMG), myometer 등의 장비가 이용될 수 있습니다. 물론 이와 같은 장비는 아직 고가인 관계로 일반적인 교정클리닉에 비치하기 어려울 뿐만 아니라, 아직 적용분야나 평가기준 등이 명확히 정립되지 않아 적극적으로 이용하기는 어렵지만, 우리 교정의사는 항상 앞을 내다보고 준비하는 마음으로 이에 대한 지속적인 관심과 연구를 해야만 할 것입니다.

이번 장에서는 성장기 아동뿐만 아니라 성인에서 부정교합 검사를 위한 보조 검사로서 근육의 정량적 평가를 위해 사용 가능한 초음파 검사에 대해 알아보기로 하겠습니다.

초음파검사(ultrasonography)

초음파검사는 1942년 Dussik가 뇌종양의 진단을 위해 의학분야에 최초로 도입한 이후, 지금까지 인간의 몸속을 영상화하는 데 널리 사용되어 왔습니다. 인체에 무해하며 상대적으로 저렴하고 이동 및 검사가 쉽고, 실시간 평가가 가능하다는 장점으로 현대 의학에서 널리 사용되는 진단 기술 중 하나입니다(그림 1). 의학분야, 특히 산부인과에서의 산전 관리, 심혈관계, 간 질환 등의 진단영역에서 임상적으로 널리 이용되고 있습니다.

구강악안면 영역에서는 Kiliaridis와 Kälebo (1991)가 인간의 교근두께를 초음파검사로 측정하여 악안면 골격과의 상관성에 대한 연구를 하였고, 이후 Bakke 등(1992), Raadsheer 등(1994), Kubota 등(1998), 이 등(2001)의 연구와 같이 다수의 연구들에서 초음파검사가 저작근 등 구강악안면 영역의 근육두께를 측정하는데 있어 정확하고 신뢰할만하다고 보고되었습니다.

초음파는 20,000Hz ~ 30MHz까지의 사람이 들을 수 있는 주파수 범위 이상의 진동수를 갖는 소리로 정의할 수 있습니다. 초음파는 세라믹의 일종인 지르콘산, 티탄산연 등으로 만든 얇은 막(진동자)의 양측에 양 · 음전압을 가하고 그 막의 모양과 두께에 따라 일정한 진동이 발현되어 발생되게 됩니다. 발생된 초음파는 음향적으로 성질이 다른 조직이나 장기의 경계면에서 반사되고 이로인한 반사파(echo)

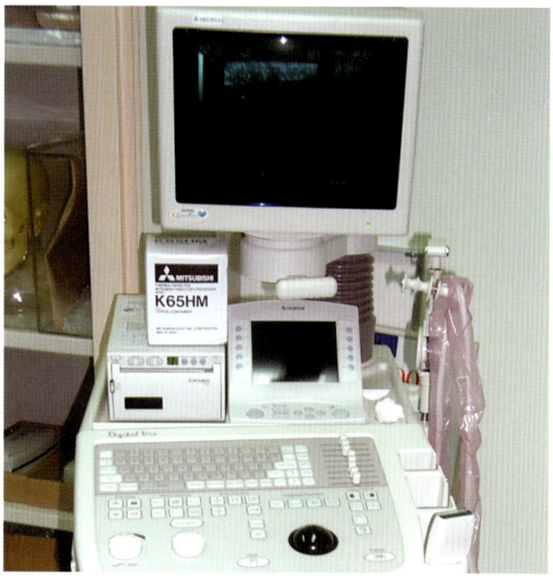

그림 1. 초음파검사기 SA-6000 (Medison, Seoul, Korea).

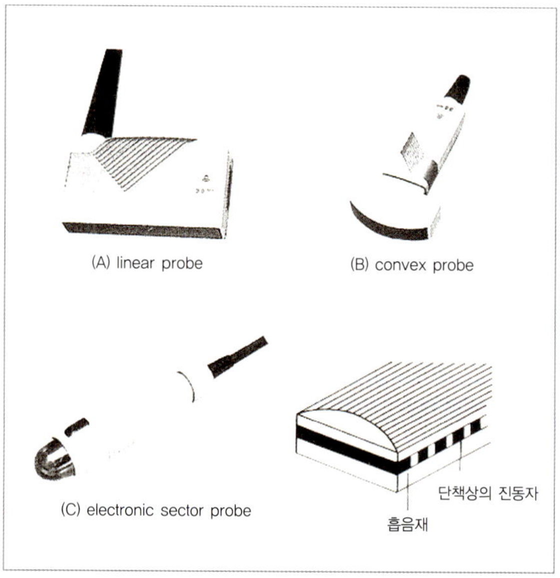

그림 2. 초음파검사기에 사용되는 각종 probe.

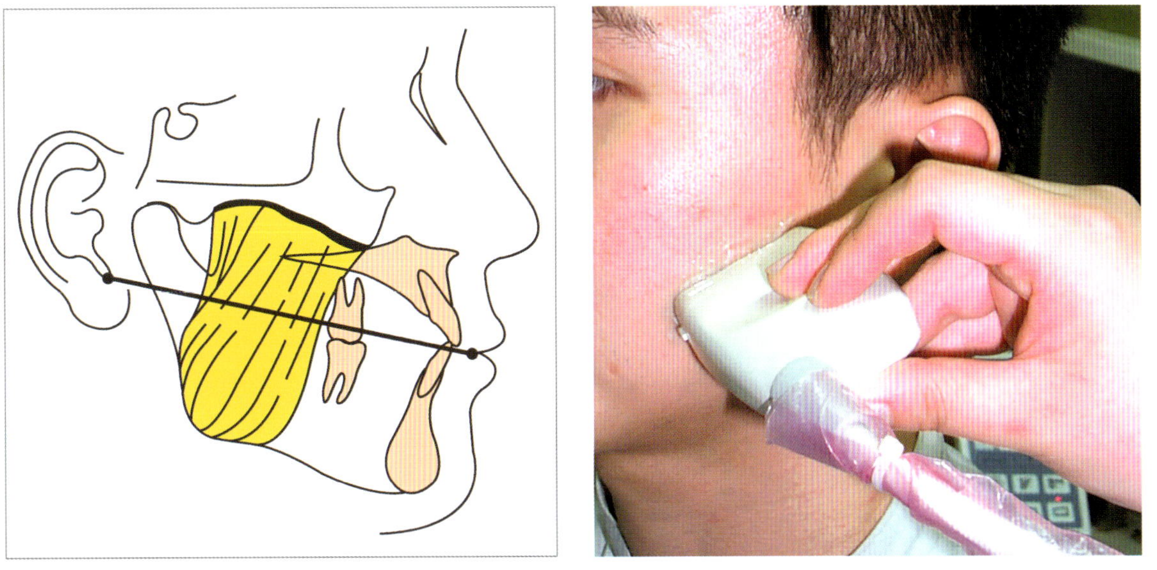

그림 3. 7.5MHz 고해상도 직선탐촉자(SA-6000, Medison, Seoul, Korea)를 이용하여 교근의 두께를 측정하고 있습니다.

를 발생시킵니다. 근육은 초음파를 거의 반사시키지 않으며, 내부의 불규칙한 결합조직 다발 때문에 초음파가 일관성 없이 통과되어 불균일한 점상형태를 나타내게 됩니다. 반면에 건과 골은 초음파를 반사시키기 때문에 뚜렷한 형태의 백색 띠로 나타나고, 따라서 근육과의 구별이 크게 어렵지는 않습니다.

구강악안면 영역의 근육은 그 표면으로부터의 깊이가 얕고 일정한 움직임이 없으므로 7.5MHz 고해상도 직선탐촉자(SA-6000®, Medison, Seoul, Korea)를 B-mode에서 측정합니다(그림 2, 3). 측정 시 탐촉자를 위치시키는 각도는 골격근의 일정한 영상을 얻는데 매우 중요한 역할을 합니다.

Cady 등(1983)은 근다발의 장축에 대해 직각으로 탐촉자를 위치시켰을 때 조직 실질의 반사파는 매우 강한선으로 나타나지만, 60~70°로 경사지게 위치시켰을 경우에는 약하고 불규칙적인 선으로 나타난다고 보고하였습니다.

탐촉자를 근다발 장축에 직각으로 위치시키는 것이 무엇보다 중요하다고 할수 있습니다. 또한 누르는 압력에 따라 영상이 영향을 받기 때문에 최소의 압력을 가하기 위한 숙련 과정이 필요하며 이때 통각계(algometer)와 같은 장비가 도움이 될 수 있습니다.

다양한 탐촉자 각도 및 누르는 힘에 따라 판독 가능한 해부학적 구조물에 대한 충분한 이해와 초음파 영상에 대한 해석 능력이 필요하나, 안면 근육은 비교적 얇은 부위에 존재하는데다 근육의 경계는 비교적 확인이 용이하기 때문에 교정 진단용으로 사용하는데는 큰 어려움이 없으리라 생각됩니다(그림 4).

초음파검사를 이용하여 거리, 면적, 둘레, 부피 등의 측정이 가능하나, 이번 장에서는 거리 측정 기능을 이용한 근육의 두께 평가에 대해서만 살펴보겠습니다. 초음파검사를 통한 저작근의 두께에 대한 정량적 판단은 두개악안면부의 성장을 예측하는 데 도움이 될 수 있고, 성장이 완료된 성인에서도 교정치료의 결과 예측 등에 이용할 수 있습니다. 또 좌우측 근육두께의 상대적 비교를 통해 비대칭 진단에 이용될 수 있고, 근기능 훈련(myofunctional therapy) 후의 근육 두께의 변화와 같은 치료 평가에도 이용할 수 있을 것입니다.

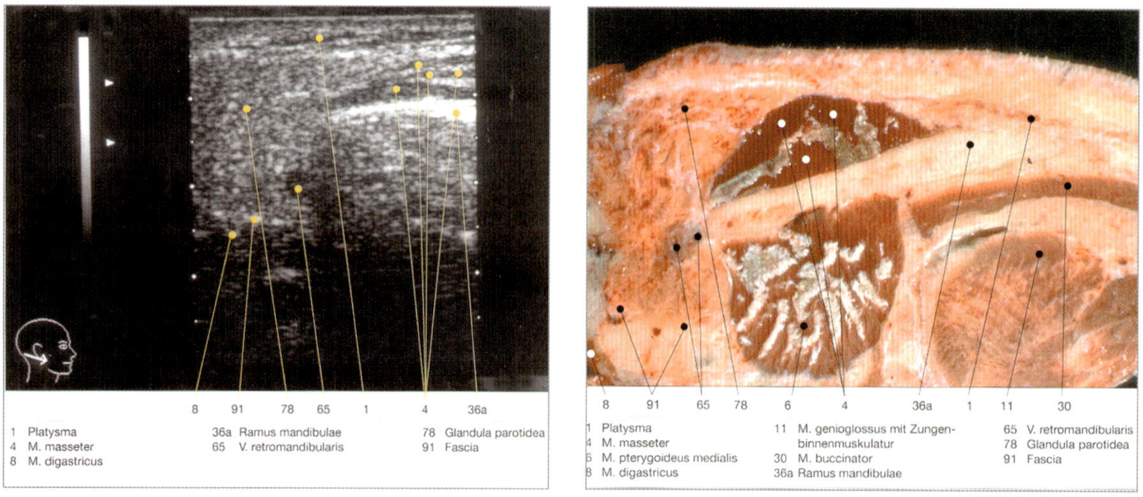

그림 4. 교근 구조물에 대한 초음파 검사시 해부학적 구조물의 비교(인용: Sader R, Norer B, Horch HH. Lehrbuch der Ultraschalldiagnostik im Kopf-Hals-Bereich, Einhor-Presse Verlag, 2001)

임상적 적용 : 교근(masseter muscle)의 두께 측정

하악골의 강력한 올림근(폐구근)으로서 전방운동, 측방운동에도 관여하는 교근은 저작효율에 영향을 줄 뿐만 아니라 악안면의 수직 수평적인 골격관계에도 영향을 끼칩니다. 특히 수직적 성장경향을 갖는 환자에서는 교정치료 후 교합개방의 경향과 같은 회귀현상이 빈번하게 나타납니다.

따라서 악악면 골격 형태와 관련하여 교근 두께의 측정은 교정치료의 예후를 판정할 수 있는 하나의 중요한 임상적인 기준이 될 수 있을 것으로 생각됩니다.

초음파검사와 측모두부계측방사선사진을 이용한 한국인 성인의 교근 두께에 대한 이 등(2001) 의 연구에 따르면, 서구인에 비해 한국인의 교근 두께가 상대적으로 두꺼우며, 교근의 두께가 두꺼울수록 상하악골의 이개도가 작아 수평적인 골격형태를 가짐을 발견하였습니다(그림 5). 그 외에도 최근 많이 시술되고 있는 교근 두께 축소 목적의 보톡스 치료에 대한 치료 효과의 정량적 평가를 위해서도 초음파 검사는 유용한 진단 도구가 될 수 있습니다(그림 6). 안면비대칭 진단의 경우 전통적으로 사용되어 온 후전방 및 측모 두부계측

수직성장 환자에서의 교근두께의 측정예

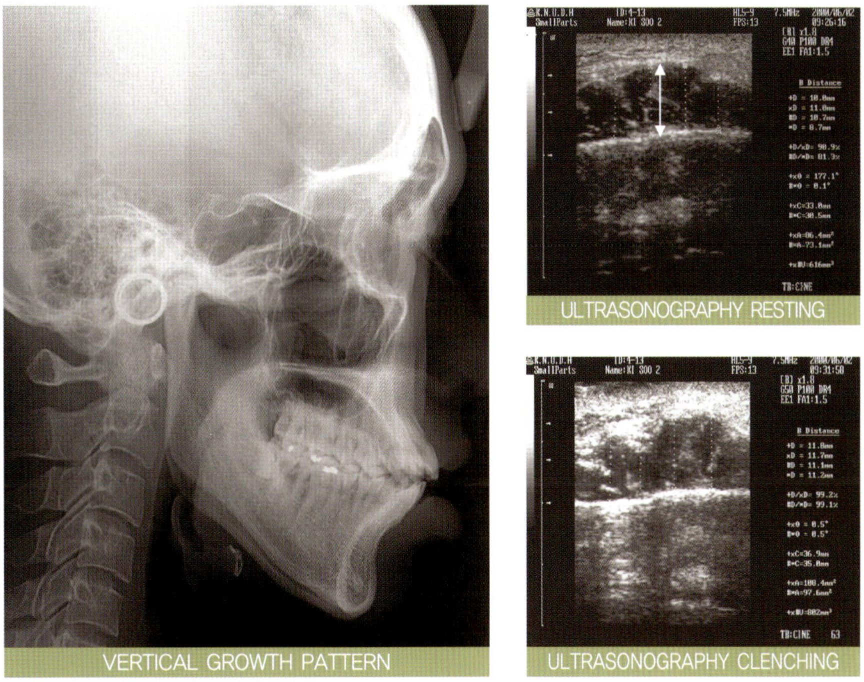

수평성장 환자에서의 교근두께의 측정예

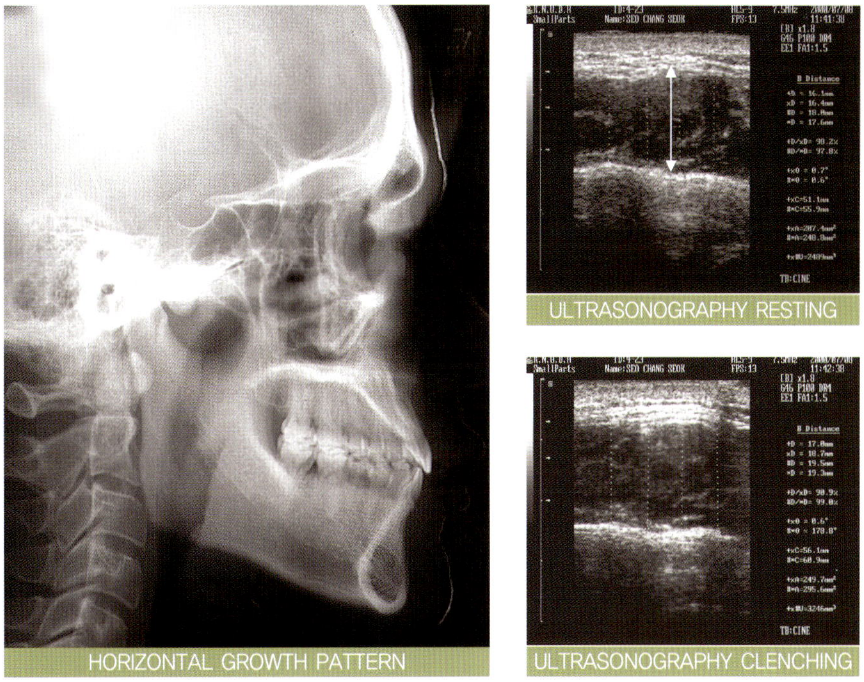

그림 5. 초음파를 이용한 성장양상에 따른 교근두께에 관한 연구 예(인용: 이연희, 차봉근, 박인우. 한국인 성인의 교근두께에 관한 초음파검사적 연구. 대한치과교정학회지 2001:31:225-36). 수직성장양상 보다 수평성장양상을 보이는 군에서 교근의 두께가 더 두꺼움을 초음파검사를 통해 확인할 수 있습니다.

방사선사진과 이하두정부방사선사진은 골격적인 비대칭을 진단하는 데에는 유리하지만, 편측 교근비대와 같은 연조직의 비대칭에 대해서 정량적으로 진단하는 데에는 어려움이 있습니다.

초음파검사는 연조직 두께의 비대칭을 효과적으로 진단할 수 있기 때문에, 향후 악교정 수술에서 골격적 비대칭의 수정과 더불어 근절제술(myotomy)을 시행하는 경우, 또는 보톡스 시술과 같이 연조직에 대한 시술을 할 때 유용한 평가도구로 활용될 수 있을 것입니다. 다음은 교근의 편측 비대에 대한 외과적 치료전후 초음파검사를 통해 평가해 본 증례를 소개하겠습니다.

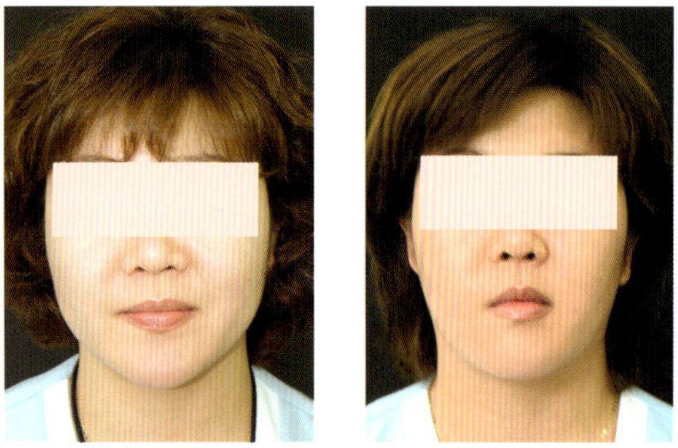

그림 6. 교근부위의 보톡스 치료 전후의 안모 변화. 이런 경우 초음파검사는 유용한 진단학적 평가도구가 될 수 있습니다.

증례

그림 7의 환자는 21세 10개월된 남성으로 불규칙한 치열과 얼굴 비대칭을 주소로 내원하였으며, 비대칭을 동반한 골격성 III급 부정교합으로 진단되었습니다.

정모 두부계측방사선사진을 통하여 골격적 비대칭을 평가한 결과 우측 하악지고경(ramus height)이 좌측에 비해 길고, 정면에서 보았을 때 심한 교합평면의 경사(canting)가 있는 hemimandibular elongation과 hemimandibular hyperplasia의 혼합형(hybrid type)으로 진단되었으며, 장기간의 우측 편측 저작습관으로 인한 우측 교근의 비대가 관찰되었습니다.

이 환자는 발치를 동반한 수술 전 교정치료가 시행되었고, 양악 악교정수술, 이부성형술, 비대된 우측 교근의 근절제술(myotomy)이 시행되었습니다(그림 7).

악교정수술을 동반한 치료 결과 정면 얼굴 사진과 정모두부계측방사선사진에서 대칭적인 얼굴로 개선된 것을 확인할 수 있습니다.

이 환자는 치료 전 후 교근비대의 정량적 평가를 위해 초음파검사가 시행되었고, 그림 9와 표1은 치료 전 후의 좌우 교근의 두께를 보여줍니다. 초음파 측정은 환자가 직립되게 앉은 자세에서 머리는 자연스러운 자세를 취하도록 하였고, 탐촉자(probe)는 교합평면에 평행하도록 위치시켰습니다.

치료 전후 평가 결과 초진시에는 우측의 교근이 clenching 시와 resting 시 모두에서 좌측보다 훨씬 더 두껍웠으나, 치료 후 우측의 교근 두께가 상당히 감소되어 좌측과 우측의 두께는 비슷해 졌습니다(그림 8, 표 1).

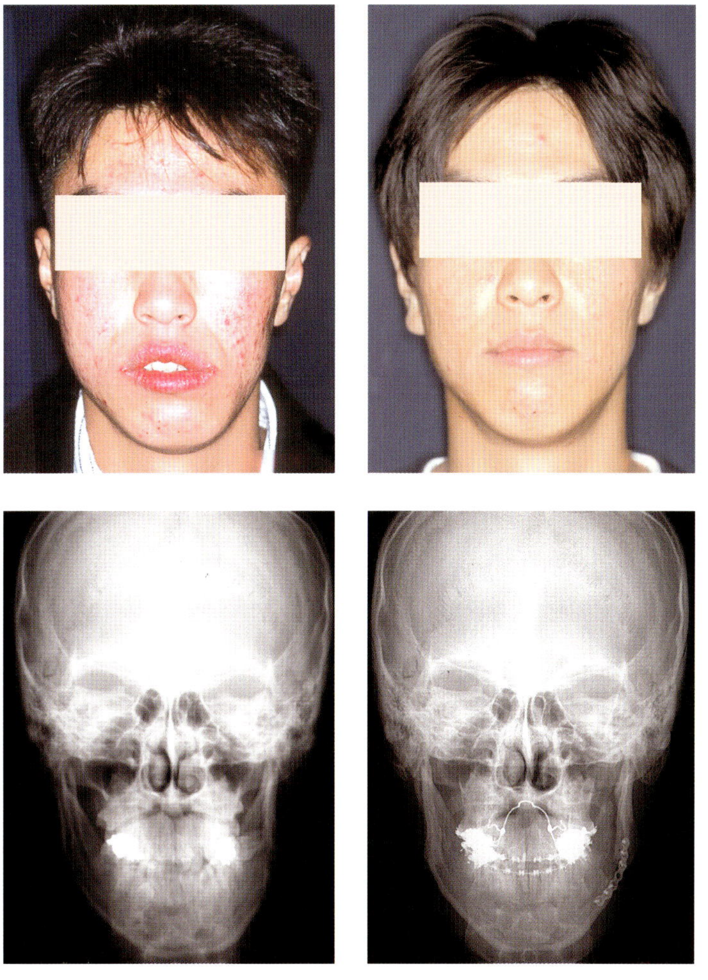

그림 7. 안면비대칭을 동반한 III급 부정교합 환자의 초진시(좌)와 악교정수술 후(우)의 구외사진 및 두부계측방사선사진. 환자는 비대칭이 이환된 좌측에 치아 상실이 있었고, 이에대한 수복치료를 지연한 상태로 장기간에 걸쳐 비이환측인 우측으로 편측 저작하여 우측의 교근이 비대칭적으로 비대되었습니다. 안면비대칭을 해소하기 위한 악교정수술이 시행되었고, 비대된 우측 교근에 대해서 악교정수술시 myotomy가 시행되었습니다.

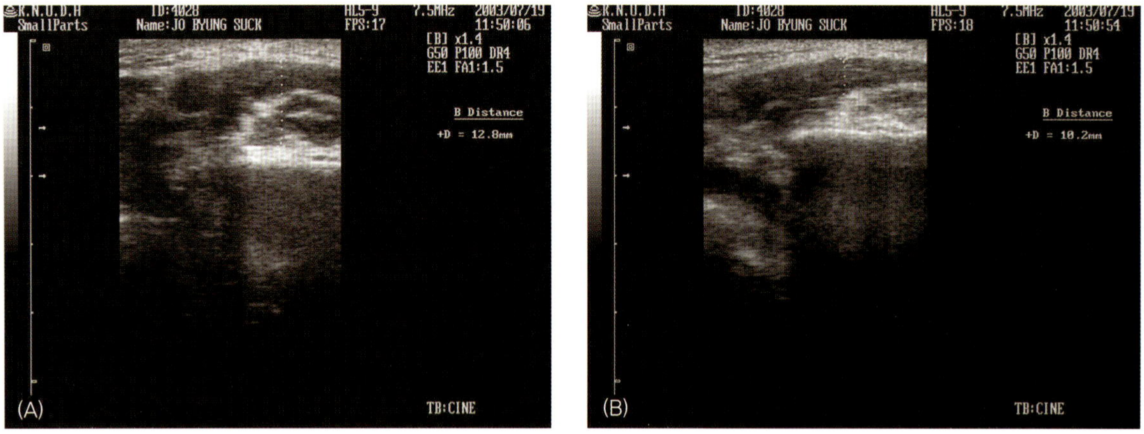

그림 8. Myotomy 후 clenching 시의 교근의 초음파영상. (A) 우측 교근(clenching 시), (B) 좌측 교근 (clenching 시)

표 1. 초음파검사를 통해 측정한 치료 전 후 교근의 두께 (mm)

	치료 전		치료 후	
	우측 교근	좌측 교근	우측 교근	좌측 교근
Clenching	14.5	11.1	12.2	11.8
Resting	10.6	4.0	6.7	4.5

기타 근육의 두께 측정

1) 전측두근(temporalis anterior m.)

전측두근은 측두와(temporal fossa)와 측두근막에서 기시하여 하악의 근돌기에 정지하는 근육으로 주로 하악골의 폐구시와 측방 운동에 참여합니다. 측정할 때에 탐촉자는 전측두근의 주행방향에 수직으로 위치시킵니다. 측두근 중 횡단면상 가장 큰 부분을 차지하는 전측두근은 인접 측두와에 얇은 hypoechogenic band로 보여집니다(그림 9).

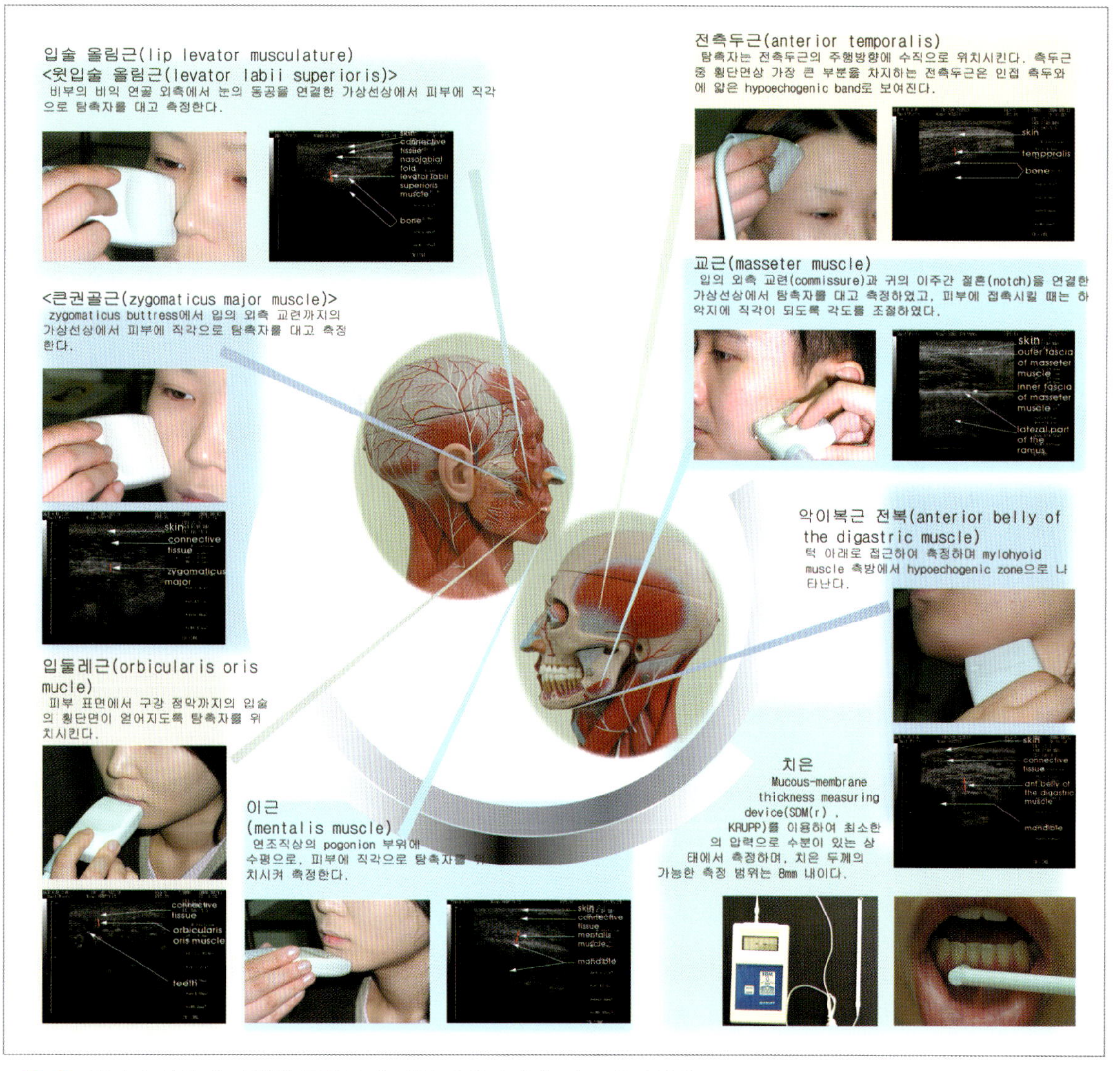

그림 9. 악안면 영역의 다양한 근육들에 대한 초음파검사 및 초음파영상

2) 악이복근 전복(anterior belly of digastric m.)

악이복근의 전복은 하악골의 이복근와(digastric fossa)에서 기시하여 설골에 정지하는 근육으로 주로 개구운동에 참여하는데, 임상적으로는 II급 부정교합 환자의 activator 치료 후(그림 10)나 혹은 mandible advancement 수술 후의 중요한 회귀인자로 생각됩니다. 따라서 이 근육의 두께측정은 치료 예후 판정에 중요한 요소가 될 것으로 생각합니다. 통상 턱 아래로 접근하여 측정하며 mylohyoid muscle 측방에서 둥근 hypooechogenic한 zone으로 나타납니다(그림 9).

3) 윗입술 올림근(levator labii superioris m.)

윗입술 올림근은 상악골과 관골에서 기시하여 상순의 입둘레근과 윗입술에 정지하는 근육으로 주로 상순을 거상시키는 작용을 합니다. 윗입술 올림근의 두께는 lip incompetence, high lip line과 관련된 gummy smile의 연관성에 대해 초음파 검사를 실시할 수 있을 것으로 생각합니다(그림 10).

측정은 비부의 alar cartilage 외측에서 눈의 동공을 연결한 가상선상에서 피부에 직각으로 탐촉자를 대고 측정합니다(그림 9).

4) 큰관골근(zygomaticus major m.)

큰관골근은 관골의 외측면에서 기시하여 구각부에 정지하는 근육으로 주로 구각부를 올리는 작용을 합니다. 윗입술 올림근과 마찬가지로 lip incompetence, high lip line과 관련된 gummy smile의 연관성을 찾아볼 수 있을 것입니다.

측정은 zygomatic buttress에서 입의 외측 교련까지의 가상선상에서 피부에 직각으로 탐촉자를 대고 측정합니다(그림 9).

5) 이근(mentalis m.)

이근은 하악골의 절치와에서 기시하여 턱끝의 피부에 정지하는 근육으로 주로 하순을 내미는 작용을 합니다.

이근의 두께와 악안면 형태와의 연관성 연구가 가능하며 악이복근 전복의 경우와 같이 악골의 전후방적, 수직적 성장 부조화 조절 및 치료 전후의 이근 두께의 변화 등에 대한 관찰에 유용할 것으로 생각됩니다. 측정은 연조직상의 pogonion 부위에 수평으로, 피부에 직각으로 탐촉자를 위치시켜 측정합니다(그림 9).

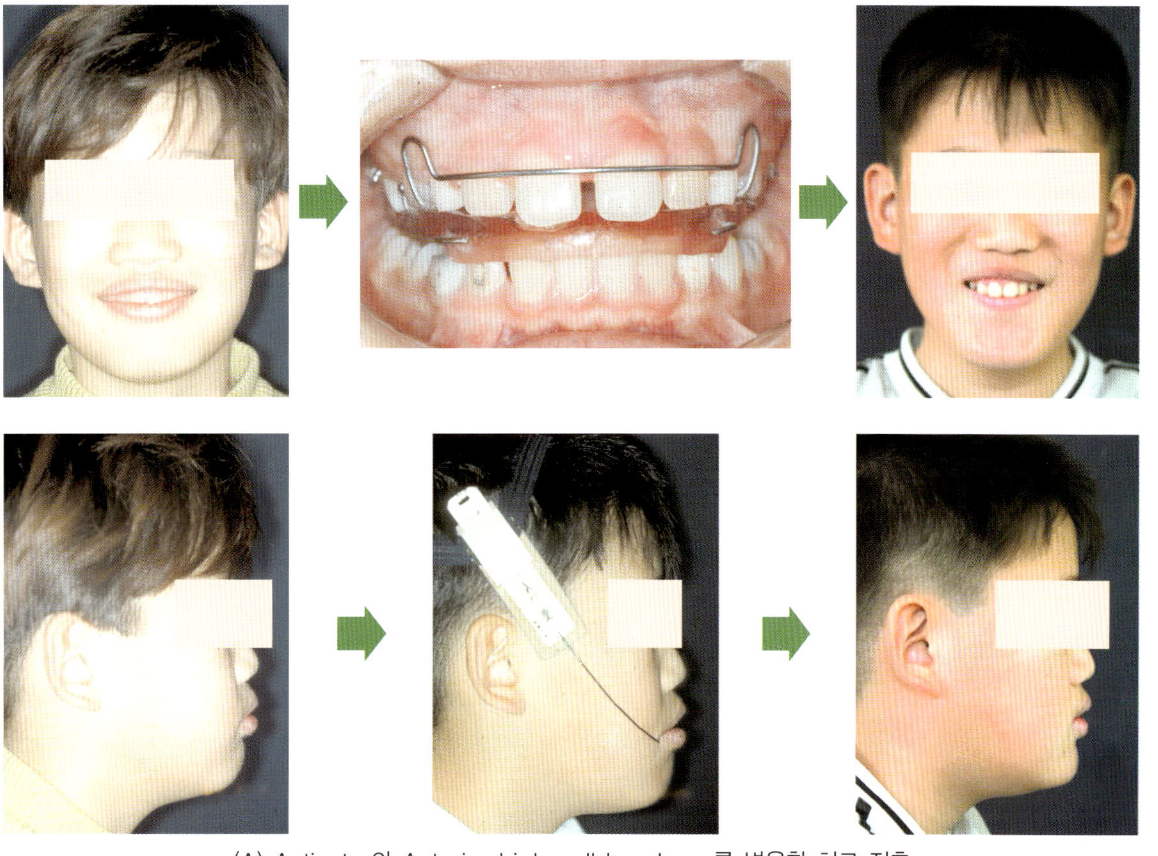

(A) Activator와 Anterior high pull headgear를 병용한 치료 전후

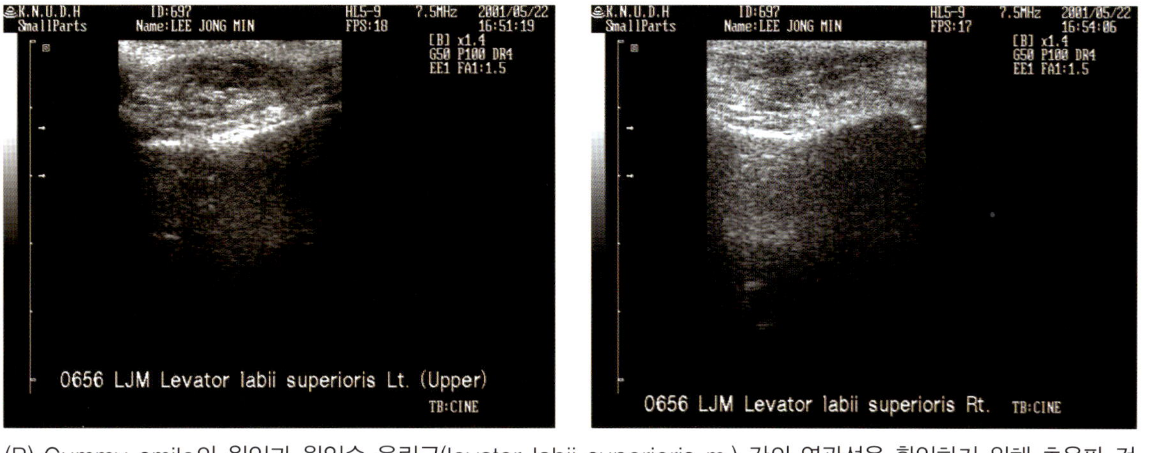

(B) Gummy smile의 원인과 윗입술 올림근(levator labii superioris m.) 간의 연관성을 확인하기 위해 초음파 검사를 시행하였습니다.

그림 10. 심한 gummy smile을 주소로 내원한 환자로 하악후퇴증을 동반한 골격성 II급 부정교합 환자로 진단되었습니다. Activator와 anterior high pull headgear를 병용하여 약 1년간 치료한 결과 gummy smile이 개선되었습니다.

6) 입둘레근(orbicularis oris m.)

입둘레근은 다른 얼굴 근육과 입술피부에서 기시하여 상하순 및 인중에 정지하는 근육으로 주로 입술을 오므리거나 내미는데 사용됩니다.

Myofunctional therapy 전후의 입둘레근 두께의 변화, 골격 부조화와 관련된 lip incompetence와 입둘레근의 두께와의 상관성, 입둘레근의 두께와 안모 변화와의 상관성에 대한 연구 및 연하 양상에 따른 입둘레근의 변화와 더불어 유아기 연하 진단에의 응용 가능성에 대한 연구 등을 들 수 있습니다. 특히 근육력과 근전도검사치와 비교하여 평가가 가능합니다(그림 11).

측정은 탐촉자를 피부 표면에서 구강 점막까지의 입술의 횡단면을 얻도록 위치시킵니다(그림 9).

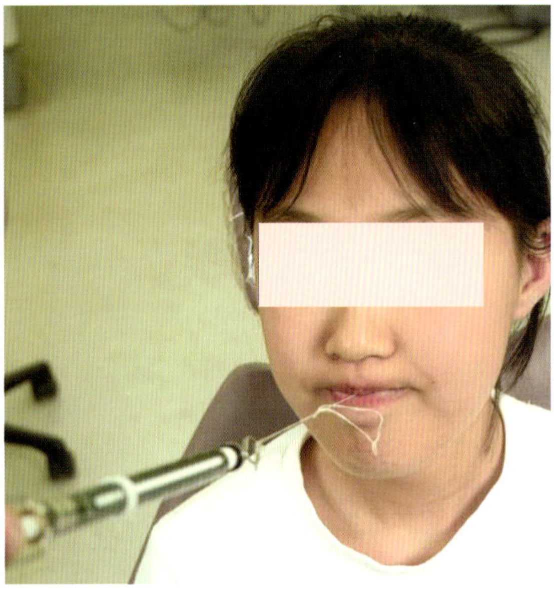

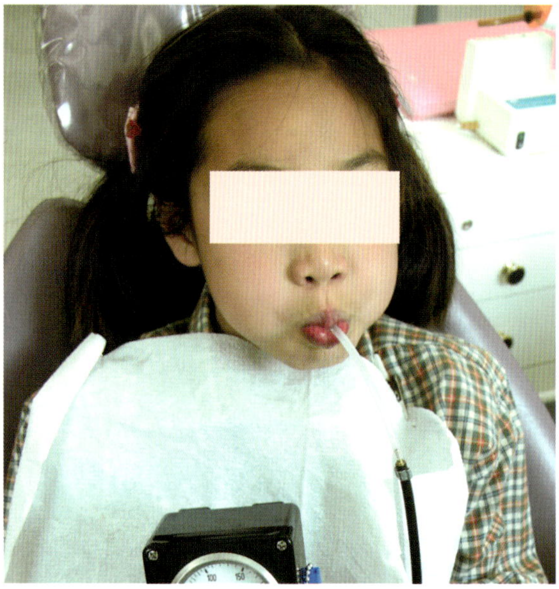

그림 11. Myometer와 muscle tonometer를 이용한 입술둘레근(orbicularis oris muscle)의 근력측정

치은두께의 측정

치은의 두께는 그림 9의 초음파치은두께측정기(SDM®, KRUPP, Co., Essen, Germany)를 이용하여 측정할 수 있습니다. 이 장비는 수분이 있는 상태에서 최소한의 압력으로 측정하게 됩니다.

Piezoelectric crystal을 이용하여 초음파의 펄스가 구강내 점막의 투과가 가능한 조직을 통해 전파되고 골의 표면에서 반사되며 echo가 수신되는 시간에 따라 치은의 두께가 결정되고 표시됩니다.

치은두께의 가능한 측정범위는 0.3-8.0mm, 해상도는 0.1mm, ultrasonic frequency는 5MHz입니다. 이 장비는 특히 부착치은의 상태를 평가하거나 skeletal anchorage를 위한 screw 등을 매식할 때 특히 구개조직의 두께를 평가하는데에도 유용하게 이용할 수 있습니다(그림 12).

또한 치은 퇴축의 발생을 예측하기 위한 thin periodontal phenotype 평가, 치아의 협설측 이동에 따른 치주 조직의 위해 작용에 대한 정량적인 평가, 교정치료가 부착 치은의 두께와 넓이에 미치는 영향에 대한 연구 등 다양한 목적으로 사용될 수 있을 것으로 생각됩니다.

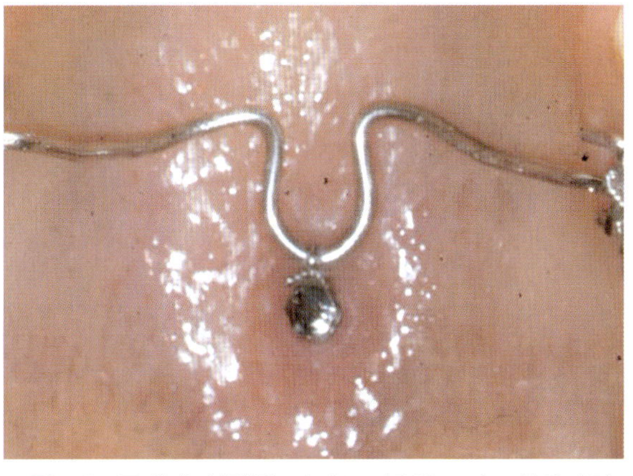

그림 12. 구개에 식립된 미니스크류의 모습. 초음파검사는 이 경우 식립될 미니스크류의 길이를 결정하기 위한 치은의 두께를 측정할 때 사용될 수 있습니다.

제 3장 근전도검사(EMG)의 교정학적 적용

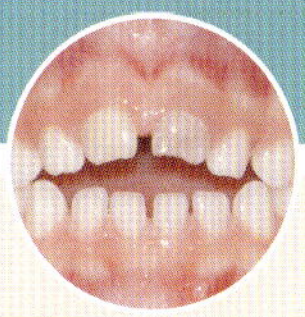

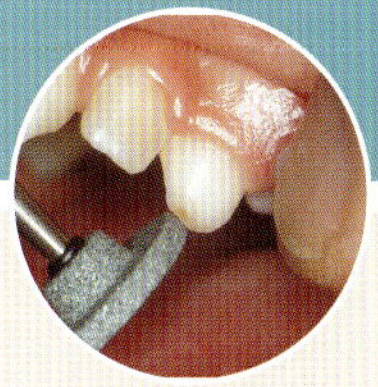

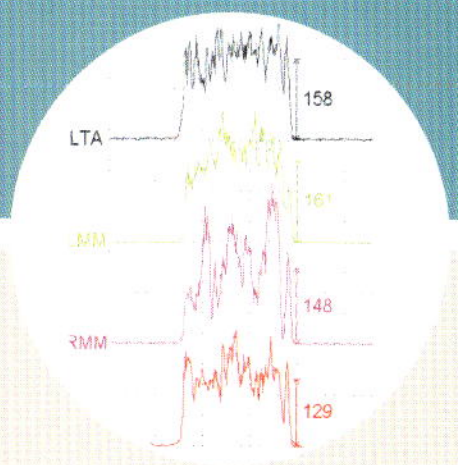

들어가며

두개악안면 영역의 성장발육과 밀접한 연관성을 갖는 근신경계는 전후방적 수직적 골격관계뿐만 아니라 횡적인 관계에도 상호 영향을 주고받게 됩니다.

따라서 정확한 근신경계의 이상과 부정교합과의 관계를 밝히기 위해서는 다양한 진단방법과 그 기준치가 마련되어 있는 통상적인 두부계측방사선 분석 외에도 교합력, 근전도검사(electromyography, 이하 EMG), 초음파, thermography 등 다양한 보조적 진단수단이 필요하며 이러한 방법은 미래의 교정진단에 필수적 진단술 혹은 중요한 보조진단술이 되리라고 생각합니다.

성장기 아동의 골격성장에 대한 이론인 Moss의 functional matrix theory를 치료철학으로 받아들이는 임상가의 경우 교합관계나 두부계측방사선사진에서 발견하기 어려운 muscular capsule의 미세한 이상이나 변화를 보조적 진단술을 통해 모니터링하는 것은 매우 중요한 임상적 의의를 지닌다고 생각합니다. 아동의 TMD 유발요소에 대한 과거의 연구에서 성장기 아동에서도 의외로 많은 TMD 관련 증상이 내재하고 있다는 점이 밝혀졌습니다(표 1).

표 1. 초등학교 고학년 아동의 측두하악장애 증상의 빈도(%)*

TMJ sign or symptom	Age group			
	10 years	11 years	12 years	Total
TMJ clicking	20.3	28.8	50.3	32.9
TMJ tenderness (lateral)	8.2	20.5	25.8	18.1
Masseter muscle tendermess	7.6	16.0	21.9	15.1
Restriction of movement	16.5	42.9	31.8	30.3
Deviation	19.6	56.4	53.6	43.0

※ 인용 : 이혜미. 강릉시 초등학교 고학년 아동의 측두하악장애와 부정교합 유병율에 관한 연구. 강릉원주대학교 석사학위논문 2002. 10-12세 아동에서 TMD 증상이 증가되는 것을 관찰할 수 있음.

성장기 아동의 근육이상 또는 TMD가 악골의 성장과 밀접한 연관이 있다는 점을 고려할 때 이러한 근신경계의 이상을 조기에 발견하는 것의 중요성은 아무리 강조해도 지나치지 않다고 생각합니다.

근전도검사는 근섬유들의 수축에서 발생하는 활동전위를 기록하여 근육의 기능을 평가하기 위한 것으로 검사 방법에 따라 일반적으로 근전도기록용 전극에는 bipolar surface electrode, paired fine wire electrode, concentric needle electorde 그리고 bipolar needle electrode 가 쓰이고 있습니다. Needle EMG는 근섬유를 구성하는 가장 작은 단위인 운동단위의 활성을 측정하는 방법으로, 특히 근육이나 신경성 병소의 진단에 이용됩니다. 반면 표면전극(surface electrode)을 이용하는 경우 몇 개 혹은 많은 운동단위 측정에 이용되므로 전체근육의 평균적인 기능 측정에 유용합니다(그림 1).

근전도검사 방법은 근육의 반사활동과 신경전도의 연구 및 이상 기능 행동분석에 유용하며 치과영역에서는 주로 Moyers가 처음 도입한 이래 Ingervall과 Thilander(1974)는 악골의 수평성장양상을 지닌 환자에서 최대교합 시 교근의 활성도가 높음을 보고한 바 있습니다.

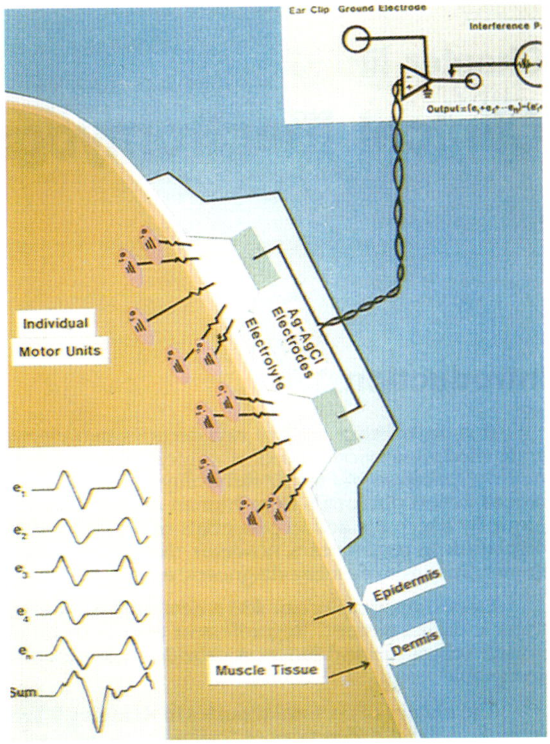

그림 1. 표면 근전도(surface EMG). 표면전극은 하나 혹은 소수의 운동단위의 활성이 아닌 비교적 넓게 분포하는 근육인 anterior temporalis와 masseter muscles의 활성을 측정하고자 할 때 유용합니다. 표면전극은 넓은 영역의 활성을 기록하기 때문에 약한 자극도 측정할 수 있습니다(인용: Jankelson RR. Neuromuscular dental diagnosis and treatment, Ishiyaku Euroamerica Inc., 1990;p98.).

김 등(2006)은 안면 비대칭환자에 대한 연구에서 편위측 전측두근의 근활성이 비편위측 근활성도 보다 높았다고 보고하였고, Cha 등(2007)은 III급 부정교합일수록, 수직성장을 갖는 부정교합일수록 안정시에 전측두근의 활성이 높고, 최대저작시 교근의 활성은 낮음을 보고한 바 있습니다. 따라서 이러한 연구들을 볼 때, 이러한 근육기능의 정량적 표현인 EMG 측정치와 악골의 형태와는 매우 밀접한 관계가 있다고 할 수 있습니다.

이러한 과거의 연구에도 불구하고 교정학 영역에서 EMG를 임상적으로 적용하는 것에 대해서는 아직 뚜렷한 가이드라인이나 참고치가 제시되지 않았을 뿐만 아니라 계측장비를 개개 클리닉에 비치하기에는 아직 어려운 점이 있습니다. 그러나 점차 간단하고 편리한 장비가 대중화되고 있으며 교정치료 외에도 다양한 목적으로 사용하는 보고가 증가되고 있는 추세입니다.

이번 장에서 제시되는 가이드라인은 저자들이 환자에서 적용한 임상적 경험을 기반으로 한 것이며 아직 학술적 검증이 완벽하지 않음을 밝혀둡니다. 다만 미래의 교정진단 발전에 도움이 될 수 있기를 바라면서 저자들의 경험의 일부를 독자들과 나누고자 합니다.

EMG의 교정학적 적용

1) 계측방법, 부위

교정영역에서는 근육의 국소적 병소를 감별 진단하는 neurologist의 경우와 달리, 이미 언급한 바와 같이 bipolar needle 보다는 근육의 group function을 평가할 수 있는 surface EMG를 이용하게 됩니다(그림 1).

Bipolar needle 같은 경우는 침습적인 방법이라 협조도가 좋지 않은 성장기 아동에서 측정하기 어렵고 치료 전후 비교시 동일한 부위에 needle을 자입하는 것 또한 한계가 많습니다. 또한 안면 근기능의 복합적 평가를 위해서는 어느 한 근육에 대한 상태보다는 인접 근육간의 길항작용 등 상호관계가 중요하기 때문에 최소한 4개 이상의 channel의 surface EMG를 이용하여 해당근육의 수축강도와 수축시간을 측정하는 것이 좋습니다. 그러나 이러한 계측치는 환자마다 개인차가 심하므로 두부계측방사선사진 분석처럼 정상치를 상정하여 비교하는 것 보다는 환자 개개 근육의 상대적 비교가 임상적으로 더 중요하다고 생각합니다.

다음의 계측순서는 BioPAK system(Biosearch Inc., Milwaukee, WI, USA) 중에서 Bio EMG를 이용하여 저자들이 사용하는 검사 방법에 대해 간략히 설명하기로 하겠습니다(그림 2, 3). 흔히 악안면 영역에서는 전측두근(temporalis anterior; TA), 교근(medial masseter muscle; MM), 악이복근 전복 (digastric anterior; DA), 흉쇄유돌근(sternocleiodomastoid muscle; SCM)이 중요하기 때문에 이들 근육들을 중심으로 하여 측정하지만 필요한 경우 술자가 원하는 특정부위에 대한 측정도 가능합니다. 통상적으로 생리적으로 이완된 자세(physiological rest position), 연하(swallowing), 최대폐구(clenching) 세 가지 상태에서 측정합니다.

2) 환자 준비

환자는 진료용 의자에 근긴장이 없는 바른 자세로 앉아 있게 하고, 환자 정보를 BioEMG 프로그램내에 입력합니다. 알코올 솜으로 electrode를 붙이고자 하는 부위를 깨끗이 닦아야 하며, 화장이나 oil 등은 반드시 제거되어야 합니다(그림 4A).

Electrode는 매우 민감하기 때문에 오염 물질에 의해 근육과 밀착되지 않고 미세한 간극이 있다면 측정시 노이즈로 나타나게 되어 측정값에 큰 영향을 미칩니다. Electrode는 근육의 주행방향과 평행하게 부착합니다.

검사하는 근육은 TA, MM, DA, SCM이며 좌우 대칭으로 동일한 위치에 부착해야 합니다(그림 4B, 4C). 완벽하게 동일한 부위에 위치시키기 위해 electrode positioner(Myo- Tronics Inc.)같은 도구를 사용할 수도 있지만 근육 크기에 비해 비교적 넓은 표면전극(surface electrode)를 사용하기 때문에 약간의 오류가 있더라도 결과에는 크게 영향을 미치진 않습니다.

Latif(1957)는 전극의 위치변화시 표면전극이 침전극(needle electrode)보다 외부의 영향을 많이 받아 강한 결과를 나타내지만 반응의 유형은 일정하며 침전극과 표면전극을 같이 비교시 정량적으로는 다르나 정성적 변화양상은 일치한다고 보고한 바 있습니다.

MM은 부착 부위가 넓고 촉진이 쉽기 때문에 부착 위치를 선정하는 데에 어려움은 없습니다. 환자에게 최대교합력으로 물게하여 불룩해 지는 부위를 촉진하면 쉽게 확인할 수 있습니다.

TA 또한 최대교합력으로 물었을 때 불록해지는 부위를 촉진하여 위치를 찾을 수 있으며, 부착 시에는 noise의 유발 원인이 되는 머리카락이나 눈썹이 개재되지 않도록 주의하여야 합니다.

DA에 부착 시에는 환자에게 연하를 시켜 불룩해지는 부위를 촉진하여 붙이고, SCM은 환자의 머리를 반대쪽으로 돌리게 하여 근육을 촉진하여 위치를 찾습니다.

각 근육에 전극을 모두 붙인 후 전극과 컴퓨터를 연결합니다. 검사 시 환자가 호기심으로 컴퓨터 모니터를 처다보려고 고개를 돌리거나 움직이는 등 측정수치에 영향을 주기 행동을 하는 경우가 있는데, 검사 시에는 앞을 똑바로 응시한 채 머리를 절대 움직이지 않도록 주의를 주어야 합니다(그림 5).

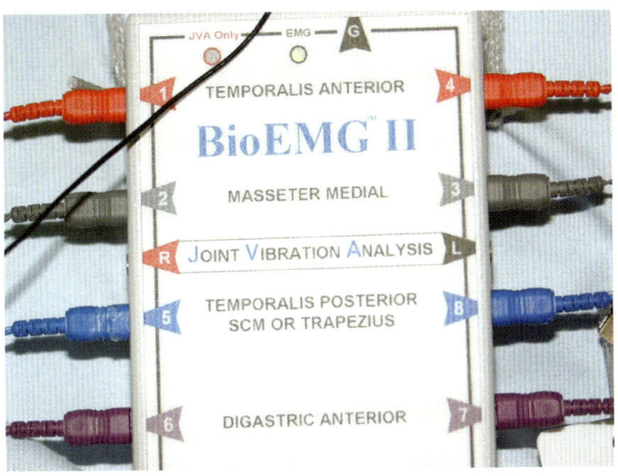

그림 2. BioEMG II.

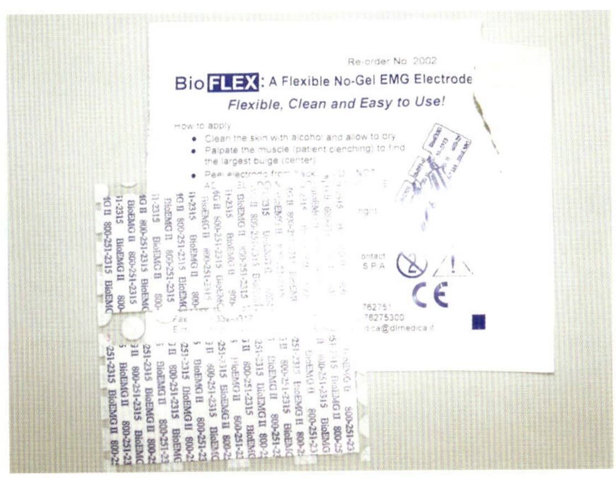

그림 3. Electrodes.

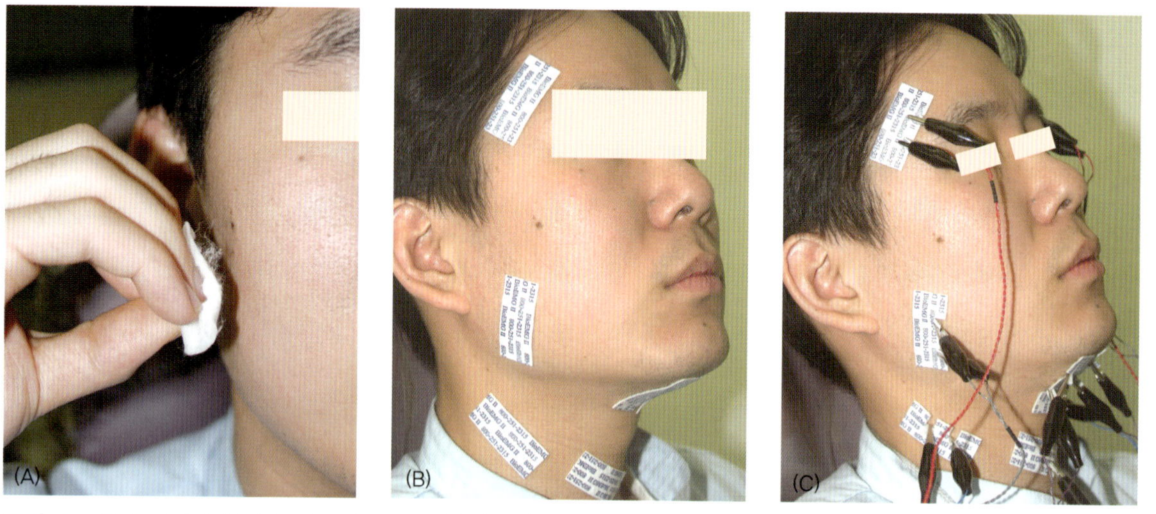

그림 4. 얼굴 표면을 알콤솜으로 닦고(A), 근육의 주행방향에 평행하게 electrode를 부착합니다(B)와 (C).

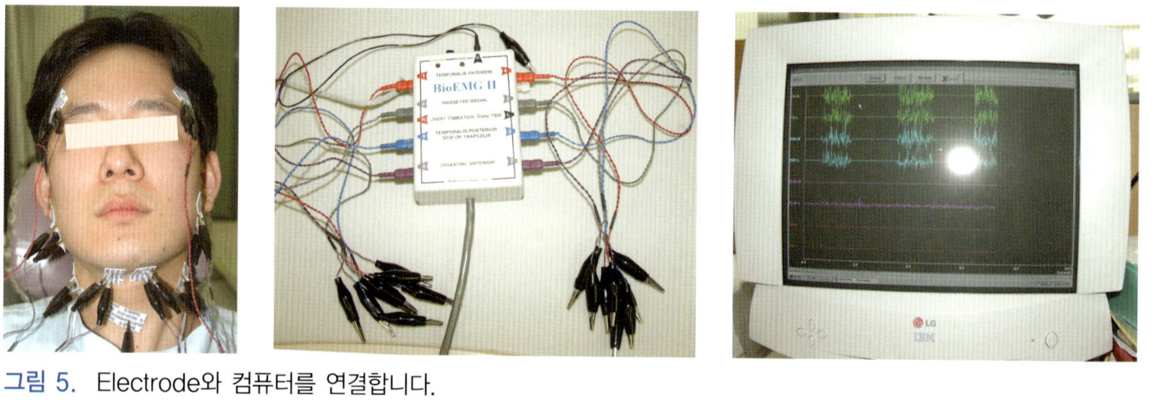

그림 5. Electrode와 컴퓨터를 연결합니다.

3) 검사 과정

(1) Resting : 환자는 모니터를 보지 않도록 하며, 앞을 똑바로 응시한 채 머리를 움직이지 않도록 주의를 줍니다. 이때는 최대한 이완된 상태로 대구치가 접촉하지 않은 상태입니다. 이 상태를 유지하면서 균일하게 계속되어 나오는 값을 측정합니다. 만약 노이즈가 있거나 접촉이 불량할 경우 비정상적 패턴의 스파이크(spike)가 여러 군데에서 나타나게 됩니다.

(2) Swallowing : Pause 상태에서 물을 한 모금 머금게 하는데 볼이 부풀어 오를 정도로 많은 양이 아니라 안면 근육들이 늘어나지 않는 정도의 물을 사용합니다. 이때 또한 대구치는 접촉하지 않은 상태입니다. 환자의 움직임이 없도록 한 restig 상태에서 start를 누르고 평소대로 연하를 시킵니다. 이런 과정을 3번 반복하여 평균값을 구합니다.

(3) Clenching : Cotton roll을 양쪽 대구치 사이에 올려놓고 환자에게 rest와 같은 상태를 유지하도록 지시합니다. 3-4초의 resting후 최대의 교합력으로 2-3초간 꽉 물게 하며 같은 과정을 3번 반복하여 평균값을 구합니다.
Cotton roll을 뺀 채로 같은 검사를 시행합니다. 두 수치를 비교함으로 조기접촉 등의 교합 장애가 있는지 판단할 수도 있습니다.

교정환자에서의 해석

1) Resting EMG

생리적 안정위에서 근육의 tone을 평가하는 것으로 하악의 위치이상이나 피로도를 평가하는데 유용하게 사용됩니다.

(1) Normal condition : 전반적으로 TA와 MM의 수치가 균형을 이루고 파형이 작게 나타납니다(그림 6). 정상적인 파형 사이에 비정상적 파형이 불특정하게 나타난다면 검사 중간에 움직였을 가능성이 높으며 비정상적 파형의 패턴이 지속적으로 나타난다면 electrode 부착 오류일 가

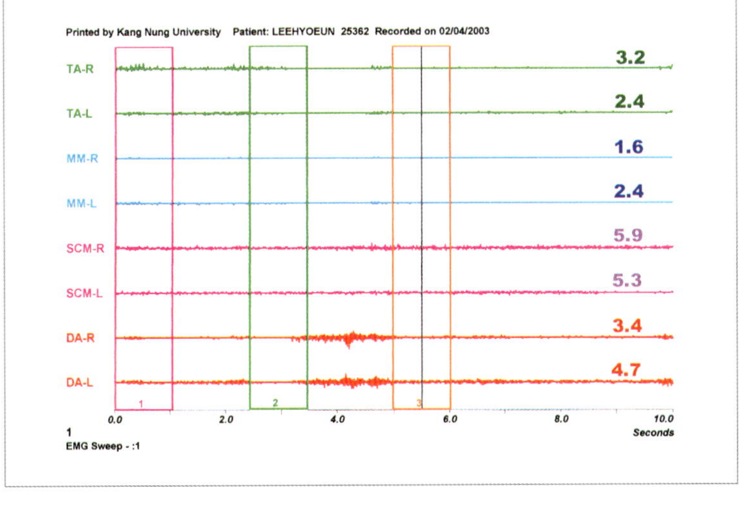

그림 6. 정상 환자에서의 전형적인 resting EMG (R : 우측, L : 좌측)

(2) Hyperactive TA : 흔히 TMD 증상이 있는 환자나 골격적 부정교합이 심한 II급, III급 부정교합 환자에서 나타날 수 있습니다. 특히 하악이 후퇴되거나 과두가 후상방으로 전위된 II급 2류 부정교합 환자에서 나타날 수 있습니다(그림 7).

(3) Hyperactive MM : 만성 clenching 환자나 편측저작 환자에서 편측으로 활성이 높게 나타날 수 있습니다.

(4) Hyperactive DA : 심한 구호흡 환자나 개방교합 환자에서 나타날 수 있습니다(그림 8).

(5) Unilateral hyperactive TA : 통상적으로 골격성 비대칭 혹은 기능성 하악편위가 있는 환자에서 나타날 수 있습니다.

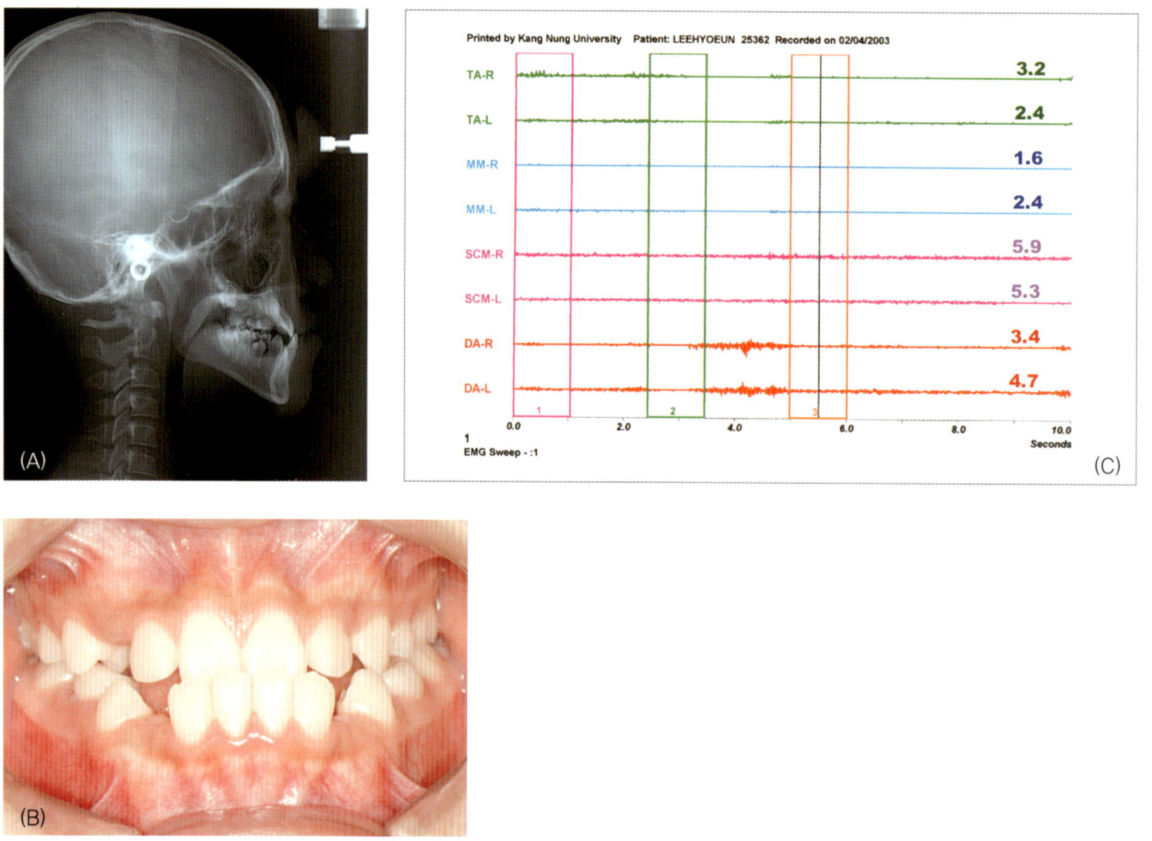

그림 7. (A) 측모두부계측방사선 사진, (B) 구내정면, (C) 골격성 III급 환자로 TA hyperactivity가 나타납니다.

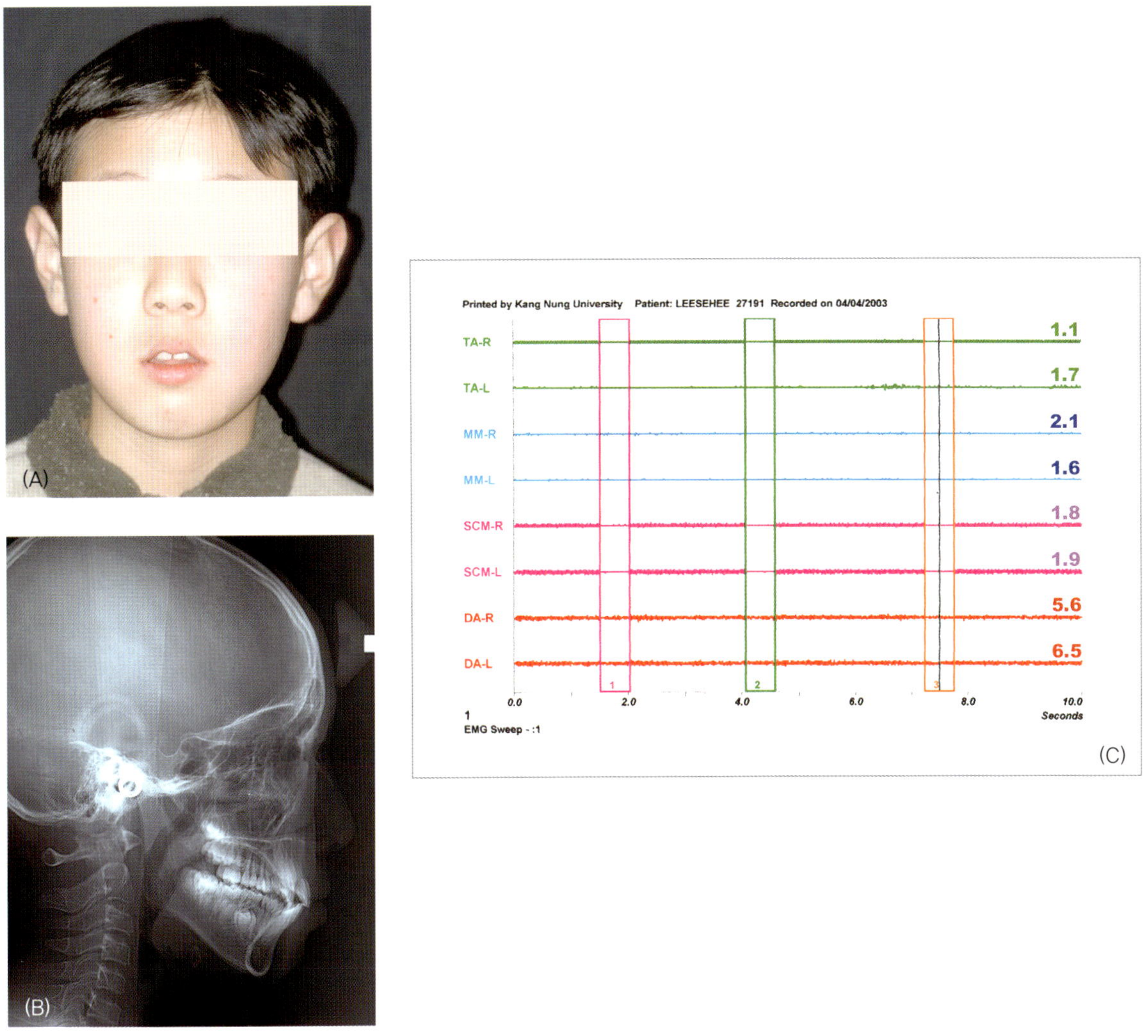

그림 8. (A) 구외정면, (B) 측모두부계측방사선 사진, 구호흡의 원인인 편도선 비대가 관찰됩니다, (C)심한 구호흡과 연관되어 DA hyperactivity가 나타납니다.

2) Swallowing EMG

(1) 정상 연하 : MM과 TA가 균형을 이루고 있으며, 연하 시 교합접촉에 의해 미약한 근활성이 나타날 수 있습니다. DA의 활성은 약 1.5초간 짧고 강하게 나타납니다.

(2) 비정상 연하 : MM은 매우 hypoactive한 반면 DA는 매우 hyperactive 합니다. 또한 연하 시간이 2~3초로 정상 연하시간 보다 길고 강하게 지속되는 특징이 있습니다. 비정상 연하 습관은 치료 종료 후 재발의 원인 되기도 합니다. 개방교합 환자에서 치료종료 후에도 이러한 현상이 지속적으로 발현되는 경우 회귀현상이 발생될 수 있음을 고려해야 하며 따라서 myofunctional therapy를 위한 습관조절장치를 반드시 착용 해야 합니다(그림 9).

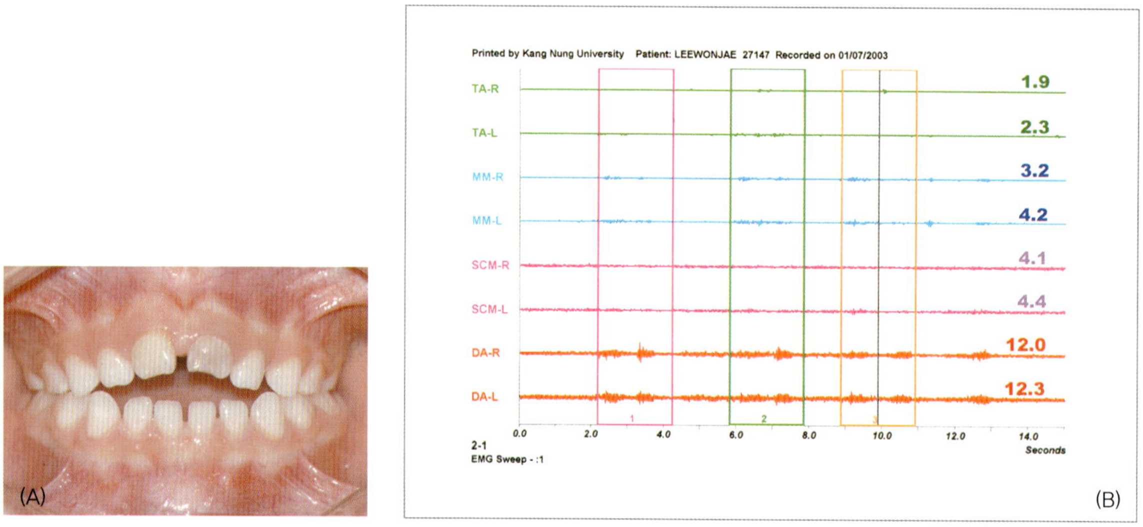

그림 9. (A) 구내정면. 전치부 개방교합, (B) 전치부 개방교합으로 인한 visceral swallowing을 보인다. 연하시간이 2초 이상 지속되고, DA의 활성도가 높습니다.

3) Clenching EMG

(1) **정상패턴** : 정상적인 경우 MM과 TA는 거의 유사한 수치를 보이거나 MM이 약간 큰 수치를 보입니다(그림 10). 좌우측 근육간에도 비슷한 수치를 나타납니다.

(2) Hyperactive TA compared with MM : 흔히 수직경향을 보이는 환자나 무치악부위가 있는 환자 혹은 심한 골격성 II급, III급 부정교합 환자에서 교근에 비해 상대적으로 높은 측두근 활성이 관찰됩니다. Ingervall과 Thilander (1974)는 저작시와 최대교합시 교근의 표면근전도는 후안면 고경, 하악골 장경과는 양의 관계가 있고, 전안면고경, 하악평면각, 하악각과는 음의 관계가 있다고 보고한 바 있습니다(그림 11, 12).

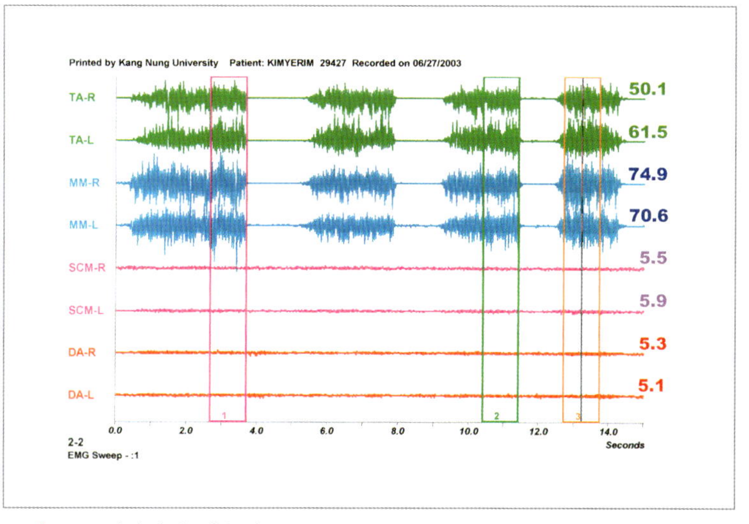

그림 10. 정상적인 경우의 clenching EMG.

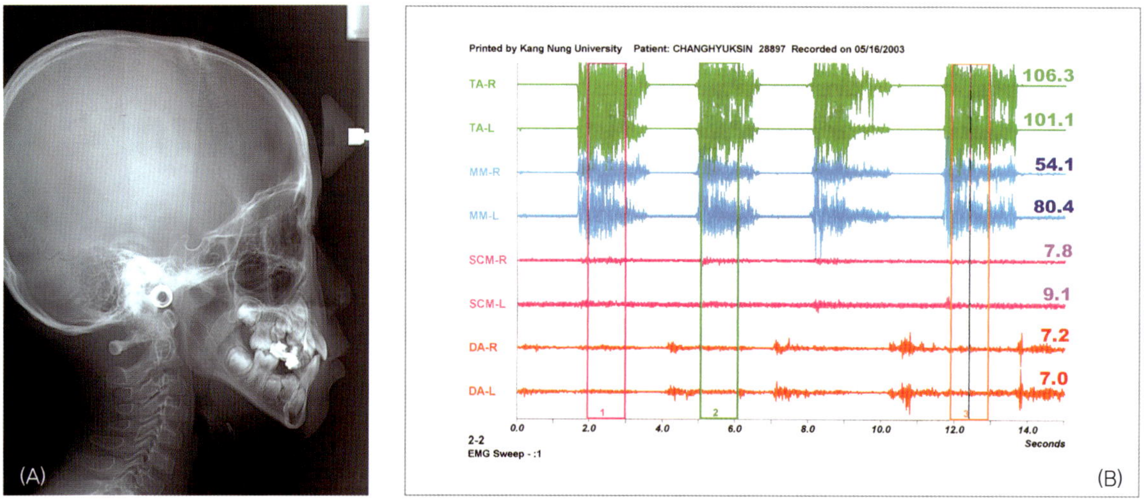

그림 11. (A) 측모두부계측방사선사진, (B) 수직성장 양상을 보이는 환자로 clenching 시 TA hyperactivity가 관찰됩니다.

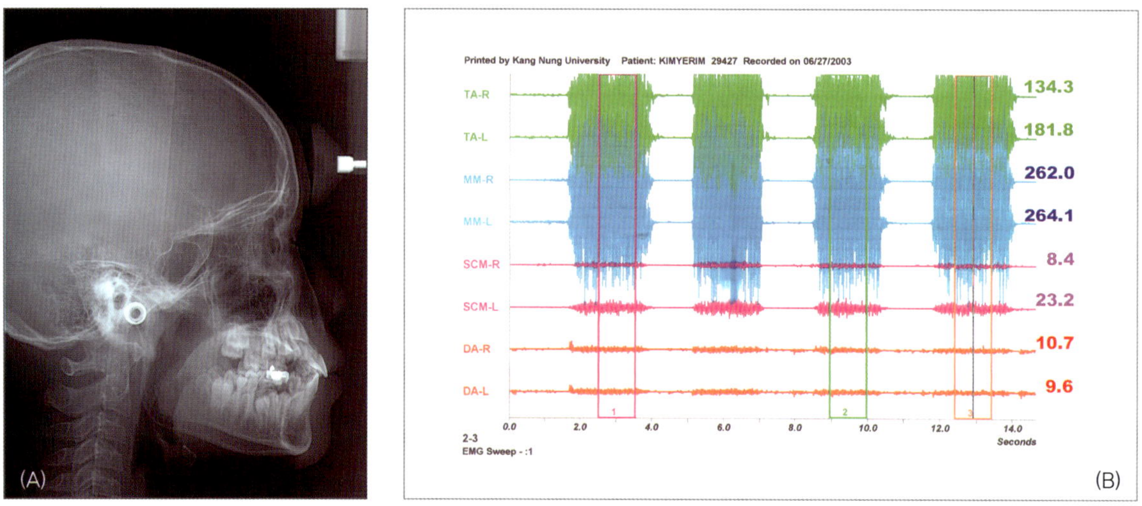

그림 12. (A) 측모두부계측방사선사진, (B) 수평성장 양상을 보이는 환자로 clenching 시 MM hyperactivity가 관찰됩니다.

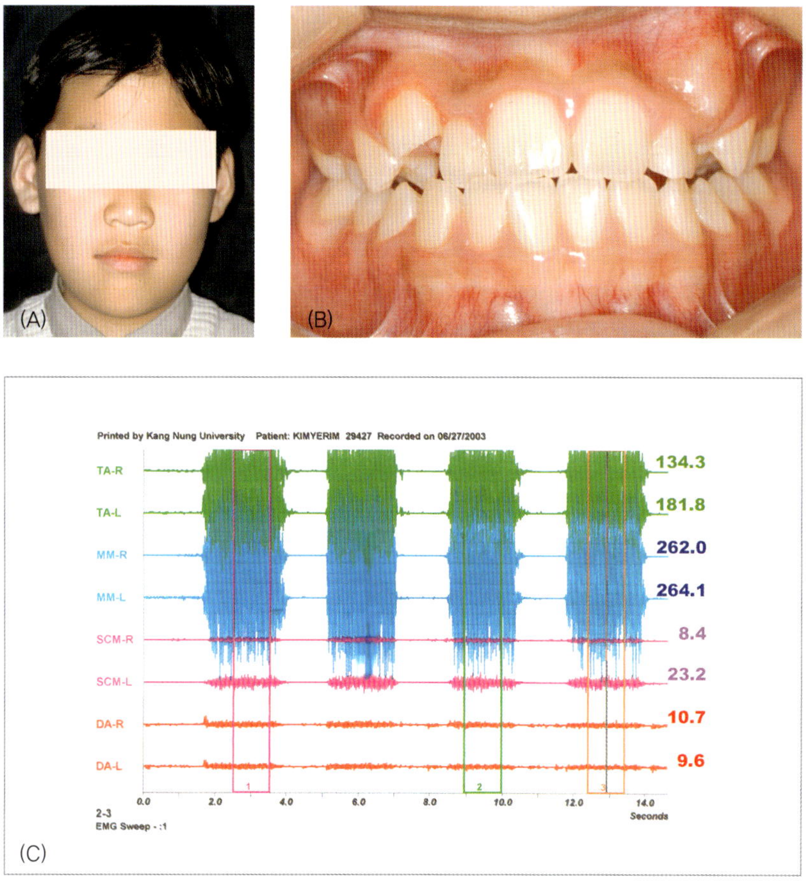

그림 13. (A) 구외정면, (B) 구내정면. 하악이 우측으로 편위되어 있으며 편위측으로 편측 저작하는 습관이 있습니다, (C) 저작측인 우측 TA와 MM이 hyperactivity를 보입니다.

(3) **편측저작** : 저작측의 MM 혹은 TA가 hyperactive 합니다(그림 13). Christensen과 Radue(1985), Stohler(1986) 등 다수의 선학들은 습관적 저작측의 근육이 비습관적 저작측의 근육보다 더 큰 근활성도를 나타낸다고 한 바 있습니다.

(4) **비대칭 환자** : 비대칭환자 60명을 대상으로 한 EMG 연구(김 등, 2006)에서 편위측 전측두근의 활성이 비편위측 전측두근의 활성보다 높고 교근에서도 편위측이 큰 것으로 관찰되었습니다(그림 14). 이것은 아마도 비대칭 환자에서 편위측으로 편측 저작하는 경향이 크기 때문에 나타나는 것으로 생각됩니다.

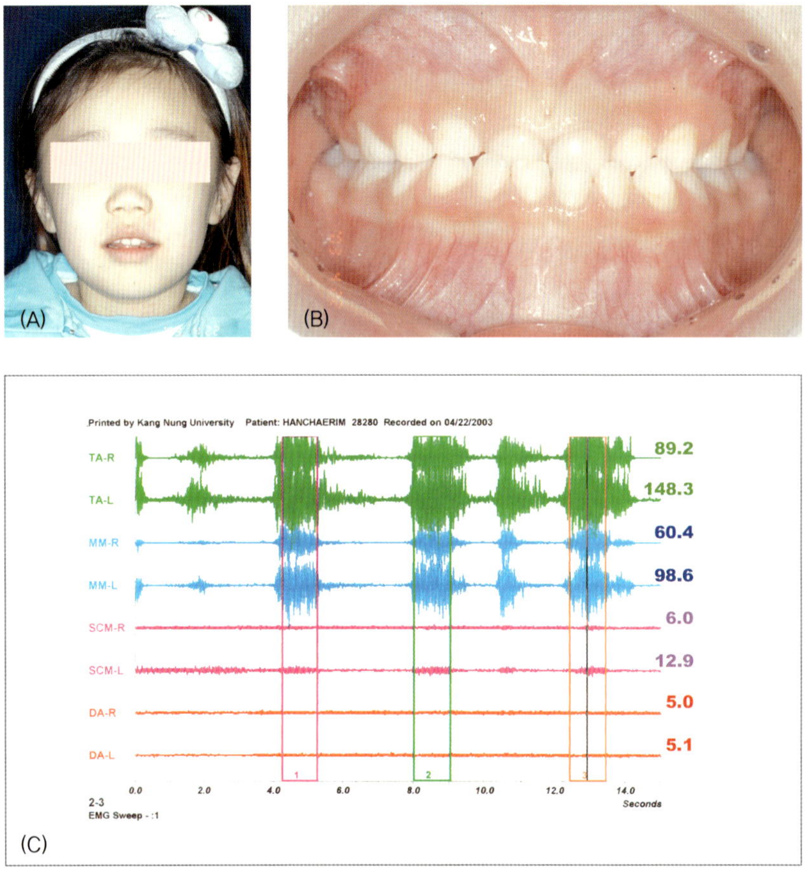

그림 14. (A) 구외정면, (B) 구내정면. 하악의 좌측 편위가 관찰됩니다, (C) 성장기 아동에서 임상적으로 관찰되기 어려운 비대칭 소견이 EMG에서는 명확히 관찰되고 있습니다. 편위측인 좌측의 TA과 MM의 hyperactivity가 관찰되고 있습니다.

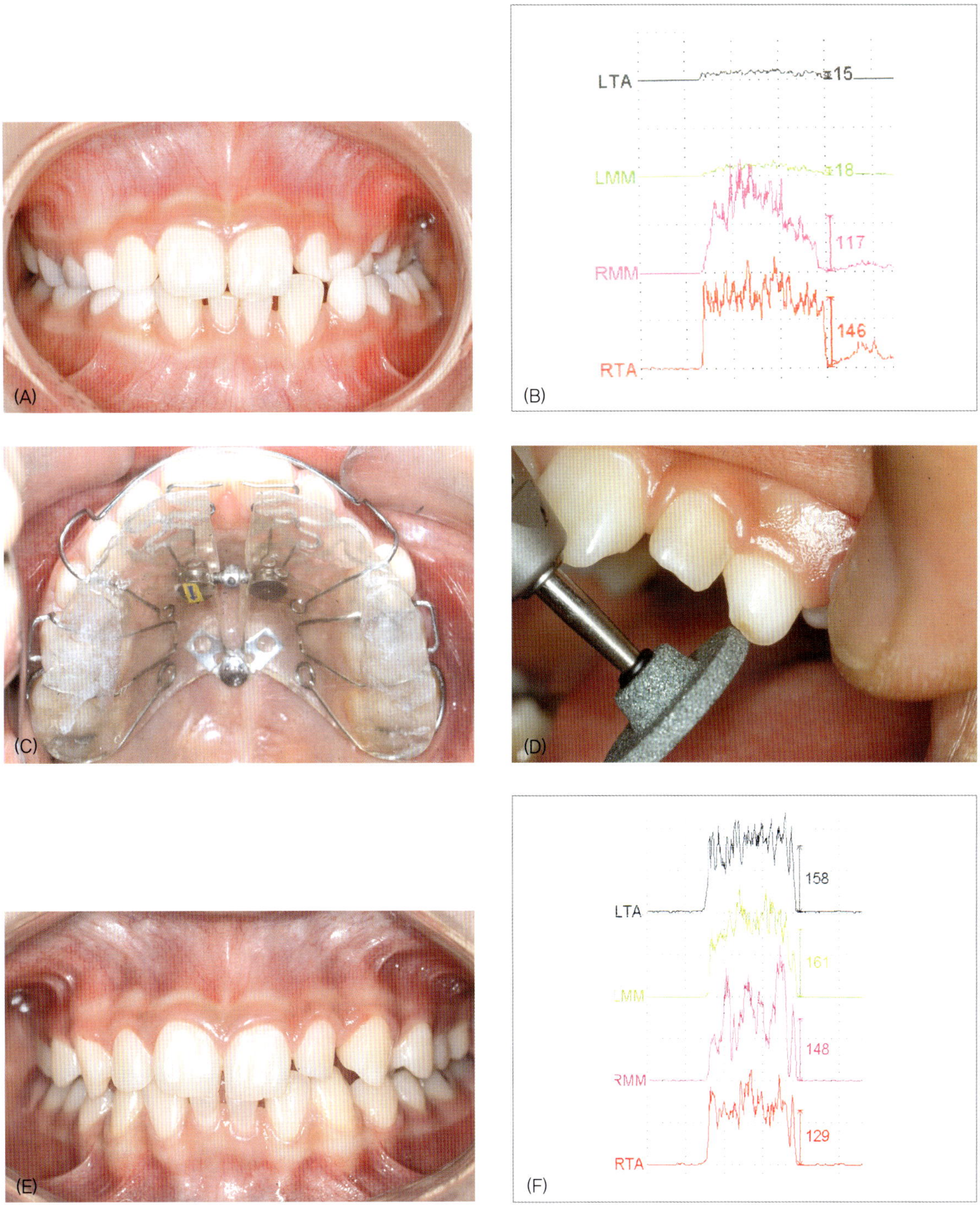

그림 15. (A) 구내정면. 상악궁의 협착, 좌측 측방치군의 반대교합 및 하악골의 좌측변위가 관찰되며 비편위측인 우측으로 저작하는 습관이 있습니다, (B) 치료 전 EMG. 저작측인 우측의 TA과 MM의 hyperactivity를 보입니다, (C) Active plate 이용한 상악 확장 및 하악골 변위의 해소, (D) 교합조정. 하악골 변위의 원인중 하나인 조기접촉의 제거, (E) 치료 후 구내정면. 측방치군의 반대교합이 개선되었고 상하악 치아의 정중선이 일치하고 있습니다, (F) 치료 후 EMG. 저작근이 균형있는 활성도를 보입니다.

결론 및 EMG의 사용용도

1. 초진시 근육의 균형성을 판단하여 치료 목표(therapeutic objectives)를 설정할 수 있고 임상이나 두부계측방사선사진에서 발견하기 어려운 미세한 부정교합 증후군이나 TMD 증상 등을 감지해낼 수 있습니다.

2. 치료 후 저작근의 상호균형이 이루어졌는지 판단할 수 있습니다(그림 15). 경험에 따르면 전후방적 부조화가 있는 II급, III급 성장기 아동에서 치료후 근기능의 개선과 조화가 두드러지게 나타납니다. 골격적 부조화의 개선을 통해 근기능의 개선이 도모되는 것이라 판단할 수 있으며 이는 향후 정상적인 교합기능 외에도 장기적 안정성 측면에서 상당한 이점이 있다고 생각됩니다.

3. 보정기간 중 교합이 긴밀하게 seating되어 교합압의 효율이 증가되는 양상을 EMG로 모니터링 할 수 있습니다. 부정교합이 심하여 초진시 저작근의 근활성도가 약하거나 불균형적인 패턴이 교정치료 종료 후 교합이 긴밀해 지면 근활성도도 증가되고 근육 상호간에 균형도 좋아지는 경우가 많습니다.

4. 치료후의 회귀현상을 예측하는 지표로 사용할 수 있습니다. 특히 잔존된 visceral swallowing 상태나 II급 부정교합 환자나 악교정수술환자에서 suprahyoid group의 활성도를 측정하여 개방교합 발생 가능성을 예측할 수 있습니다.

제 4장 3차원 역공학 기술의 교정학적 적용

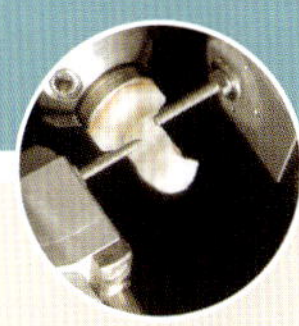
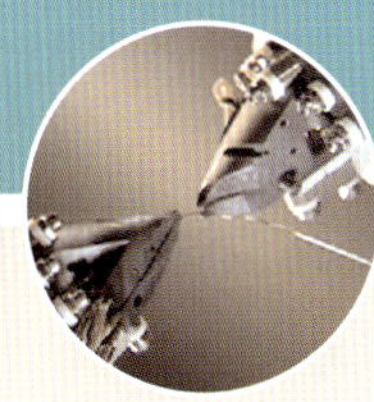
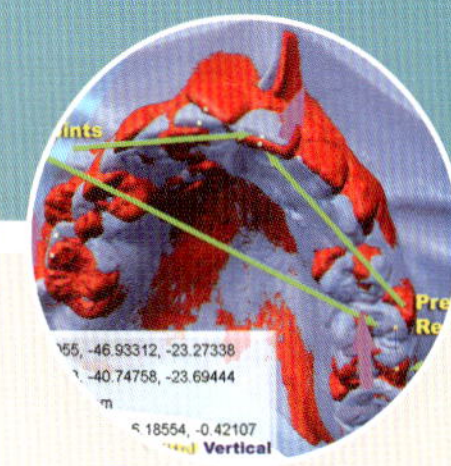

들어가며

많은 임상 술식의 모태는 연구 목적을 위한 기초연구에서 시작하는 경우가 많습니다. 이런 점에서 볼 때 연구 목적으로 진행되고 있는 3차원 역공학 기술의 교정학 분야에서의 임상적 응용도 예외는 아닐 것이라 생각됩니다.

필자가 이러한 기술을 처음 접한 것은 1990년대였습니다. 당시 필자가 근무하던 대학병원에서 공과대학과 공동 연구하는 과정을 접하면서 과연 이러한 연구가 임상에 적용될 수 있을까 하는 의문을 가진 것도 사실입니다. 그러나 현재는 이미 많은 교정 클리닉에서 공간상의 제약 문제로 임상 모형 대신 3차원 디지털 모델을 사용하고 있으며, 최근에는 단순한 모델계측에서부터 virtual articulator 개념까지 그 영역이 확대되는 등 가히 우리의 예측을 넘어서고 있습니다.

다양한 3차원 계측방법을 이용한 CAD(computer-aided design), CIM(computer-integrated machining) 기술의 발전은 공학, 특히 제조업 분야나 설계 분야에서 획기적인 발전을 거듭해 왔습니다. 치과 분야에서는 수복치과학 분야에서 응용이 시작되어, 1987년 Dr. Mörmann에 의해 개발되어 상용화된 CEREC®을 필두로 점차적으로 정밀한 수복물의 제작이 가능한 시스템들이 개발되고 있습니다(그림 1). 현재는 초창기 스캔 시스템의 한계들이 보완되어 가면서 정밀한 작업을 요하는 보철 분야에서 조차도 스캔 방식의 수복 시스템이 더욱 확대되고 있습니다.

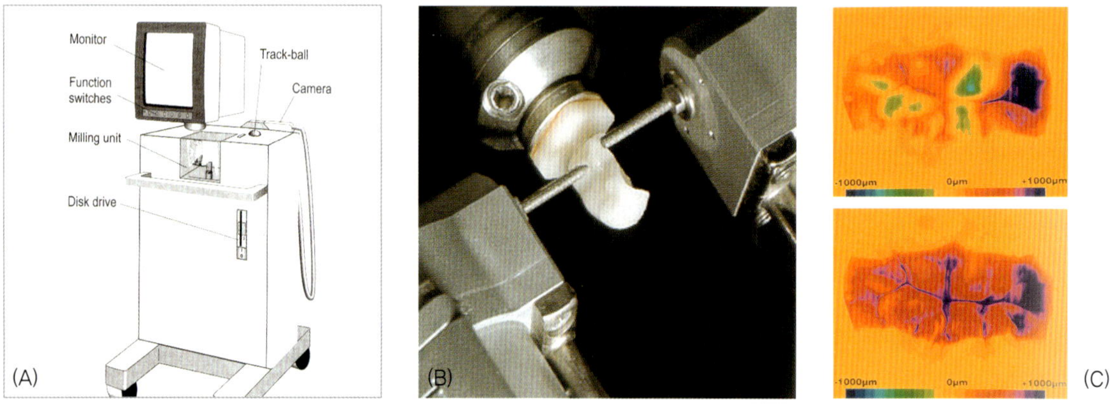

그림 1. (A) CEREC의 외형, (B) 수복물을 Milling하는 모습, (C) CEREC의 스캔 이미지로 치료 전과 치료 후 수복물 간의 차이를 등고선(color coding system)을 이용하여 나타내고 있습니다.

이러한 수복치과 영역에서의 여러 가지 시도들은 치과교정 영역에도 많은 영향을 주어 1990년대 중반 독일에서는 설측교정용 Bending ART system이 개발되었고, 교정치료의 과정을 컴퓨터상에서 구현한 Invisalign system, Suresmile process 등도 개발되었습니다(그림 2). 이런 시스템은 이미 초기 임상적 시도 단계를 넘어섰고 특히 Invisalign system 같은 경우엔 3차원 디지털 기술이 교정임상에 적용되어 상품화에도 성공한 사례입니다.

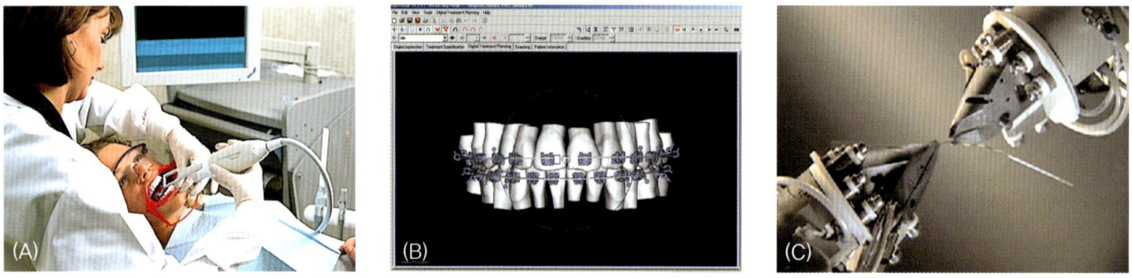

그림 2. Suresmile process. (A) Orascanner™를 이용하여 치아를 3차원 스캐닝하는 모습, (B) 이를 통해 구현된 3차원 디지털화된 치아모형, (C) wire bending robot의 모습을 보여주고 있습니다(출처: Orametrix, Inc., http://www.suresmile.com).

이와 같은 3차원 CAD/CIM 기술의 근간이 되는 것은 3차원 역공학기술(3-dimensional reverse engineering technologies)로서 이는 실물을 3차원 스캐너를 사용하여 스캐닝해 컴퓨터내의 3차원 공간 상에서 좌표화 한 후 가상의 3차원 모형을 생성하는 것입니다. 즉 인상채득과정(impression taking)을 컴퓨터화하여 가공이 가능한 데이터로 만드는 과정을 의미합니다(그림 3).

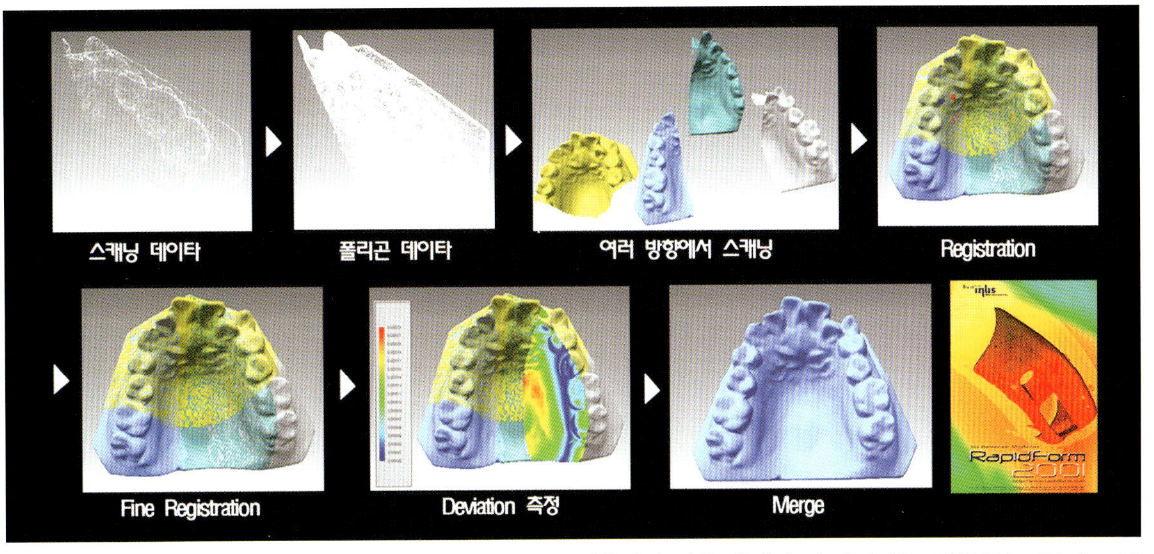

그림 3. 3차원 디지털 모형의 형성과정. 3차원 스캐너를 이용하여 얻은 개체의 점 데이터를 이용하여 피라미드 형태의 polygon 구조를 형성하며, 이는 3차원 모델을 형성합니다. 다양한 각도에서 채득한 3차원 구조물은 정합(registration)이라는 과정을 거쳐 하나의 모형으로 형성할 수 있으며, 이를 merging process라 합니다.

이번 장에서는 스캐닝한 데이터를 바탕으로 생성한 3차원 디지털 교정모형의 분석과 모형 중첩에 의한 3차원적 치아 이동량 분석 및 치료 전후의 연조직 안모 비교 등 다양한 임상적 적용 가능성에 대해 살펴보겠습니다.

사용장비

3차원 역공학 기술을 이용한 솔루션 중 입력 부분을 구성하는 3차원 스캐너는 여러 가지가 있겠으나 저자들이 사용했던 스캐너는 OptoTOP (Breuckmann, Meersburg, Germany; Resolution, 8㎛; Reliability, 15㎛) 스캐너로 이 스캐너는 백색광(White light projection type)을 이용하는데 피사체에 직선 형태로 빛을 쏴 영상을 채득합니다.

이것은 점광원 방식에 비해 상대적으로 짧은 시간에 데이터의 생성이 가능할 뿐만 아니라, 보정(calibration) 정도에 따라 8㎛의 정확도로 계측이 가능하며 이는 피부의 구조 측정에 사용될 수 있을 만큼 정밀도가 뛰어납니다(그림 4). 이는 통상적인 모형분석에 사용되는 치아의 근원심 폭경이나 악궁의 장경 및 폭경 등의 선계측 항목에서 요구되는 정확도를 넘어서는 것으로 계측의 목적에 따라 수정사용이 가능하다고 생각됩니다.

통상적으로 상악 모형의 스캐닝을 위해서는 다소 긴 약 5분이 소요됩니다만 사용 목적에 따라 해상도를 조절하면 시간을 단축할 수 있고, 지속적인 하드웨어의 기술 개발은 스캔 시간과 정밀도를 계속 향상시킬 것입니다.

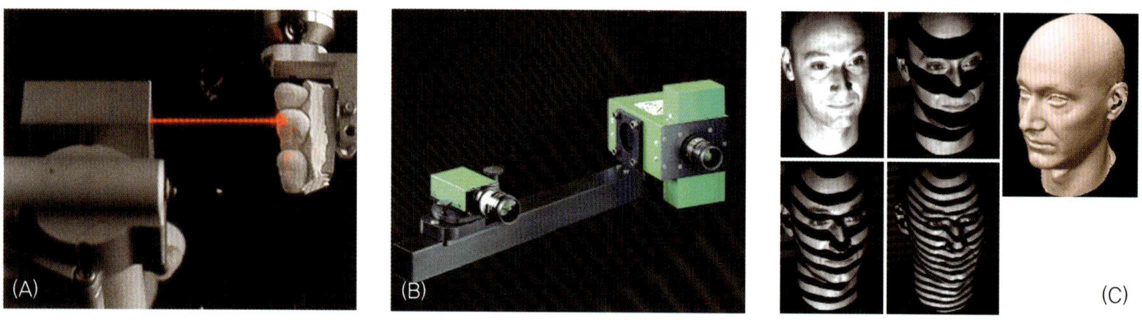

그림 4. (A) 점광원 스캔방식으로 치아모형을 3차원 스캐닝하는 모습(CerecScanTM), (B) 백색광 직선기반 패턴 투영방식의 3차원 스캐너(Breuckmann, OptoTOP), (C) 직선기반 패턴 투영방식의 Scanner을 이용한 3차원 모형의 형성(출처: Breuckmann Inc., http://www.breuckmann.com).

또 실시간 충돌검사기술(surface collision technologies) 등의 빠른 발전과 더불어 치아의 근원심 접촉을 자동 인식하는 기술이 발전된다면 모델 계측과정에서 해야 되는 번거로운 접촉점 입력과정도 생략할 수 있을 것으로 생각되며, 소위 그림자 효과(shadow effect)에 의한 스캐닝 자료의 불완전한 상(defect image) 역시 점차 개선되어 나가리라 생각됩니다. 이러한 3차원 디지털 모형의 형성과정에서는 3차원 스캐너 뿐만 아니라 이를 활용하기 위한 소프트웨어도 매우 중요합니다.

계측 솔루션으로 일반적으로 CAD 설계 데이터와 완성품의 3차원 스캐닝 데이터를 이용하여 제품의 품질을 검사하거나, 예술품의 장기보존을 위한 3차원 스캐닝 등 여러 분야의 3차원 데이터를 가공 분석하는데 이용되는 범용 전문 3차원 역공학 소프트웨어인 Rapidform (INUS Technology. Inc., Seoul, Korea)을 이용하였습니다.

최근에는 인상채득 및 석고모형 제작과정 없이 구강내에서 바로 스캔을 하여 3차원 디지털 모형을 제작할 수 있는 구강내 스캐너가 보급되면서 디지털 모형의 응용가능성을 더 넓히고 있습니다.

임상적 적용

1) 교정모델의 3차원적 분석

과거 차 등(2002)이 보고한 바와 같이 3차원 역공학 소프트웨어인 Rapidform (INUS Technology. Inc., Seoul, Korea)을 이용하여 디지털 모형을 계측할 경우 일반적인 석고모델 분석에서 행하는 모든 계측 과정을 컴퓨터 모니터 상에서 정확하게 측정할 수 있습니다(그림 5, 6). 그러나 단순하게 직선 거리만 계측하는 분석은 3차원 교정모델을 2차원적으로 계측하는 것으로 이러한 3차원 역공학 기술을 이용하는 장점이 될 수는 없을 것입니다. 3차원 스캐너를 이용한 모형분석의 백미는 곡선의 길이와 면적 측정 더 나아가 부피측정 등 3차원 공간의 모든 계측이 단순한 클릭 한번으로 가능하다는 점입니다. 또한 상하악 교합 관계를 articulator에서 재현한 것처럼 똑같이 재현 가능하기 때문에 하악 운동을 시키면서 동적인 모델분석도 할 수 있으며 원하는 방향대로 모델을 절단하여 관찰할 수도 있습니다.

임상적으로 적용한다면 급속구개확장장치(RME)를 통한 상악 확장치료의 경우 치료결과를 평가할 때 종래의 단순한 대구치, 소구치간 폭경이나 치축의 변화만을 측정하였다면 이런 역공학 기술은 palatal vault의 부피를 측정하여 혀 공간의 변화가 얼마나 생겼으며 혀의 위치에 어떤 영향을 줄수 있는지 까지도 알 수 있다는 것입니다(그림 7). 또한 외과적으로 뼈이식을 통한 치조골 증대술 이후의 3차원적인 정량적 평가도 가능할 것으로 생각됩니다(그림 8).

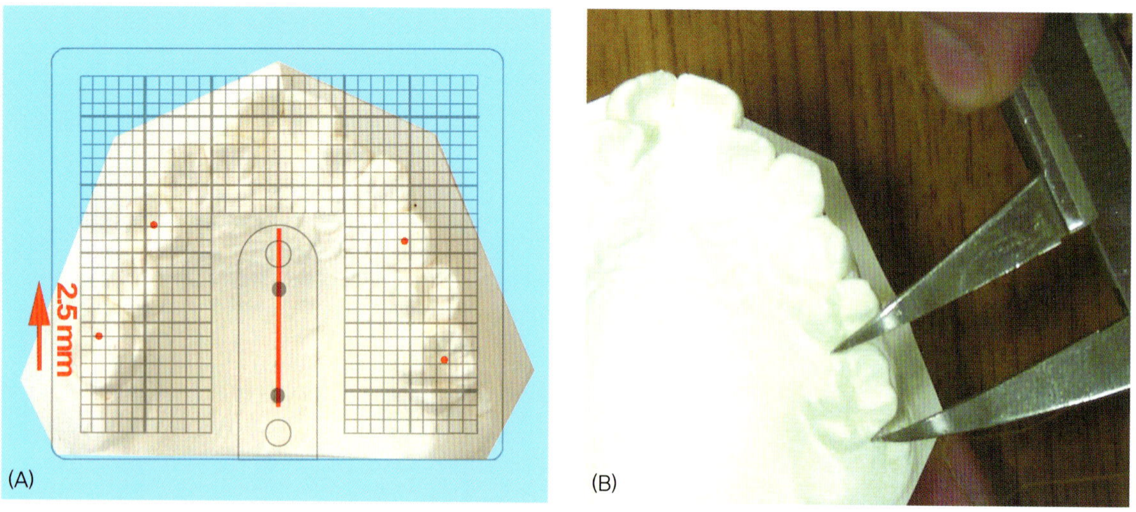

그림 5. 일반적인 모델 분석방법 (A) Bernklau plate을 이용한 모델 분석, (B) Vernier calipers을 이용한 모델 분석.

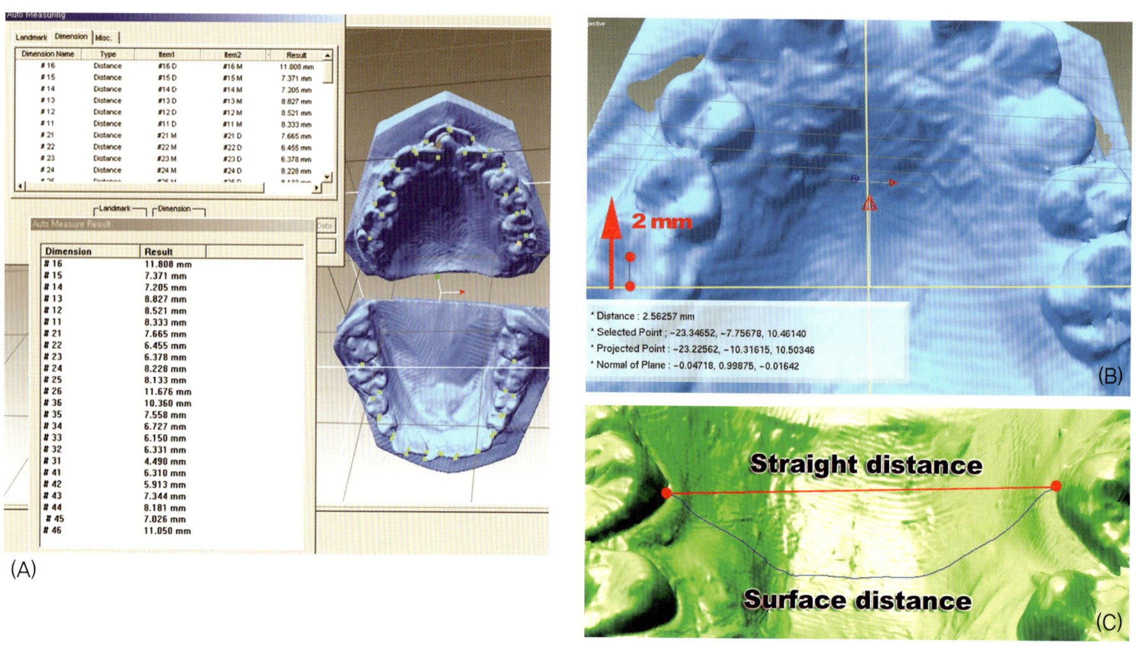

그림 6. 3차원 디지털 모형을 Rapidform을 이용하여 분석하는 모습으로 소수점 3자리 이하까지 측정이 가능하며, 다양한 직선 계측뿐만 아니라 표면길이의 계측까지도 가능합니다. (A) 치아의 길이측정, (B) sagittal discrapancy 평가, (C) 상악궁폭경 측정.

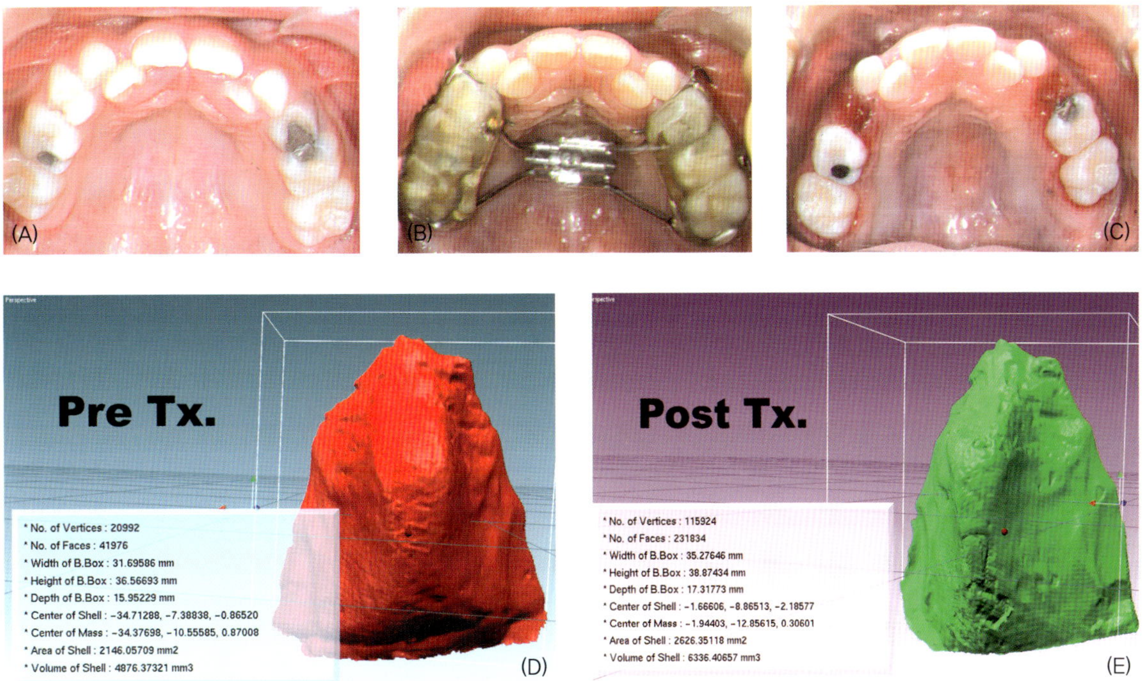

그림 7. RME 확장치료 전후의 상악 구개 부피의 변화를 측정. (A) RME 치료 전, (B) RME 적용, (C) RME 치료 후, (D) 치료 전 구개의 부피, (E) 치료 후 구개의 부피.

2) 교정모형의 중첩에 의한 치아이동 계측

전통적으로 교정의사는 치료 전후의 치아 이동을 분석계측하기 위하여 두부계측방사선사진 중첩법을 이용하여 왔습니다. 그러나 두부계측방사선사진 중첩법이 갖고 있는 많은 장점에도 불구하고 이 방법은 방사선 노출의 문제로 잦은 평가가 어렵고, 해부학적 구조물 판독 시 이미지의 확대와 왜곡에 의한 평가의 오류, 2차원적인 평가의 한계 등이 지적될 수 있습니다.

이러한 점을 극복하고자 임상에서 단순한 석고모형을 이용하여 치아이동을 평가하고자 하는 시도들이 이미 선학들에 의해 많이 이루어졌었고, 이는 주로 해부학적 기준점이 다양하고 명확한 상악 모형에서 이루어졌습니다.

통상적으로 상악 구개면의 구개주름(rugae) 내측점이 치아 이동을 평가하는데 비교적 안정적인 것으로 보고되어 왔으나(그림 9), 그 계측 방법이 복잡하고 부정확하여 임상에 도입하기는 매우 어렵다고 볼 수 있습니다. 그리고 또하나 중첩과정에서 중요한 점은 과연 상악 모형내에서 어떠한 해부학적 위치를 치아 이동을 평가하는 안정된 기준점 내지는 기준평면으로 설정하여야 하는가 입니다.

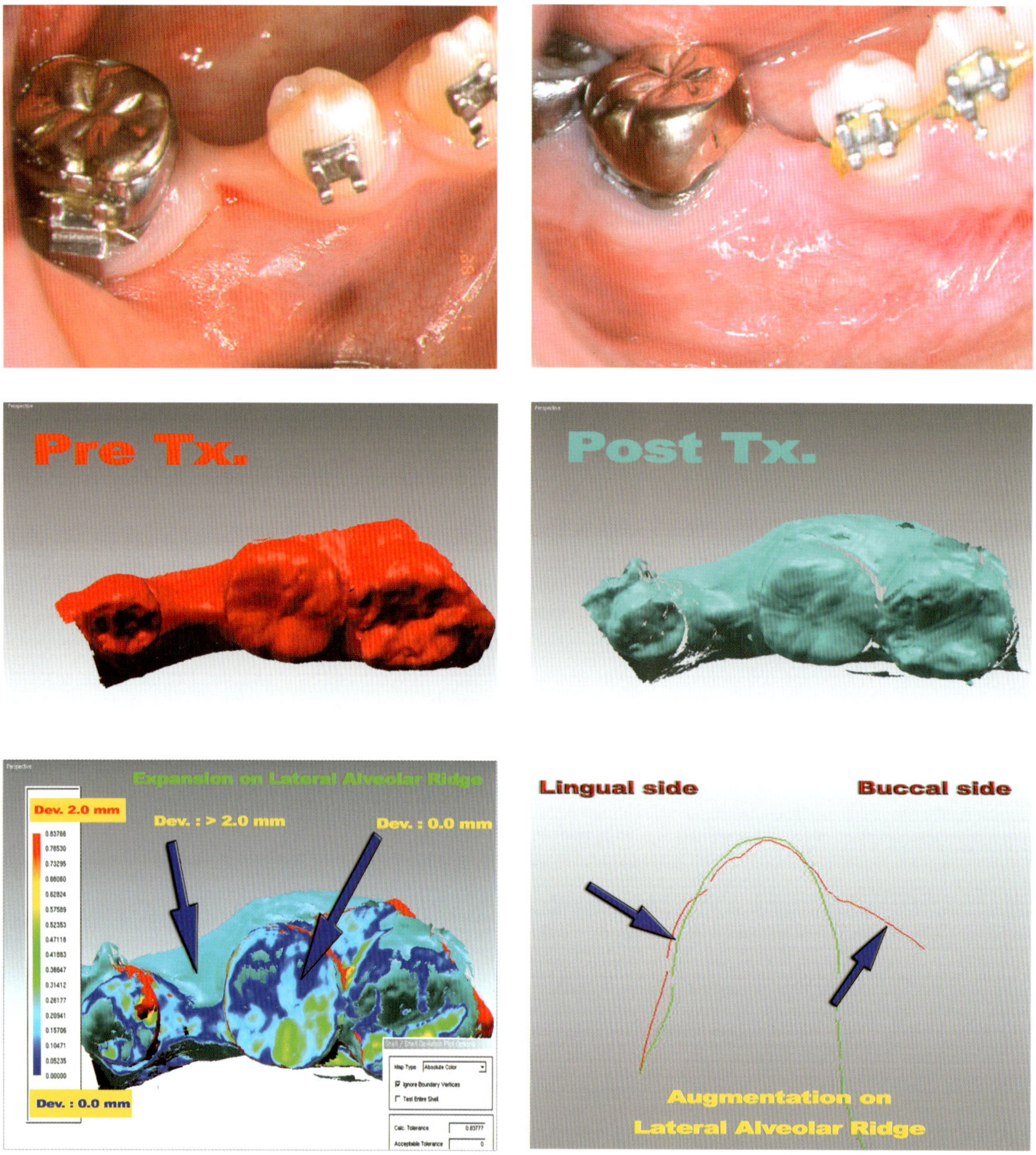

그림 8. 치조골 증대술(alveolar ridge augmentation) 전후의 변화량 측정. #46이 조기 상실된 환자에서 구치의 근심이동을 위하여 치조골이식(GBR)을 실시하였습니다. 인접치를 기준으로 중첩을 실시한 결과로 치료에 의해 증가된 양을 측정할 수 있습니다.

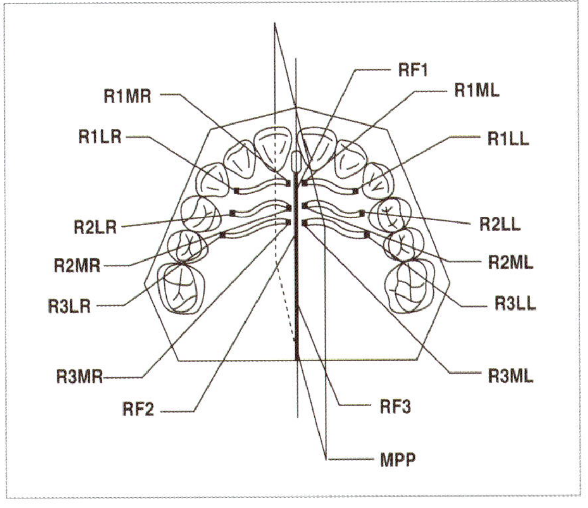

그림 9. 발치와 비발치 case에서 palatal rugae를 기준점으로하여 치아이동을 평가하려는 시도(인용: Almeida MA, Phillips C, Kula K, Tulloch C. Stability of the palatal rugae as landmarks for analysis of dental casts. Angle Orthod 1995;65:43-48).

Jang 등(2009), Choi 등(2010)의 연구에 따르면 상악 구개면의 3번째 구개주름을 포함하는 구개면을 이용하여 한 쌍의 상악 디지털 모형을 최적중첩을 시행하는 경우 신뢰할만한 재현성과 정확성을 보이는 중첩이 가능하다고 하였습니다.

Cha 등(2007)이 보고했던 상악 3차원 디지털 모형 중첩에 의한 상악 치아 이동량 평가방법을 소개하겠습니다. 먼저 치료 전후의 평가를 위해서는 두부계측방사선 방법에서 이용되는 것과 같이 중첩이 필요한데, 위 연구에서는 치아 모형에서 두부계측방사선사진에서 사용되는 것과 같은 최적중첩법을 응용하였습니다. 그렇게 하기 위해 저자들은 공학에서 이용되는 소위 정합 방법을 상악 모델에 적용하였습니다. Rapidform 소프트웨어를 이용하여 치료 전 후 모델을 정합시키면 두 모델이 가장 잘 일치하는 부위에 따라 소위 color coding system으로 시각적으로 판별이 가능하고 이러한 중첩모델에서 치아이동을 평가하자는 아이디어였습니다.

그림 10에서는 이러한 정합과정을 정확하게 시행하기 위한 2단계 과정을 보여주고 있고, 그림 12에서는 정합 후의 중첩된 모형을 보여주고 있습니다.

저자들의 연구결과 소구치를 발거한 후 교정치료를 시행한 증례들을 대상으로 이러한 모형 중첩을 시행한 결과 전통적인 두부계측방사선사진에 의한 중첩과 치아이동 양에서 통계적으로 유의차가 없는 것으로 나타났고(표 1), 따라서 이러한 디지털 모형을 중첩하는 방법이 임상에서 충분히 적용될 수 있음을 보여주었습니다.

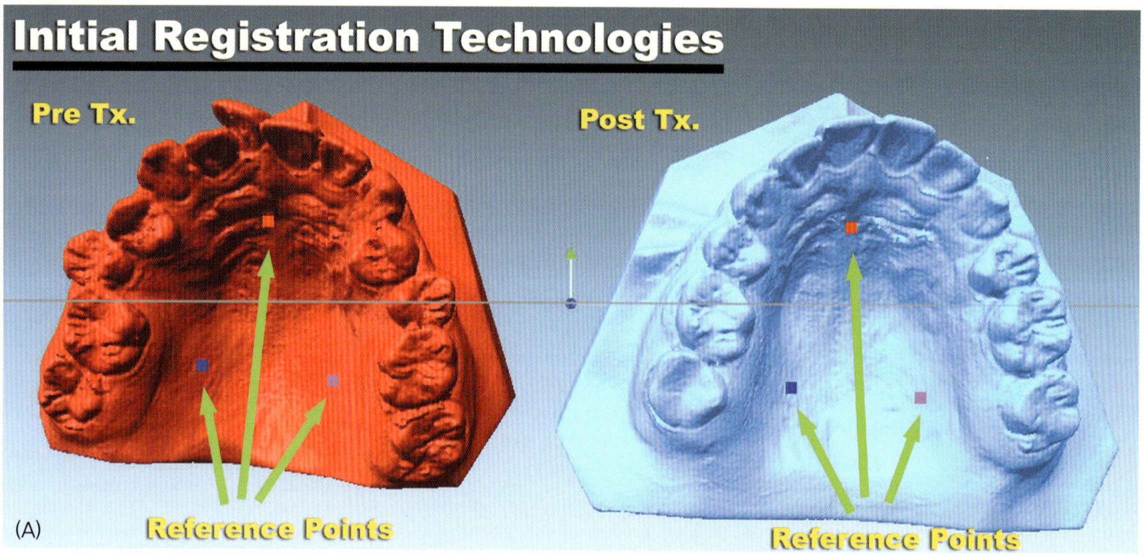

(A)

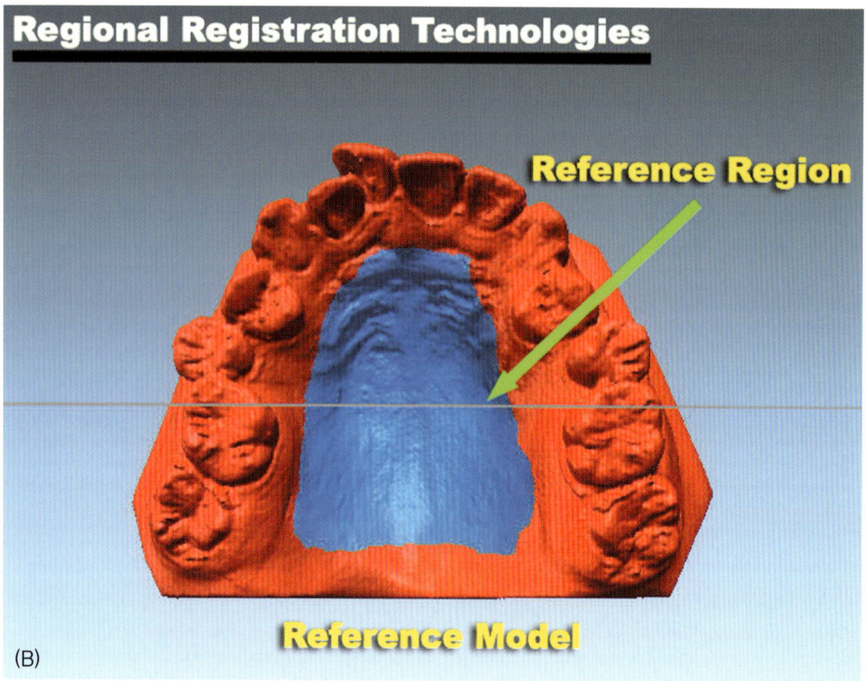

(B)

그림 10. 치료 전후 모형의 정합과정.

(A) 1단계 : 초기정합과정(initial registration process). 임의의 3점 이상을 선택하면 이 점을 기준으로 1차적인 정합이 이루어집니다.

(B) 2단계 : 지역정합과정(regional registration process). BAR(broad arbitrary registration) method에 의함. 초기정합과정에서 정합된 것을 기준으로 구개면 전체를 임의대로 선택을 해주면 이를 기준으로 Rapidform에서는 선택영역에서 최적의 정합 상태를 찾아 중첩을 실시하게 됩니다.

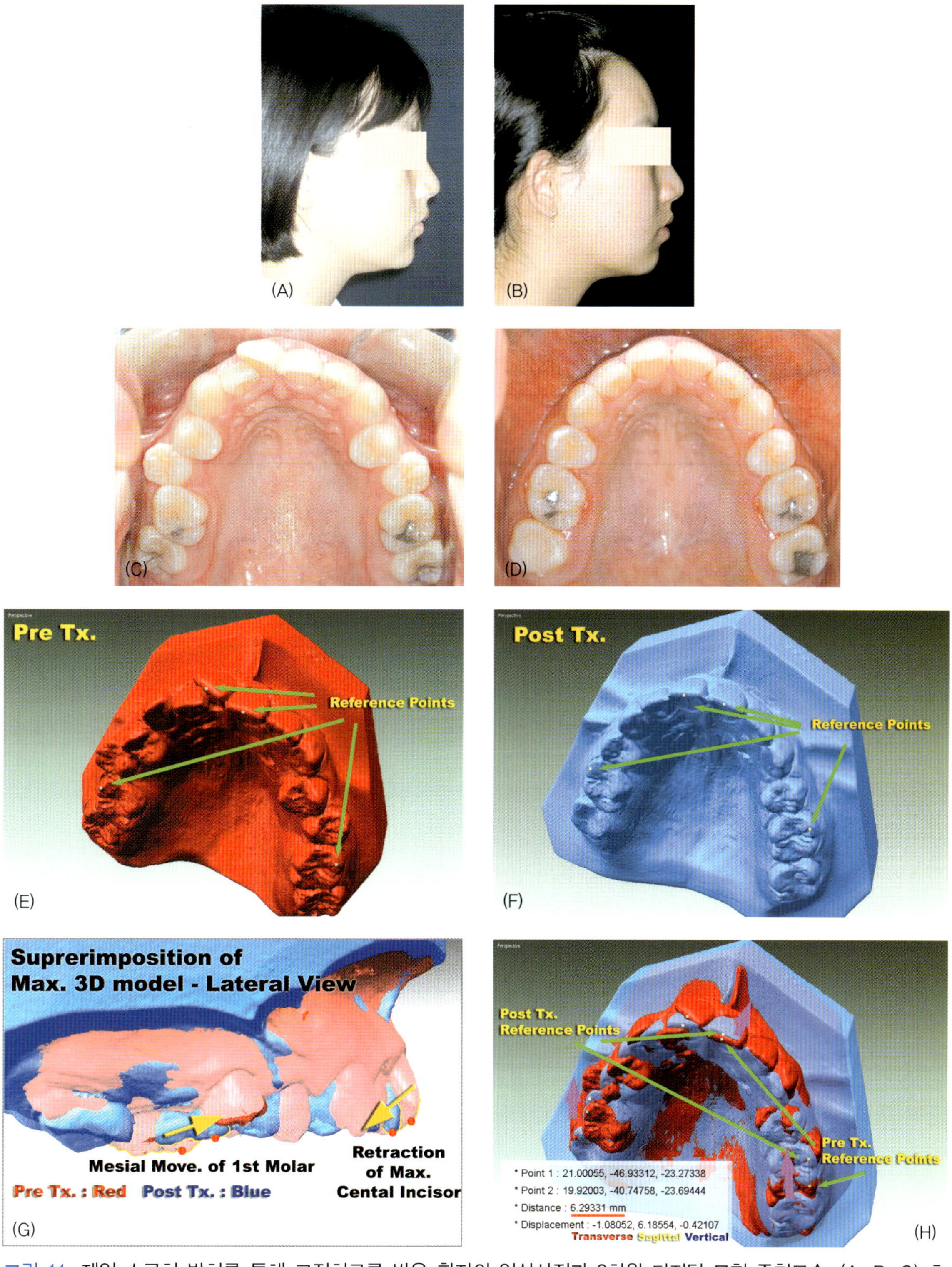

그림 11. 제일 소구치 발치를 통해 교정치료를 받은 환자의 임상사진과 3차원 디지털 모형 중첩모습. (A, B, C) 초진시 구외, 구내, 3차원 디지털 모델상, (B, D, F) 발치 교정치료 종료 후 구외, 구내, 3차원 디지털 모델상, (G)와 (H) 3차원 디지털 모델의 중첩상. (G) 상당히 많은 양의 구치부 근심이동이 발생된 것을 관찰할 수 있습니다.

표 1. 두부계측방사선사진과 3차원 디지털 모형에서 계측한 치아이동 양(mm) 비교

계측 항목	평균	표준편차	최대값	최소값	*r*	*t*	*P*
상악 중절치							
수평 이동량, 두부계측방사선사진	−2.7	2.1	1.0	−7.0	0.993	0.58	0.56
수평 이동량, 디지털 모형	−2.7	2.1	0.9	−7.0			
수직 이동량, 두부계측방사선사진	1.0	1.6	4.0	−3.5	0.990	1.51	0.14
수직 이동량, 디지털 모형	0.9	1.5	3.8	−3.3			
상악 제1대구치							
수평 이동량, 두부계측방사선사진	3.6	1.6	7.0	0.5	0.994	1.59	0.12
수평 이동량, 디지털 모형	3.5	1.6	6.7	0.3			
수직 이동량, 두부계측방사선사진	−0.1	1.3	4.5	−2.0	0.932	1.14	0.26
수직 이동량, 디지털 모형	−0.2	1.3	3.7	−2.4			

데이터 출처 : Cha BK, Lee JY, Jost-Brinkmann PG, Yoshida N. Analysis of tooth movement in extraction cases using three-dimensional reverse engineering technology. Eur J Orthod 2007;29:325-331.

그러나 상악과 달리 하악 모형에서는 임상적으로 사용할만한 안정된 위치로 밝혀진 부위가 아직 없기 때문에(An 등, 2015 in publishing), 하악 모형의 중첩법에 대해서는 추가적인 연구가 필요합니다. 또 성장기 아동에서 중첩을 시도할 때에는 악정형 치료나 악골의 성장으로 인해 중첩할 구조물에 큰 변화가 생길 수 있고, 따라서 성장기 아동에서 디지털 모형을 중첩할 때에는 두부계측방사선사진 중첩에서와 같이 최적중첩법이 잘 맞지 않을 수 있음을 고려해야 하며(Choi 등, 2012), 이런 최적중첩법의 한계를 극복하기 위한 추가적인 연구들이 필요하다고 생각합니다.

3) 얼굴 중첩에 의한 치료 및 성장에 의한 얼굴 연조직 변화의 측정

통상적인 두부계측방사선사진 분석에 의한 연조직 분석은 앞서 언급한 바와 같이 2차원적 분석의 한계를 가지고 있으며, 또 두부계측방사선사진 분석의 오류 가능성에 대해서는 이미 많은 선학들이 언급한 바 있습니다. 특히 수평면에서보다 수직면 평가에서 많은 오류 가능성이 있고 근본적으로 3차원적인 피부의 면적 변화나 미세한 주름 변화 등의 평가가 어려운 것으로 이에 대해서는 많은 학자들의 의견이 일치되어 있습니다.

특히 심미적 관심이 증대되는 현대의 임상 교정학에서는 이러한 얼굴의 연조직에 대한 정확한 평가가 치료의 정량적 평가와 환자의 심리적 만족이나 술자의 법적보호 장치로서의 다양한 역할을 할 수 있으리라 생각합니다.

일찍이 영국의 Moss교수는 optical surface scanner를 이용하여 얼굴 분석을 시도하여(Moss 등, 1987), 통법의 두부계측방사선사진과 비교 연구한 바 있고 이를 통하여 매우 재현 가능한 분석장비로 인정된 바 있습니다. 이러한 3차원 디지털 기술을 이용한 얼굴 분석에서도 치료 전과 치료 후 비교를 위해서는 모델분석과 마찬가지로 안정적이라 생각되는 중첩 부위가 필요합니다. 얼굴 분석에서는 일반적으로 forehead 부위가 안정된 부위로 인정되며, 저자들도 이 부위를 중첩부위로 사용합니다.

그림 12은 상악 전방견인 장치로 치료한 증례로 연조직의 돌출도 변화를 정확하게 3차원적으로 계측할 수 있음을 보여주고 있습니다. 이러한 중첩법은 얼굴의 변화가 많은 성장기 아동에서 뿐만 아니라 악교정수술 시 특히 비대칭 수술 시 기존의 두부계측방사선사진 중첩으로는 평가하기 어려운 하악과 입술 주변의 3차원적인 길이, 면적, 부피의 변화를 평가할 수 있습니다(Lee 등, 2013). 그러나 아직 3차원적인 연조직 얼굴 분석이 보편적인 분석 방법으로 자리매김 하기 위해서는 추후 더 많은 연구에 의해 좀 더 구체적인 가이드라인이 필요하다고 생각합니다.

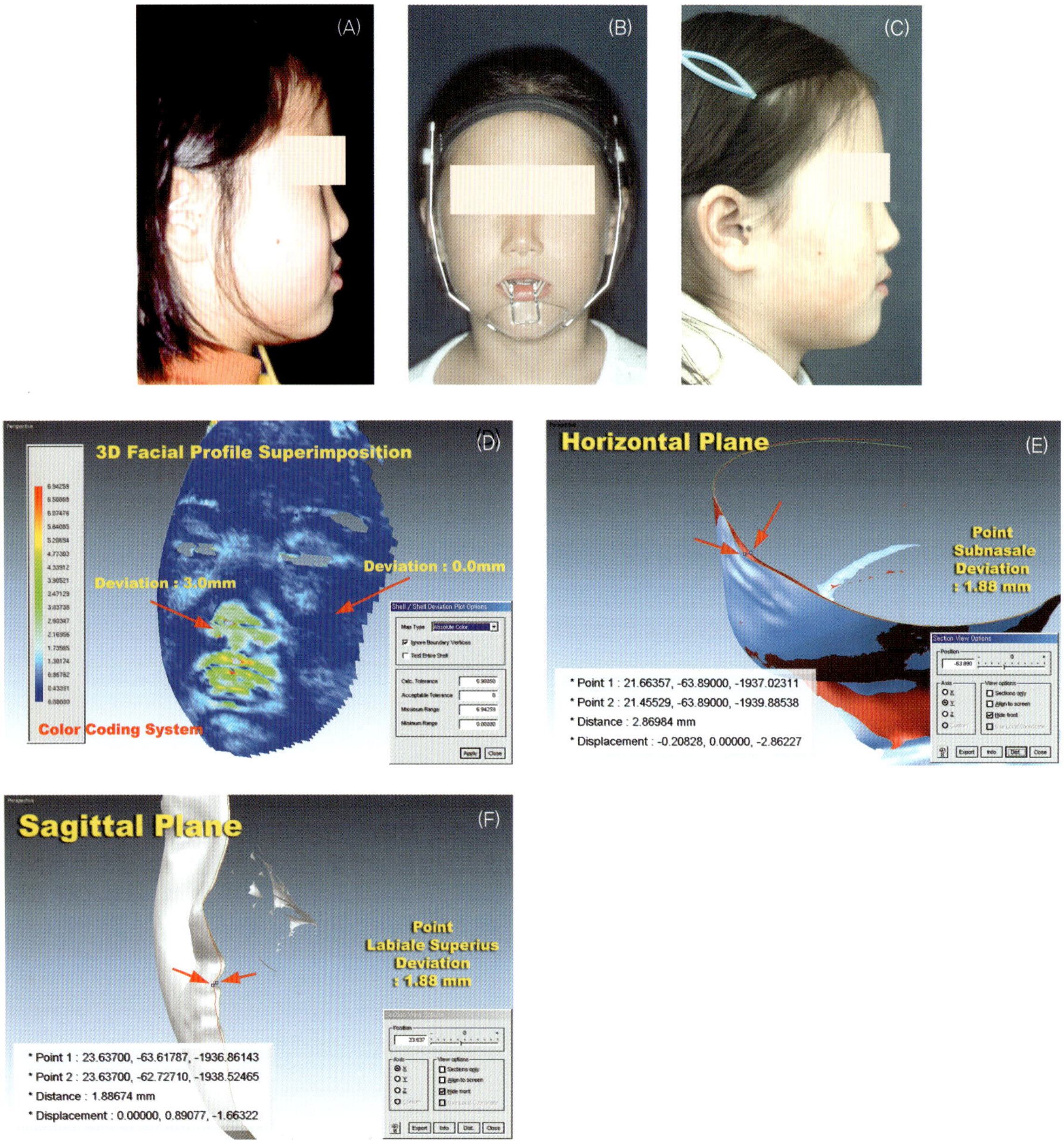

그림 12. 상악 전방견인 치료환자의 증례. 치료 후 연조직의 변화를 치료 전후 이미지의 중첩과 3차원적 측정을 통해서 정확히 평가할 수 있습니다. (A) 치료 전, (B) 상악 전방 견인, (C) 치료 후, (D) Color coding system의 적용, (E) Subnasale의 변이 평가, (F) 상순 부위의 변화 평가

결론

교정용 모형을 디지털화함으로써 진료 환경에도 큰 영향을 줄 수 있을 것으로 생각됩니다. 특히 진료실내 석고모형의 보관에 필요한 공간 문제를 획기적으로 해소할 수 있다.

최근 이러한 3차원 디지털 모형제작이 국내에서도 상업화되고 있습니다. 이러한 3차원 디지털모형을 단순히 환자에게 보이기 위한 전시 목적으로 사용하는 것 외에도, 치아 배열을 통한 치료 후 교합 확인, 2차원적 계측 등의 기존의 석고모형을 이용하던 것들을 대체하는 것을 넘어 앞서 언급한 내용처럼 좀 더 다양한 분야에서 응용하고 접목시키는 것이 머지않은 현실이 될 것이라고 생각됩니다. 특히 인터넷을 기반으로 하는 정보 공유 시스템에 의해 기공소와의 정보 교환, 환자의 상담이나 환자 의뢰에서 발생될 수 있는 제반 문제를 해결하는데 일조를 할 수 있으리라 사료되며, 이러한 향후 교정진단 및 치료의 질의 향상 뿐 아니라 진료환경 개선에 커다란 기여를 하리라는 조심스러운 예측을 해봅니다.

2편. 성장기 아동의 II급 부정교합의 치료

제 5장 Berlin standard activator와 anterior high pull headgear의 병용

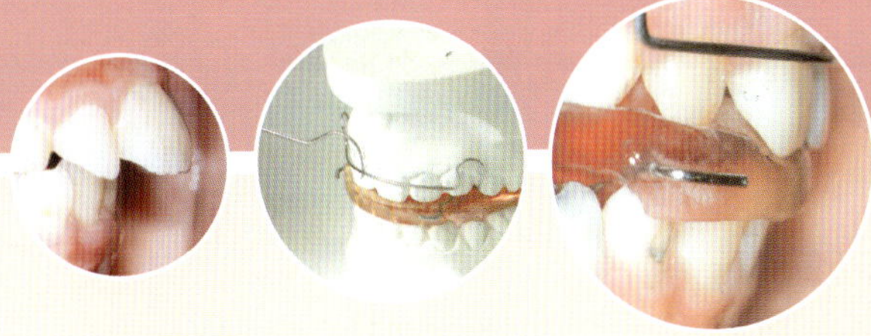

들어가며

액티베이터(activator)는 이름에서 알 수 있듯이 근본적으로 열성장된 하악골에 대해서 하악골의 전방 성장을 더욱 활성화(activation)하기 위한 장치입니다.

액티베이터가 하악골의 성장에 미치는 장기적인 효과에 대해서는 다양한 의견이 존재하고, 회의적인 관점이 있는 것도 사실입니다. 그러나 단기적인 하악골의 성장 효과에 대해서는 이미 많은 교정의사들 사이에서 중론이 형성되어 있다고 볼 수 있습니다.

비록 단기적인 효과라 할지라도 이러한 액티베이터의 효과에 의한 상하악골 간 부조화의 감소나 교합에서의 개선은 2차 교정 시 악간 부조화를 절충하고 교합을 맞추기 위한 목적으로 행해지는 소구치 발치의 필요성을 감소시킵니다. 또 설령 발치 교정치료가 행해진다 하더라도 1차 치료에 의해 전치부의 수평 수직 피개도가 상당부분 감소 및 완화 되기 때문에, 2차 교정치료 과정은 더 수월하게 진행되고 2차 치료의 치료 기간도 단축될 수 있습니다.

따라서 장기간의 고정식 교정장치에 의한 대표적인 의원성 손상인 치근흡수, 구강위생의 악화로 인한 치주질환과 법랑질 탈회와 같은 교정치료에 따른 부작용도 감소시킬 수 있는 장점이 있습니다. 나아가 액티베이터를 통한 원인치료는 절충교정치료에 비해 교합평면의 변화를 최소화 하여 안정성 측면에서 유리할 수 있고, 액티베이터에 의한 조기치료는 구강을 둘러싼 근신경계를 더 일찍 정상화 시켜 줌으로써 계속적인 성장기간 동안에 정성작인 악기능과 근기능 발달에 도움을 줄 수 있다고 생각합니다.

정확한 진단분석 하에 정확하게 설계된 액티베이터를 이용하면 우리가 원하는 시기에 효율적으로 하악골의 성장을 유도해 낼 수 있습니다. 또한 같은 부류의 악기능장치라 하더라도 디자인과 종류에 따라 상하악골에 가해지는 힘과 벡터 치료 기전 등이 달라서 그 효과도 다르기 때문에 임상가는 한 가지 장치에만 의존하지 말고 환자 증례에 따른 다양한 장치 설계원칙에 대해 숙지하고 있어야 합니다(그림 1). 그러기 위해서는 무엇보다도 두부계측방사선사진을 바탕으로 부정교합의 양태에 대한 정확한 감별진단이 선행되어야 합니다.

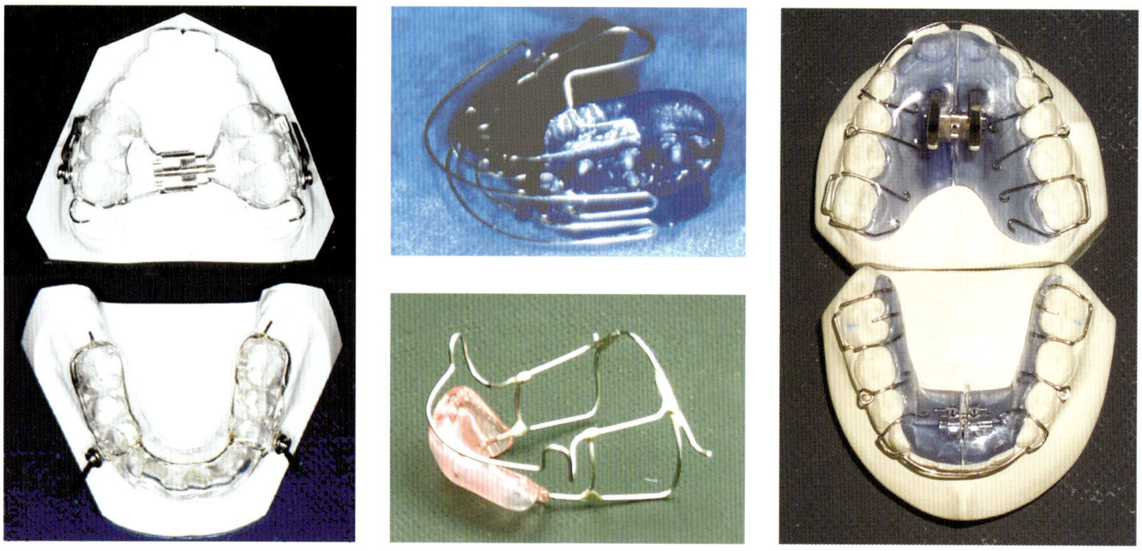

그림 1. 다양한 악정형장치. 좌로부터 Herbst, Elastic open activator(EOA), Wire frame activator, Double plate.

정확한 감별진단을 위해서는 다음과 같은 질문에 대한 답을 찾을 수 있어야 합니다.

1. II급 부정교합의 원인이 무엇인가? 상악골의 과성장인가, 하악골의 열성장인가 아니면 이 두 가지 원인이 혼재된 것인가?
2. 부정교합의 원인이 수직적 성장의 부조화 때문에 나타난 것인가? 아니면 수직적 부조화 없이 전후방적인 부조화 때문만인가?
3. 수직적 부조화 문제가 있다면 골격성인가 혹은 치아치조성인가?
4. 상하악골의 전후방적 부조화의 정도는 어느 정도 심각한가?
5. 환자는 수직적 성장 양태를 보이는가 혹은 수평적 성장 양상을 보이는가? (그림 2).

위의 질문에 대한 답을 찾는 과정이 부정교합의 양태에 대한 감별진단 과정이라고 할 수 있고, 그 답에 따라 그림 3에서와 같이 다양한 구외장치가 병용될 수 있습니다. 그림 3에서 보여지는 구외장치의 병용법은 JP Pfeiffer의 텍스트북 [II급, III급 부정교합 어떻게 치료할 것인가? 지성출판사, 1997, 차봉근 역]에서 인용한 것으로, 기능적 악교정장치(FKO, Funktionskieferorthopädie)에 처음 입문하는 분들이 대략적인 치료계획을 세우는데 훌륭한 가이드라인이 될 수 있다고 생각합니다. 이번 장에서는 여러 종류의 액티베이터 중에서 베를린 대학과 강릉원주대학에서 기본으로 사용하는 Berlin Standard Activator를 소개하겠습니다.

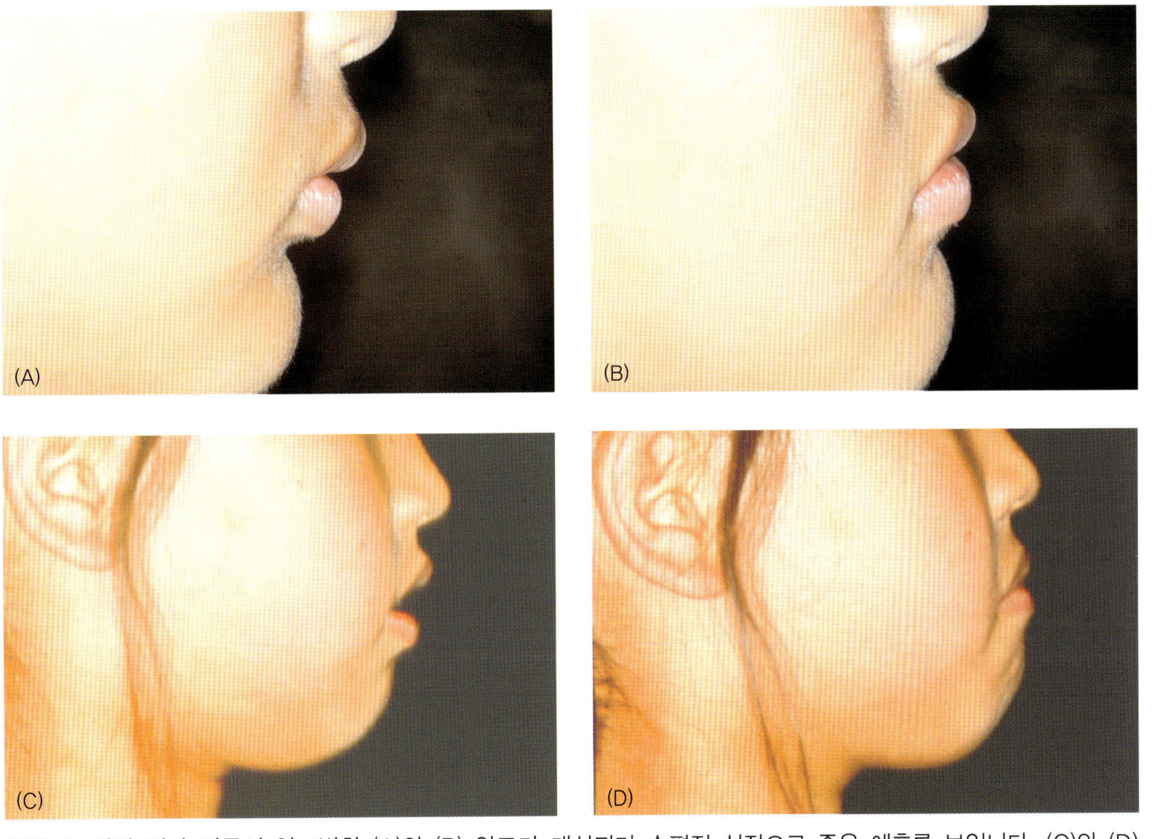

그림 2. 하악 전방 이동시 안모변화 (A)와 (B) 안모가 개선되며 수평적 성장으로 좋은 예후를 보입니다. (C)와 (D) 안모가 악화되며 수직적 성장으로 예후가 불량합니다.

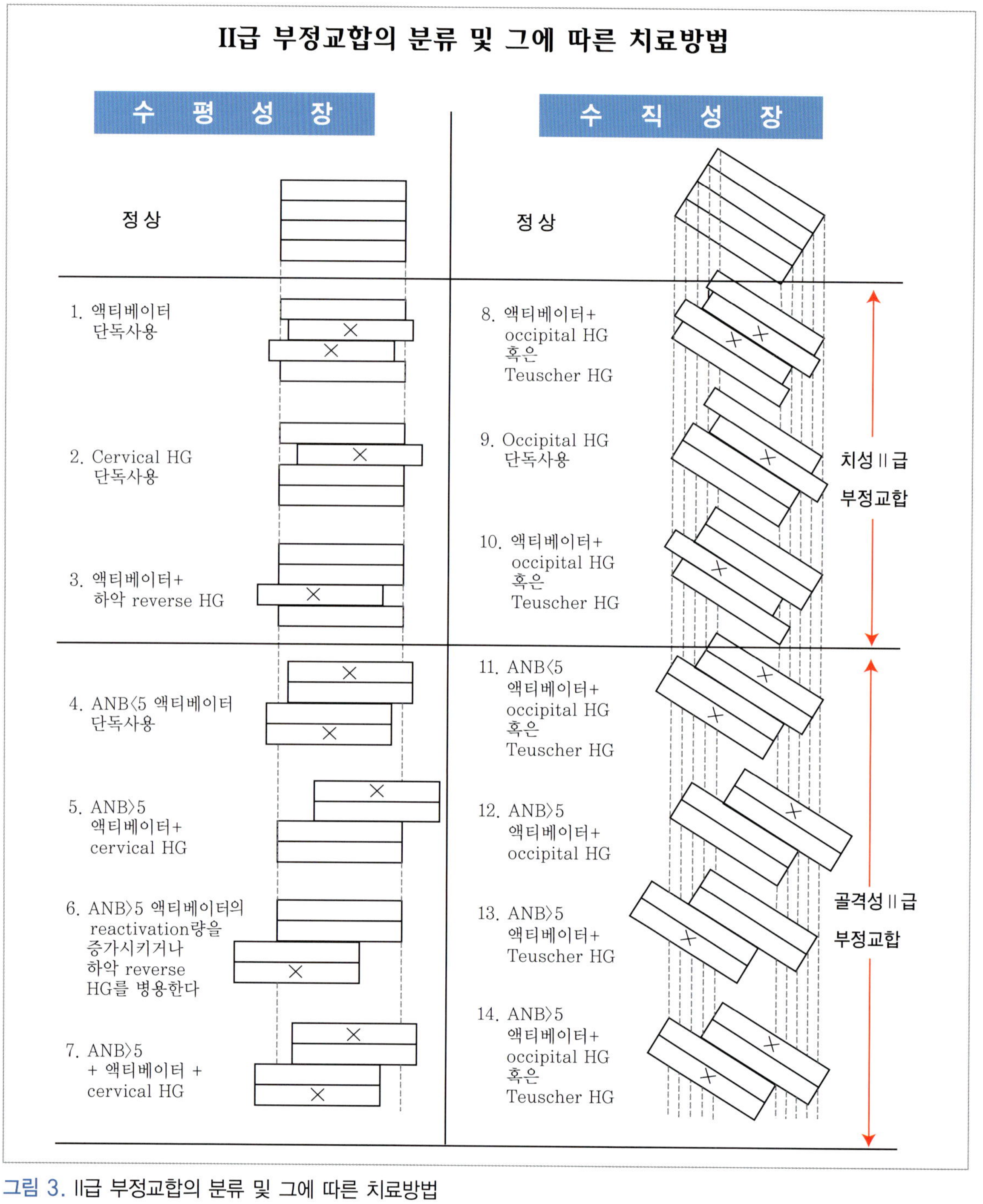

그림 3. II급 부정교합의 분류 및 그에 따른 치료방법

모식도에서 최상단 및 최하단의 사각형은 상악과 하악의 기저골을 나타내며 2개의 중간단은 각각 상하악의 치열 및 치조골을 의미합니다. 이 중 X 표시한 사각형은 부정교합의 원인이 되는 부위를 의미합니다. 좌측열을 수평성장, 우측열은 수직성장을 나타냅니다. 1-3, 8-10번 부정교합은 치성 II급 부정교합이고, 4-7, 11-14번 부정교합은 골격성 II급 부정교합입니다. 각 부정교합 증례는 첫째 줄에 있는 정상교합으로부터 표시된 점선에 의하여 부정교합의 상태를 비교할 수 있습니다(인용: Pfeiffer JP, Grobety D, 차봉근 역. II급, III급 부정교합 어떻게 치료할 것인가?)

액티베이터의 적응증

액티베이터는 정상이거나 혹은 미약한 상악 과성장이 동반된 하악 열성장 환자에서 주로 사용하게 됩니다. 수평성장 혹은 미약한 수직성장 경향을 지닌 환자에서 효과적이고, 만약, gummy smile이 심한 환자라면 anterior high pull headgear를 동반한 액티베이터가 효과적입니다.

성장패턴이 양호한 환자에서는 흔히 액티베이터를 단독으로 사용하여도 만족할만한 결과를 보일 수도 있지만 anterior high pull headgear를 병용하면 다음과 같이 더 좋은 효과를 기대할 수 있습니다.

1. Anterior high pull headgear를 병용함으로써 치료기간이 감소됩니다.
2. 환자의 수직성장 경향을 초기에 정확히 감별진단하기 어려운 경우 액티베이터 사용에 의해 수직성장 경향으로 악화될 수 있는데 이를 사전에 방지할 수 있습니다.
3. 구개평면의 경사(시계방향 회전) 또는, 상악의 수직성장에 의한 gummy smile의 악화를 방지하거나 또는 치료할 수 있습니다.

액티베이터 사용 전 처치

액티베이터를 사용하기 전에, 먼저 임상적으로나 모델분석을 통하여 상악 치열궁과 하악 치열궁의 횡적 부조화(transverse dimension discrepancy)의 정도를 체크해야 합니다(그림 4). 이는 FKO를 이용한 II급 부정교합 치료에서 가장 중요한 과정으로 흔히 임상가들이 간과하기 쉬운 부분입니다.

그렇다면 상하악궁의 횡적 부조화 여부를 어떻게 파악할 수 있을까요? 임상적으로나 석고모델에서 하악골을 치료 위치로 전방이동 시킨 후 측방치군의 교차교합 발생여부를 관찰하여 판단할 수 있습니다.

즉, 하악골을 전방 위치시켰을 때 적절한 협측 피개교합(buccal overjet)이 나와야만 치료하고자 하는 위치에서 하악골이 안정되게 유지될 수 있습니다. 만약 그렇지 않다면 가철성 장치인 액티베이터를 구강에서

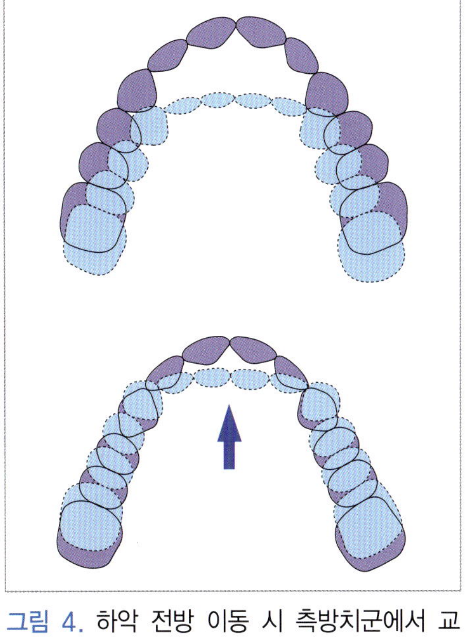

그림 4. 하악 전방 이동 시 측방치군에서 교차교합이 발생하고 있습니다. 상악치열궁의 확장이 필요합니다.

제거하고 교합하는 동안 하악은 교합사면에 의해서 후방으로 기능적 변위(functional shift)가 일어나게 되고, 결과적으로 하악골의 전방성장을 방해하는 요소로 작용합니다.

한편 임상적 방법이 아니라 좀 더 정량적으로 평가하기 위해서는 석고모델을 이용한 모델분석법이 매우 효과적이라 생각됩니다(그림 5). 상악 치열궁과 하악 치열궁 사이에 약 4mm 이상의 부조화(discrepancy)가 있다면, 액티베이터를 사용하기 전에 적절한 가철식 교정장치로 미리 상악궁 확장을 시행하는 것이 필요합니다.

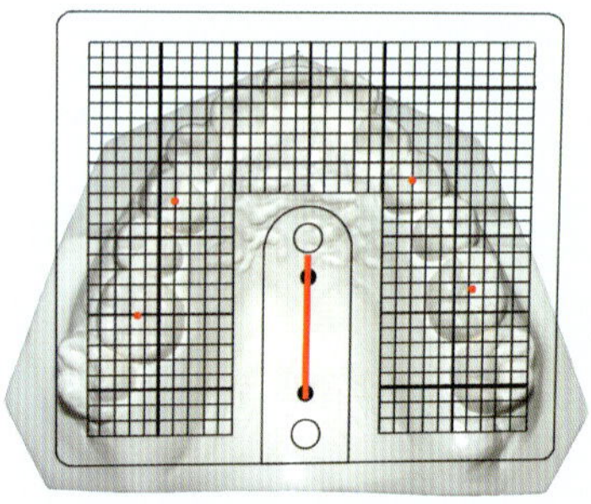

2) Transversal discrepancy

Upper arch

	Soll	1st	Diff.
4|R			
R|4			
4|4			
6|R			
R|6			
6|6			

Lower arch

	Soll	1st	Diff.
4|R			
R|4			
4|4			
6|R			
R|6			
6|6			

그림 5. Bernklau plate를 이용한 모델분석과 차트 (모델분석 방법은 19장, 20장 참조).

상악 확장은 주로 가철식 상교정장치(active plate)를 사용하지만 때때로 급속구개확대장치(rapid maxillary expander)를 사용할 수도 있습니다. 상악궁이 협착된 II급 부정교합에서 종종 상악궁 확장을 시행하는 것 만으로도 II급 부정교합이 자발적으로 개선되거나 감소되는 것을 관찰할 수도 있습니다(그림 6A~C).

혹자의 경우 확장과 하악골 전방이동을 동시에 진행하기 위해 액티베이터에 확장나사를 설계하는 경우도 있습니다(그림 6D와 E). 그러나 이는 매우 비효율적인 방법으로 제한된 경우에만 사용할 것을 권하고 싶습니다. 하악골을 전방으로 위치하고 있는 것 자체도 힘든 상황에서 확장까지 동시에 시행한다면 장치의 유지력이 저하되고, 환자의 협조도도 떨어질 우려가 있습니다. 또한 장치 자체의 부피도 커지게 되어 환자의 불편감이 증가됩니다.

상하악골 사이의 횡적 부조화(transverse discrepancy)가 경미한 경우에는 액티베이터에 확장 장치를 설계하지 않아도 자연적으로 상악 치열궁이 확장될 수 있으며 이는 많은 선학들의 연구와 필자의 임상경험에서도 확인되고 있습니다.

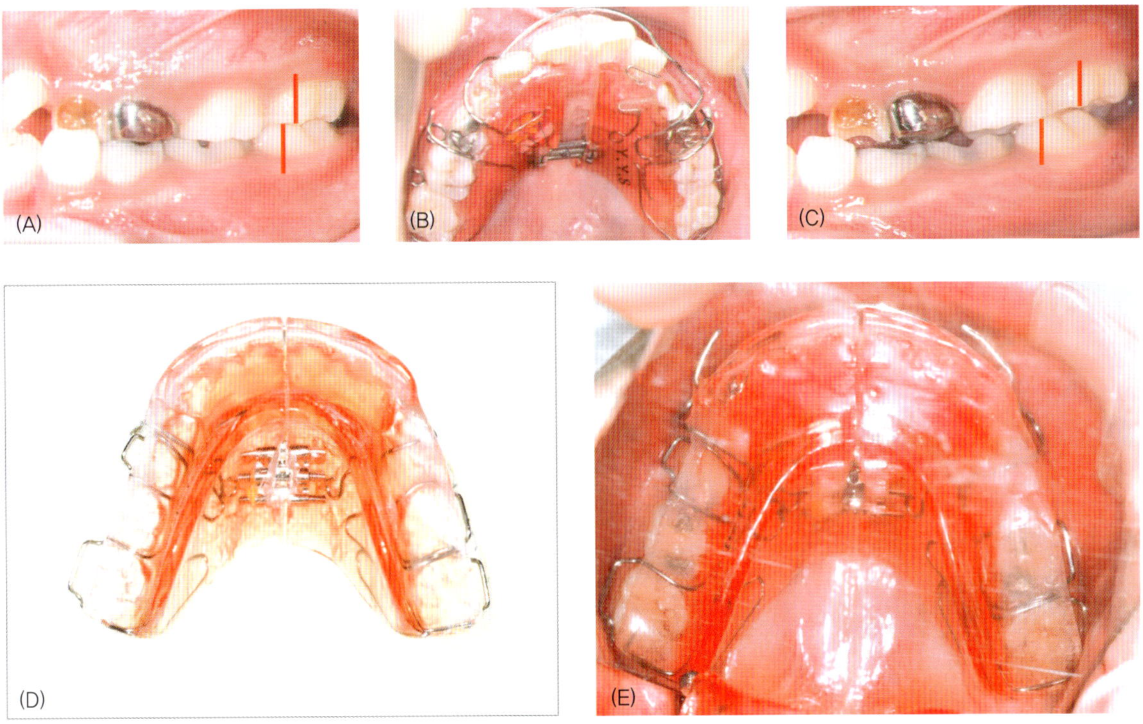

그림 6. (A)~(C) Active plate을 이용한 상악 확장 결과 II급 부정교합이 자발적으로 개선된 것이 관찰됩니다. (A) 확장 전, B) 확장 중, (C) 확장 후, (D)와 (E) 정중 확대 나사를 추가한 액티베이터의 디자인

상악 4전치에 총생이 심한 경우 구체적으로 상악 측절치가 구개측으로 맹출되어 있는 경우와, 또 II급 2류 부정교합에서와 같이 상악전치가 설측으로 경사져 있는 경우에는 하악골이 전방이동 될 때 전방부에서 교합 간섭이 발생되므로, 액티베이터를 사용하기 전에 처치해 주어야 합니다.

보통 가철식 장치로 상악 확장을 하면서 동시에 finger spring으로 구개측으로 위치한 상악전치를 순측으로 밀어내 주는데, 이때에도 약간 과개선을 시키는 것이 좋습니다. 가철식 장치가 여의치 않을 경우에는 고정식 교정장치로 상악 4전치 만이라도 레벨링을 해주어야 합니다.

액티베이터의 설계

1) 구성교합의 채득

구성교합이란 원하는 목적의 장치를 만들기 위해 약간 교합관계를 새롭게 형성해주는 것으로 액티베이터의 경우 하악골을 절단교합까지 전진시킨 채로 구성교합을 채득하게 됩니다. 액티베이터에서 가장 중요한 첫 번째 단계가 구성교합을 채득하는 과정입니다.

구성교합(그림 7)의 채득법에는 치료철학에 따라 한번에 하악골을 최대한 전진시키는 한단계전진(one-step advancement, or maximum advancement) 방법과 여러 번에 나누어 하악골을 전진시키는 점진적전진(step by step advancement) 방법이 적용되고 있습니다. 필자는 다음과 같은 이유로 점진적 구성교합 채득을 선호합니다.

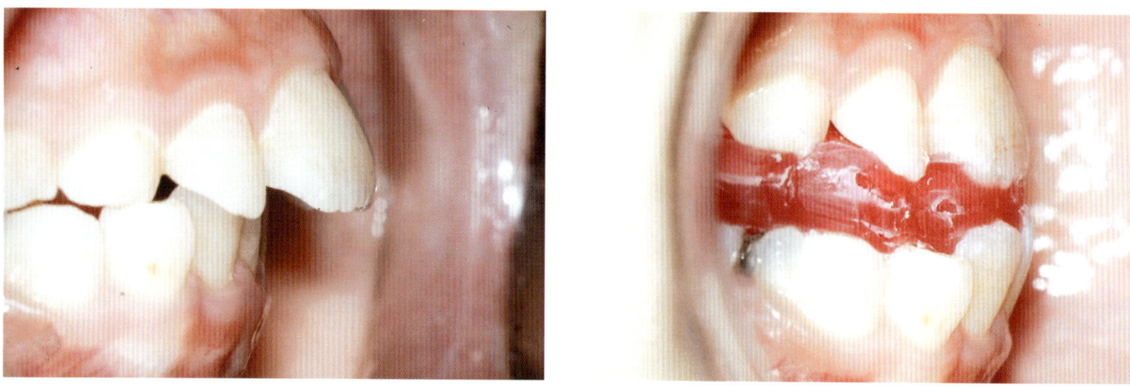

그림 7. 한 단계 (one-step)로 구성교합을 채득하는 예.

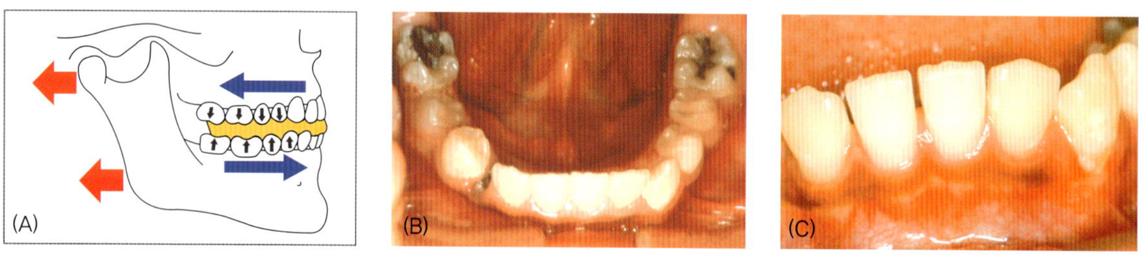

그림 8. (A) 액티베이터에 의한 치아치조성 이동 모식도, (B) 액티베이터 치료 전 하악전치, (C) 액티베이터 치료 후 하악전치 치아치조성 이동으로 spacing이 발생.

(1) 하악골을 무리하게 전방으로 내밀어 구성교합을 채득할 경우 하악골의 복원력에 의해 장치의 안정성에 문제가 발생할 수 있습니다. 이는 상하악 전치의 치아치조성 이동을 촉진하여 우리가 원하는 하악골의 성장보다는 치아치조성 이동을 증가시킬 가능성이 있습니다(그림 8).

(2) 무리한 구성교합을 채득하는 경우 환자의 불편감을 초래하여 성장기 아동교정의 성패를 좌우하는 장치에 대한 환자의 협조도가 떨어질 수 있습니다.

(3) 홍콩 대학의 Dr. Hagg 의 연구팀(Shum et al, 2004)의 동물실험 연구에 의하면 하악을 점진적으로 전진시킨 경우가 한번에 전진시킨 경우보다 관절와(glenoid fossa)에서 골대사의 지표가 될 수 있는 VEGF(vascular endothelial growth factor)가 더 많이 발현되었다고 합니다(그림 9).

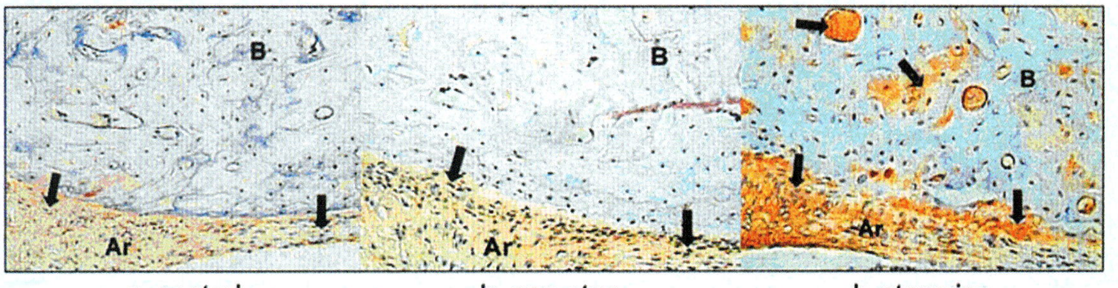

a. control b. one-step b. stepwise

VEGF expression in the posterior glenoid fossa on day 44. Positive immunostaining as indicated by brown colour (arrows). **Ar**: articular layer; **B**: bone.

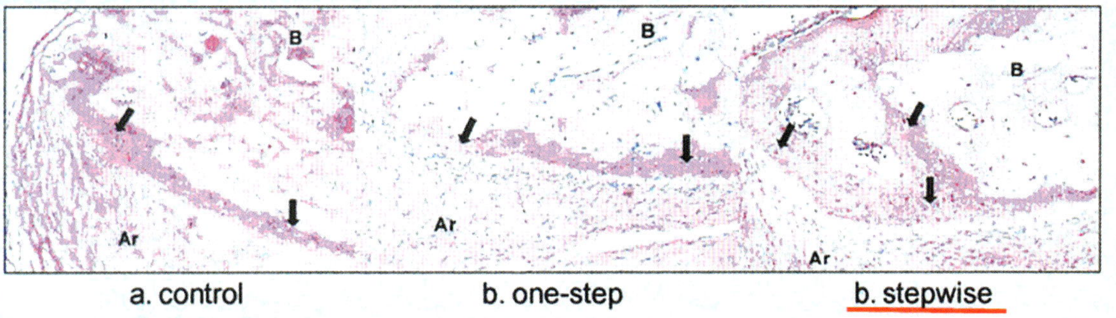

a. control b. one-step b. stepwise

Newly formed bone in the posterior glenoid fossa on day 44, identified by PAS staining. Newly formed bony tissue (arrows) is deposited in the margin of cancellous bone layer. **Ar**: articular layer; **B**: bone.

그림 9. 점진적 구성교합 채득시 one step으로 채득한 경우보다 VEGF가 더 많이 발현되었고(상단 우측), bone 형성도 더 많이 되었습니다(하단 우측)(인용: Shum L, Rabie AB, Hagg U. Vascular endothelial growth factor expression and bone formation in posterior glenoid fossa during stepwise mandibular advancement. Am J Orthod Dentofacial Orthop 2004;125:185-190).

구성 교합을 채득하기 위해서는 먼저 baseplate wax를 말발굽 모양으로 만든 다음 뜨거운 물에 넣어 적절히 연화시킵니다. 환자가 깨물었을 때 적절한 저항으로 교합기록이 될 수 있는 정도가 좋습니다. 연화된 말발굽 모양의 왁스를 치열궁 크기에 맞게 잘라 내고, 환자가 물었을 때 전치부의 수평 수직 피개교합이 확인될 수 있도록 전치부의 순면 왁스도 제거해야 합니다. 구성교합 채득 시 상하악골의 정중선은 반드시 일치되어야 하며, 구성교합의 수직적인 높이는 전치부에서 상하악 전치 사이에 1-2mm 정도의 간격이 있도록 채득합니다. 술자가 원하는 위치로 환자가 한번에 하악골을 위치시키지 못하는 경우가 많기 때문에 충분한 연습이 필요하며 이때 거울을 보면서 하는 것이 도움이 됩니다.

2) 액티베이터 설계원칙

Berlin standard activator의 정확한 설계를 위한 10대 원칙을 소개하면 다음과 같습니다(그림 10A~J).

(1) 치료 초기 상악 전치부의 순측호선(labial bow)이 치아에 접촉되지 않도록 주의합니다(그림 10A, B). 액티베이터를 착용하게 되면 하악골의 복원력이 액티베이터를 통해 상악골에 전달되어 상악 전치가 쉽게 설측으로 uncontrolled tipping됩니다. 설측 경사된 상악 전치는 하악이 전방으로 나오는 것을 막아 오히려 하악의 전방성장을 방해하게 되기 때문에 적절한 유격을 부여하는 것이 중요합니다.

(2) 상악 전치부에 교합판(bite plane)을 형성합니다(그림 10B). 이것은 Anterior high pull headgear로 상악 전치에 후상방 벡터를 주어 정출 및 설측 경사를 방지하기 위해서입니다.

(3) 상악 구개면의 레진상을 최소화하고 상악전치 구개면을 피개하지 않도록하여 자유로운 혀의 운동을 도와주어야 발음 적응이 용이합니다(그림 10C). 특히 낮시간대에 장치에 대한 협조도는 발음과 밀접한 관계가 있기 때문에 레진상의 피개가 적을수록 협조도는 좋아진다고 할 수 있습니다.

(4) 장치를 착용하고 있는 동안에도 하악골은 후방으로 되돌아 가려는 복원력이 남아있고, 이에 의해 하악 전치가 순측 경사 되기 쉽습니다. 이런 부작용을 최소화하기 위해서는 액티베이터가 하악전치 설면에 닿지 않도록 이 부위를 정확히 relief하여야 하고, 부가적으로 하악 전치 치관의 1/2 가량을 레진으로 덮어주는 설계(resin capping)를 추가 합니다(그림 10D).

(5) 하악 symphysis부위는 resin을 피개하여 긴밀히 접촉하도록 하는 것이 중요합니다. 이와 같은 접촉에 의한 압박감은 소위 고유수용기자극반사(proprioceptic reflex)를 유도하여 외측익돌근을 활성시키고 하악골의 전진과 성장을 유도할 수 있습니다(그림 10E). 뿐만아니라 액티베이터에 의한 하악 전치의 치아치조성 순측경사를 최소화 할 수 있습니다.

(6) 앞서 언급한 고유수용기자극 혹은 점진적 하악 전방이동을 도모하기 위해 lingual shield를 추가할 수도 있습니다(그림 10F).

(7) 상악 측방치군은 resin을 완전히 피개하여 상악 측방치군의 정출을 방지하고, 헤드기어의 정형력이 전달되도록 합니다. 또한 유지를 위해 Adams clasp를 설계합니다(그림 10G, H).

(8) Spee 만곡이 깊은 수평 성장 환자의 경우에는 하악 측방치군 부위의 resin을 제거하여 하악 구치부가 정출되도록 허용함으로써 자연적으로 레벨링을 도모합니다. 또 하악 구치는 정출되면서 근심으로 맹출하기 때문에 어느정도 II급 구치관계 개선에 도움이 됩니다. 이를 차등맹출 (differential eruption)이라고 합니다. 그리고 만일 하악 구치부에도 채워진다면 하악전치의 순측경사가 더욱 심하게 됩니다(그림 10H).

(9) 전방부 개교가 동반된 경우에는 하악 측방치군의 교두가 레진판에 접촉하도록 설계하여 정출을 방지합니다(그림 10I).

(10) 상악 측절치와 견치사이에 anterior high pull headgear 연결을 위한 hook을 설계합니다(그림 10J). Anterior high pull headgear는 액티베이터의 작용기전에서 나타나는 상악골의 시계방향회전을 방지하기 위해 사용합니다. 하악골을 전방으로 내밀게 되면 복원력을 유발하는 근육들의 합 벡터는 상악골의 저항중심 하방을 지나가게 되기 때문에 상악골은 시계방향으로 회전되는 모멘트가 발생됩니다. Anterior high pull headgear 상악 전치부에서 시작하여 상악골의 저항중심 상방으로 지나가는 벡터로서 상악골을 반시계방향 회전시키는 모멘트를 생성합니다. Gummy smile이 있는 환자에서는 더욱 anterior high pull headgear가 필요합니다.

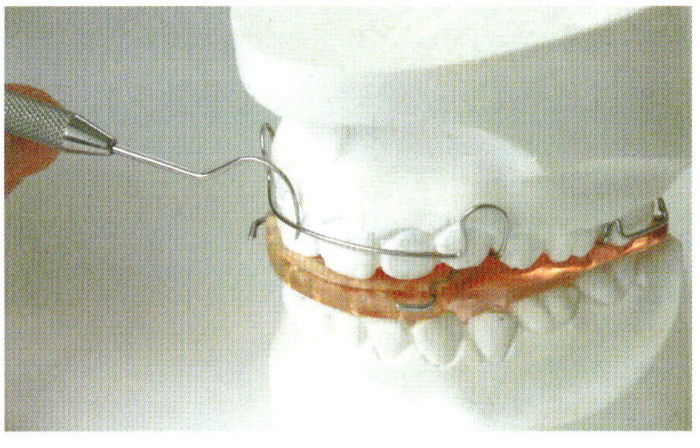

그림 10A. 순측 호선(labial bow)이 상악전치 순면에 접촉하지 않음.

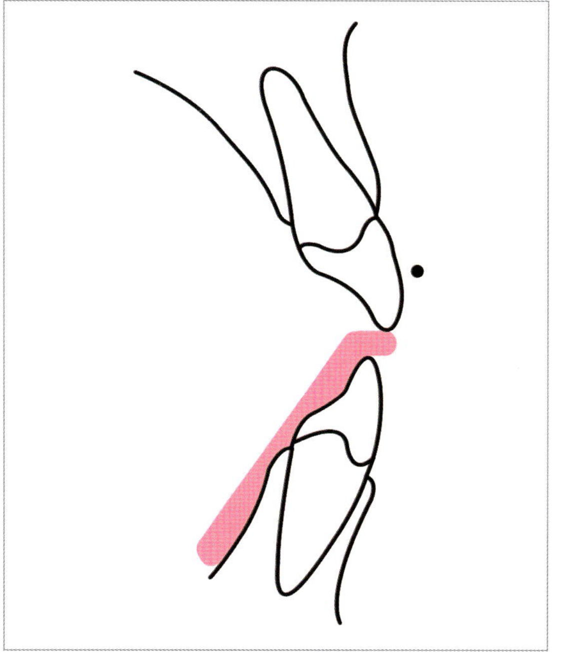

그림 10B. 상악 전치부에 교합판 형성. 하악전치의 순측경사가 요구되는 증례에서는 액티베이터가 하악전치 설면과 접촉(그림 10D과 대조).

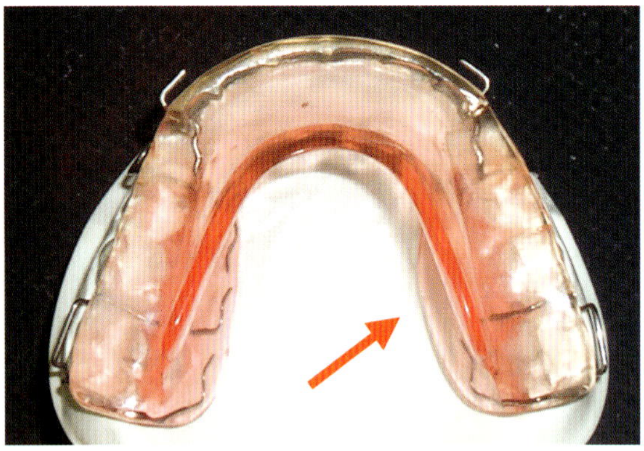

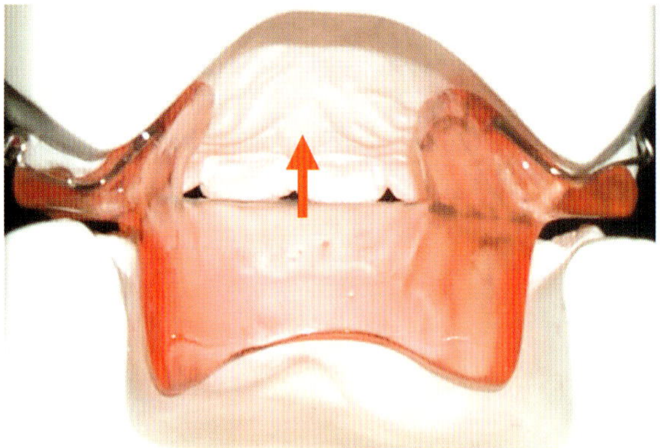

그림 10C. 상악 구개면을 피개하지 않도록 함.

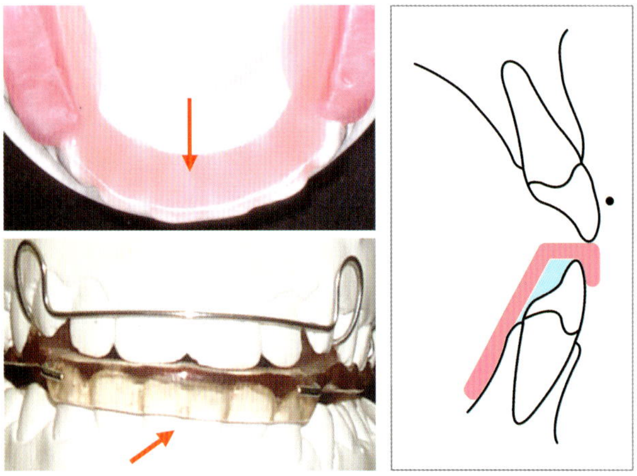

그림 10D. 액티베이터가 하악전치 설면에 닿지 않도록 이 부위를 relief 하며, 하악 전치 치관의 1/2 가량을 레진으로 덮어줌(resin capping).

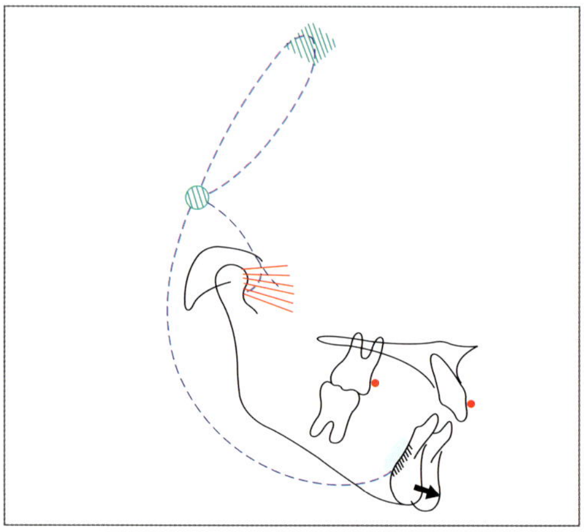

그림 10E. 하악 symphysis 설측 부위의 접촉에 의한 고유수용기자극반사(proprioceptic reflex)
(인용: Fränkel R. Orofacial orthopedics with the function regulator. S Karger Ag; 1989).

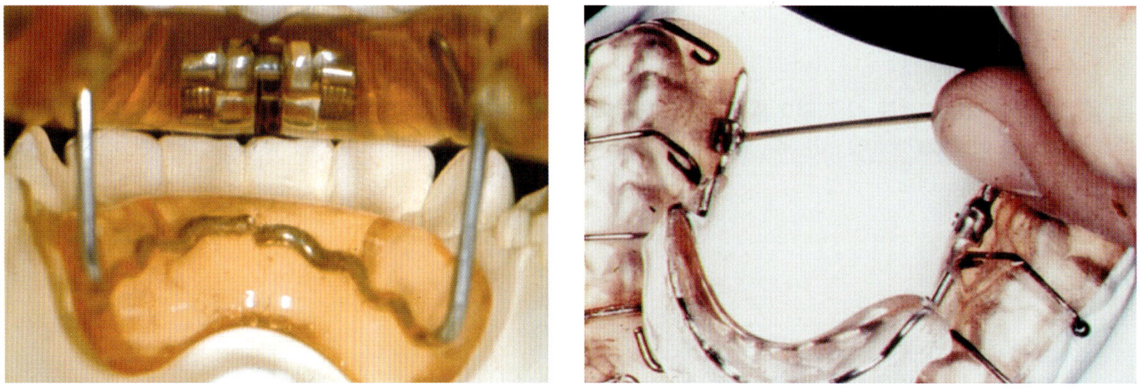

그림 10F. Screw activation을 통해서 lingual pad을 전방이동 시키는 디자인.

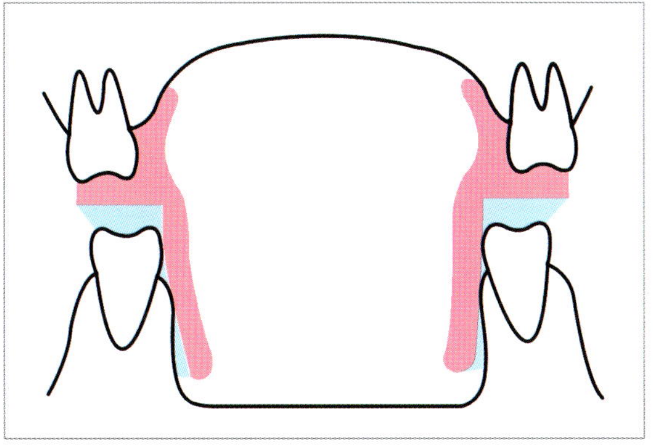

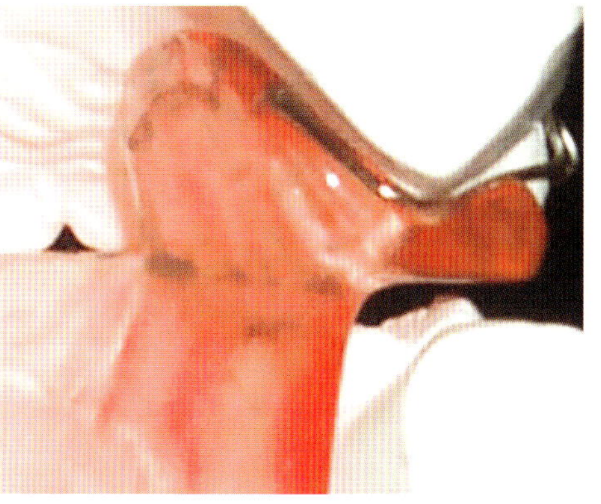

그림 10G. 상악 측방치군을 resin으로 피개하여 상악 측방치군의 정출 방지.

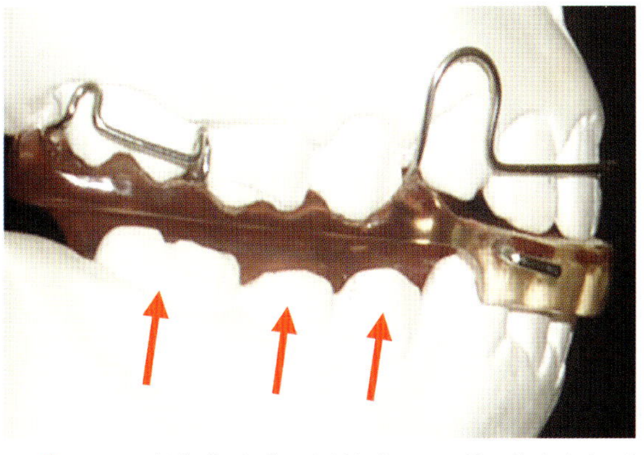

그림 10H. 하악 측방치군 부위의 resin을 제거하여 하악 구치부가 정출되도록 허용.

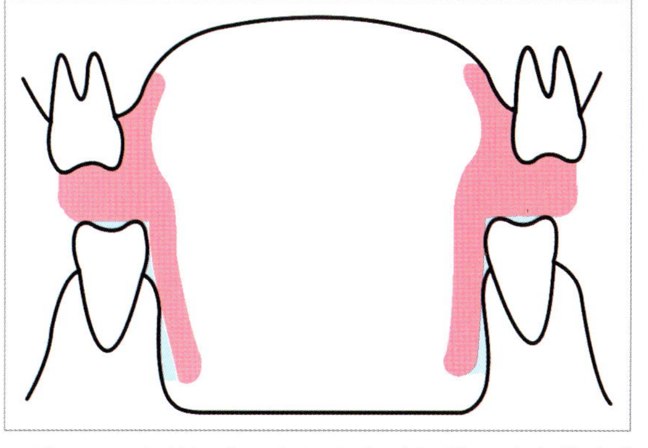

그림 10I. 전방부 개교가 동반된 경우에는 하악 측방치군의 교두가 레진판에 접촉하도록 설계하여 정출을 방지

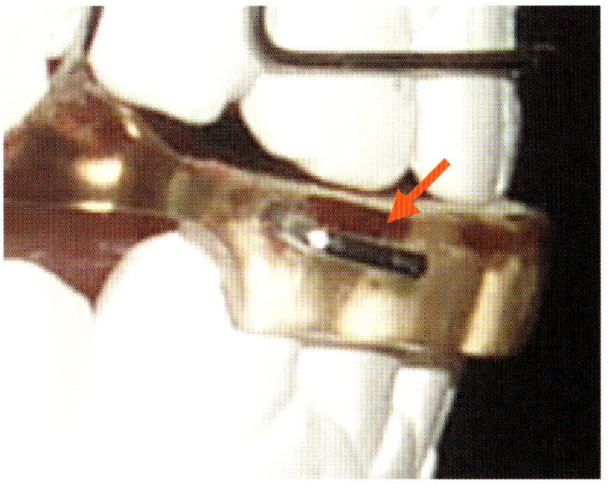

그림 10J. 상악 측절치와 견치사이에 anterior high pull headgear 연결을 위한 hook.

임상술식

액티베이터를 처음 장착할 때 헤드기어를 바로 적용하진 않고 일주일 정도의 간격을 두고 진행하는데 액티베이터부터 적응하길 기다려 주는 것입니다. 액티베이터를 처음 착용하게 되면 가장 어려움을 겪는 것이 발음입니다. 아무리 구개부 피개를 줄여주어서 발음에 도움이 되게 했다지만 장치 자체의 부피로 인해 발음이 어려울 수 밖에 없지만 일반적으로 보름에서 한달 이내에 완벽하게 적응할 수 있습니다. 적응이 힘들 경우 책을 소리내어 또박또박 읽게 하는 것이 적응기간을 줄여줄 수 있습니다.

장치 적용 후 일주일 뒤 체크시에는 하악골의 복원력을 견딜 만큼의 유지력이 있는지 확인하는 것이 제일 중요하고 그 외 lingual flange에 의해 구강저가 눌리지는 않는지 등을 체크합니다.

Anterior high pull headgear를 적용시 J-hook을 구각부에서 띄워주어 J-hook의 자극에 의한 구각염이 발생되지 않도록 주의하여야 합니다(그림 11). 그렇게 하기 위해 J-hook의 방향이 전방으로 향하였다가 후방으로 꺾여지도록하여 구각부와 훅 사이에 어느 정도의 여유공간을 제공하는 것이 중요합니다.

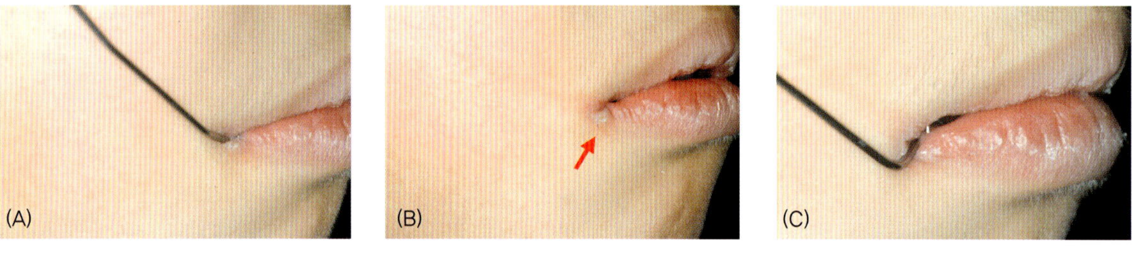

그림 11. (A) 잘못된 J-hook 위치, (B) 구각염이 발생한 모습, (C) J-hook을 올바르게 조정한 모습.

헤드기어에 적용하는 힘은 보통 편측당 약 4N(400g)으로 시작하여 8주간 치료하여 임상적 개선이 나타나지 않는 경우 힘을 편측당 500g으로 증가시키는 방법을 사용합니다. 처음부터 무리한 힘을 가할 경우 협조도가 급격히 낮아질 위험이 있기 때문입니다. 헤드기어 힘은 상악치아의 크기나 구강내에 출현된 치아 수에 따라 약간의 차이를 두는 것이 좋습니다.

Dr. Stöckli와 Teuscher(Graber and Vanarsdall, 1994)는 완전한 혼합치열에서는 250-300g, 상악 측방치군이 교체되고 있는 혼합치열기에서는 150-200g, 완전 영구치열에서는 400-500g의 힘을 가하는 것을 추천한 바 있습니다.

낮에도 장치착용을 하는 경우 치료속도가 증진되나 공부에 바쁜 한국의 학생들에게는 현실적으로 매우 힘들다는 점을 인정해야 할 것입니다. 더구나 우리사회는 서구사회와 달리 이와 같은 구외장치에 대해서는 매우 소극적인 점 또한 고려해야 합니다.

따라서 현실적으로 저녁시간과 취침시간(약 12 이상)을 이용할 것을 권장하며, 이때 주의해야 할 점은 반드시 액티베이터 단독 착용은 금해야 한다는 것입니다. 왜냐하면 액티베이터 단독 착용 시 하악전치의 순측이동이 나타났다가(그림 8), 다시 헤드기어를 착용할 때 하악전치가 설측경사 되는, 즉 jiggling movement가 발생될 수 있습니다.

혹자의 경우 착용시간이 너무 짧은 것을 우려하나, 환자의 최대성장시기를 제대로 맞춘다면 이와 같은 치료 시스템에서는 헤드기어를 병용하기 때문에, 시간이 짧더라도 충분한 치료효과를 볼 수 있습니다. 그리고 환자가 취침 중 무의식적으로 장치를 벗어버리지는 않는지 부모를 통하여 확인하여야 합니다. 이와 같은 치료순서를 따르는 경우 증례에 따라 차이가 있을 수 있으나 일반적으로 약 8~ 12개월 내에 III급 구치관계로 전환될 수 있습니다.

이와 같은 치료 술식으로 치료한 증례를 연구한 (Dr. Held)의 보고에 의하면 anterior high pull headgear의 단기 효과를 다음과 같이 정리할 수 있습니다.

1) 통상적인 액티베이터의 부작용인 하악전치의 순측경사가 발생되지 않았다.

2) 상악 치열의 후방이동은 2mm의 골격성 이동과, 1mm의 치아치조성 이동에 의한 것이다.

증례

환자는 웃을 때 잇몸이 많이 보인다를 주소로 내원한 9세 4개월된 남환으로 특별한 과거병력은 없었습니다. 임상 소견상 볼록한 측모와 비순각의 감소, 상하순의 bulging, 웃을 때 잇몸만 보일 정도로 매우 심한 gummy smile이 관찰되었습니다(그림 12). 또한 구내소견에서는 6.5mm의 전치 수직피개, 5.0mm의 전치 수평피개, 좌우 약 3/4 소구치 폭경의 원심교합이 관찰되고, 하악 전치의 과정출로인해 깊은 Spee 만곡과 traumatic palatal occlusion이 관찰되었습니다. 즉, 전형적인 II급 과개교합 환자의 특징을 보이고 있었습니다. 두부계측방사선사진에서는 high lip line을 보이고 있었으며 이에 따라 상악 전치의 노출(incisal showing)도 매우 큰 상태였습니다. 상악의 경미한 과성장과 하악의 열성장이 동반된 골격성 II급, Angle Class II division 1 부정교합으로 진단되었습니다.

치료는 먼저 상하악골의 부조화를 개선하고 동시에 gummy smile 악화 방지 및 개선을 위해 anterior high pull headgear를 병용한 activator를 사용하기로 하였습니다(그림 13). 치료기간은 12개월 소요되었으며, 환자는 심한 gummy smile을 개선하고자 하는 동기가 매우 강했기 때문에 15시간 이상 구외장치를 장착할 정도로 협조도는 좋았습니다.

치료 후 임상소견으로 gummy smile이 확연이 개선되었고, 하악구치부 교합면을 relief함으로써 하악 구치부의 차등맹출이 유도되어 그 결과 전치부 수직피개도 효과적으로 감소되었습니다. 구치부 관계는 Angle Class III까지 과개선 되었습니다(그림 14, 표 1).

그림 14의 치료 전후 중첩 사진을 보면, 액티베이터에 의한 하악골의 성장이 두드러지게 나타났고, 구치관계 또한 개선되었습니다. 액티베이터의 주된 부작용이라 할 수 있는 하악전치의 순측경사 없이 각도가 거의 유지된 점이 인상적입니다.

하악골의 길이 (mandibular length; Ar-Pog) 변화를 한국인의 평균적인 성장 변화(성 등, 2001)와 비교했을 때, 동일 기간에 평균 성장량보다 약 3배 이상 증가되었는데 이는 액티베이터에 의한 치료의 결과라 할 수 있습니다. Palatal plane angle의 경우 초진시와 비교할 때 반시계방향으로 3.7° 회전됨으로써 II급과 gummy smile 개선에 큰 역할을 한 것으로 평가됩니다.

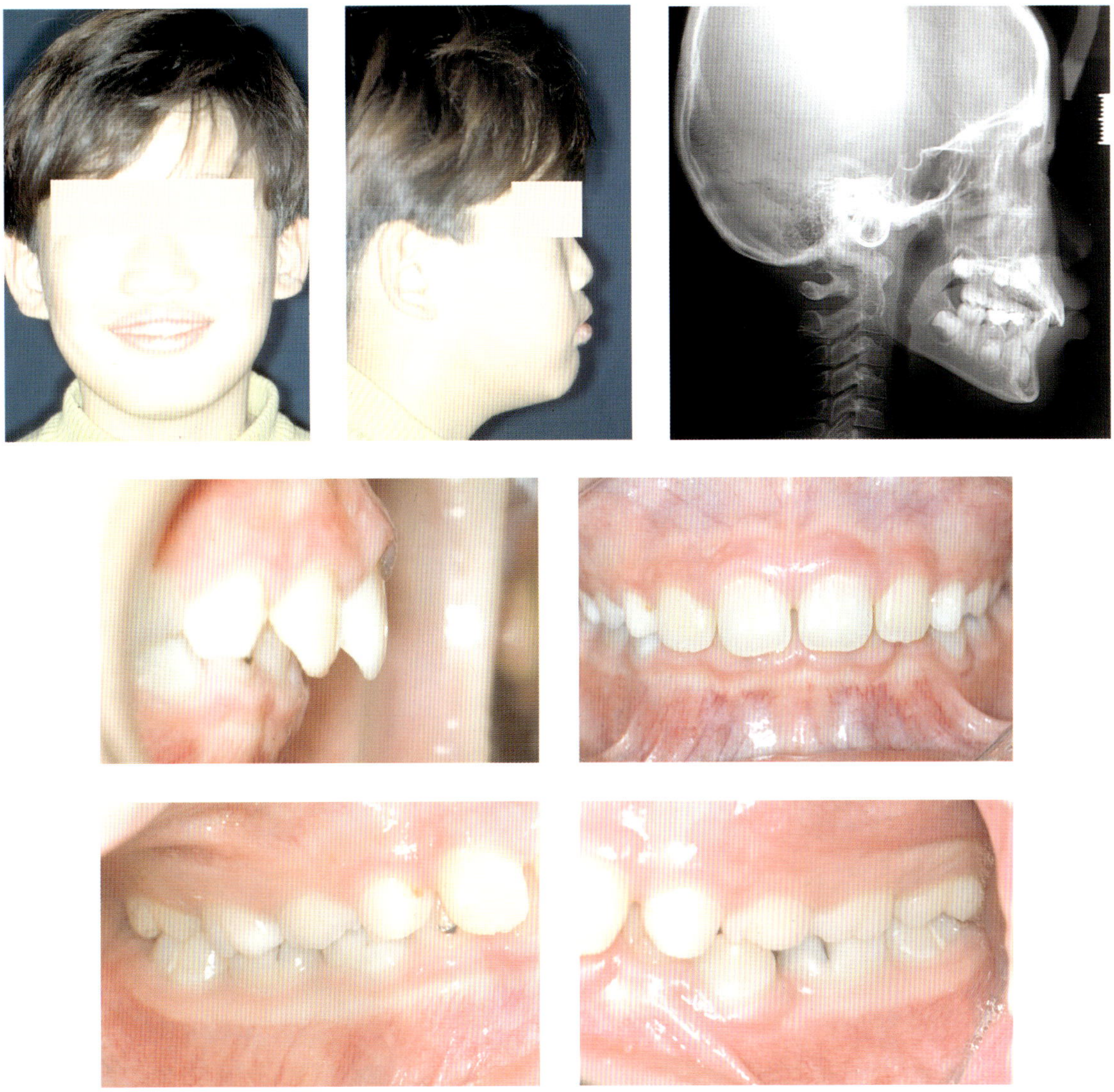

그림 12. 초진시 구내외 사진 및 두부계측방사선 사진

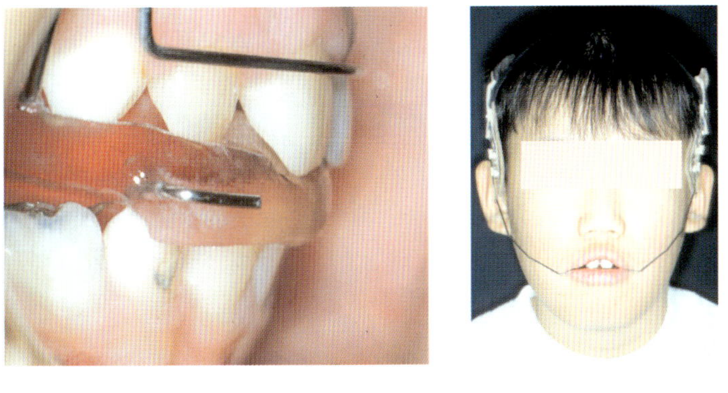

그림 13. Activator와 anterior high pull headgear 병용.

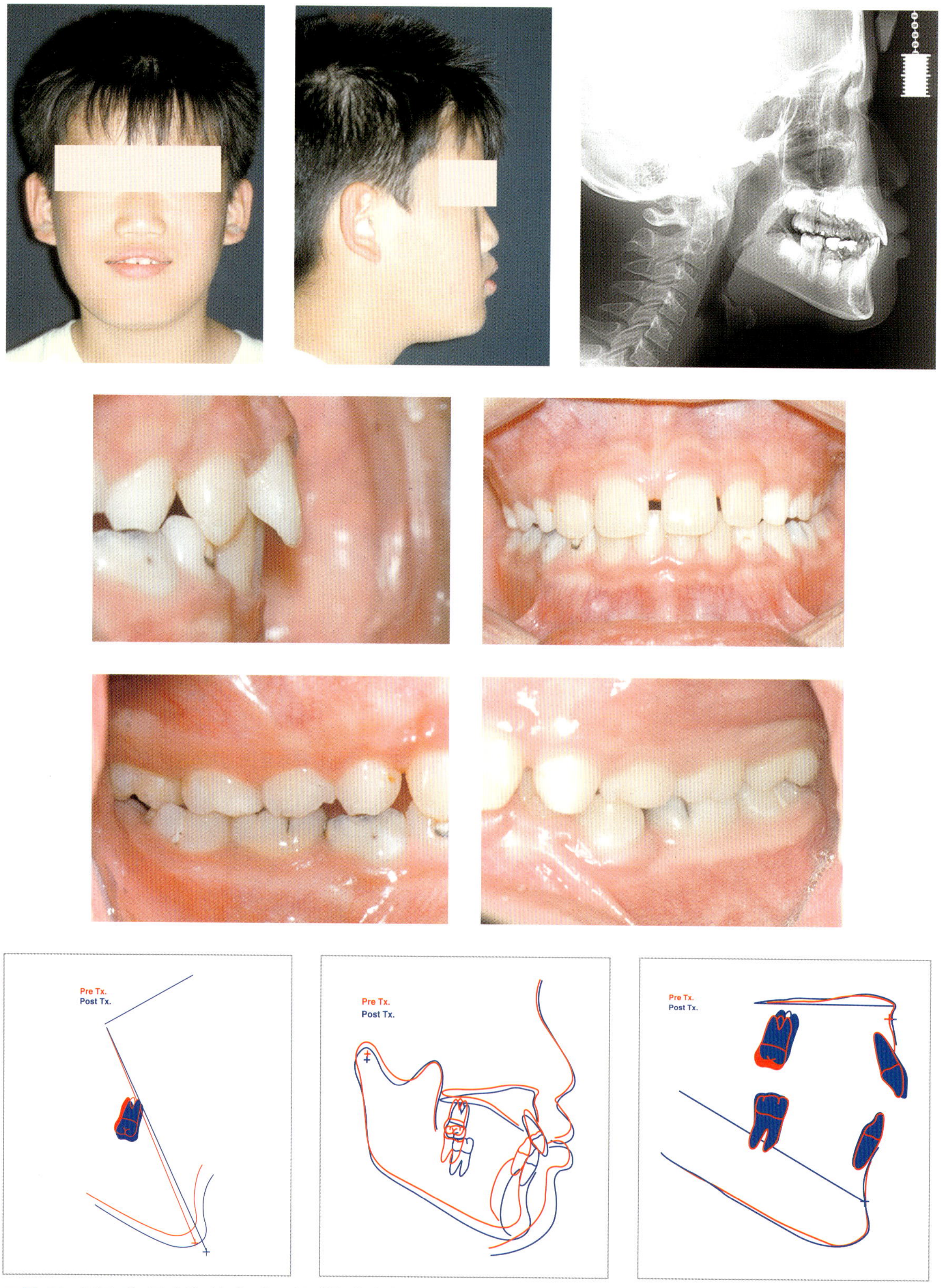

그림 14. 치료 후 구내외 사진 및 두부계측방사선 사진, 치료 전후 중첩과 비교표.

표 1. 치료 전후 비교표

	Norm	Pre Tx	Post Tx	Kor St.
SNA (°)	82	84.8	83.8	
SNB (°)	80	78.9	80.9	0.2±0.7
ANB (°)	2.0	5.9	2.9	
Angle of Convexity (°)	0.0	10.5	3.8	
Mandibular length (mm)	105.7	119.6	125.5	1.7±1.1
Mandibular Plane Angle (°)	25.0	24.2	24.4	
Lower Art. Fac Height (mm)	58.4	70.8	73.1	
Mx 1 to APo (°)	6.2	7.2	7.1	
Palatal Plane Angle (°)	0.5	0.0	− 3.7	0.1±1.1
IMPA (°)	90.0	90.1	89.9	

제 6장 Double plate

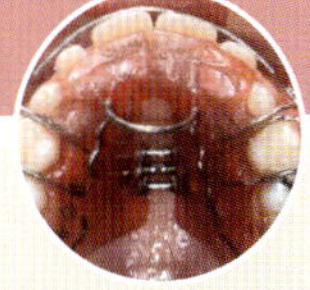
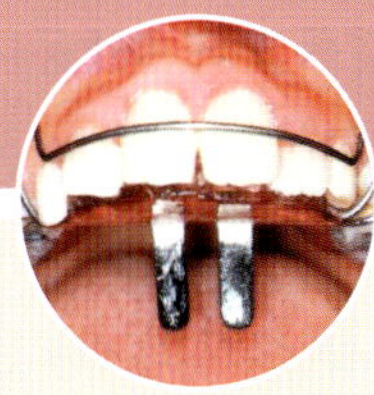
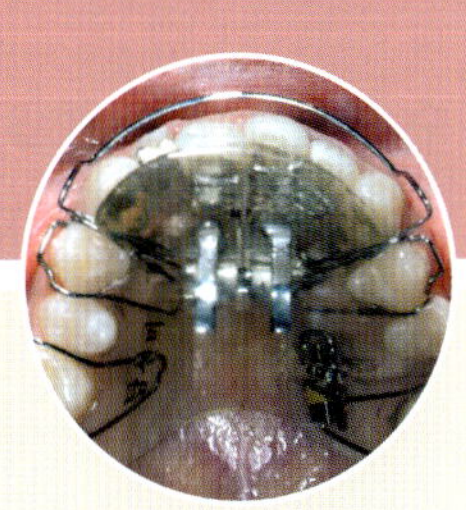

들어가며

현대의 성인 교정 치료는 straight-wire appliance 개념의 발전으로 점차 단순화되어 가고 있는데, 이는 하악골 열성장 치료를 포함한 악정형 분야에서도 동일합니다. 예전의 악정형 장치들이 부피가 크고 투박하였다면 현재에는 보다 작고 심플한 디자인으로 바뀌어가고 있습니다.

이후 상악 부위의 아크릴릭 레진이 교정용 철사로 대치되면서 장치의 부피를 크게 줄였으며 최근에는 가볍고 견고하며 쉽게 절단이 가능한 반원형의 유도선이 사용되면서 double plate는 더욱더 단순하고 장착이 편리한 형태로 발전하였습니다. 이 장치는 상하악에 별개의 active plate가 제작되고 추후에 하악을 일정한 치료 위치로 위치시키는 유도선과 유도면을 추가하게 되는 것이 큰 특징입니다.

Double plate가 activator로 대표되는 소위 bimaxillary appliance와 동일한 치료효과를 얻을 수 있다는 점은 여러 선학들의 연구에서 이미 밝혀진 바 있으며, 통상의 기능적 악교정 장치와는 다르게 상하악 장치를 독립적으로 착탈할 수 있기 때문에 환자의 착용이 편리하고 발음 장애가 적다는 점이 double plate의 가장 큰 장점이라 할 수 있습니다. 또 상하악의 active plate에 다양한 스프링과 확대나사의 설계를 통해 개개 치아의 이동을 시킬 수 있을 뿐만 아니라, 각 악궁의 확장도 동시에 도모할 수 있다는 점도 장점입니다. 이번 장에서는 double plate의 구성 및 설계에 대해 알아보고, 이 장치를 이용한 증례와 더불어 이를 통한 장치의 효과 및 기능에 대해 알아보겠습니다.

장치의 설계와 역학 및 임상적 적용

1) 설계 및 역학

Double plate는 1940년대 초에 처음으로 Schwarz에 의해 소개되었는데(Schwarz, 1951), 이 때의 장치 디자인은 상악에 첨가된 아크릴릭 레진으로 하악을 전방 유도하도록 설계되어 부피가 일반적인 activator와 크게 다르지 않았습니다(그림 1). 이후 double plate는 유도선, 유도면, 확장나사, 스프링, 레진상으로 구성되는 디자인으로 발전하였는데, 특히 유도선과 유도면의 설계가 가장 중요 합니다(그림 2). 특히 유도선과 유도면의 설계 각도에 따라 힘벡터가 변하기 때문에 치료 결과가 달라질 수 있습니다. 유도선은 디자인의 형태에 따라 단일(simple)과 이중(double) 유도선으로 나뉘게 됩니다(그림 3).

단일 유도선은 굵은 기공용 와이어를 U 자 형태로 레진상에 매립하기 때문에 하악 전방위 치료 시 악궁의 확장을 동시에 시행할 수 없습니다. 확장이 필요한 경우에는 먼저 확장 치료를 한 이후에, 유도선을 첨가하여 하악 전방위 치료를 시작하게 됩니다.

교합 평면에 대한 유도선의 경사도는 60°에서 70°가 적당한데, 경사도가 너무 클 경우에는 폐구시에 유도선이 하악 장치 전면에 접촉하게 되어 하악을 전방 이동할 수 없게 되고, 너무 작을 경우에는 약간의 개구에도 하악골이 본래의 위치로 되돌아가 치료 효과가 반감 되게 됩니다(그림 4A). 유도선의 길

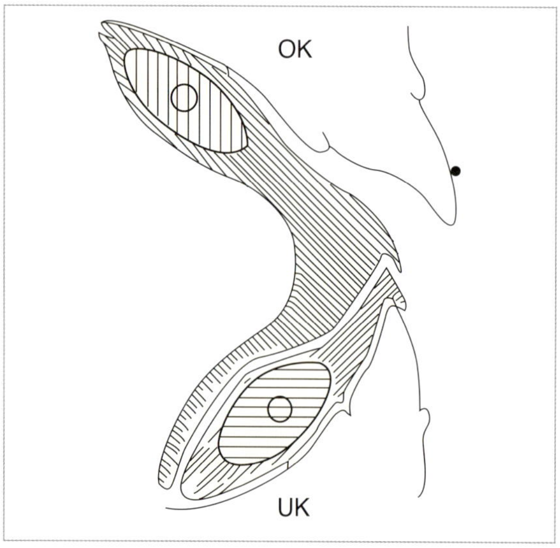

그림 1. Schwarz에 의해 처음 발표된 double plate (인용: Schwarz AM. Lehrgang der Gebissregelung. 2. Auflage. Urban und Schwarzenberg, Wien 1951). 아크릴릭 레진으로 하악을 전방으로 유도하는 디자인 입니다.

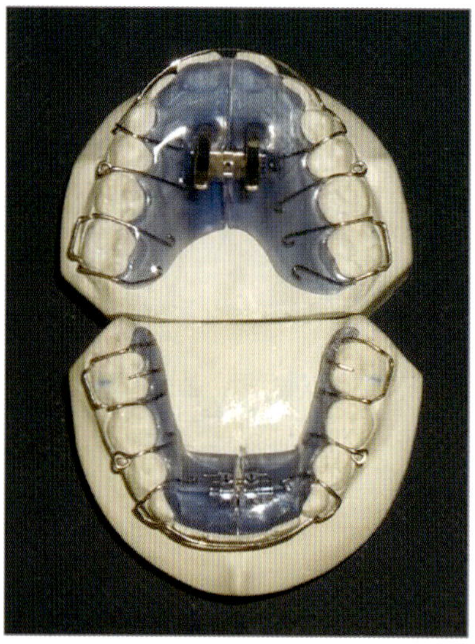

그림 2. Double plate를 교합면에서 본 모습. 상악 장치에는 유도선이, 하악 장치에는 유도면이 각각 설계됩니다.

이는 통상적으로 14mm 정도로 제작하는 것을 추천합니다. 유도선은 기공 작업을 할 때, 폐구 상태에서 하악 석고 모형의 구강저 부위에 살짝 접촉되게 제작하면 됩니다. 유도선이 너무 짧은 경우에는 유도선 각도가 작은 경우와 비슷한 현상이 나타나고(그림 4B), 너무 길 경우에는 구강저의 점막에 접촉되어 외상을 주게 됩니다 (Drescher & Vardimon, 1996).

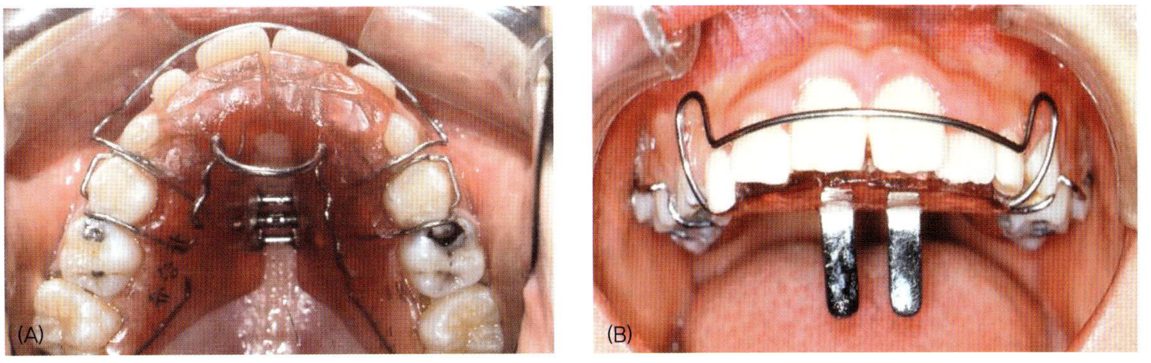

그림 3. (A) 단일(simple) 전방 유도선, (B) 이중(double) 전방 유도선

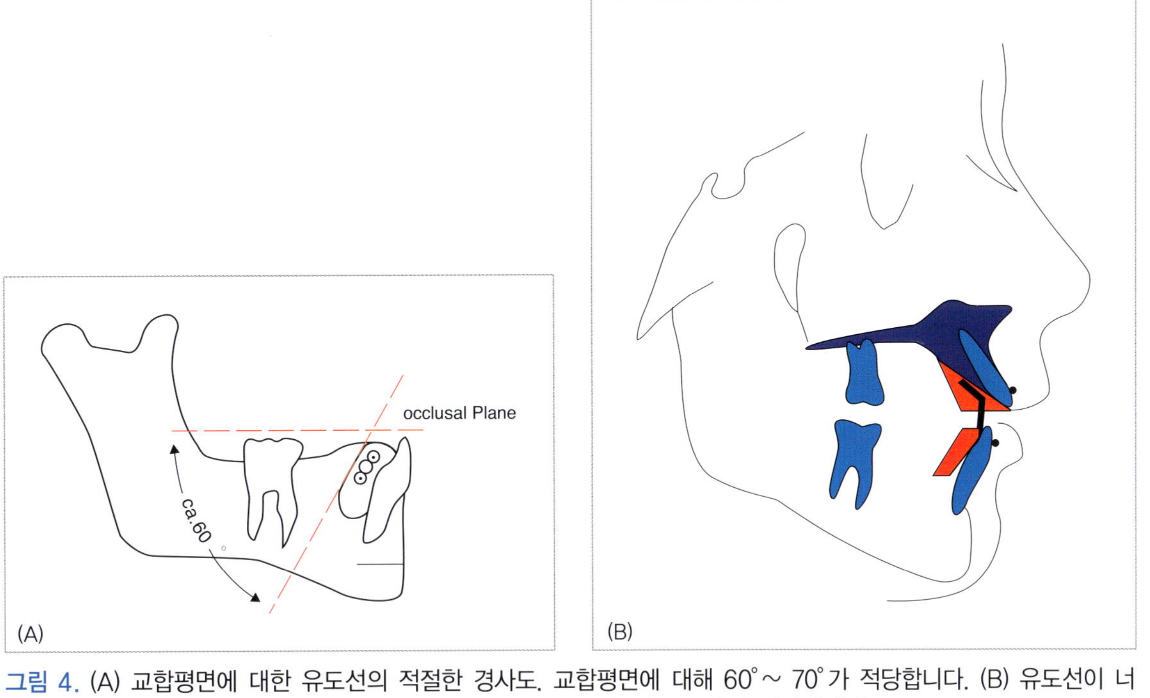

그림 4. (A) 교합평면에 대한 유도선의 적절한 경사도. 교합평면에 대해 60°~ 70°가 적당합니다. (B) 유도선이 너무 짧은 경우, 약간의 개구에도 하악이 본래의 위치로 돌아가 치료 효과가 반감됩니다(인용: Miethke RR, Drescher D. 1996. Kleines Lehrbuch der Angle-Klasse II,1 unter besonderer Berucksichtigung der Behandlung. Quintessenz, Verlags-GmbH, Berlin)

Schwarz에 의해 소개된 이래 double plate는 여러 형태로 변형되고 발전되었는데, Schmuth는 1.2mm 원형 철사나 1.8mm 반원형 철사를 이용한 전방 유도선을 사용하였고(그림 3A), Muller는 통상적인 전방 유도선 대신 측방 유도선을 설계한 double plate를 소개하였는데(Altuna & Schumacher 1985), 이 유도선은 하악 장치 하연 아래로 1-2mm 정도 연장되어야 합니다(그림 5). 이런 측방 유도선 디자인의 장점으로는 혀의 운동과 발음이 좀 더 자유롭다는 것이나, 악습관이 있는 경우에는 전방 유도선을 설계하는 것이 더 바람직합니다. Sander는 유도선과 측방확대 나사가 일체형으로 되어있는 형태의 double plate를 고안하기도 하였습니다(그림 2). 이 경우 처음부터 확장과 동시에 하악의 전방위 치료가 가능하다는 장점이 있습니다.

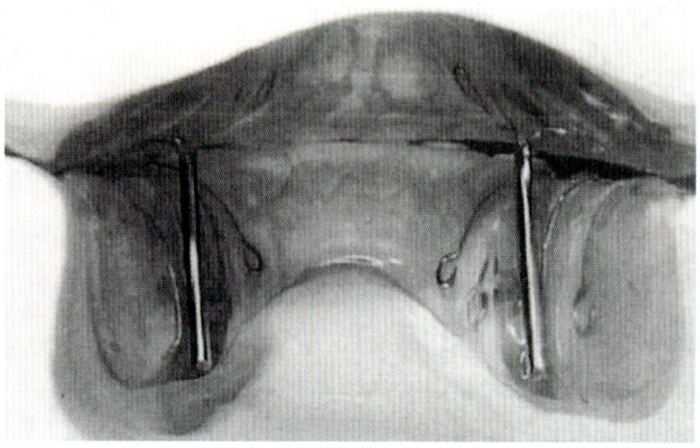

그림 5. 혀의 운동과 발음이 전방 유도선에 비해 자유롭습니다(Miethke RR, Drescher D. 1996. Kleines Lehrbuch der Angle-Klasse II,1 unter besonderer Berucksichtigung der Behandlung. Quintessenz, Verlags-GmbH, Berlin)

유도면은 하악의 약간의 측방 운동을 허용하기 위해 유도선 사이의 폭보다 약간 넓게 형성되어야 합니다. 그렇지 않을 경우 하악의 측방 운동시 가해지는 힘이 완충되지 않고 그대로 장치에 전달되어 장치 탈락이나 파절의 원인이 되기도 합니다.

유도면에 의해 발생되는 역학은 다음과 같이 분석될 수 있습니다. 그림 6에서와 같이 하악골을 전방으로 이동함으로써 발생되는 근육의 힘(F_M)은 장치에 인해 하악을 전방으로 미는 반대방향의 힘($-F_M$)을 발생시킵니다. 이 힘은 다시 유도면에 대해 수직력(F_N)으로 분산되어 하악을 전하방으로 밀게 됩니다. F_N에 대한 반사 작용으로 상악에는 반대 방향의 같은 힘(F_{OK})이 발생되고, 이 힘은 상악과 상악 치열궁에 전달되게 됩니다.

하악골 성장을 촉진하면서 F_{OK}가 상악골 저항 중심의 하방을 지나므로 상악골은 후방회전(시계방향 회전)이 발생하게 됩니다. 또 전방으로 미는 수평력($-F_M$)에 의해 하악 측방 치군은 근심경사 및 하악 전치는 순측 경사가 발생하게 됩니다.

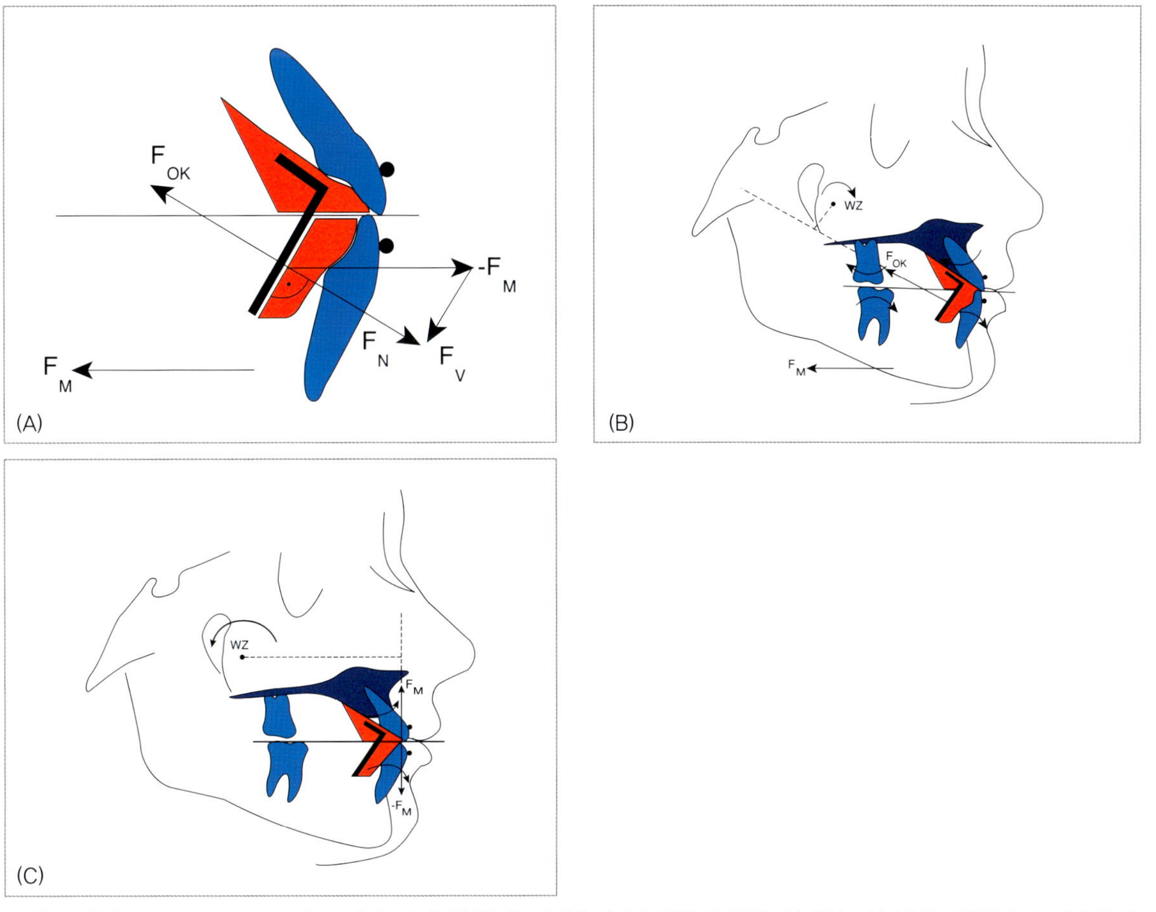

그림 6. (A) Double plate의 유도면에 의해 발생되는 역학, (B)수평력에 의한 치아치조성 반응, 상악골의 전방회전, (C) 수직력에 의한 치아치조성 반응, 상악골의 후방회전(인용 : Miethke RR, Drescher D. 1996. Kleines Lehrbuch der Angle-Klasse II,1 unter besonderer Berucksichtigung der Behandlung. Quintessenz, Verlags-GmbH, Berlin).

환자가 입을 다물 때 하악 전치가 상악 레진상에 접촉되기 때문에 근육에 의해 발생된 힘 F_M의 분력인 수직력이 상악 장치에 전달되어 상악 전치가 순측으로 이동됨과 동시에 압하될 수가 있습니다. 이와 같은 교합거상 효과는 상악골의 전방회전(반시계방향회전)에 의해 증가하게 됩니다.

이론적인 측면에서 본다면 수직력이 강하면 상악의 전방회전(반시계방향회전)이 강조되고 수평력이 강하면 상악의 후방회전(시계방향회전)이 주로 발생하게 된다고 생각할 수 있습니다. 그러나 아직까지 근육력의 분산력은 기하학적으로 명료하게 증명되지는 않아 차후에 이와 관련된 연구가 추가적으로 필요할 것으로 생각됩니다.

2) 임상적 적용

Double plate는 양악 장치가 아니므로 하악을 앞으로 내밀 때 생기는 기능적인 힘에 의해 쉽게 치열궁에서 탈락될 수 있습니다. 그러므로 double plate 제작 시 강한 유지력을 줄 수 있도록 설계하는 것이 중요하며, 내원시마다 유지력을 세심히 살펴보아야 합니다.

Double plate의 임상 술식 자체는 여타의 다른 기능적 악정형 장치와 유사하며 전후방적 골격 관계의 심한 부조화가 있을 경우에는(수평피개가 7-8mm 이상일 때) 하악 유도면에 레진을 첨가하는 방법으로 점진적인 하악 전방 이동을 이루는 것이 바람직합니다.

장치 사용 시 발생할 수 있는 하악 전치의 순측 경사와 같은 치아치조성 이동을 방지할 수 있는 방법으로 장치의 하악 전치 설측부 내면의 레진을 약간만 삭제하고 순측 호선(labial bow)을 활성화시키는 방법이 임상적으로 적용 될 수 있습니다.

과개 교합 환자의 경우에는 상악 전치부에 bite plane을 설계하여 상하악 전치부의 정출을 방지하고 순측 경사이동 시키는 등 증례에 따라 장치의 변형이나 조정을 통해 double plate 장착 시 발생할 수 있는 부작용을 최소화할 수도 있고 반대로 치료 효과를 증진시킬 수도 있습니다.

가철성 장치 사용시 가장 중요한 점 중의 하나가 환자의 협조도입니다. Active plate를 장착하여 치료를 먼저 진행하다가 double plate로 전환할 경우 장치의 추가로 인해 환자의 협조도가 떨어질 수도 있습니다. 환자와 보호자에게 이제까지의 active plate 착용과는 별도로 시기적으로 매우 중요한 단계라는 점을 강조하고, 동기 유발을 위해 장치의 작용 기전에 대해 보다 자세히 설명해 줄 필요가 있습니다. 장착 후 첫 12주 정도의 장착 시기가 특히 중요하며, 이때에는 항상 보호자와 함께 내원하도록 해야 합니다. 식사와 양치 시간을 제외하고 하루 종일 착용하도록 지시하고, 상하악 장치를 동시에 장착하는 것이 쉽지 않은 특별한 경우(수업 시간 등)에는 하악 장치만 착용하게 합니다. 너무 입을 크게 벌리지 않도록 하고(특히 말할 때) 입을 작게 벌리고 말하는 연습시키는 것도 중요 합니다.

통상적으로 6주정도 지나면 이중교합(sunday bite)이 발생하게 되며, 그 이후 3-4주 간격으로 내원시켜 치료에 대한 반응 및 상태를 파악하되 특히 구강저의 궤양(ulceration)에 발생하지 않는 지 주의 깊게 살펴 보는 것이 좋습니다.

1차 치료가 종료된 후에도 치료 기간과 거의 비슷한 정도의 유지 기간이 필요한데, 특별한 유지장치 없이 계속 double plate를 사용하거나 유도선만을 제거하여 일반적인 Hawley 장치와 유사한 형태로 변형하여 사용해도 됩니다. 이와 같이 1차 치료를 통해 전후방적인 골격 관계 부조화가 개선된 경우라도 대부분의 경우에는 고정식 교정장치에 의한 2차 치료가 요구됩니다. 즉, 유지단계에서도 지속적인 검진을 통해 골격관계가 잘 유지되는지 확인하는 것이 중요하며 차후 2차 교정을 통해 교합을 안정화시켜주는 것이 필요하다는 것을 환자와 보호자에게 설명해주어야 합니다.

증례

이 환자는 치아가 잘 맞물리지 않아 씹기가 힘들고 얼굴 모습이 비대칭인 것을 주소로 내원한 13세 5개월 된 여자 환자였습니다. 구외 소견으로 볼록한 측모와 깊은 이순 주름이 관찰되고 편측 교차교합으로 인한 하악 편위가 관찰되었으나 비대칭은 경미하였습니다(그림 7).

구내 소견으로는 6mm 정도의 수직피개, 8-9mm 정도의 수평피개와 traumatic palatal occlusion을 보였으며, 특징적으로 좌측 측방치군의 설측 교차교합과 함께 상악 측방치군의 정출이 관찰되었고, 상하악궁 모두 협착된 소견으로 특히 하악궁이 더 협착된 소견을 보였습니다(그림 8). 또한 다수의 우식으로 인해 조기에 발치된 #26, #46 부위의 공간문제, 하악 전치(#32, 42) 및 하악 소구치(#45)의 선천적 결손, #35 부위의 맹출공간 소실로 인한 맹출 장애 소견이 관찰되고 있었습니다(그림 9).

이 환자의 경우 7-8년 전부터 우측으로 편측 저작을 하는 습관이 있었고, bruxism을 간헐적으로 하고 있다고 하였습니다. 성장 단계를 확인하기 위한 문진 결과 1년 전에 초경을 시작한 상태로 성장 잠재력이 남아있으나 최대 성장기는 지난 시점으로 평가되었습니다. TMJ 단층촬영에서 우측 과두는 과두와 내에서 중심위 상태였고 좌측은 내측 하방에 위치되어 있었으며, 특이할 만한 TMD 증상은 없었습니다(그림 9). 두부계측방사선사진 분석 결과 환자는 하악 후퇴를 동반한 골격성 II 급 부정교합으로 수평성장경향을 보였으며, 하악 전치가 설측경사되어 있었습니다(표 1).

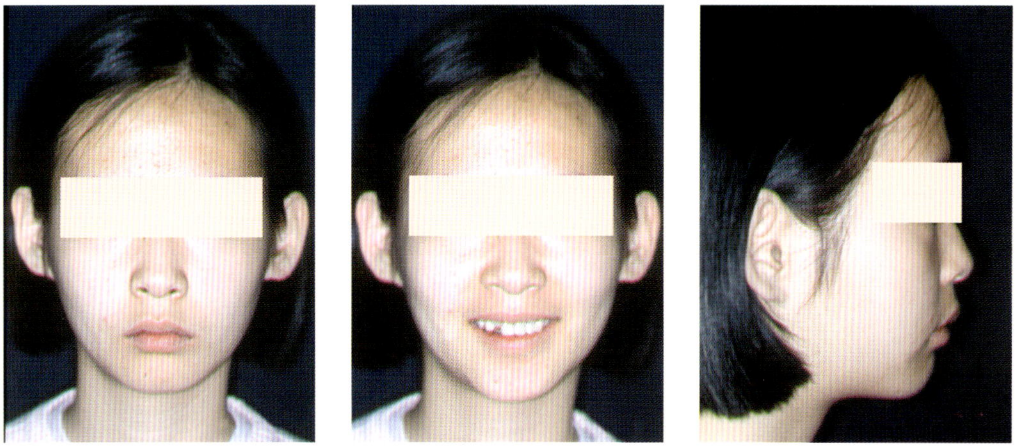

그림 7. 초진 시 구외사진.

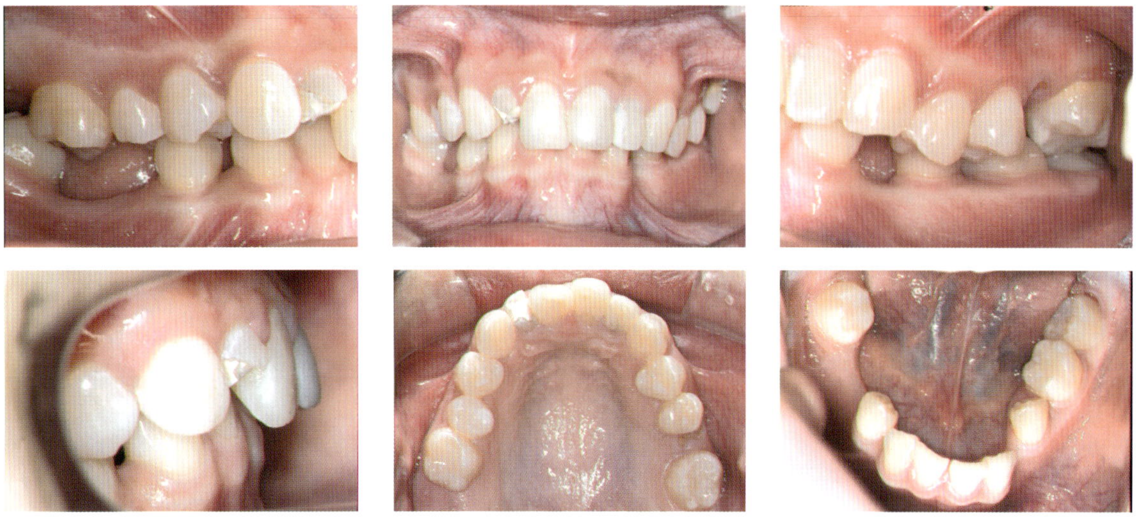

그림 8. 초진 시 구내사진. #32, 42, 45은 선천적으로 결손되었고, 치아 우식증으로 인한 잔존 치근인 #26, 46은 교정치료 전에 발치하였습니다(그림 9A 참조).

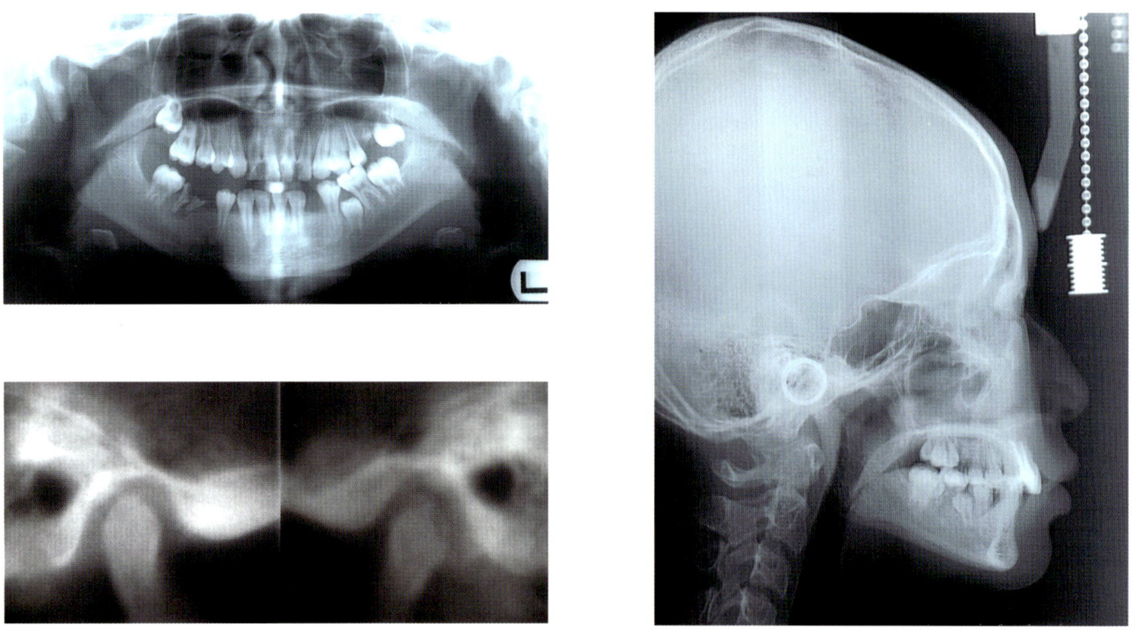

그림 9. 초진 시 파노라마방사선사진, 두부계측방사선사진 및 TMJ 단층촬영사진

표 1. 치료 전후 두부계측방사선사진 계측치

Variables	Norm	Before treatment	After treatment
SNA (°)	82.0	81.1	81.7
SNB (°)	80.0	76.5	78.9
A to N ⊥ FH (mm)	-1.8	-0.7	0.0
Angle of convexity (°)	0.0	8.8	6.1
Mandibular length (mm)	113.2	109.4	116.0
Mandibular plane angle (°)	23.9	23.2	23.6
Occlusal plane angle (°)	14.0	18.5	22.0
Palatal plane angle (°)	0.5	-1.8	-1.1
Lower ant. Facial height	62.0	62.7	66.9
Post. facial height/Ant. facial height	62.0	64.9	66.5
Mx.1 to FH (°)	111.0	104.7	107.9
IMPA (°)	90.0	85.9	90.1
Incisor overjet (mm)	3.2	8.2	1.0
Incisor overbite (mm)	2.3	6.0	-0.2
Upper lip to E-line (mm)	-3.7	3.7	0.8
Lower lip to E-line (mm)	-2.9	3.2	1.5

이 환자는 골격적인 문제와 치아치조성 문제가 복합되어 있는 경우로, 설측 경사된 하악의 구치부를 직립시켜 좌측 측방치군의 설측 교차교합을 개선함으로써 골격적인 얼굴 비대칭이 악화되는 것을 방지하고, 또 전후방적인 골격 관계를 개선함으로써 II급 교합문제를 개선하는 것을 1차적인 치료 목표로 세웠습니다. 하악골을 전방유도 시켜 상하악 정중선이 일치되는 상태로 전치부에서 약 1mm 정도, 구치부에서 약 4-5mm정도의 두께가 되도록 구성교합을 채득하였습니다.

Sander가 고안한 유도선과 측방확대 나사가 일체형으로 되어있는 형태의 double plate를 제작하였고, 환자는 이 장치를 9개월간 장착하였습니다. 공간이 소실된 #26, 35, 45, 46 부위의 공간 확보 및 유지, 상하악궁의 확장도 이 기간에 동시에 시행하였습니다(그림 10).

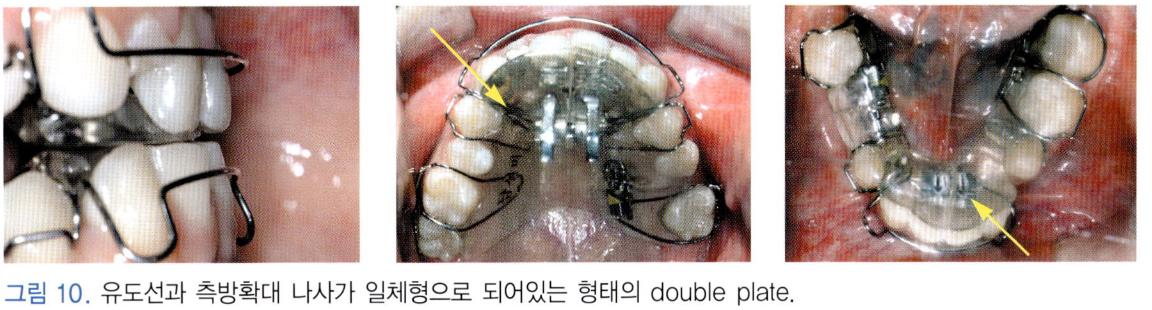

그림 10. 유도선과 측방확대 나사가 일체형으로 되어있는 형태의 double plate.

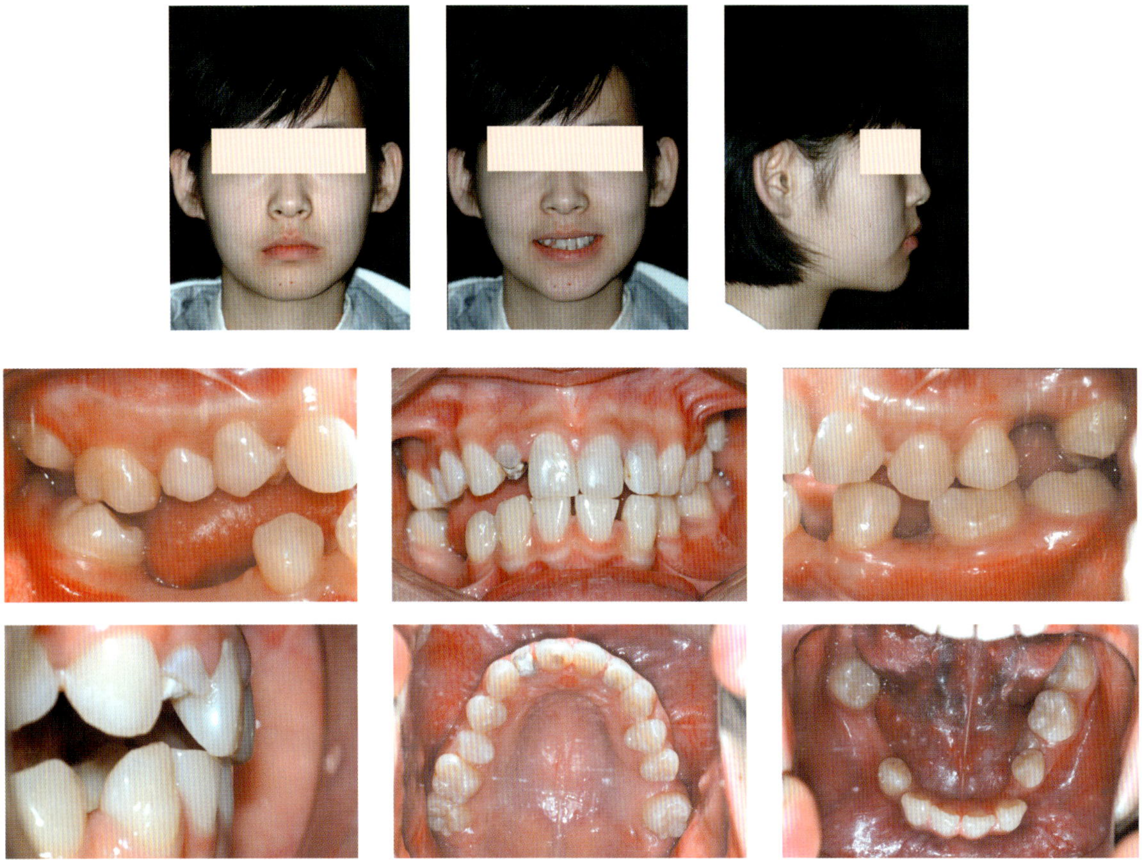

그림 11. 치료 후 구내사진 및 구외사진

1차 치료가 끝나고 유지 6개월째 임상 검사에서 후퇴되었던 하악골의 전방 이동으로 인해 안모가 개선되었음을 확인할 수 있었습니다(그림 11). 초진시와 비교 했을 때 상하악궁이 확장되었고(표 2), 전치부 수평, 수직피개가 감소하였으며 II급 구치관계가 개선되었습니다(그림 11). 하악궁이 확장되면서 하악 구치부가 직립되어 좌측 구치부의 설측 교차교합이 개선되었습니다.

치료 전후 두부계측방사선사진 중첩 결과 SNB가 약 2.5° 증가하였고, Angle of convexity가 8.8°에서 6.1°로 감소하였습니다. Mandibular length는 같은 기간 동안의 한국인 평균성장 변화량(성 등, 2001)보다 4배 정도의 성장을 보여 자연적 성장 결과가 아닌 하악의 악정형 치료 결과라고 할 수 있겠습니다. 이 환자의 경우 하악 구치부를 정출시켜 과개교합을 개선하였음에도 불구하고, 하악골의 수평 성장으로 인해 하악평면각은 그대로 유지되었습니다. 장치에 의한 치아치조성 효과로 인해로 하악 전치는 순측 경사되어 IMPA는 약 4° 정도 증가하였습니다(표 1, 그림 12).

표 2. 치료 전 후 상하악 치열궁 폭경의 변화

	치료 전	치료 후
상악 견치간 폭경	31.0	33.0
하악 견치간 폭경	19.0	22.0
상악 구치간 폭경	49.0	52.0
하악 구치간 폭경	43.5	49.0

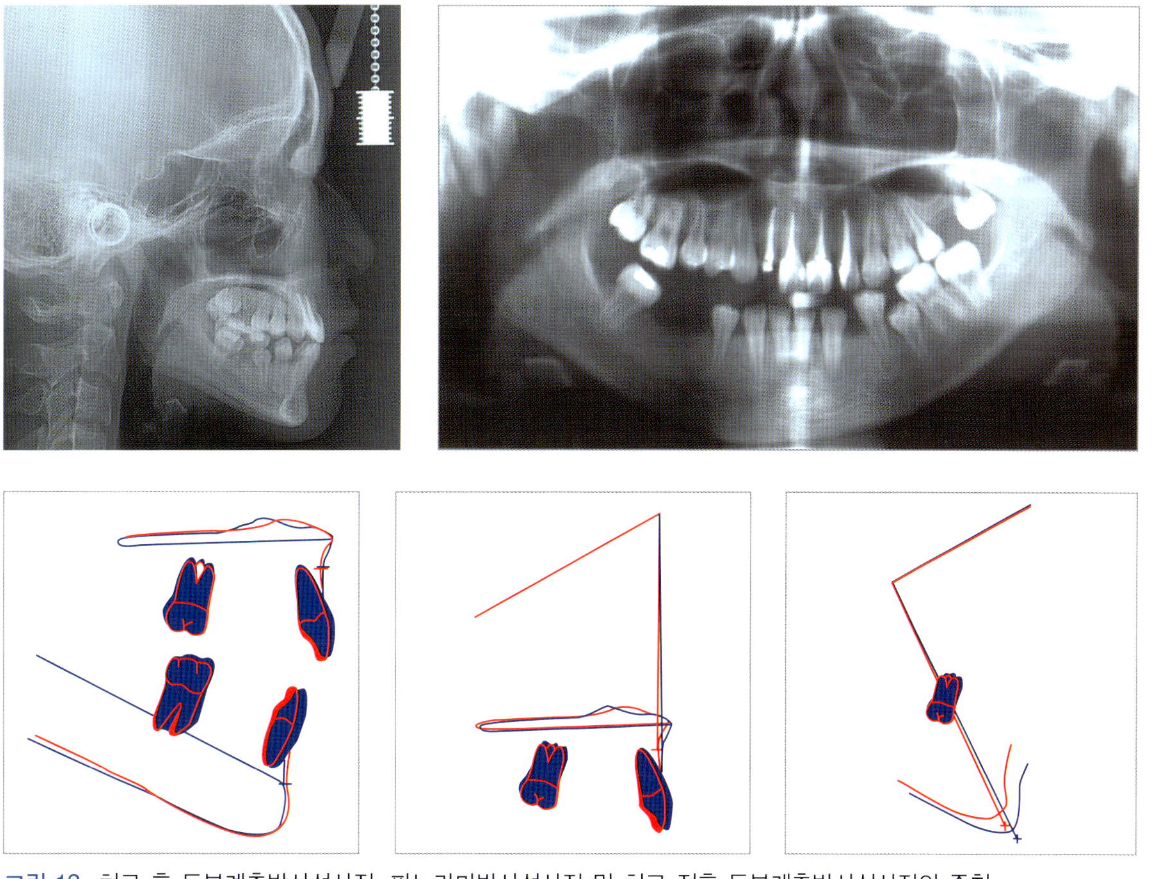

그림 12. 치료 후 두부계측방사선사진, 파노라마방사선사진 및 치료 전후 두부계측방사선사진의 중첩.

Reuter 와 Sterzik(Reuter & Sterzik, 1991)은 double plate를 이용하는 효율적인 치료 과정으로써 1단계는 통상적인 active plate로 상하악궁을 각각 확장하여 총생을 개선하고, 통상 제 1소구치 맹출한 후에 2단계로 유도선과 유도면을 추가하여 double plate로 전환시켜 치료할 것을 제안한 바 있습니다. Pancherz는 II급 부정교합의 하악 전방위 치료는 영구치열로의 이행이 완료될 무렵에 시작하는 것이 치료 후의 교합 안정성에 더 바람직하며 2차 교정을 위한 유지 기간을 줄여줄 수 있다고 언급한 바 있습니다(Konik 등, 1997; Ruf & Pancherz, 2003). 이 장에서 보여준 증례의 경우 성장 잠재력이 남아있으나 최대 성장기가 지난 영구치열기 환자였으므로, 특히 하악 전방위 치료 결과의 안정성에 대한 충분한 평가 후 2차 고정식 교정치료에 임해야 할 것입니다.

Double plate의 가장 큰 장점은 상하악 장치가 독립적으로 착탈이 가능하므로 환자의 착용이 편리하다는 것이지만, 수면시에는 환자가 무의식적으로 입을 벌릴 수도 있으므로 장치의 효과가 감소될 수 있습니다. 이에 대해 Sander(Sander, 2001)는 수평 성장 경향의 환자가 수면시에 개구량이 적으므로 기능성 장치 치료에 대한 예후가 좋다고 언급하면서 수면시의 악간 거리 감소를 위해 II 급 고무줄을 동반하여 사용하기도 하였습니다. 또한 Vardimon(Vardimon, 1989)은 같은 목적으로 double plate에 자석을 추가하기도 하였습니다.

Double plate로 activator 같은 통상의 기능적 악정형 장치와 동일한 치료 효과를 얻을 수 있다는 것은 많은 연구에서 이미 밝혀졌습니다. 기능적 장치에 따라 A-point에 대한 성장 억제 효과의 차이가 있는지에 대한 Wichelhaus와 Sander(Wichelhaus & Sander, 1995)의 임상 연구 결과, double plate가 구외장치와 병용된 기능적 악정형 장치에 비해서는 다소 떨어지기는 하지만 activator를 단독으로 사용하는 경우나 FR(functional regulator)장치를 통한 치료에서 보이는 효과 보다는 더 크다고 보고한 바 있습니다. 또한 그들은 double plate와 후방 견인 헤드기어를 병용함으로써 상악골의 성장이 뚜렷이 억제되고 구개평면의 회전도 방지되었다고 보고하였습니다. 이 조합은 전후방적 문제와 수직적 문제가 동반된 골격적인 부조화가 있는 경우에 매우 유용하다고 언급하였습니다. 적절한 시기에 잘 설계된 double plate는 기능적 장치 효과뿐만 아니라 개개 치아의 이동 효과와 악궁 확장 효과를 동시에 얻을 수 있는 효과적인 장치로 고려될 수 있습니다.

제 7장 Grobety와 Pfeiffer의 activator

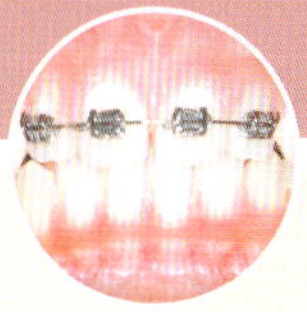

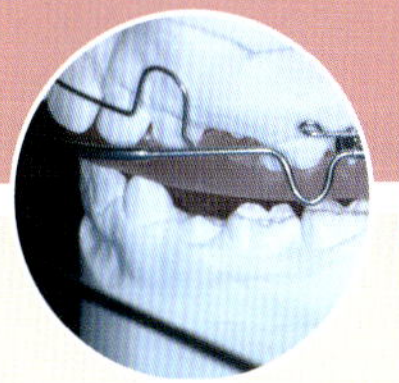

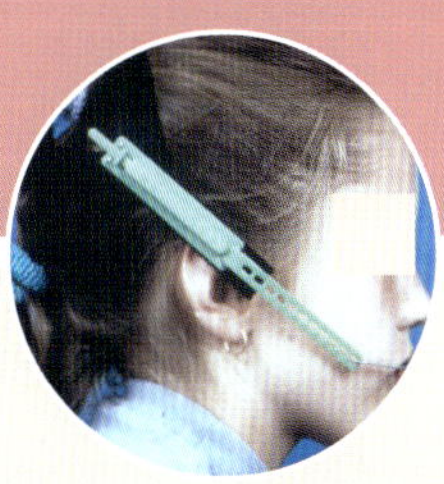

들어가며

성장기 아동의 교합관계는 성장이란 역동적 요소에 의해 매우 다양한 phenotype으로 발현될 수 있으며, 따라서 혼합치열기 II급 부정교합 치료를 위해서도 다양한 장치를 충분히 숙지하여 필요한 증례에 적용할 수 있는 능력을 갖추어야 할 것입니다. 앞선 장에서는 II급 부정교합 치료의 가장 기본이 되는 anterior high pull headgear와 activator 병용 치료 및 double plate를 이용한 성장기 II급 부정교합의 치료 술식에 대해 알아보았습니다. 이번 장에서는 액티베이터 치료와 헤드기어 치료를 병용하는 술식에 있어 선구자라고 할 수 있는 Grobety와 Pfeiffer(그림 1)의 술식에 대해 알아보겠습니다.

Grobety와 Pfeiffer는 스위스를 중심으로 하는 일련의 2단계치료(2-phase treatment) 철학의 전개에 중심이 되는 위치를 차지하고 있으며, 단순한 액티베이터에서는 조절하기 힘든 상악 성장의 억제 및 수직조절을 요하는 악정형치료 철학의 발전에 많은 기여를 한 분들입니다. 많은 사람들이 액티베이터와 헤드기어의 병용치료 개념을 Teuscher의 술식을 그 시작으로 알고 있으나, Teuscher의 액티베이터와 헤드기어 병용치료 술식이 발전된 배후에 이 두 분의 업적이 있었음을 간과할 수 없을 것입니다.

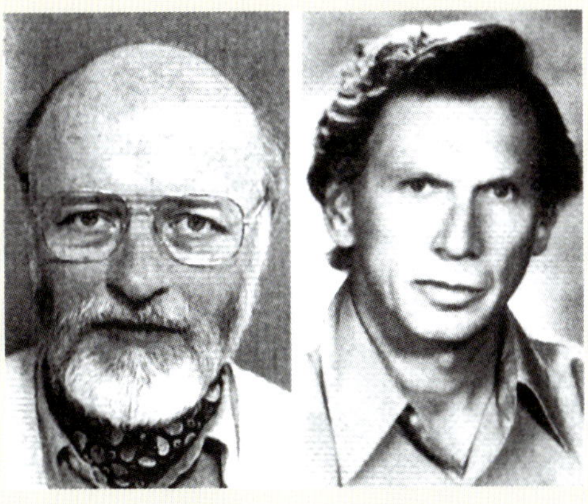

그림 1. Dr. Dominique Grobety(좌)와 Dr. Jean-Pierre Pfeiffer(우).
(사진출처 : Pfeiffer JP, Grobety D 저, 차봉근 역. II급, III급 부정교합 어떻게 치료할 것인가?)

장치의 설계와 역학 및 임상적 적용

이번 장에서 소개하는 장치와 술식은 Pfeiffer와 Grobety의 저서(Pfeiffer & Grobety, 차봉근 역, 1997)에 소개된 내용을 기초로 하고 있습니다. 앞 장에서 설명한 액티베이터에 anterior high pull headgear를 병용하는 치료술식이나 Teuscher의 액티베이터에 헤드기어를 병용하는 술식의 경우, 헤드기어가 액티베이터에 직접 연결됩니다. Grobety와 Pfeiffer의 activator (이하 G-P activator)의 경우 헤드기어는 액티베이터에 직접 연결되는 것이 아니라 통상적인 상악 제1대구치 밴드에 연결됩니다. G-P activator는 D. Grobety의 이름을 딴 Dominique clasp에 의해 유지됩니다(그림 2).

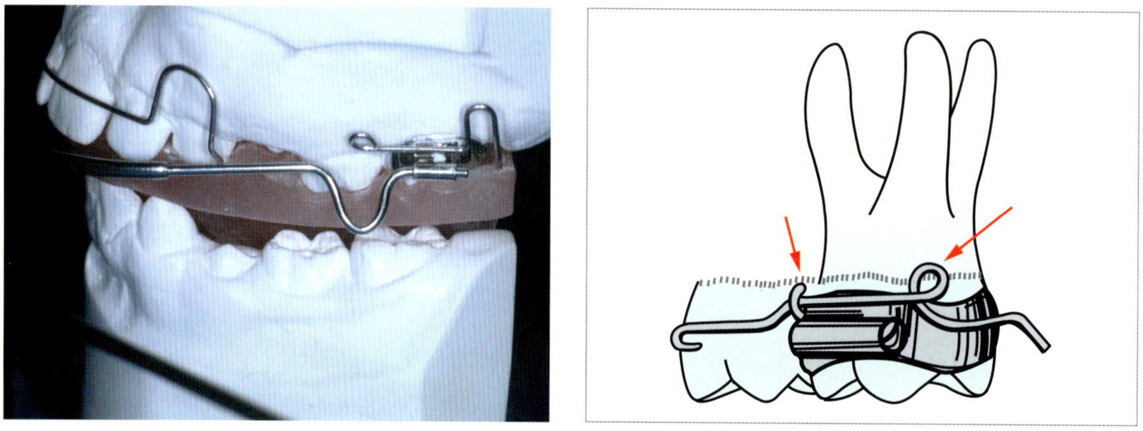

그림 2. Grobety and Pfeiffer activator (G-P activator)의 Dominique clasp(인용: Pfeiffer JP, Grobety D, 차봉근 역. II급, III급 부정교합 어떻게 치료할 것인가?).

통상적으로 헤드기어는 cervical headgear나 high pull headgear 혹은 combination pull headgear 등이 증례에 따라 이용될 수 있으나, 필자의 경우 주로 high pull headgear를 이용합니다. 물론 이론적으로는 양호한 수평성장 양상을 보일 경우 bite open을 위해 상악 대구치의 정출을 유도하는 cervical headgear를 이용할 수 있으나 성장기 아동에서는 성장의 양상을 정확히 예측하기가 매우 어려우며, 치료에 의해 악화된 수직관계를 복원하는 것이 임상적으로 매우 복잡하고 어렵기 때문에 가급적 수직관계를 악화시키지 않는다는 의미에서 high pull headgear 사용을 기본 치료법으로 하고 있습니다. 또한 combination headgear 역시 정확한 헤드기어 힘 벡터를 규정할 수 없기 때문에 널리 사용하지는 않습니다(그림 3).

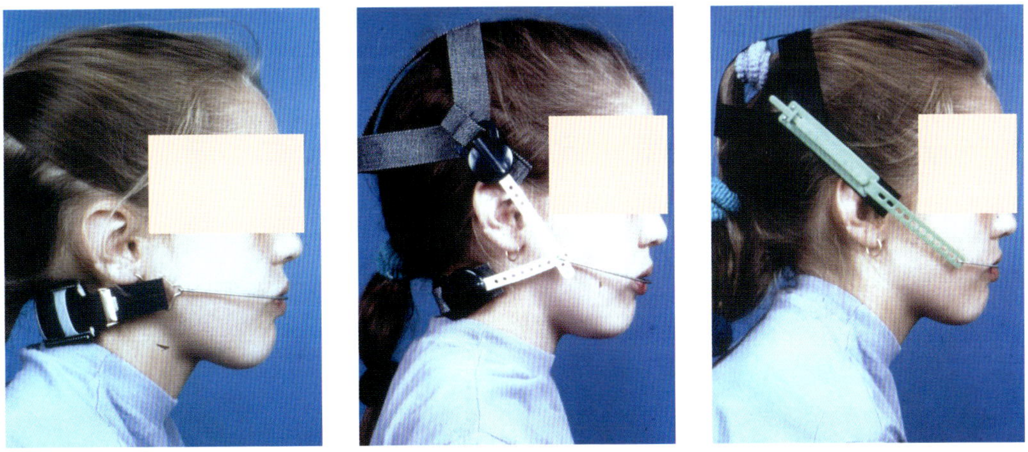

그림 3. 다양한 헤드기어 적용 예. 좌측으로부터 Cervical pull headgear, Combination pull headgear, Posterior high pull headgear.

액티베이터의 설계는 이미 5장에서 설명한 것과 동일한 설계를 추천합니다. 기본적으로 대부분의 환자에서 고정식 장치에 의한 2차 치료를 계획하고 있기 때문에, 1차 치료에서 치아치조성 이동을 위한 finger spring이나 torque spring 혹은 다양한 확장나사들의 설계(그림 4)를 피하고 가급적 단순한 설계의 장치를 사용할 것을 권합니다. 액티베이터는 장치설계에 따라 크게 2가지 유형으로 분류할 수 있습니다. 통상적인 견고한 아크릴릭 레진으로 장치가 구성되는 경우를 hard activator, Coffin spring 류의 wire로 frame을 이루는 경우를 soft activator라 합니다(그림 5). Hard activator의 경우, 장치가 견고하여 구강내에서 적합성이 우수하므로 치아치조성 이동을 감소시킬 수 있으며 원치 않는 수직적 관계의 악화를 줄여 악정형 효과를 상승시키는데 유리합니다. 한편 soft activator는 환자의 착용이 편리하여 협조도를 높이는데 유리한 장치라 할 수 있습니다. G-P activator는 통상적으로 수면 중에 장착하는 것 외에 낮 시간에도 약 2시간 정도 착용할 것을 권합니다. 따라서 환자의 협조도에 비교적 민감하지 않은 장치라 할 수 있고, 이런 맥락에서 hard activator로 설계할 것을 추천합니다.

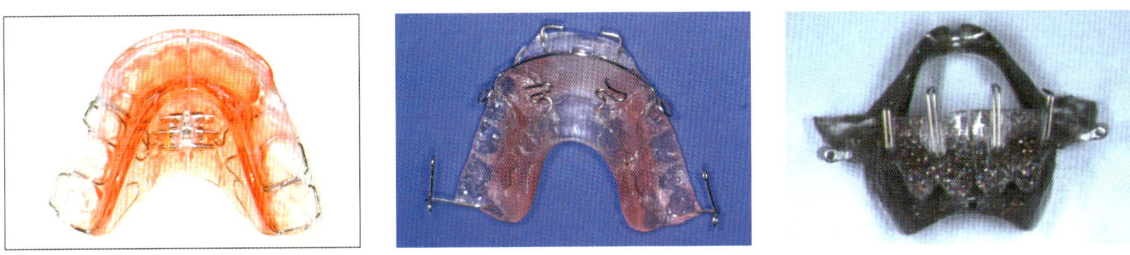

그림 4. activator에 설계된 다양한 장치 디자인.

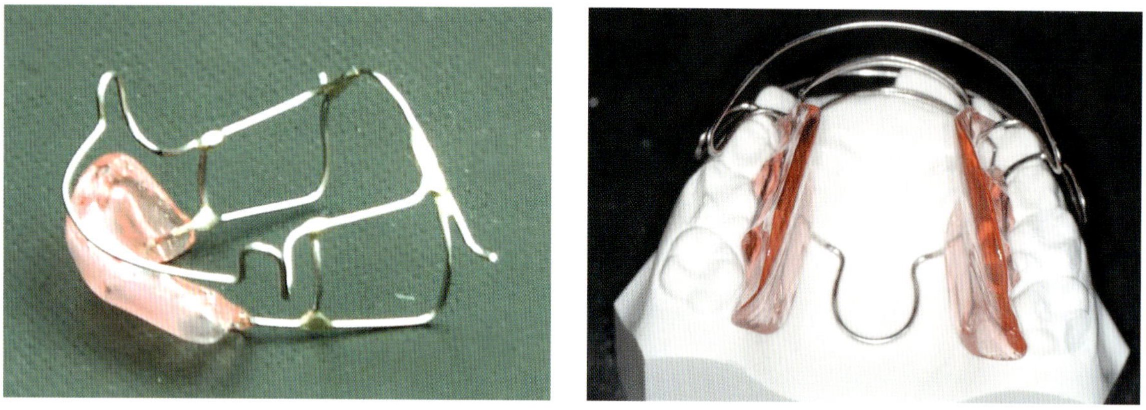

그림 5. Soft activator. 좌측으로부터 Wire frame activator, Elastic open activator.

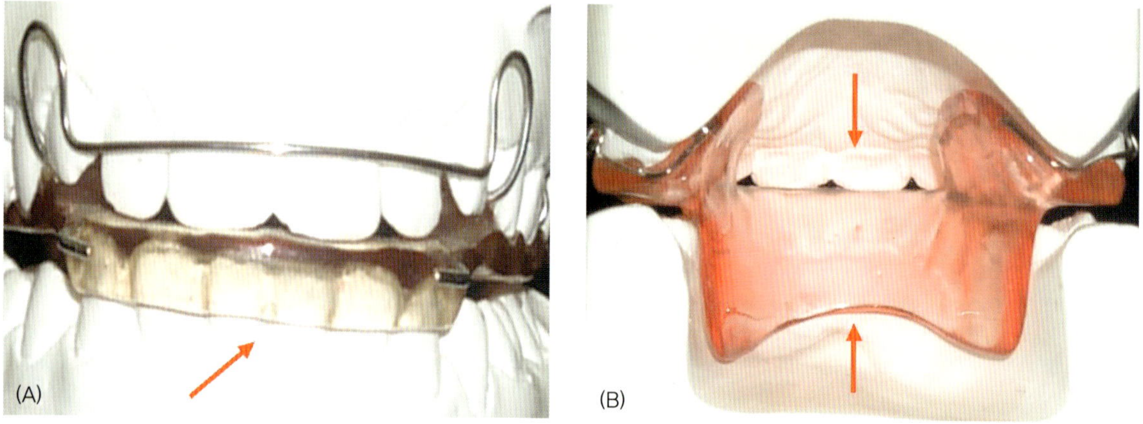

그림 6. Activator의 설계 디자인. (A) 하악 전치의 순측 경사를 방지하기 위해 하악전치 치관 1/2을 레진으로 피개합니다. (B) 하악 설면에 접촉하는 레진상은 하방으로 충분히 연장합니다.

구성교합 채득의 경우 앞선 장에서 언급한 바와 같이 절단교합까지 채득하는 것을 원칙으로 하되 전치의 수평피개가 큰 경우에는 점진적 전진에 의한 구성교합 채득을 권합니다. Grobety는 수직성장이 심한 경우 Herren 혹은 Woodside가 주장한 것처럼, 소위 high construction bite를 채득하여 늘어난 하악 폐구근의 isotonic contraction을 유도할 것을 추천하였습니다. 하지만 high construction bite를 적용하면 환자가 장치를 착용하기 어려워질 뿐만 아니라 구개평면(palatal plane)의 전방부가 하방으로 회전(시계방향 회전)되는 현상이 발현되어 gummy smile을 악화 시킬 수도 있습니다. 따라서 특별한 경우를 제외하고는 통상적인 형태로 구성교합을 채득할 것을 권합니다.

상악 구개면에서는 혀의 활동을 위한 공간이 확보되도록 디자인해야 하며, 하악 전치의 순측 경사를 방지해야 할 경우 하악전치의 치관 1/2을 레진으로 덮는 디자인(resin capping)을 해야 합니다(그림

6A). 또 하악 설면 연조직과 닿는 장치의 가장자리(flange) 부위는 가급적 하방으로 충분히 연장하여 (그림 6B), 골격적 효과는 높이고 치아치조성 이동은 방지하도록 해야 합니다.

특징적으로 상악 구개면에서는 posterior high pull headgear에 의한 제1대구치의 협측 경사를 방지하기 위해 transpalatal arch(TPA)를 설계해야 하므로 구개면을 적절하게 relief하는 것이 필요합니다. 헤드기어를 장착할 때에는 TPA에 제1대구치의 협측 경사를 방지하기 위한 torque control이 적용되어 있어야 합니다(그림 7).

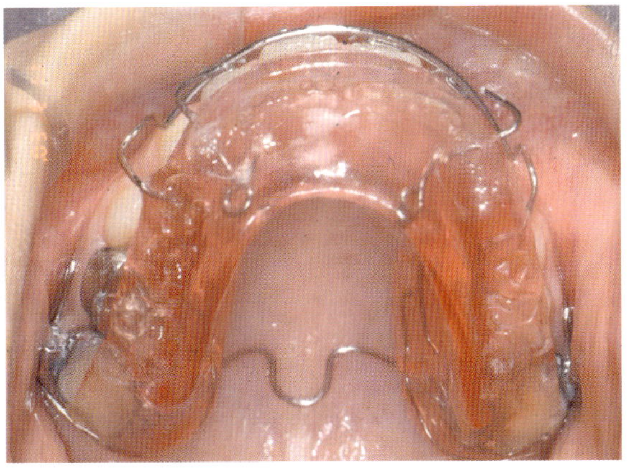

그림 7. TPA를 이용한 상악 제1대구치의 torque 조절.

액티베이터 헤드기어 병용 술식을 시행할 때, 많은 임상의로부터 받는 질문이 언제 액티베이터에 헤드기어 tube를 매식해야 하는지? 또 G-P activator와 Teuscher 엑티베이터의 적응증을 어떻게 구별해야 하는 것인가 입니다. Grobety의 치료철학으로 대답을 대신 하자면, Teuscher 액티베이터의 경우 상악골의 전하방 성장을 저지하면서 하악골의 성장을 촉진하는데 매우 유용할 뿐만 아니라, 상악 기저골에 대해 상악 치조골의 후방이동이 가능합니다. 그러나 직접 상악 제1대구치에 헤드기어를 연결하여 사용하는 것보다 상악골에 대해 약 절반 정도의 정형적 효과를 미친다고 합니다. 즉, 상악골의 성장 억제 같은 악정형 효과가 더 극대화되어야 되는 경우에는 G-P activator를 사용하는 것이 유리하다는 의미입니다. 그러나 G-P activator 를 사용할 때에는 헤드기어의 정형력이 제1대구치의 헤드기어 튜브에 적용되므로 앞에서 언급한 구개평면의 시계방향 회전 현상이 발생될 수 있음을 간과하지 말아야 합니다(그림 8).

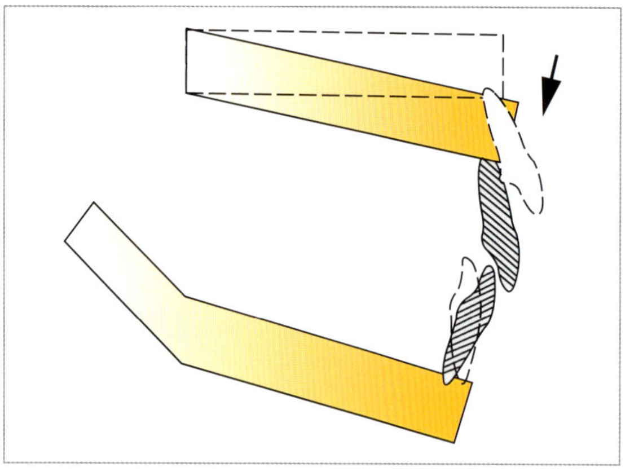

그림 8. Posterior high pull headgear에 의한 구개평면의 시계방향 회전 효과.

Dominique clasp (Dominique Grobety의 이름에서 유래)를 설계 할 때에도 다음 두 가지 형태를 구분해야 합니다(그림 9). 그림 9A는 clasp이 제1대구치 원심에서 삽입되게 디자인 된 형태로 헤드기어의 원심력이 acrylic resin에 접해있는 모든 상악 치아에 전달되게 할 경우에 해당하며, 그림 9B는 clasp이 제1대구치 근심에서 삽입되게 디자인 되어 주로 상악 제1대구치의 후방 이동이 필요할 경우에 사용됩니다. 증례별로 선별하여 디자인하면 됩니다. 물론 그림 9B의 경우에도 transseptal fiber에 의해 제1대구치 근심부 치아들의 원심이동이 동시에 나타나기도 합니다.

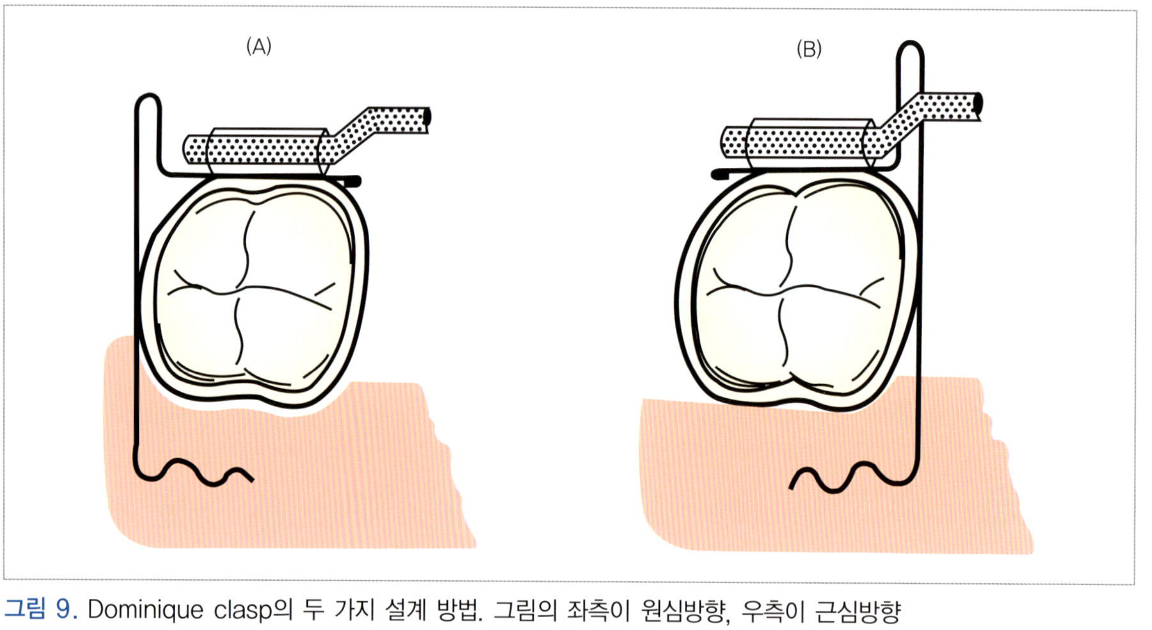

그림 9. Dominique clasp의 두 가지 설계 방법. 그림의 좌측이 원심방향, 우측이 근심방향

증례

이 환자는 윗니가 튀어나왔고 아래턱이 후퇴되었다는 것을 주소로 내원한 9세 6개월된 남자 환자로 만 2세때까지 인공 젖꼭지를 사용한 과거력을 갖고 있으며, 현재 구호흡 습관이 관찰되고 있었습니다. 임상 소견상 볼록한 측모와 lip incompetence 및 lip cushion이 관찰되었습니다(그림 10). 구내소견에서는 혼합치열기 초기로서 상악 전치부는 ugly duckling stage로 상악 중절치 사이에 공간이 있었으며, 큰 수평피개교합과 함께 구치부는 1/4 소구치 폭경의 원심교합이 관찰되었고, 또한 편도선 비대 소견도 관찰되었습니다. 두부계측방사선사진에서는 하악의 열성장과 심한 수직성장 경향을 보이고 있었습니다. 이 환자는 골격성 II급 부정교합이며 수직적 성장 패턴을 가진 환자로 진단되었습니다.

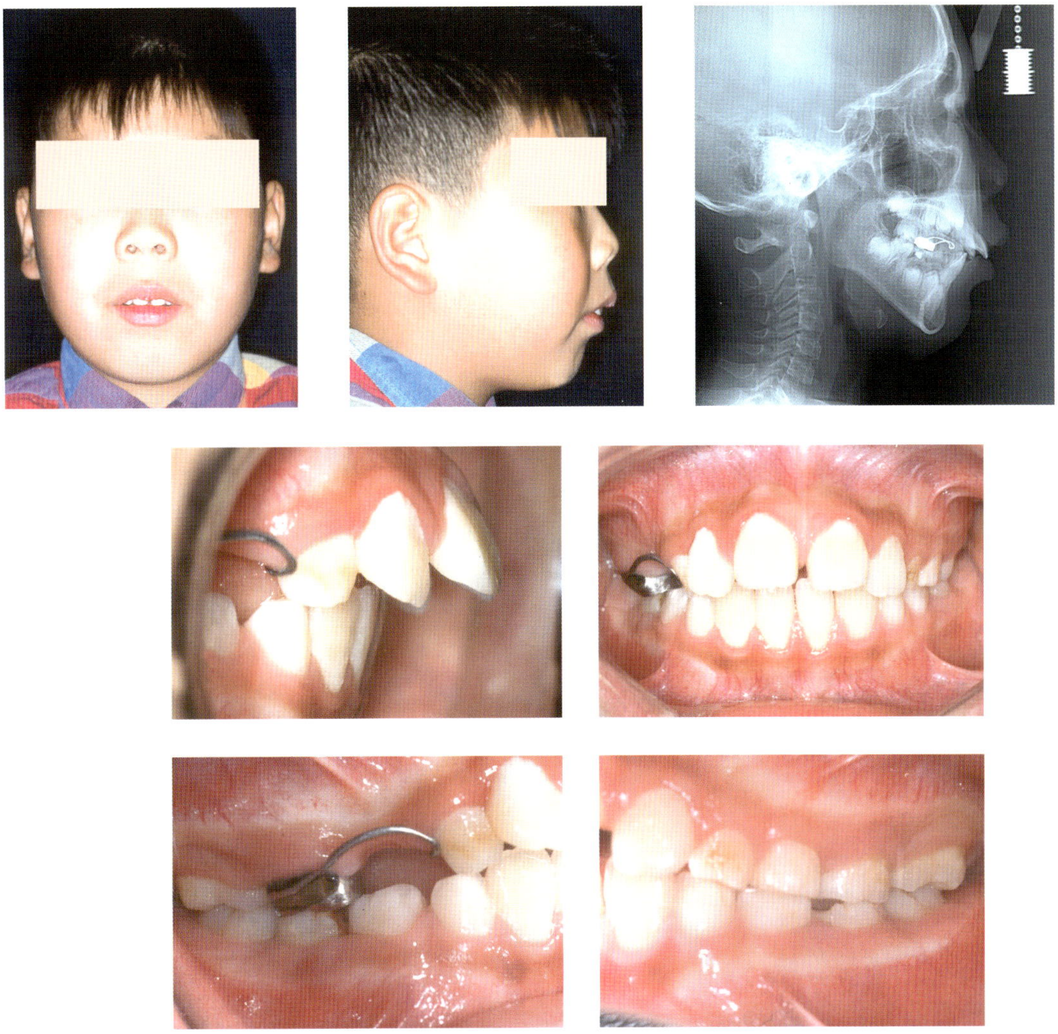

그림 10. 초진시 구내외 사진 및 두부계측방사선사진.

치료 계획은 첫 번째로 상악 우측 유견치와 측절치에 총생을 야기하고 있는 공간유지장치를 제거하고, 구호흡 관련하여 이비인후과에 의뢰하기로 하였습니다. 이 환자는 심한 수직적 성장을 보이는 환자로 수직적인 조절을 어떻게 할 것인가가 매우 중요한 고려 사항으로 이것이 악정형 치료의 성패를 결정할 수 있는 어려운 증례라고 생각되었습니다. 1차 교정을 생략하고 2차 교정 시에 발치에 의한 보상치료를 시행하는 방법도 고려하였으나, 발치 교정에 의한 보상 치료를 한다 하더라도 후퇴된 이부로 인해 만족할만한 심미적 결과는 얻기 힘들 것으로 판단되었으며, 더욱이 보호자는 발치 교정치료에 거부 의사를 표시하였습니다.

결론적으로 1차 치료로서 수직 조절을 동반한 악정형 치료를 진행하기로 하였습니다. 액티베이터를 통한 전후방적인 골격관계 개선을 시도하기 전에 횡적인 부조화를 개선하기 위해 상악에 접착식 급속구개확대장치(RME)를 장착하여 확장하기로 하였습니다.

횡적인 확장 시 상악 구치부의 협측 경사이동과 그로 인한 상하악 구치부간 교두간섭에 의해 하악골이 후하방으로 회전되고 개방교합이 발생되는 부작용을 방지하기 위하여 수직견인 이모장치(vertical pull chin cup)를 사용하기로 하였고, 이후 G-P activator와 high pull headgear를 병용할 때에도 vertical pull chin cup은 계속 병행하기로 하였습니다.

계획한 대로 접착식 RME와 vertical pull chin cup을 13개월 간 착용하였고(그림 11A), vertical pull chin cup의 효과를 높이기 위해 상악 4전치를 레벨링 하였습니다. 상악 4전치를 레벨링 하는 이유는 수직 조절 효과로서 하악골이 반시계방향으로 회전(counter-clockwise)될 때, 구개측에 위치한 상악 측절치가 이 효과를 방해할 수도 있기 때문입니다. 상악을 확장한 이후 G-P activator와 high pull headgear 및 vertical pull chin cup를 병용하여 12개월간 치료하였습니다(그림 11B). 13개월간의 RME 치료로 상악은 적절하게 확장되었으며, 치료 전후의 두부계측방사선사진을 중첩해 보면 하악평면각이 약간만 증가되었는데 이것은 RME 치료 중 발생가능한 수직적인 악화가 vertical pull chin cup을 병용함으로써 어느 정도 예방되었다고 볼 수 있습니다(표 1).

12개월간 G-P activator와 구외장치를 병용 치료함으로써 상악 성장은 억제되고, 하악 성장은 촉진되어 ANB는 7°에서 1.5°로 감소되었고, 전치부 수평피개교합은 정상수준으로 개선되었습니다. 또한 환자가 심한 수직성장 패턴을 보였음에도 불구하고, 적극적인 구외장치의 병용으로 액티베이터 치료 중 하악평면각은 유지 내지는 오히려 약간 감소되었습니다(그림 12~14).

하악평면각이 유지 내지는 약간 감소된 현상은 수평 성장 경향을 보이는 환자에서 관찰할 수 있는 현상으로 이 환자가 수직 성장경향이 강한 환자임을 비추어 볼 때 구외장치를 통해 수직적 성장 조절이 잘 되었다고 평가할 수 있습니다.

1차 교정 치료 후 상순의 돌출감은 약간 감소되었으나, 아직도 상하순의 돌출감이 남아 있는데 이는 차츰 감소될 것으로 예상됩니다. 그 이유는 (1) 12세 이후 사춘기 동안 코 성장이 극대화 되고, (2) 하악

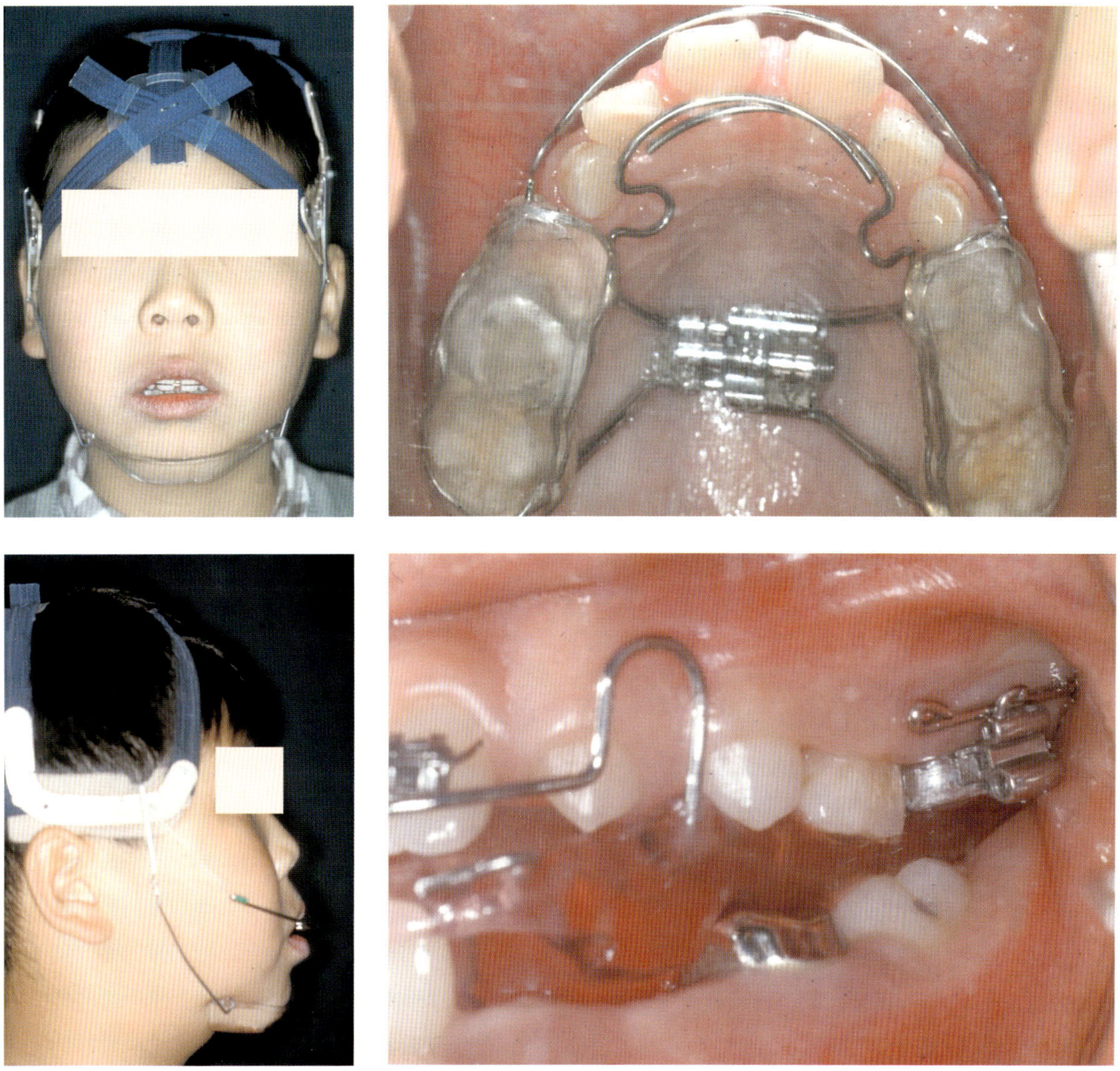

(A)

(B)

그림 11. (A) Bonded RME와 vertical pull chin cup 병용, (B) G-P activator와 high pull headgear 및 vertical pull chin cup 병용.

의 성장 및 pogonion 부위의 골개조(bone remodeling)에 의해 상대적으로 입술은 후퇴되기 때문입니다. (3) 또 II급 관계에서 I급 관계로 개선되면 하순의 긴장도가 증가된다는 보고가 있으며, (4) 장기간 lip cushioning 되던 큰 수평피개교합이 사라지면서 새로운 환경에 하순이 적응되어 현재보다 더 후퇴될 것으로 생각됩니다(그림 15).

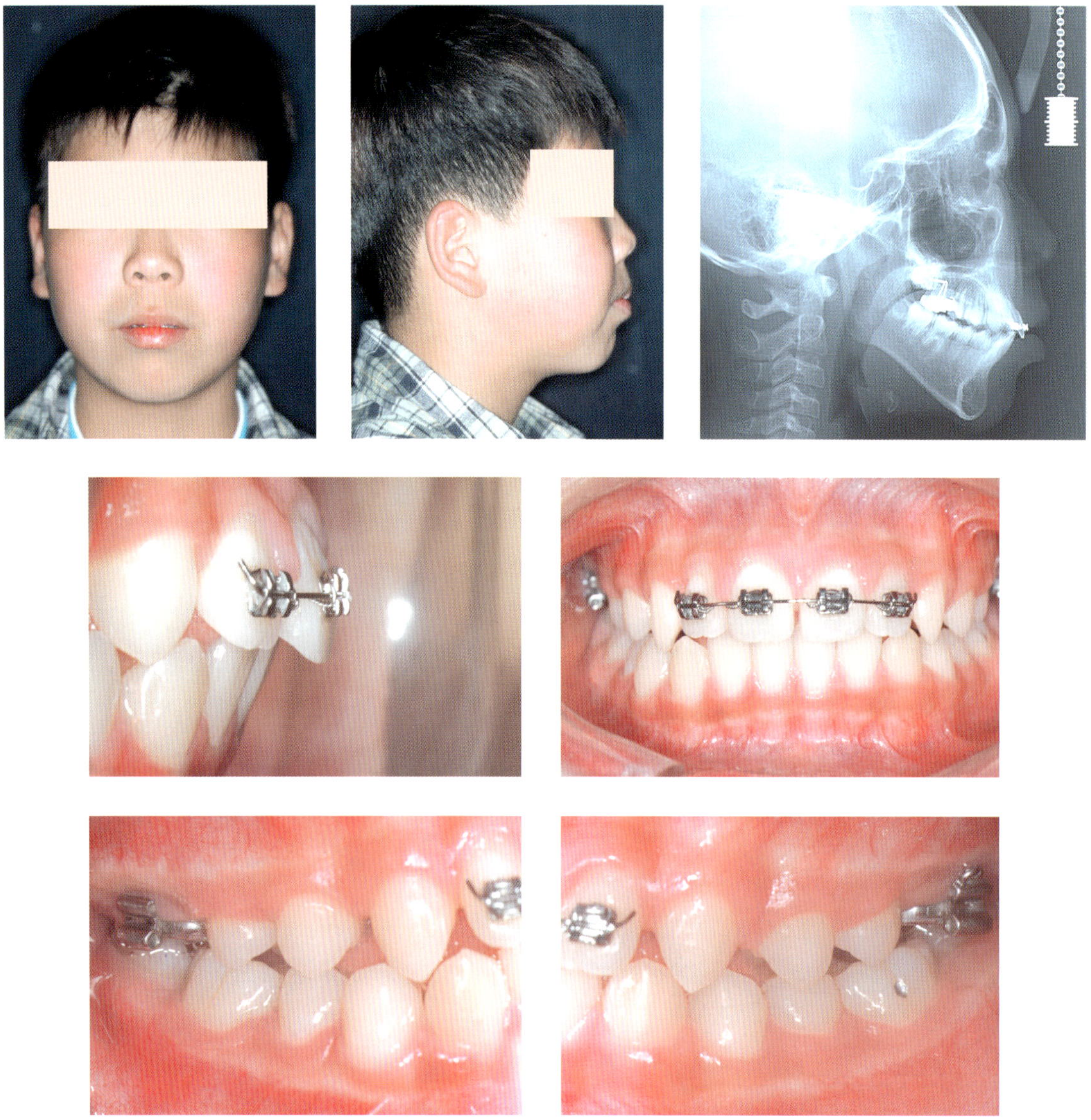

그림 12. 1차 치료 종료 시 구내외 사진 및 두부계측방사선사진.

표 1. 두부계측방사선사진 중첩.

	Norm	A	B	C
SNA (°)	82.0	79.0	80.0	76.0
SNB (°)	80.0	71.5	73.5	74.5
A to N-FH (mm)	-2.5	1.0	-3.5	-6.5
Angle of convexity (°)	0.0	15.5	14.5	4.0
Mandibular length (mm)	106.0	112.5	114.5	117.5
Mandibular plane angle (°)	25.0	39.5	42.5	41.5
Palatal Plane Angle (°)	0.5	-3.5	1.0	0.0
Lower Ant. Fac. Height (mm)	58.5	77.5	79.0	78.0
Mx 1 to APo (°)	6.0	15.5	15.5	14.5
IMPA (°)	90.0	88.0	88.5	91.5
Esth. Plane U.L (mm)	-2.5	8.5	9.0	5.5

A: 치료 전, B: RME와 vertical pull chin cup 치료 후, C: G-P activator와 high pull headgear 및 vertical pull chin cup 치료 후.

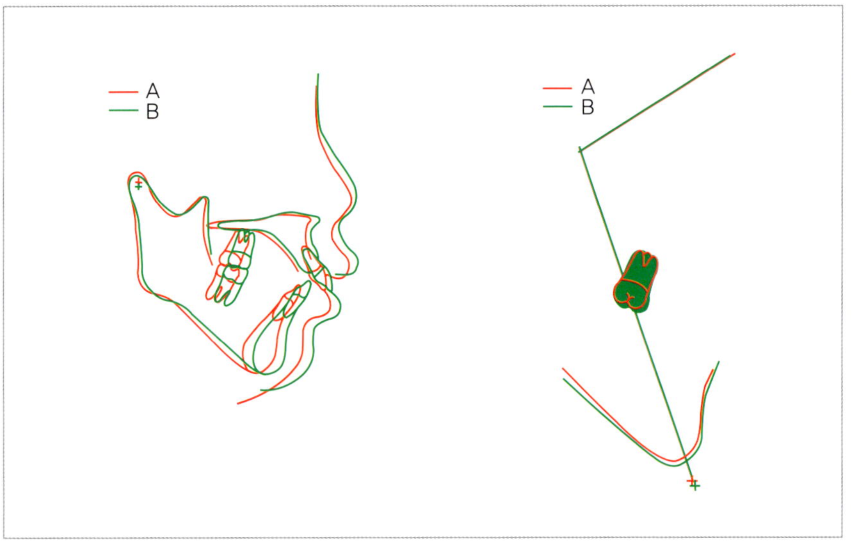

그림 13. RME와 vertical pull chin cup 치료 전(A)과 치료 후(B) 두부계측방사선사진 중첩.

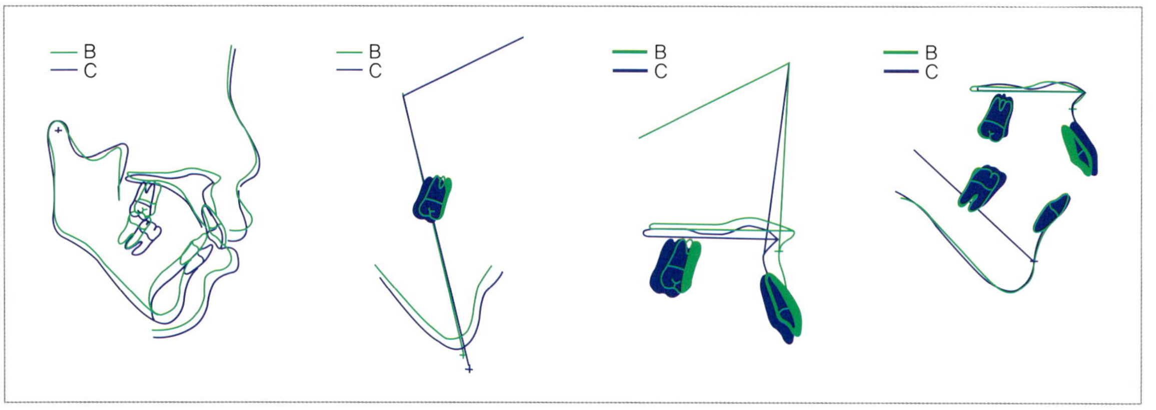

그림 14. G-P activator와 high pull headgear 및 vertical pull chin cup 치료 전(B)과 치료 후(C) 두부계측방사선사진 중첩.

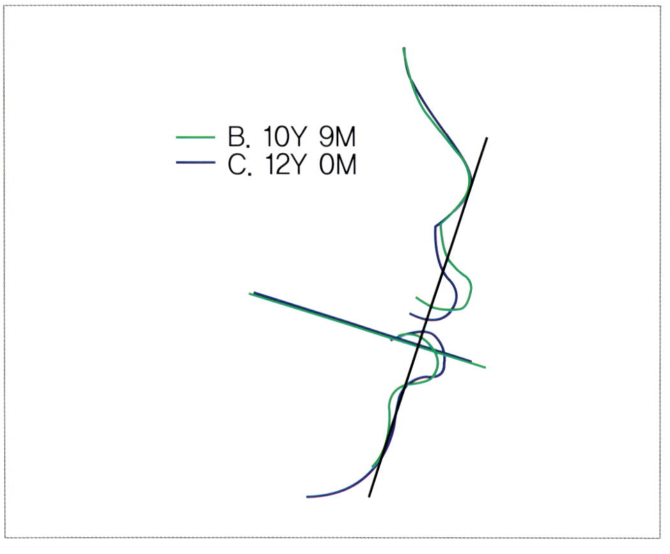

그림 15. E-line을 기준으로 한 액티베이터 치료 전후 연조직 측모 중첩.

본 환자의 경우 G-P activator의 부작용이라 할 수 있는 구개평면의 시계방향 회전 현상은 나타나지 않았습니다. 이는 액티베이터 치료 중 vertical pull chin cup을 병용한 결과, vertical pull chin cup의 효과 중 하나인 구개평면의 반시계방향 회전 현상과 상쇄된 것이 아닌가 생각됩니다. 이상에서와 같이 G-P activator는 성장기 II급 환자에서 매우 우수한 수직조절과 하악의 성장유도 및 A point의 감소 효과가 있는 것으로 생각되며, 따라서 이와 같이 성장기 II급 환자로 매우 수직성장 경향을 갖는 환자에서 좋은 적응증이 될 것이라 생각합니다.

3편. 상악 구치의 원심이동: Molar Distalizing System

제 8장 Pendulum appliance

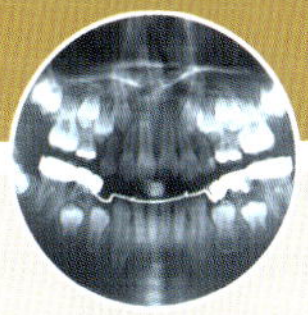
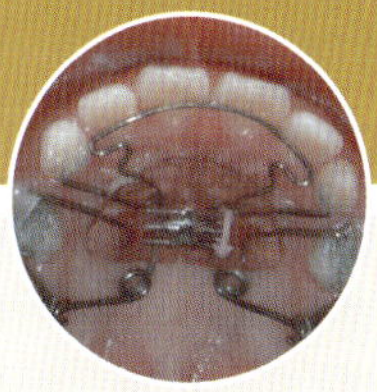
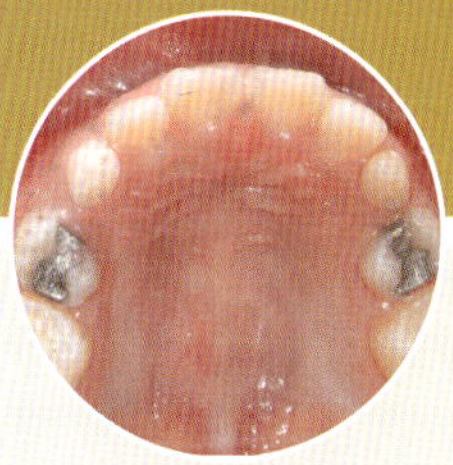

들어가며

"상악궁의 총생이 발생되었을 때 비발치 치료를 계획한다면 공간 확보를 위한 접근 방법은 다음과 같은 개념으로 정리할 수 있습니다. (1) 상악 전치부를 전방으로 이동시키는 방법, (2) Molar distalizing system(이하 MDS)를 이용하여 측방치군을 원심이동 시키는 방법, (3) 그리고 상악 치열궁을 측방으로 확장시키는 방법으로 나눌 수 있을 것입니다."

이번 장에서는 치아치조성 원인에 의한 II급 부정교합을 치료하기 위한 소위 molar distalizing system에 대해서 알아보겠습니다. 이미 molar distalization에 관한 다양한 장치가 소개되어 왔으며 임상가의 기호에 따라 다양하게 사용되고 있으나, 각 장치는 장치 특유의 장단점 그리고 적응증이 있기 마련입니다. 따라서 임상가는 어느 한가지 장치에만 고집하지 말고 증례에 따라 선별 사용하는 능력이 필요하다고 생각합니다.

상악궁의 총생이 발생되었을 때 비발치 치료를 계획한다면 공간 확보를 위한 접근 방법은 다음과 같은 개념으로 정리할 수 있습니다. (1) 상악 전치부를 전방으로 이동시키는 방법, (2) Molar distalizing system(이하 MDS)를 이용하여 측방치군을 원심이동 시키는 방법, (3) 그리고 상악 치열궁을 측방으로 확장시키는 방법으로 나눌 수 있을 것입니다.

그러나 이 같은 방법은 순수하게 치아치조성 이동에 해당된다고 할 수 있습니다. 다음과 같은 정형적인 기전을 이용하는 방법도 고려할 수 있습니다. (1) 상악골의 횡적 확장을 유도하는 급속상악확장술(rapid maxillary expansion, RME), (2) 상악 전방견인술(maxillary protraction) 후자는 아직 저자의 가설이기는 하나 이 방법 또한 maxillary tuberosity 성장을 도모하여 결과적으로 상악골의 전후방적 길이를 증가시키고 이는 후방 구치의 맹출과 배열에 필요한 공간을 제공하는 중요한 치료 술식이라고 생각합니다(그림 1). 특히 현대 교정학적 진단방법에서 상악 제2대구치의 맹출 공간의 적절성 여부를 명확히 예측하기 힘들다는 점을 고려할 때, MDS 술식이 필요한 환자에서 이 같은 악정형 술식을 병용할 수 있는 방법에 대한 많은 연구가 필요할 것으로 생각됩니다. 이와 같은 정형술식과 치아 교정술식의 병용 치료에 대해서는 제17장의 증례에서 다시 한번 자세히 설명하겠습니다. Petrovic의 cybernetic system을 응용하여 III급 부정교합과 골격성 개방교합의 원인을 설명한 Sato의 개념(Sato, 1992)을 받아들인다고 할 때, 성장기 아동에서의 정형치료가 구치부 공간 부족에 의한 소위 posterior discrepancy 문제를 차단하는데 중요한 역할을 할 수 있지 않을까 생각합니다.

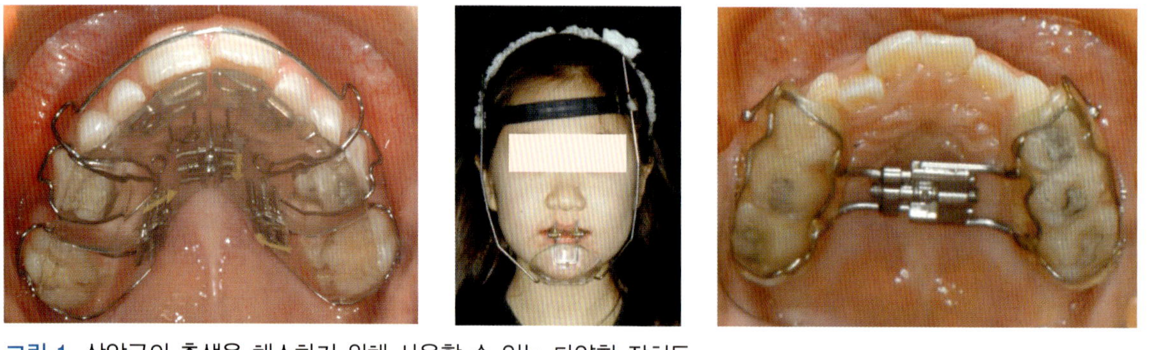

그림 1. 상악궁의 총생을 해소하기 위해 사용할 수 있는 다양한 장치들.

문제의 원인 진단

1) 성공적인 MDS를 위해서는 정확한 진단이 선행되어야 합니다.

(1) 먼저 II급 구치관계의 원인이 상악 과성장이나 하악 열성장 같은 골격적 원인에 의한 것인지, 아니면 상악 구치부의 근심이동에 의한 치성 원인에 의한 것인지를 감별해야 합니다. 이는 주로 두부계측방사선사진분석을 통해 이루어집니다. 그림 2의 환자에서 볼 수 있듯이 악골 관계는 골격성 III급인데도 상악 구치부의 근심이동에 의해 Angle II급 인 경우도 발견할 수 있습니다.

(2) 치성 원인을 파악하는 데는 모델분석이 매우 중요합니다. 저자는 모델분석을 위해 Bernklau plate를 이용합니다(그림 3). Bernklau plate는 2mm 간격으로 눈금이 새겨진 투명한 plate로서 치아의 횡적, 전후방적 위치를 평가하는 도구입니다. Bernklau plate에 포함된 2개의 금속막대를 이용하여 plate를 상악 석고모형의 정중구개봉합(midpalatal suture) 선상에 위치시키고, 이 정중선에 대해 수직을 이루는 선을 기준선으로 삼아 양측 구치부의 전후방적인 대칭성을 평가할 수 있습니다. 이러한 방법으로 측방치군의 근심이동이 편측성인지 아니면 양측성인지도 감별할 수 있고, 그 정도도 파악할 수 있습니다. 또 상악 4전치의 크기를 기준으로 정상적인 치열궁 길이(length)를 파악하여 전방부에서 치열궁 길이가 감소되었는지 증가되었는지도 파악할 수 있습니다. 자세한 내용은 제19장, 20장에서 다시 설명하겠습니다.

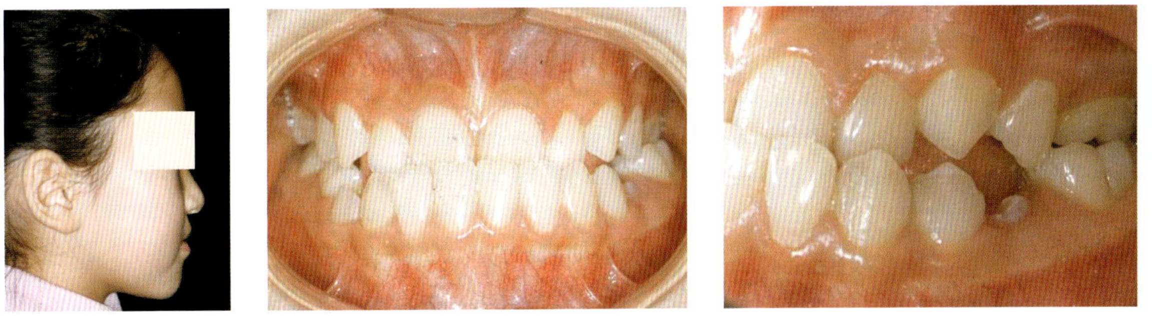

그림 2. 골격적으로는 III급 관계이나 상악 구치부의 근심이동에 의해 치성 II급 구치관계를 보이고 있는 증례.

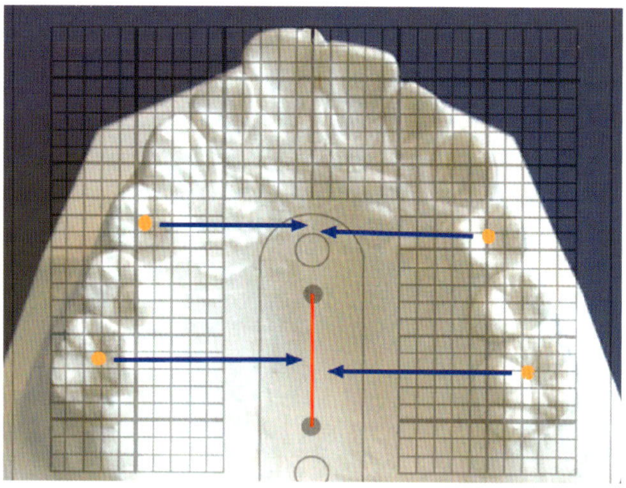

그림 3. Bernklau plate.

(3) 두부계측방사선사진 분석과 모델분석 결과에 따라 구치를 양측성으로 원심 이동할 것인지 혹은 편측성으로 원심 이동할 지를 결정합니다. 또 구치의 원심이동에 대한 고정원으로 전치부까지 포함시킬지, 소구치 부위까지 포함시킬지, 또는 골성 고정원을 이용할 지를 결정해야 합니다. 그 외에도 Herbst 장치, Jasper Jumper 장치와 같이 반대 악궁을 이용하는 방법, 혹은 헤드기어와 같은 구외고정원을 이용하는 방법 등도 고려해야 할 것입니다(그림 4).

(4) 제2대구치가 맹출하지 않은 성장기 아동에서는 maxillary tuberosity 부위의 성장량을 예측하여야 합니다. 제1대구치의 원심이동으로 인해 자칫 발육 중이거나 맹출 중인 제2대구치가 정상적으로 맹출하지 못하고 매복될 가능성은 없는 지 주의깊게 살펴야 합니다. 이를 평가하기 위한 방법으로 Ricketts의 두부계측방사선사진 분석법을 사용할 수 있습니다. Nagata 등(Nagata 등, 백철호 역, 1994)이 Ricketts의 bioprogressive therapy를 소개한 내용에서 살펴보면, PTV에서 상악 제1대구치 원심부까지의 거리는 정상적인 성장에서 연간 약 1mm 증가하여 후방부의 제2, 3대구치가 맹출할 공간이 형성됩니다. 정상적인 평균치는 'age+2mm'로 설정하며 약 2mm의 표준편차를 가지고, 남자에서는 18세, 여자에서는 15세를 성장완료 연령으로 봅니다. 이 거리의 크고 작음에 따라 상악 치열의 후방이동 시 제2대구치의 맹출 가능성을 평가할 수 있습니다.

(5) 환자 악골의 수직, 수평관계를 파악하여 구치부의 정출 및 압하 여부를 판단하여야 하고, 특히 수직적인 성장패턴을 갖는 환자에서 구치부를 원심이동할 때에 정출되지 않도록 주의해야 합니다.

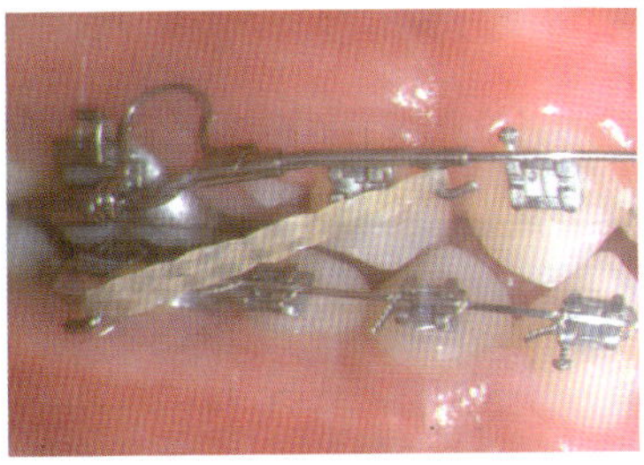
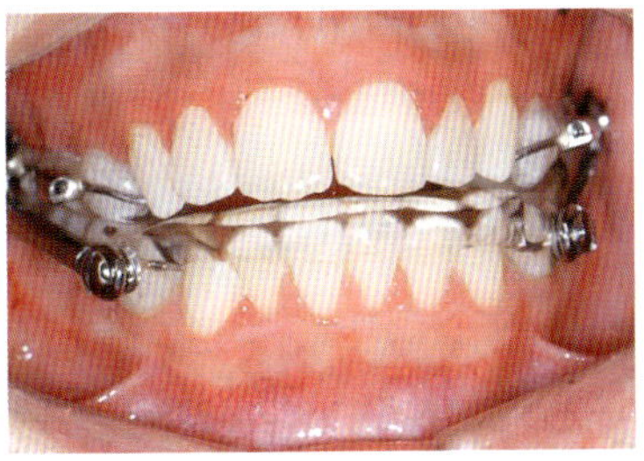
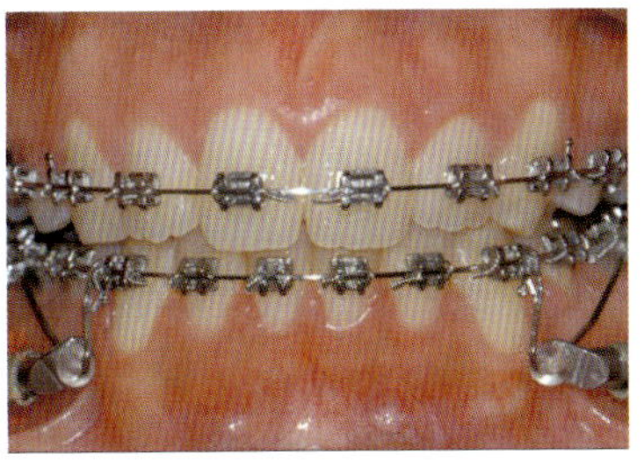

그림 4. 다양한 Molar distalizing system. 좌측부터 Wilson's arch, Herbst appliance, Jasper Jumper.

Pendulum appliance 설계

Pendulum appliance는 1992년 Hilgers(Hilgers, 1992)가 소개한 장치로 소위 Nance button과 0.032inch B-titanium(TMA) 와이어로 만들어진 스프링으로 구성된 장치입니다. 초창기 prototype의 형태에서는 주로 제1소구치나 유구치에 밴드를 하여 고정원을 보강하였으나 후에는 제1, 2소구치나 유구치의 교합면에 occlusal rest를 두고 산부식 후 접착하는 방법이 소개되었습니다(그림 5).

이 장치는 일반적으로 한번의 스프링 활성화(activation)만으로도 원하는 결과를 얻을 수 있어서 술자나 환자에게 편할뿐더러, 치아이동이 매우 신속하다는 장점이 있습니다. TMA 스프링의 활성화는 임상적으로 정중구개봉합에 일치될 정도로 하면 충분합니다. 스프링이 탄성이 좋고 긴 작용범위를 갖는 TMA로 제작되기 때문에, 치료중간에 추가로 스프링을 활성화시키는 것은 필요치 않습니다. 또 구강내에서 정확한 방향으로 스프링을 활성화 시키기는 다소 어렵기 때문에, 치료 중간에 구강내에서 스프링

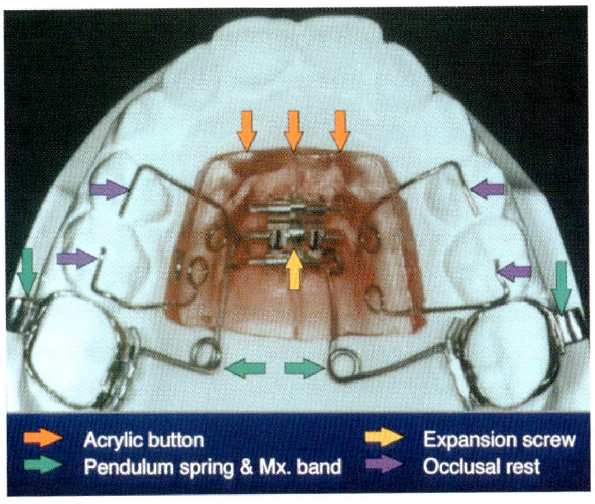

그림 5. Pendulum appliance 기본적인 설계.

을 활성화하는 것은 가급적 권하지 않습니다.

고정원의 포함 여부에 따라 전치부 설면에 접촉하는 유도선을 설계하거나 Nance botton과 함께 구개면에 miniscrew를 식립할 수도 있습니다. 상악궁의 확장을 위해 확장 스크류를 추가할 수 있고, 또는 장치 자체의 구조상 스프링이 pendulum 형태로 작동이 되고, 따라서 대구치가 원심이동 하면서 동시에 내측으로 이동하여 구치부에 반대교합이 발생할 수 있는 부작용을 미연에 방지하기 위한 목적으로 다양한 형태의 디자인이 추가될 수도 있습니다. 경우에 따라서는 제2대구치까지 포함한 double pendulum 장치도 가능합니다.

Pendulum appliance 효과

Pendulum 장치는 장치 자체의 설계에 의해 구치부에 반대교합이 발생될 수 있기 때문에, 이를 방지하기 위해 그림 5와 같이 확장 screw를 첨가하거나, TMA 스프링에 horizontal loop을 설계하여 loop을 벌려주는 방법이 소개되었습니다. 또는 그림 6과 같이 distal screw를 장착하여 대구치가 원심이동되는 것에 맞추어 screw도 활성화 시켜 줌으로써 pendulum의 원호가 대구치와 함께 원심으로 이동되도록 하는 디자인도 소개된 바 있습니다. 이러한 디자인을 소개한 Kinzinger 등(Kinzinger 등, 2004)의 보고에 따르면 36명을 대상으로 연구한 결과 후방 이동되는 구치부에서의 반대교합은 전혀 발생하지 않았고, 오히려 구치간 폭경이 증가되었다고 하였습니다.

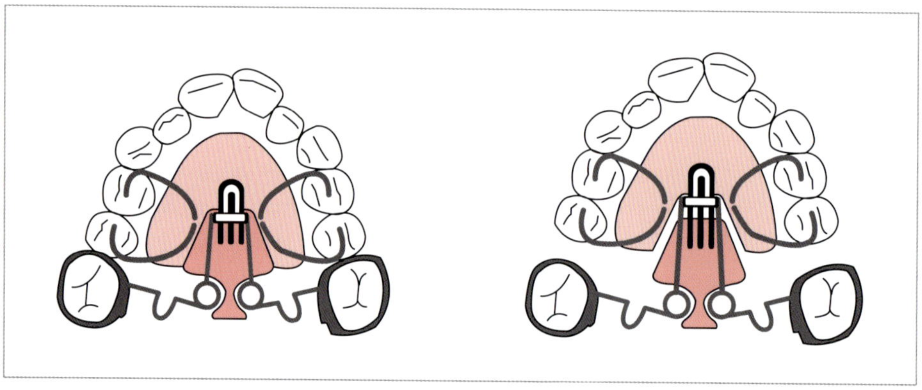

그림 6. Distal screw가 추가된 pendulum 장치(인용: Kinzinger GSM, Fritz UB, Sander FG, Diedrich PR. Efficiency of a pendulum appliance for molar distalization related to second and third molar eruption stage. Am J Orthod Dent Orthop 2004;125:8-23).

또 Kinzinger 등(Kinzinger 등, 2004)의 연구에 따르면, 제1대구치의 이동 형태는 주로 치관이 원심으로 경사지는 경사이동의 형태를 보이나, 제2대구치, 3대구치의 위치에 의해 영향을 받는다고 하였습니다(그림 7). 제2대구치가 맹출한 이후에 원심이동 시킬 경우에는 제3대구치 치배를 발거한 후 원심이동을 시키는 것이 경사이동을 줄이는 방법입니다.

마지막으로 제1대구치는 원심이동 되면서, 동시에 수직적으로 정출되면서 그 영향으로 전치부 수직 피개교합이 얕아질 수 있으므로 이에 대한 예상이 필요합니다.

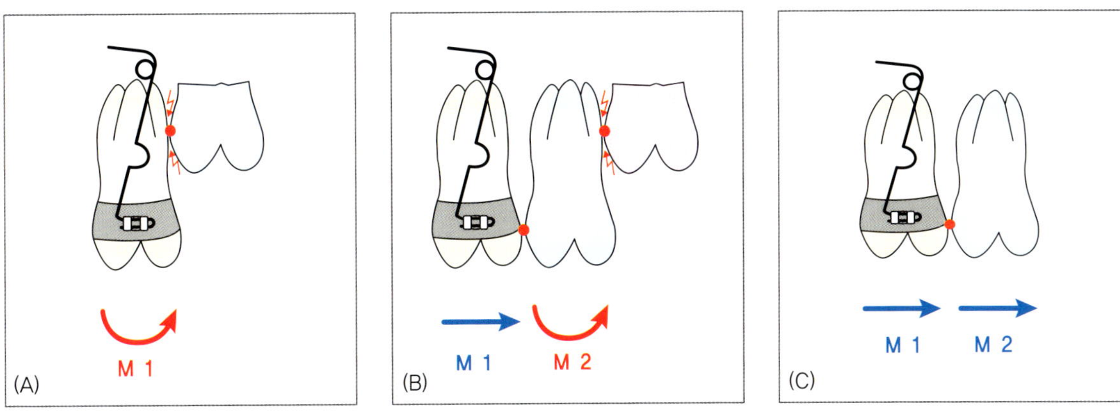

그림 7. 제2대구치, 재3대구치의 맹출 상태에 따른 대구치의 후방이동 형태. 제2대구치 맹출 전 상태(A), 제2대구치는 맹출하였으나 제3대구치는 맹출 전 상태(B), 제3대구치 치배를 germectomy 시행한 상태(C). 후방 대구치가 미맹출인 경우 대구치는 원심 경사이동이 되기 쉬움(인용: Kinzinger GSM, Fritz UB, Sander FG, Diedrich PR. Efficiency of a pendulum appliance for molar distalization related to second and third molar eruption stage. Am J Orthod Dent Orthop 2004;125:8–23).

증례

초진 시 9세 1개월 된 여자 환자로 상악 제1소구치의 맹출공간 부족을 주소로 의뢰된 환자입니다. 과거에 약 1년간 가철성 장치에 의한 교정치료를 받았으나 협조도 부족으로 치료가 실패하였고, 하악에는 lingual arch가 장착되어 있었습니다. 직선형 안모를 보였으며, 구내 소견상 상악궁의 협착에 의해 전치열의 반대교합이 관찰됨과 동시에 하악이 우측으로 1mm 가량 편위되어 있었고, 상악 제1유구치의 조기상실로 인한 측방치군의 근심이동으로 인해 II급 구치 관계를 보이고 있었습니다(그림 8). 두부계측방사선사진 분석결과 미약한 상악골 열성장을 보이는 골격성 III급 경향의 치성 II급 부정교합 환자로 진단되었습니다(그림 8B, 표 1).

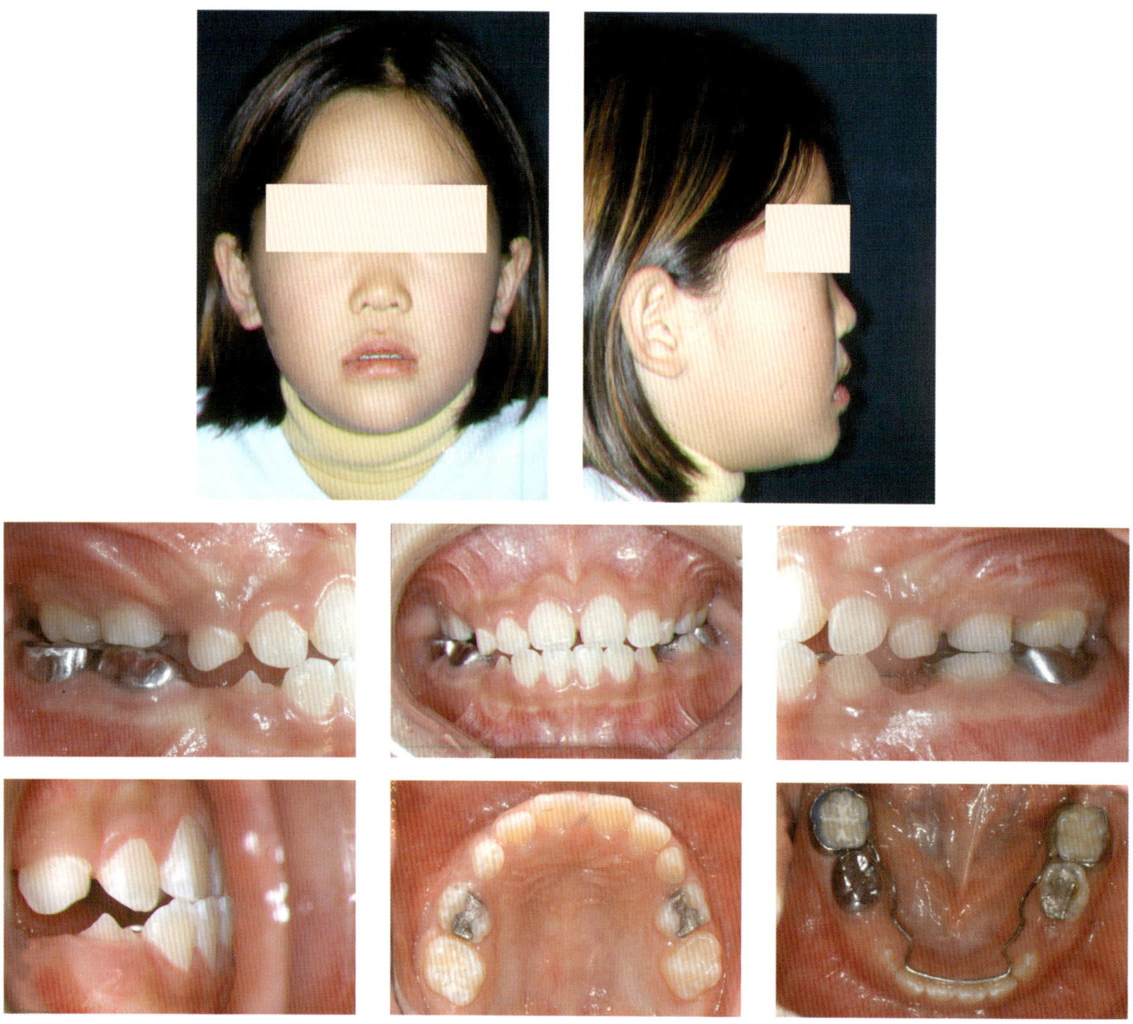

그림 8A. 초진 시 구외 및 구내사진.

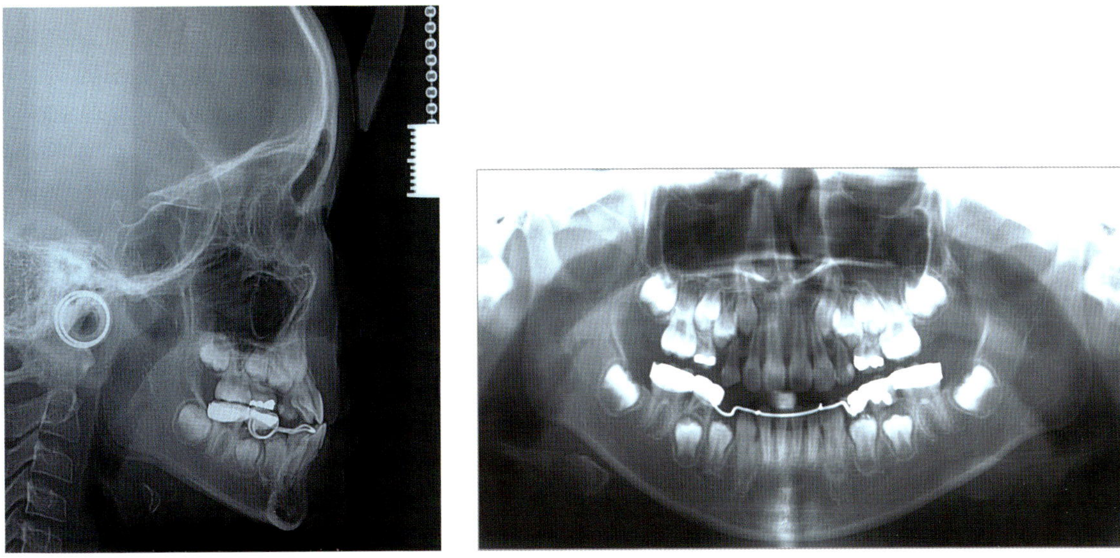

그림 8B. 초진 시 두부계측방사선사진 및 파노라마방사선사진

표 1. 치료 전후 두부계측방사선사진 계측치.

	Nom	Before Tx.	After Tx.
SNA (˚)	82.0	78.8	78.4
SNB (˚)	80.0	78.9	77.4
ANB (˚)	2.0	-0.1	0.9
Mandibular plane angle (˚)	25.1	28.8	30.4
Mx.1 to A-Pog (mm)	6.2	3.6	6.5
Md.1 to A-Pog (mm)	3.0	5.0	3.6
Mx.6 to PTV (mm)	12.1	8.8	6.0

골격성 부정교합은 경미하므로 일단 반대교합 개선과 상악 제1대구치의 후방이동에 의한 제1소구치 맹출 공간 확보를 치료 목표로 삼았습니다. 과거 가철성 장치의 실패 경험이 있었던 환자이므로 환자의 협조를 요구하지 않는 pendulum 장치를 사용하기로 하였고, 구치부의 후방이동과 전치부의 전방이동이 함께 일어나도록 전치부에 유도선을 추가하여 전치부의 반대교합 개선도 기대하였으며, 하악에서는 계속 lingual arch를 이용하여 space supervising을 하기로 하였습니다.

Pendulum 장치를 접착하고 상악 제1대구치의 후방이동과 악궁의 확장을 위한 확장나사의 작동을 동시에 시행하였습니다(그림 9). 치료 시작 3개월째 전치부 반대교합은 개선되었고, 치료시작 7개월째에 제1대구치의 후방이동이 충분히 이루어졌습니다. 따라서 유견치와 제2유구치에 고정되었던 wire를 제거하여 Nance holding arch 유형으로 디자인을 변형하고, 약 7개월간 더 유지한 이후 장치를 제거하였습니다.

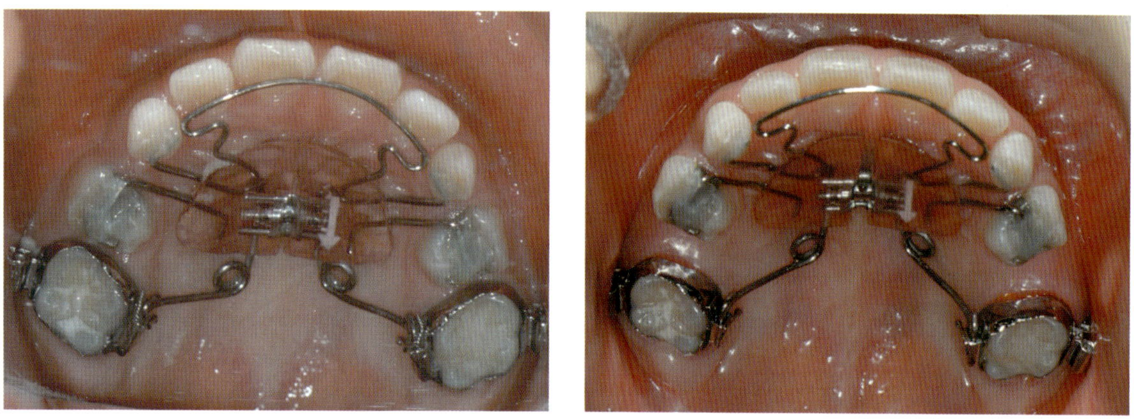

그림 9. Pendulum 장치에 의한 치료 전(좌), 치료 4개월째 상태(우).

치료 결과 상악 제1대구치는 경사이동을 동반한 후방이동이 일어나 제1소구치의 맹출을 위한 공간을 창출하였고, 상악전치부는 전방이동이 일어나 전치부 반대교합 개선에 도움이 되었습니다. 골격적 변화는 미약하지만 상악 구치부의 후방이동과 함께 정출이 발생하여 하악골은 후하방 회전하였습니다. 상악의 모델분석 결과 대구치간 폭경은 치료전보다 4mm 증가하여 구치부에서의 반대교합 개선에 도움이 되었으며, 반대교합의 개선으로 인해 하악의 우측 편위 현상도 제거되어 상하악 치열 중심선의 일치를 보였습니다(그림 10, 표 1).

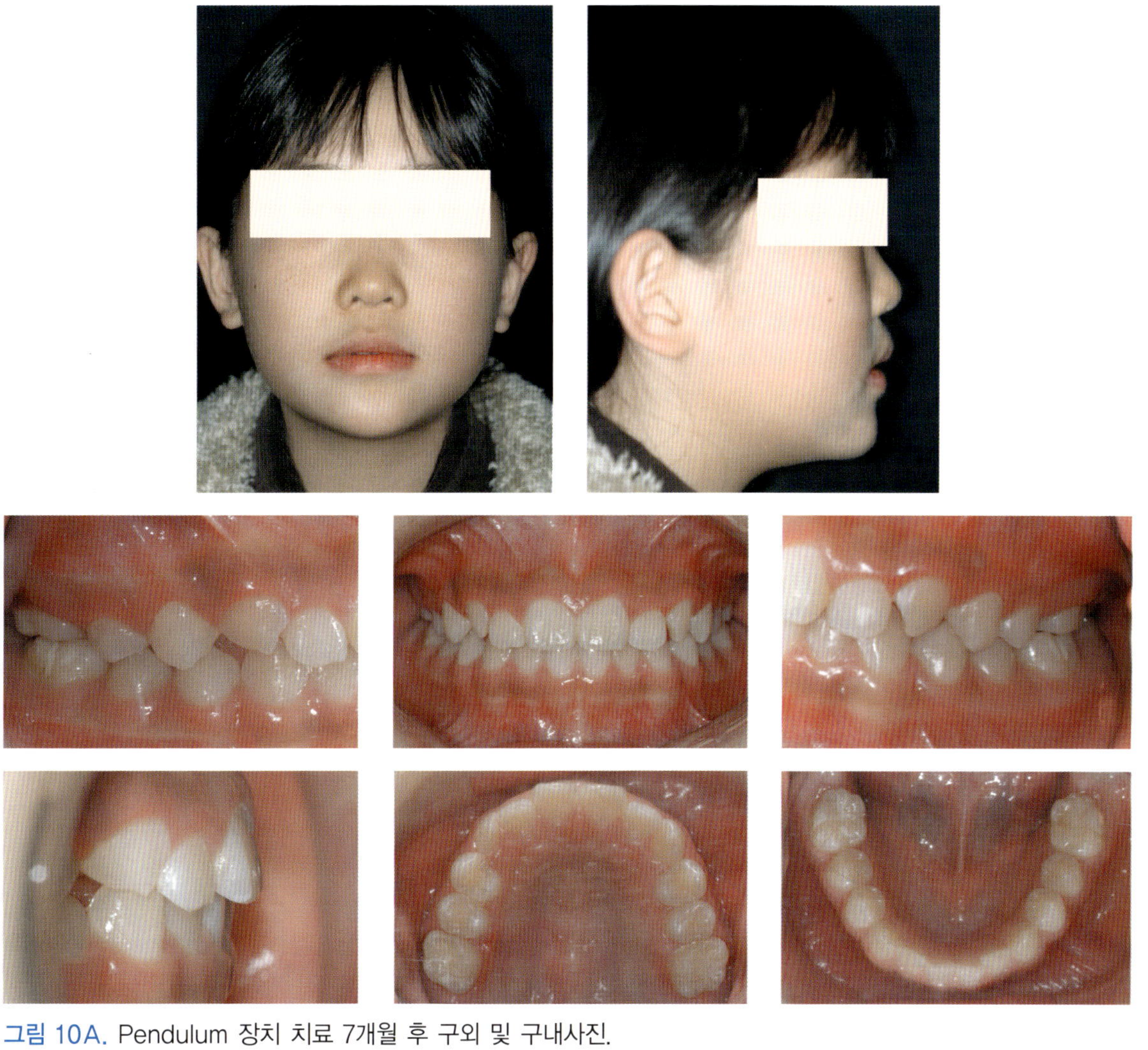

그림 10A. Pendulum 장치 치료 7개월 후 구외 및 구내사진.

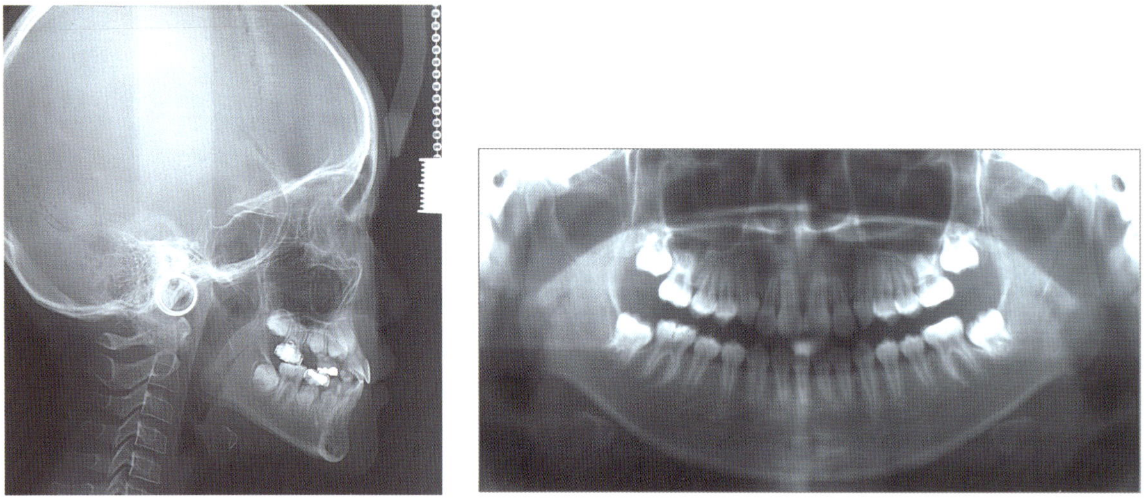

그림 10B. Pendulum 장치 치료 7개월 후 두부계측방사선사진 및 파노라마방사선사진

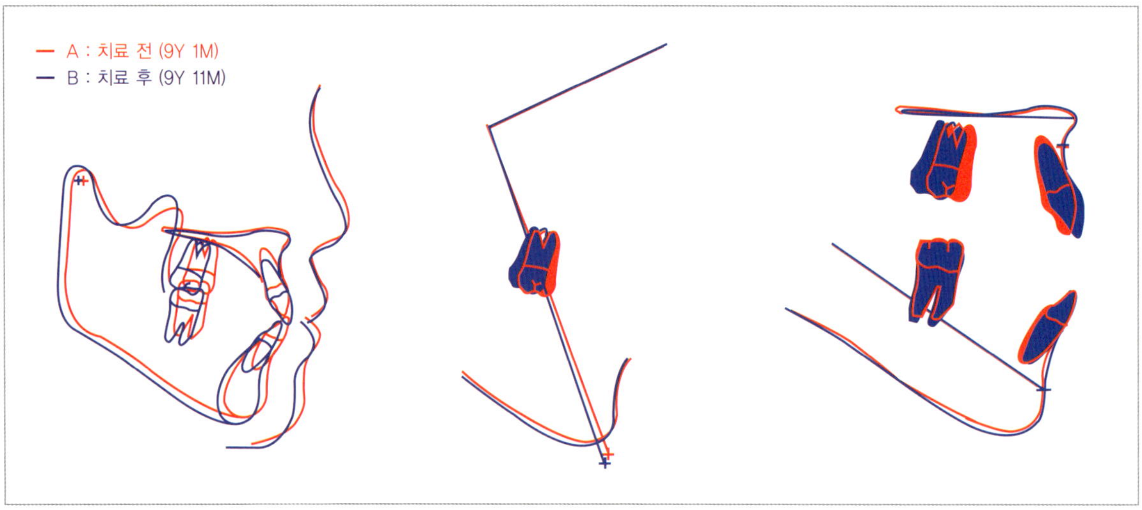

그림 10C. 치료 전후 두부계측방사선사진 중첩.

Pendulum 장치는 상악 대구치의 후방이동을 위한 간편하고 효율적이며 환자의 협조를 요구하지 않는 장치입니다. 또한 유도선의 추가, 고정원 치아의 수 조절, 의도적 유착술, miniscrew의 이용 등 디자인을 적절히 변경함으로써 전치부에서의 고정원 조절이 가능하며, 정중확장 나사를 통해 구치부에서의 확장도 어느 정도 기대할 수 있습니다. 따라서 상악 구치의 후방이동이 필요한 치성 II급 부정교합 환자는 Pendulum 장치의 좋은 적응증이 되리라 사료됩니다.

제 9장 Pendulum appliance with skeletal anchorage

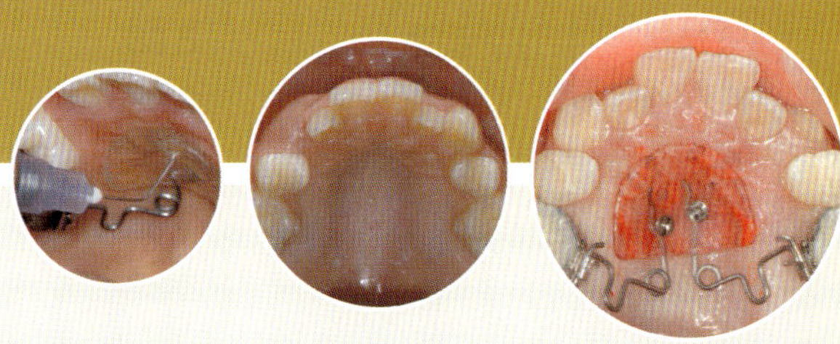

들어가며

이전 장에서는 일반적인 pendulum 장치의 작용 기전에 대한 소개와 전형적인 치료 증례를 소개하였습니다. 이번 장에서는 pendulum 장치의 일반적인 골격적 및 치아치조성 효과에 대한 선학들의 연구 결과를 정리하고, 이 장치의 부작용이라 할 수 있는 전치부와 측방치군의 근심이동을 방지하기 위하여 골성 고정원(skeletal anchorage)을 병용한 증례를 살펴보겠습니다.

Pendulum appliance의 효과

Pendulum 장치의 효과에 대한 이전의 많은 연구들 (Ghosh & Nanda, 1996; Byloff & Darendeliler, 1997; Bussick & McNamara, 2000) 중에서, 약간씩 상이한 부분도 있으나 대부분의 공통된 내용을 요약하면 다음과 같습니다(표 1).

1. 장치의 주된 효과는 상악 치열에 나타나지만, 입술이나 비순각의 변화와 같은 연조직에 미치는효과, 수직고경의 증가와 같은 골격에 미치는 효과에 대해서도 보고되고 있습니다.
2. 연구자들에 따라 그 양은 다르지만 공통적으로 상악 구치는 후방 이동되며, 보상적으로 고정원이 되는 소구치와 전치부의 근심이동이 나타납니다.
3. 전치부와 양측 소구치 혹은 유구치를 고정원으로 사용하고 제1대구치를 후방이동 시키는 일반적인 디자인에서, 평균적으로 치료에 의해 발생된 공간의 약 70%는 구치의 후방이동, 30% 정도는 전치부의 전방이동에 의한 것이며, 대구치는 약 10° 정도의 원심경사가 일어나고, 전치는 약간 순측경사가 발생됩니다.
4. 대구치간 폭경의 변화와 대구치의 정출 또는 압하에 대해서는 장치의 디자인이나 연구자들에 따라 의견이 다양합니다.
5. 제2대구치와 제3대구치의 맹출 유무에 따라 제1대구치의 후방 이동량에 차이가 있다는 의견과 없다는 의견이 있으나, Kinzinger 등(Kinzinger 등, 2004)에 의하면 인접 제2대구치와 제3대구치의 위치에 따라 제1대구치의 후방 이동량과 후방경사 정도가 다르다고 하였습니다. 실제 경험에 비추어 볼 때도 제2대구치가 맹출하여 제1, 제2대구치를 동시에 후방이동 시킬 경우에는 대구치의 후방이동 양은 더 감소하고, 그에 반해 전치부의 전방이동은 더 증가하는 것을 종종 관찰할 수 있습니다.
6. 안면 고경과 하악각이 약간 증가한다는 보고가 있으나 통일된 의견은 없습니다.

이상의 내용과 같이 일반적인 pendulum 장치로 치료할 때에는 고정원으로 작용하는 소구치와 전치부에서의 고정원 상실은 피할 수 없습니다. 그러나 증례에 따라서는 전방부에 최대의 고정원이 필요한 증례가 있으며, 이런 경우라면 골성 고정원(skeletal anchorage)이 유용하게 응용될 수 있습니다.

과거에 보철용 implant가 교정적 치아 이동의 고정원으로 pendulum 장치 증례에서 사용된 예도 있으나, 이번 장에서는 최근 교정 영역에서 보편적으로 사용되고 있는 미니스크류를 pendulum 장치의 Nance button을 통과하여 구개면에 식립하여 전방부 고정원을 보강하는 방법을 소개하겠습니다.

표 1. Pendulum appliance의 효과

	Bussick & McNamara (2000)	Ghosh & Nanda (1996)	Byloff & Darendeliler (1997)
Dentoalveolar effects			
제1대구치 후방 이동 (mm)	5.7	3.4	3.4
제1대구치 후방 경사 (°)	10.6	8.4	14.5
제1대구치 함입 (mm)	0.7	〉0.7	1.7
소구치 전방 이동 (mm)	1.8	2.6	1.6
Soft tissue effects			
상순 돌출 (mm)	0.6	0.3	
하순 돌출 (mm)	1.0	1.0	
Nasolabial angle 감소 (°)	2.5°		
Upper lip canting	2.0°		
Skeletal effects			
하악골 후하방회전 (°)	1°	1.1	0.4
하안면고경 증가 (mm)	2.2	2.8	

미니스크류 식립 과정

골성 고정원을 이용한 pendulum 장치에서는 통상적인 pendulum 장치 디자인에서 제1, 제2소구치의 교합면에 접착되는 occlusal rest와 확장스크류를 생략한 형태로 pendulum 장치를 제작합니다. Nance button에 미니스크류 식립을 위한 작은 구멍을 미리 형성하는데, 이때 구멍의 크기는 미니스크류의 직경보다는 크지만 head의 직경보다는 작아야만 Nance button을 구개면에 단단히 고정할 수 있습니다. Nance button을 관통할 미니스크류를 위한 구멍의 위치는 전후방적으로는 제1소구치 위치에 형성하며, 상악 교합면에서 바라보았을 때에는 미니스크류가 정중구개봉합에 직접 식립되지 않도록 중심선으로부터 각각 2mm 가량 측방으로 위치해야 합니다(그림 1).

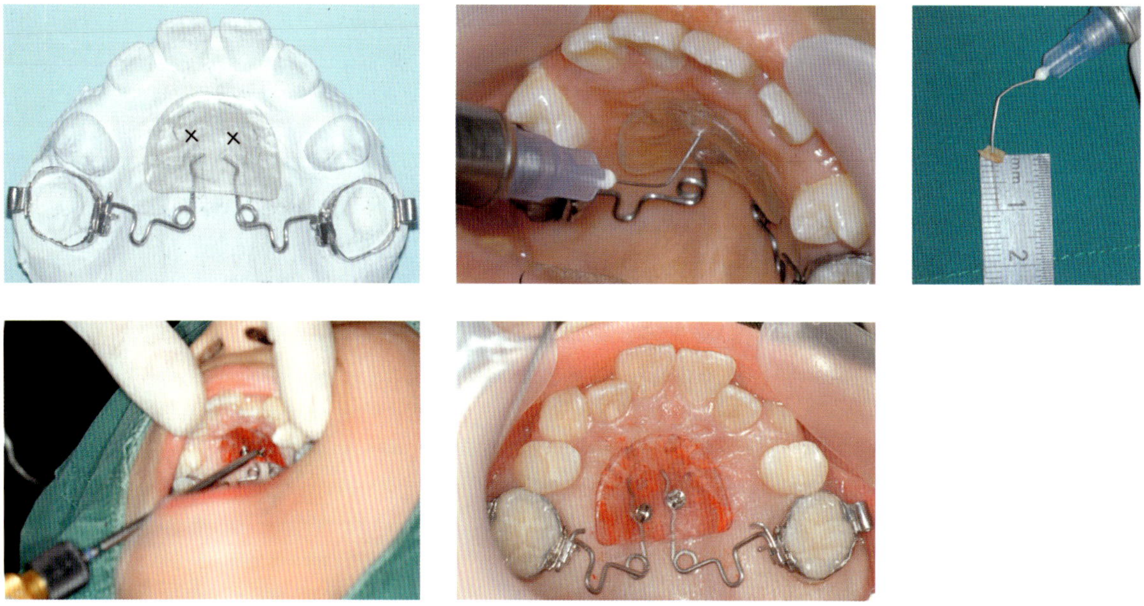

그림 1. 미니스크류를 이용하여 pendulum 장치를 구개면에 고정하는 과정.

Nance button에 2개의 구멍이 형성된 pendulum 장치를 TMA 스프링이 활성화되지 않은 상태로 구강내에 수동적으로 적합시킵니다. 구멍을 통하여 국소마취를 시행하며, 개인에 따라 구개측 부착 치은의 두께가 차이가 나므로, 마취시에 근관 치료용 파일의 stop을 마취용 needle에 끼워 연조직의 두께와 Nance button의 두께를 동시에 측정하면 미니스크류의 길이를 선택하는데 도움이 됩니다. 보통 연조직 두께와 Nance button의 두께가 있기 때문에, 일반적으로 사용하는 길이보다 긴 10mm 정도의 미니스크류를 선택하는 것이 좋습니다. 통법대로 미니스크류를 식립하고, 식립 후 환자의 불편감 감소를 위해서 10일 후 pendulum spring을 구강내에서 직접 활성화 시킵니다. 미니스크류가 식립될 위치를 정할 때 주의할 점은 미니스크류 사이의 간격이 넓을수록 역학적으로는 안정성이 증가되지만, 측방으로 소구치에 근접할수록 구개면과 상악동과의 거리가 가까워져 상악동이 천공될 위험이 커지고, 또한 골 두께가 감소하기 때문에 골 지지도 적어진다는 것입니다. 미니스크류의 위치가 너무 전방에 식립되거나, 구개평면에 대해 평행하게 즉, 미니스크류의 tip이 지나치게 전방을 향하도록 식립되면, 골 지지면적은 증가될 수 있지만, nasopalatal canal을 관통하여 nasopalatal nerve에 손상을 가하거나 또는 중절치 치근에 손상을 가할 수도 있으므로 피해야 합니다. 또 구개평면에 대해 지나치게 수직방향으로 식립하면 골 지지면적도 작아지고 nasal floor로 천공될 가능성이 있습니다. 그러나 Wehrbein 등(Wehrbein 등, 1999)은 실제 nasal crest는 방사선에서 보이는 위치보다 2mm가량 상방에 있음을 보고하여 실제로 nasal floor로의 천공 위험은 생각보다 크지 않다고 하였고, 골 표면에 대해서 직각으로 식립하는 것을 추천하였습니다(그림 2).

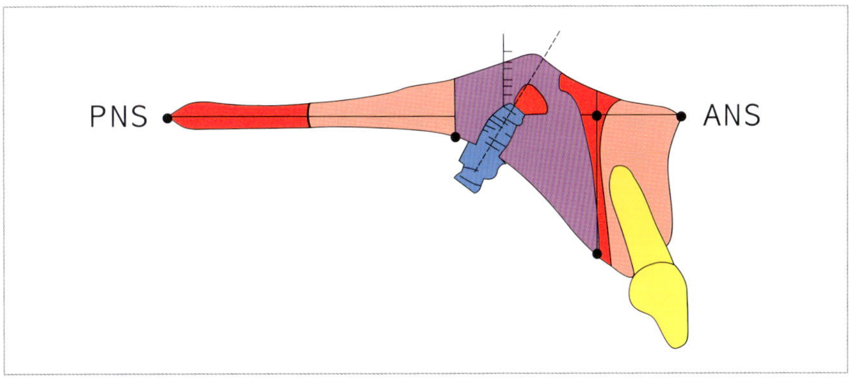

그림 2. 미니스크류나 임플란트와 같이 골성 고정원을 이용할 때 구개부 전방부의 주변 해부학적 구조물과의 관계를 고려해야 함(인용: Wehrbein H, Merz BR, Diedrich P. Palatal bone support for orthodontic implant anchorage: a clinical and radiological study. Eur J Orthod 1999;21:65–70).

증례

상악 견치가 나올 자리가 없다는 것을 주소로 내원한 11세 9개월 된 남자 환자로 특이할 만한 과거 병력은 없었습니다. 구외 소견으로 직선형 측모를 보였으며(그림 3), 구내 소견으로 상하악 전치부 총생, 상악 구치부의 전방이동으로 인한 Angle II급 구치관계, 상악 좌우측에서 peg lateralis가 관찰되었고, 특징적으로 제1대구치의 근심구개측 회전을 동반한 근심경사와 제1소구치의 근심협측회전으로 인한 상악 좌우측 제2소구치의 맹출 공간 소실과 전치부의 부분적인 반대교합 소견이 관찰되고 있었습니다(그림 4).

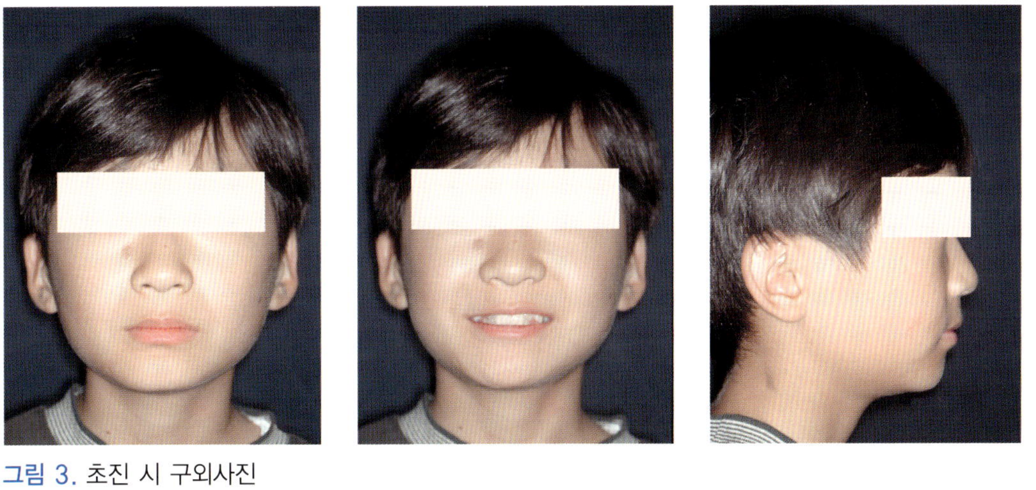

그림 3. 초진 시 구외사진

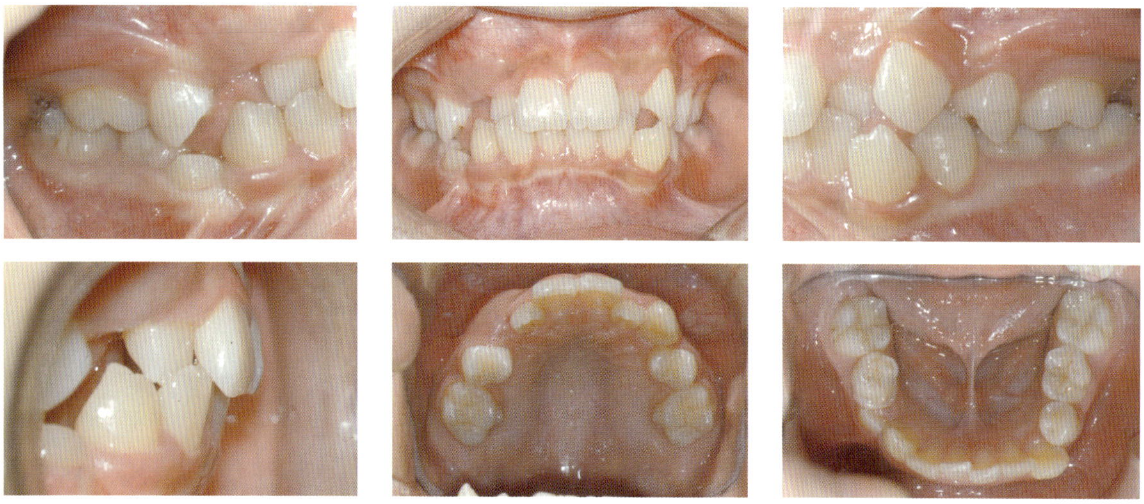

그림 4. 초진 시 구내사진.

파노라마방사선사진 소견으로 상하악 전치의 치근 형태가 좋지 않으며, 하악 우측 제2유구치의 치근의 undermining resorption이 관찰됩니다. 또한 상악 좌우측 제1대구치는 근심경사 되어 제2소구치의 맹출 공간이 완전히 소실되어 있습니다(그림 5). 두부계측방사선사진 분석 결과 골격적인 I급 관계를 보이고 있었고, 수평성장 경향을 가지고 있었습니다(표 1).

진단은 수평성장 경향의 골격적 I급 관계, 상악 좌우측 제2소구치의 맹출공간이 소실되어 있는 Angle II급 환자로 진단되었고, 치료 목표는 상악 좌우측 제2소구치의 맹출 공간 확보를 위해 제1대구치를 후방이동 시키는 것으로 세웠습니다.

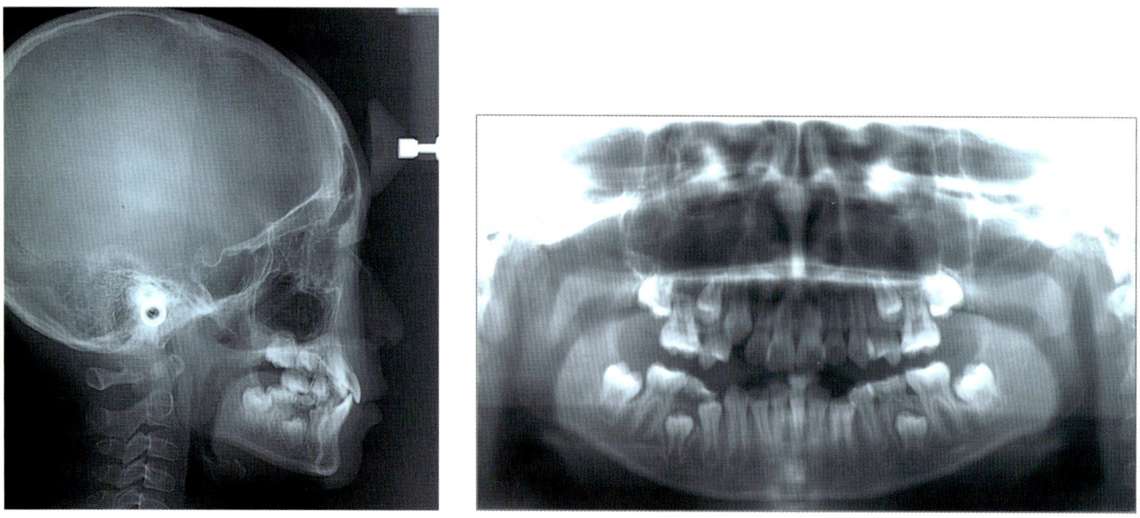

그림 5. 초진 시 두부계측방사선사진 및 파노라마방사선사진

이를 위해 pendulum 장치가 계획 되었으며, pendulum 장치의 사용으로 인해 상악 제1소구치가 전방이동할 경우 상악 우측 견치의 맹출 공간이 소실되는 부작용이 발생할 수 있으므로, 치아를 고정원으로 사용하지 않고 pendulum 장치의 Nance button에 미니스크류를 2개 식립하여 전방부에서 absolute anchorage가 되도록 계획하였습니다. 제1소구치의 occlusal rest와 Nance button에 확장 스크류가 생략된 pendulum 장치에 직경 2mm, 길이 12mm의 미니스크류가 2개 식립되었습니다(그림 6A). 하악에서는 하악 제1대구치의 근심이동 방지 혹은 약간의 후방이동을 도모하기 위하여 lip bumper를 장착하였습니다(그림 6B). Lip bumper는 하악 제1대구치에서 전치부 전방으로 구강 전정을 지나는 wire와 전방부에서 wire를 덮는 레진으로 구성되며 입술 힘에 의해 하악 구치부에 후방력을 가하는 장치입니다.

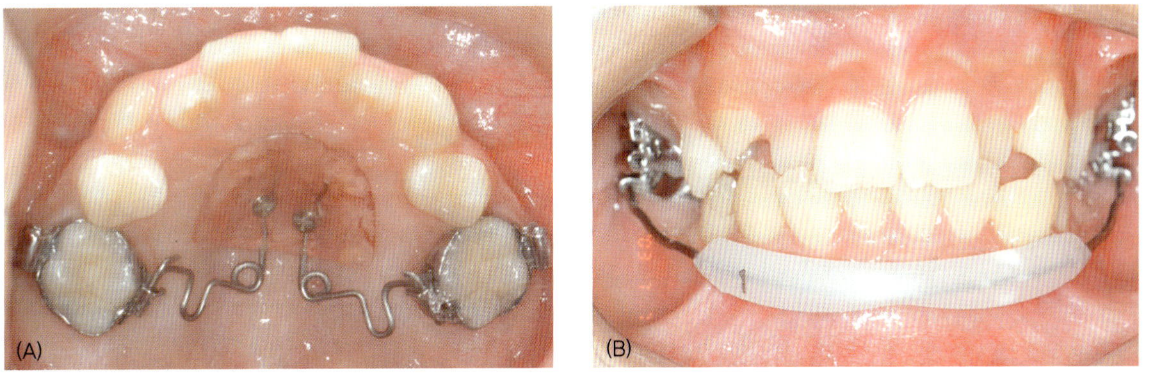

그림 6. Pendulum 장치에 미니스크류를 이용하여 고정원 보강(A). Lip bumper(B)

Pendulum 장치는 12개월 후 제거되었고, 상악 좌우측 제2소구치의 맹출 공간이 상당히 많이 확보되었습니다. 치료 결과 상악 제1대구치는 약 11mm의 원심 경사이동이 일어났고, 수직적으로 약간의 정출이 일어났습니다.

상악 전치부의 총생이 자연적으로 해소되면서 상악 중절치는 약간의 설측이동을 보여주었습니다. 하악의 lip bumper에 의해 하악 구치 역시 약간의 후방이동이 관찰되었고 하악 전치는 약간 전방경사 되었습니다. 골격적으로 SNB는 약간 감소되었고, 하악평면각은 증가하였습니다(그림 7~9, 표2).

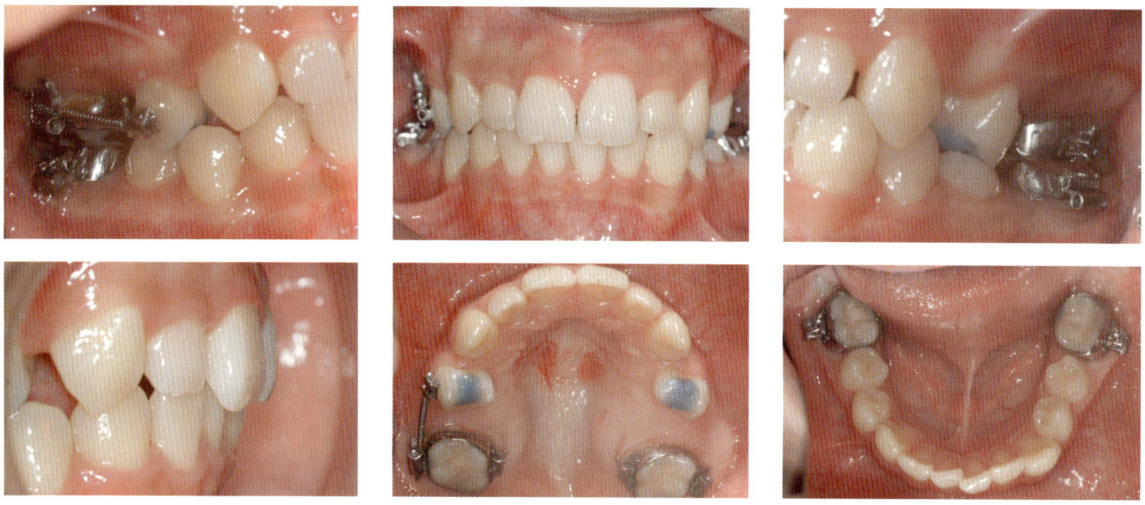

그림 7. 치료 후 구내사진

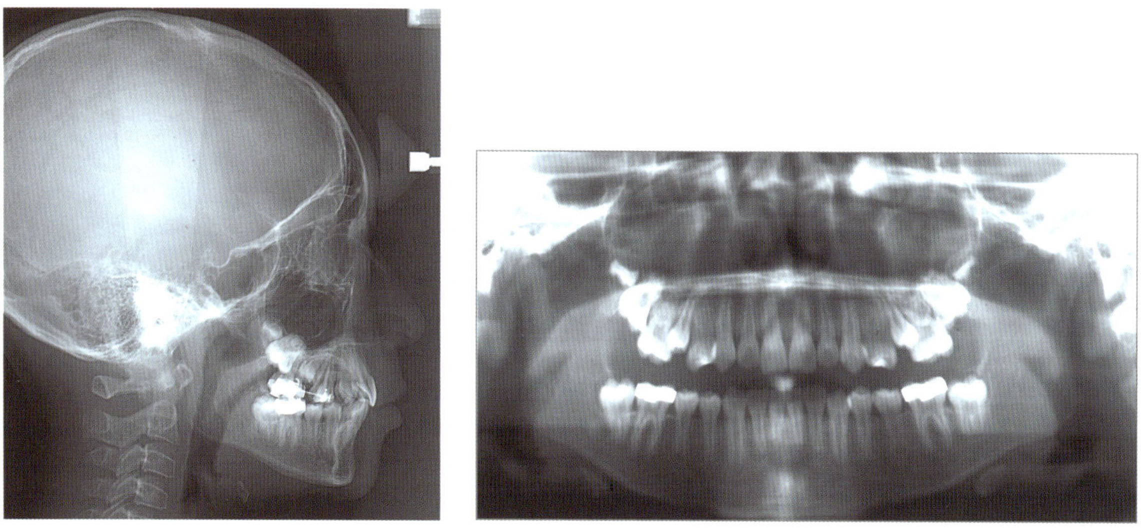

그림 8. 치료 후 두부계측방사선사진 및 파노라마방사선사진

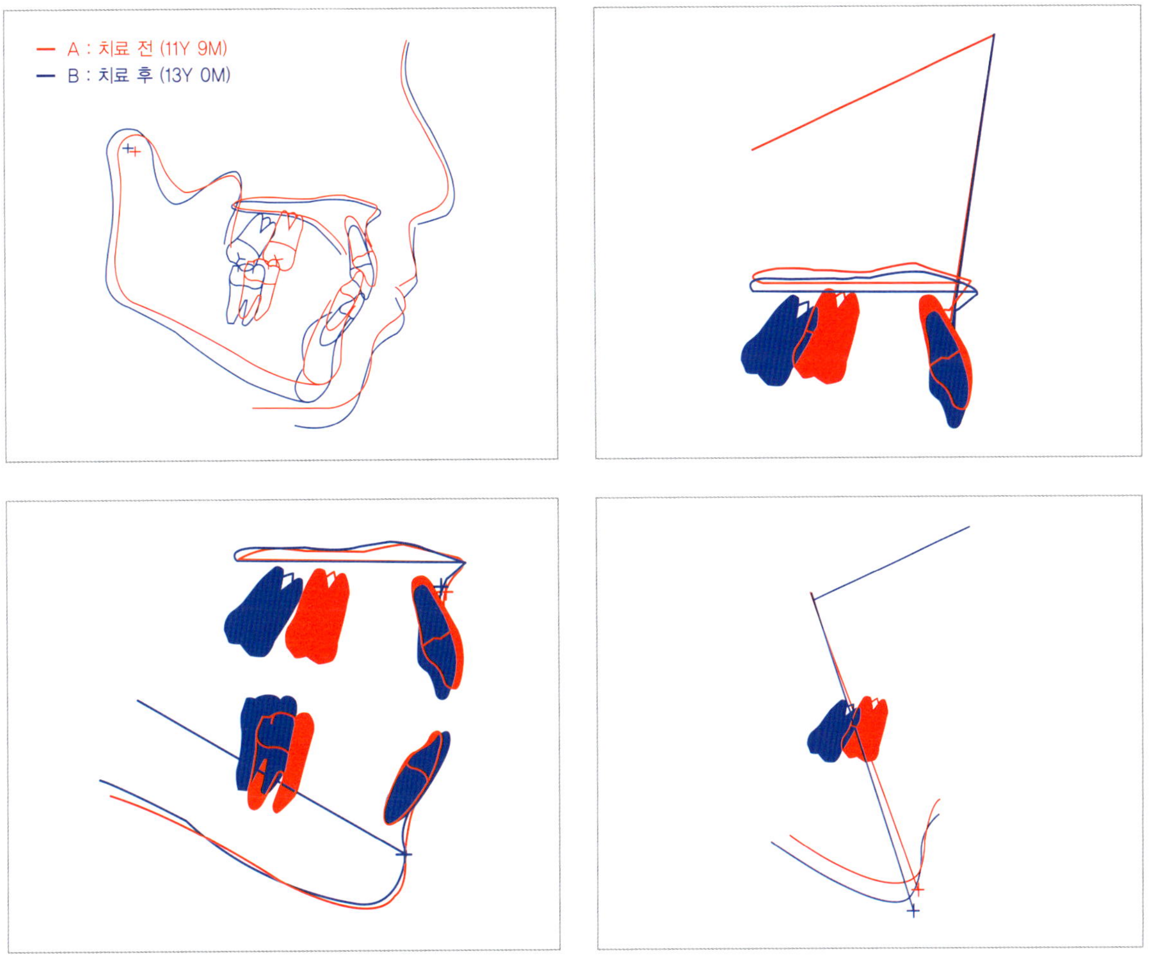

그림 9. 치료 전 후 두부계측방사선사진 중첩

표 2. 치료 전후 두부계측방사선사진 계측치

Variables	Norm	Before treatment	After treatment
SNA (°)	82.0	76.1	75.9
SNB (°)	80.0	74.7	73.5
ANB (°)	2.0	1.4	2.4
Mandibular plane angle (°)	24.4	24.1	28.1
Mx.1 to A-Pog (mm)	6.2	5.7	5.3
Md.1 to A-Pog (mm)	3.0	1.4	4.2
Mx.6 to PTV (mm)	14.7	12.5	1.5

이전의 연구들을 보면 통상적인 pendulum 장치 사용시 약 30% 가량의 고정원 소실에 의한 소구치 및 전치부의 전방이동이 보고되었으나, 본 환자에서는 미니스크류를 이용한 absolute anchorage를 통해 전치부는 전혀 전방으로 이동하지 않았고, 오히려 총생 해소와 함께 약간의 후방이동이 관찰되었습니다.

상악 구치의 후방이동이 필요한 증례에서 환자의 협조를 요구하지 않는 pendulum 장치는 비교적 간편하고 효율적인 장치이지만, 치아를 고정원으로 사용할 경우 치아치조성 이동에 대해 반드시 고려해야만 합니다. 치성 고정원을 얻기가 어려운 경우에는 위 증례와 같이 미니스크류를 적절히 사용한다면 pendulum 장치를 사용하면서 발생되는 소구치와 전치부에서의 전방 이동 같은 부작용도 충분히 예방할 수 있을 것으로 사료됩니다.

제 10장 Magnetic Distalizing System

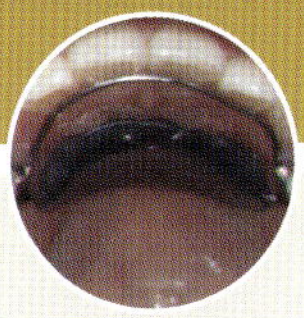
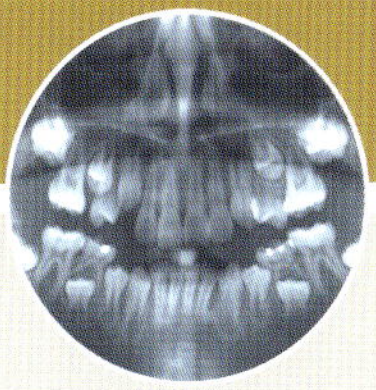
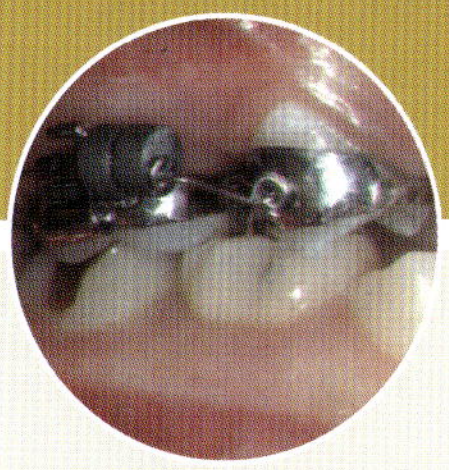

들어가며

제8장, 제9장에서는 일반적인 pendulum 장치와 skeletal anchorage를 이용한 pendulum 장치의 설계 및 임상적 적용에 대해 알아보았습니다. Pendulum 장치는 효과가 신속하게 나타나고, 환자의 협조도를 요구하지 않는다는 점에서 많은 장점이 있으나 이 한 가지 방법으로는 다양한 임상적 상황에 대처할 수 없는 경우가 많습니다. 이번 장에서는 구치부를 원심으로 이동시키는 다양한 방법 중 자석을 이용한 상악 구치부의 원심이동 방법에 대해서 알아보겠습니다.

Magnetic Distalizing System 이란?

교정적 치아이동을 위해 samarium cobalt magnet을 사용한 사례는 이미 1978년 Dr. Cerny (Cerny, 1978)로 거슬러 올라갑니다. 자석의 생체 반응성에 대해서는 아직 많은 연구가 이루어지지 않았으나 초기 선학들의 연구에 의하면 이러한 자기력을 사용할 때, 이동되는 치아의 동요도가 최소화되며 따라서 환자의 불편감이 최소화된다는 점에 공통적인 의견을 보이고 있습니다.

일반적인 치아 동요도의 원인은 통상적인 교정력을 사용할 때 골흡수가 침착보다 더 빨리 발생되기 때문으로 생각되고, 그런데 이러한 자기장력을 치아 이동에 이용할 때는 osteogenic rate를 활성화시켜 치아 동요도가 감소하고, 따라서 일반적인 교정력보다 약한 힘으로도 치아 이동이 신속하게 이루어지며 이에 따른 고정원의 부담도 줄어드는 것으로 보고되고 있습니다. 즉, 실험적 연구에서 장골의 골절 치료시 전자기장이 효과를 발휘한 것과 같이 치아이동에서도 이와 유사한 현상이 일어나는 것으로 생각됩니다.

장치의 구성과 고정원의 보강

장치는 기본적으로 두 개의 자석으로 구성되며, Magneforce, Ormco Co., Orange, CA과 같이 소형화하여 임상의가 쉽게 사용할 수 있도록 상품화되어 있는 자석도 있습니다. 그리고 두 자석을 연결하면서 올바른 방향으로 치아가 미끄러져 이동할 수 있도록 guiding rail 역할을 하는 와이어 등으로 구성됩니다.

통상적인 pendulum 장치와 같이 연조직 고정원의 역할을 하는 Nance button을 추가하거나 0.9mm 교정용 호선을 전치부 구개면에 설계합니다(그림 1). 특히 전치부 고정원 소실이 우려될 때에는 야간에 II급 고무줄을 착용할 수도 있습니다. 경우에 따라서는 상하악 구치부의 교합이 긴밀할 경우 교합력에 의해 구치부 원심이동이 방해될 수 있으므로 교합의 간섭없이 효율적으로 구치가 원심이동되도록 전치부에 바이트블록을 해주어야 하는 경우도 있습니다.

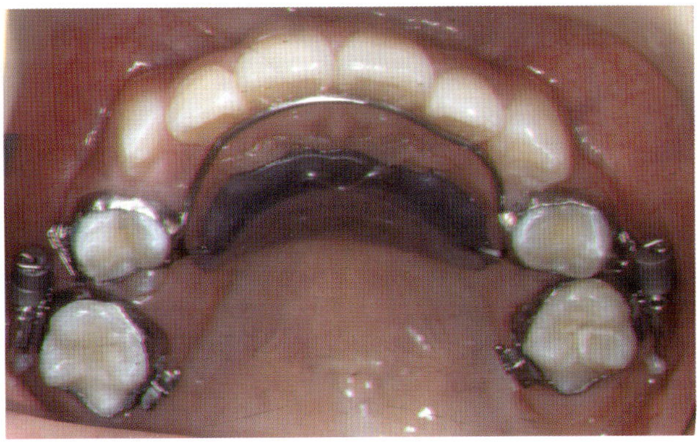

그림 1. 고정원 보강을 위해서 Nance button과 0.9mm 교정용 호선을 구개면에 장착한 상태.

장치의 효과

자석의 힘/거리 관계는 쌍곡선 형태로 나타납니다(그림 2). 즉, 힘은 거리의 제곱에 반비례하고, 따라서 초기 자석이 접촉하고 있을 때 발생되는 척력이나 인력은 두 자석의 거리가 멀어지면서 힘은 급격히 감소되거나, 급격히 증가됩니다. Hoel & Bauldhau (1991)에 의하면, 두 자석이 접촉시 225g의 힘을 발생하던 것이 두 자석의 거리가 1mm 멀어지면 힘이 75g으로 감소되고, 2mm 멀어지면 40g, 3mm 멀어지면 20g으로 감소된다고 하였습니다. 이런 장치에 의한 평균적인 치아의 이동 속도는 증례에 따라 차이가 있으나 대개 0.75~1.5mm/month이고, 통상 3~6개월 내에 II급 구치관계가 개선되는 것으로 보고되고 있습니다.

장치에 의해 발생되는 공간은 구치의 원심 이동과 전치의 순측 이동에 의한 것으로 그 비율이 선학들의 논문에 따라 약간의 차이가 있으나 대략 2:1의 비율인 것으로 보고되고 있습니다.

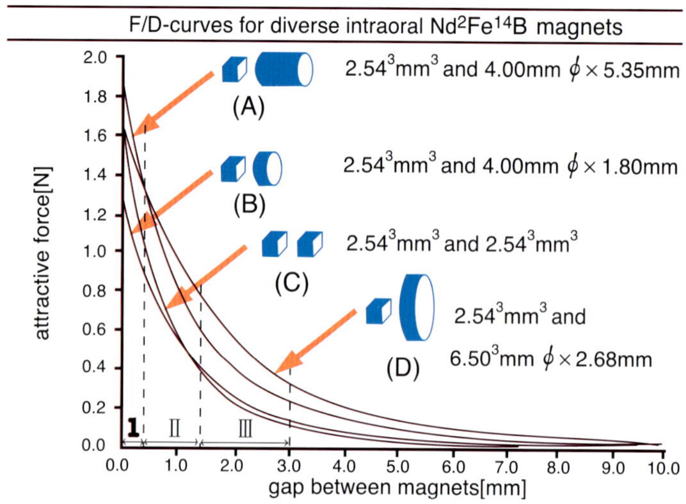

그림 2. 두 자석 사이에서 거리에 따른 힘의 크기변화를 보여주는 그래프(인용: Nanda R, 박영철, 황현식, 최광철 역. 임상교정생역학 Biomechanics in Clinical Orthodontics).

장치의 활성화

제1대구치의 튜브에 Magneforce™의 원심측 와이어를 삽입하고, 환자의 불편감을 없애기 위해 튜브의 원심쪽 3mm 정도에서 cinch 합니다. 자석의 근심측 와이어는 제1소구치 브라켓에 결찰합니다. 고정된 두 개의 자석이 튜브와 긴밀히 접촉하도록 한 상태에서 근심측 와이어의 helix를 제1소구치와 결찰합니다. 두 개의 자석을 고정시키고 있는 clamp를 제거하면, 두 자석 사이의 척력에 의해 교정력이 발휘되기 시작합니다. 활성화 간격은 통상 3~4주가 적당합니다.

증례

상악 제2소구치의 맹출 공간 부족을 주소로 외부 병원으로부터 의뢰된 10세 8개월된 남환입니다. 3년 전 개인 치과의원에서 상악에 가철성 장치와 구외장치(Headgear)를 이용하여 공간 확보를 시도하였으나, 환자의 협조도 부족 등의 이유로 치료가 중단되고 실패한 경험이 있었습니다.

안모는 양호하였고, 구내 소견상 상악 양측 제2유구치의 조기 상실로 인하여 상악 양측 제1대구치는 근심구개측회전과 근심으로 이동되어 II급 구치관계를 나타내고 있으며, 양측 제1소구치는 근심협측회전을 보이고 있었습니다(그림 3). 상악 양측 제2소구치의 맹출 공간 부족이 관찰되었습니다. 하악에는 경도의 총생이 있으나 leeway space를 고려할 때 공간 부족은 크게 없는 것으로 판단되었습니다. 파노

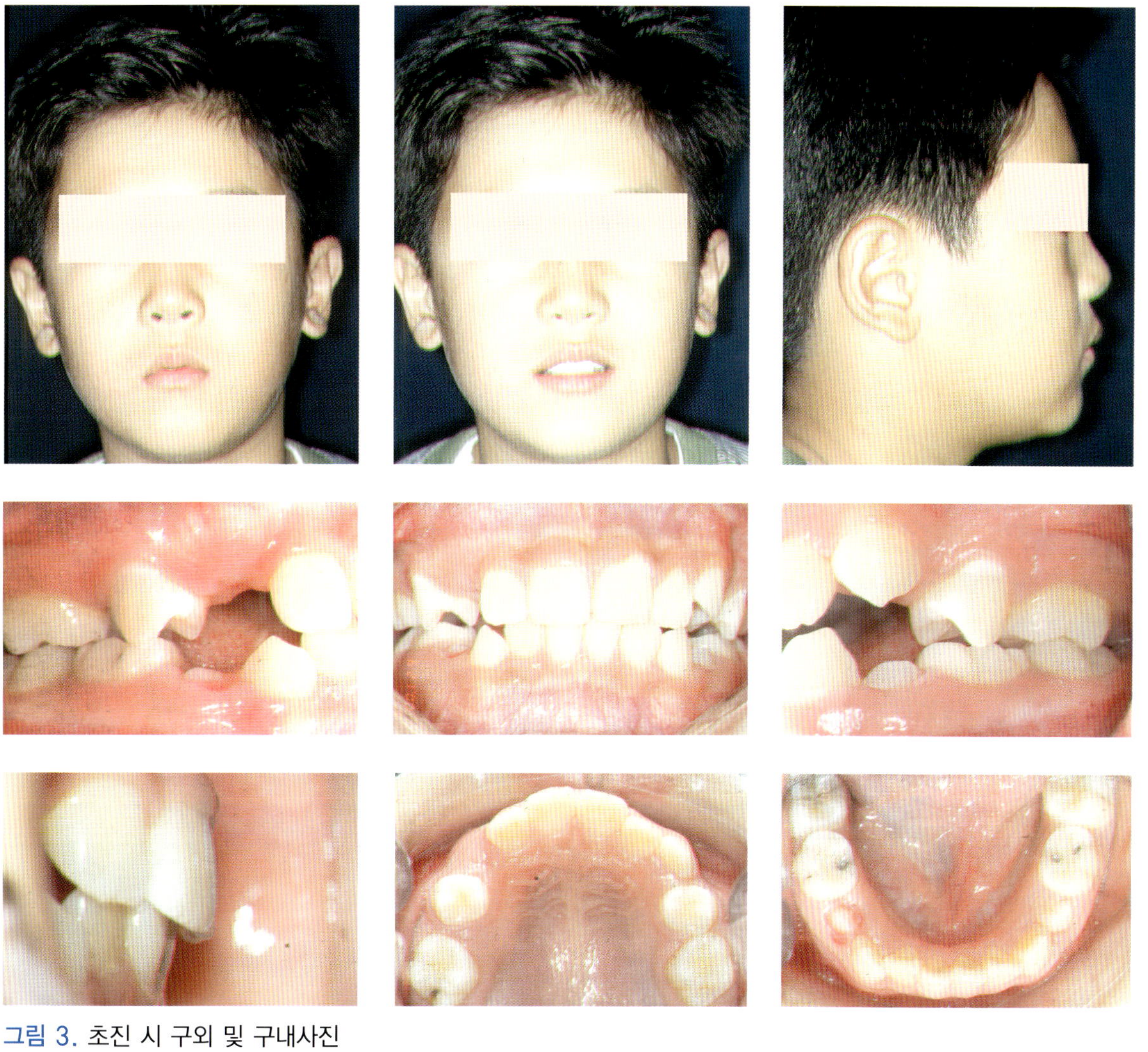

그림 3. 초진 시 구외 및 구내사진

라마방사선사진에서도 상악 제2소구치의 맹출 공간 부족이 관찰되며, 양측 제2대구치의 형태가 이상하게 보이지만, 방사선 촬영 확대에 의한 것으로 기형치나 거대치는 아닌 것으로 판단되었습니다. 두부계측방사선사진에서 전후방적으로 골격성 I급 관계, 수직적으로 정상적인 성장 경향을 보이고 있었습니다(그림 4, 표 1). 이상을 종합하여 골격성 I급 관계로 양호한 성장 경향을 보이고 있으며, 상악 구치의 근심이동에 의한 치성 II급 환자로 진단되었습니다.

치료 계획은 환자의 안모가 양호하여 비발치 치료를 계획하였고, 이를 위해 상악 양측 제1대구치의 회전 조절과 후방이동에 의한 제2소구치의 맹출공간을 확보하기로 하였습니다. 이전의 가철성 장치가 협조 문제로 실패한 기왕력을 고려하여, 환자의 협조를 요구하지 않는 장치가 필요하였고 힘의 원천으로 자석을 이용하기로 하였습니다.

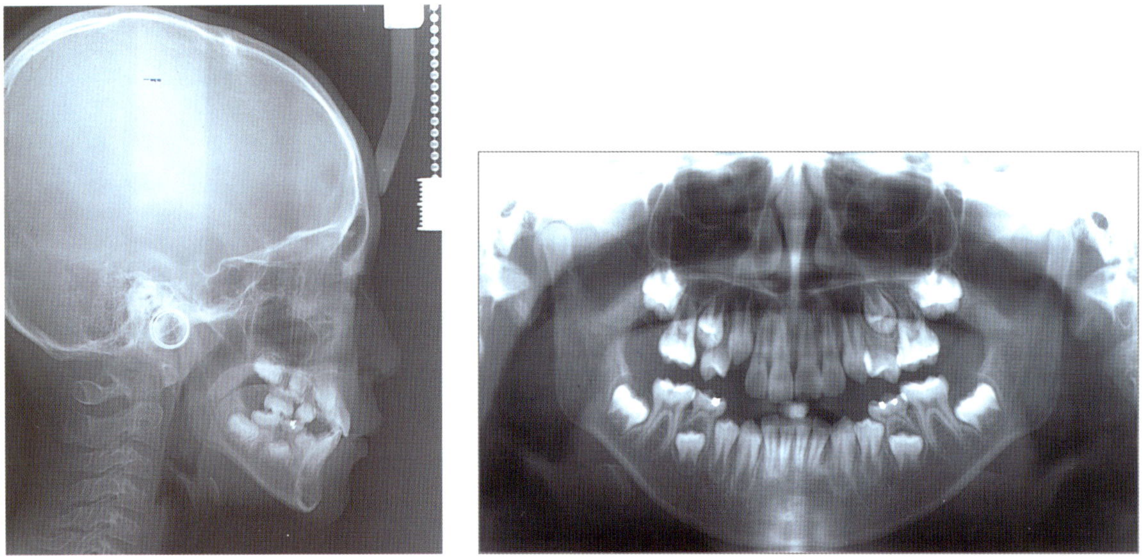

그림 4. 초진 시 두부계측방사선사진 및 파노라마 방사선사진

표 1. 치료 전·후 및 유지 기간 시 두부계측방사선사진 계측치

Variables	Norm	Before treatment	After treatment	Post-retention 1.3 year
SNA (°)	82.0	79.5	81.9	82.0
SNB (°)	80.0	76.9	77.8	78.1
ANB (°)	2.0	2.6	3.9	3.9
Mandibular plane angle (°)	24.9	28.9	29.4	28.2
Mx.1 to A-Pog (mm)	6.2	6.2	10.3	9.0
Md.1 to A-Pog (mm)	3.0	2.6	6.6	6.8

상악 양측 제1소구치에 밴딩을 하고 구개주름(palatal rugae) 부위에 위치한 Nance 형의 resin plate와 상악 전치부의 구개면에 접촉하는 lingual arch로 고정원을 보강하였습니다. 제1대구치와 제1소구치 사이에 Magneforce™를 위치하여 고정시키고 자석의 척력을 이용하여 제1대구치에 원심력을 가하였습니다. 매 1개월의 내원시마다 두 자석이 긴밀히 접촉될 수 있도록 재결찰을 하여 지속적인 힘이 발휘하도록 하였습니다(그림 5A, B). 치료시작 9개월 후에 제2소구치의 맹출을 위한 공간이 충분히 확보되었고, 제2소구치의 맹출 이후, 일반적으로 사용되는 고정식 교정장치를 통해 치료를 마무리하였습니다. 총 치료기간은 대구치 후방이동 9개월, 치열의 배열과 마무리에 12개월이 소요되었습니다(그림 5C).

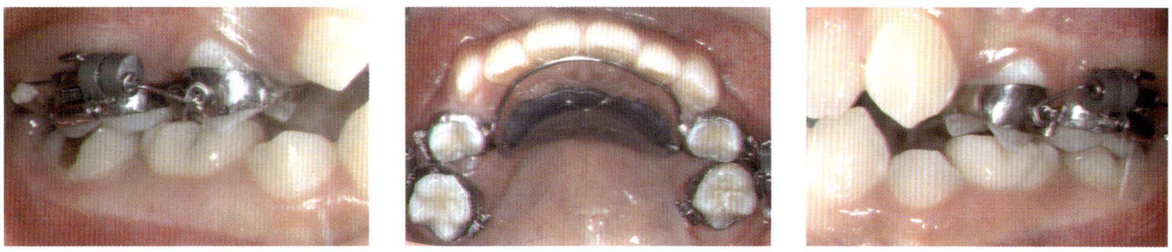

그림 5A. Magneforce™ (Ormco Co., Orange, CA)를 구강내에 장착한 모습.

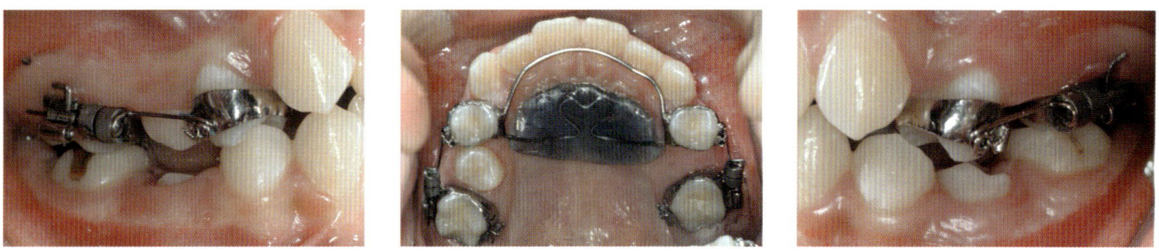

그림 5B. 치료시작 8개월 째 구내사진.

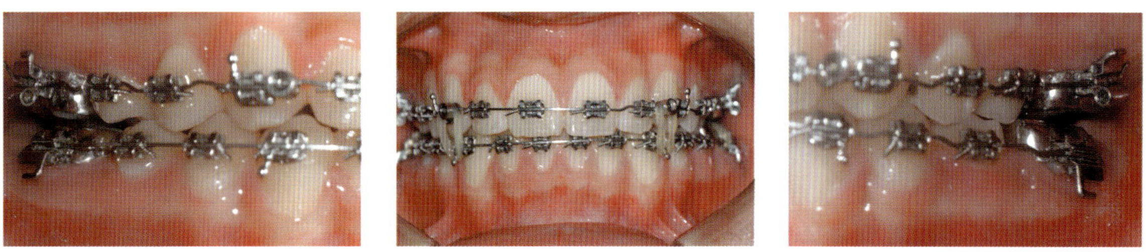

그림 5C. 고정식 교정 장치 이용하여 치료 중인 구내 사진.

치료 결과, 상악 제2소구치는 정상적으로 맹출하여 좋은 교합관계로 배열되었고, 정상적인 구치 전치 관계를 이루며 정상교합으로 개선이 되었습니다 (그림 6). 두부계측방사선사진 중첩에서 상악 제1대구치의 후방이동에 의해 양호한 I급 구치관계가 되었으나, 고정원 소실로 인한 상악 전치부에서의 약간의 전방 경사이동도 관찰됩니다(그림 7, 8). 치료기간 동안 하악의 성장이 잘 따라주지 않아 약간 볼록한 안모로 변한 점은 아쉽습니다. 치료 종료 후 15개월째 내원 시에도 전치부와 구치부의 교합은 잘 유지되고 있었습니다(그림 9, 10).

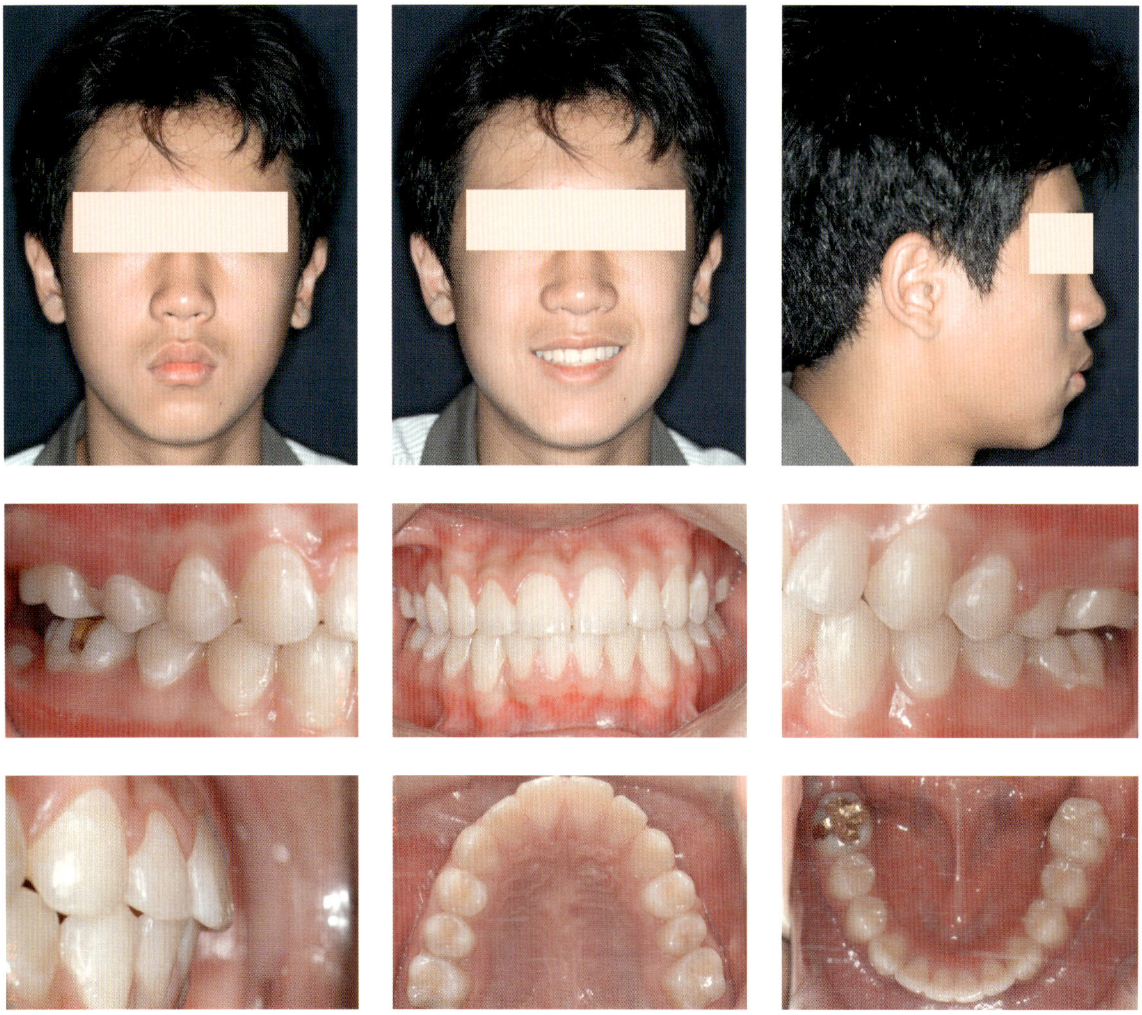

그림 6. 치료 후 구외 및 구내사진.

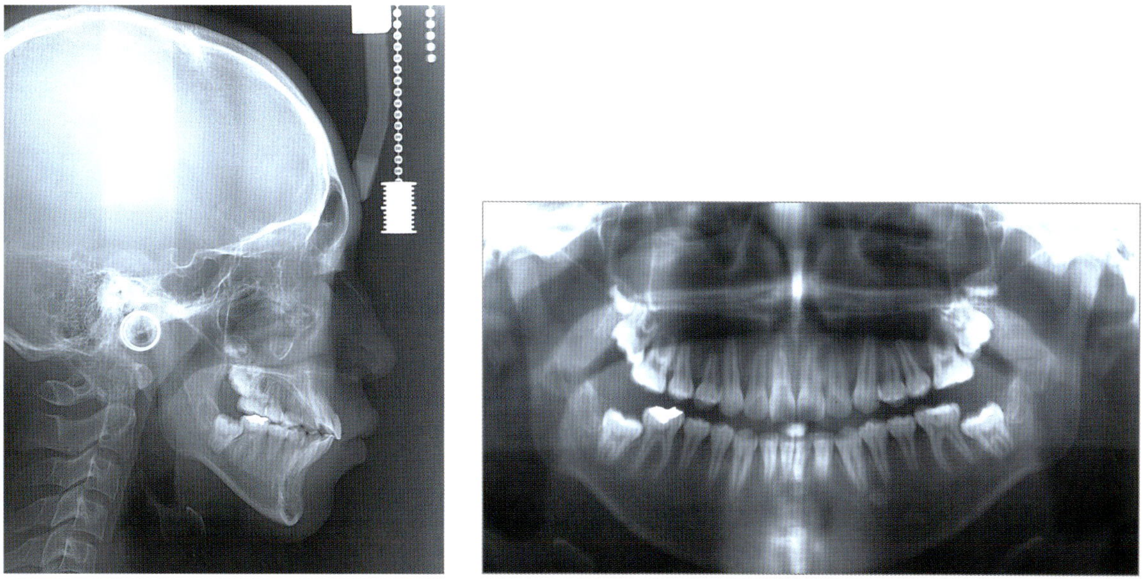

그림 7. 치료 후 두부계측방사선사진 및 파노라마방사선사진.

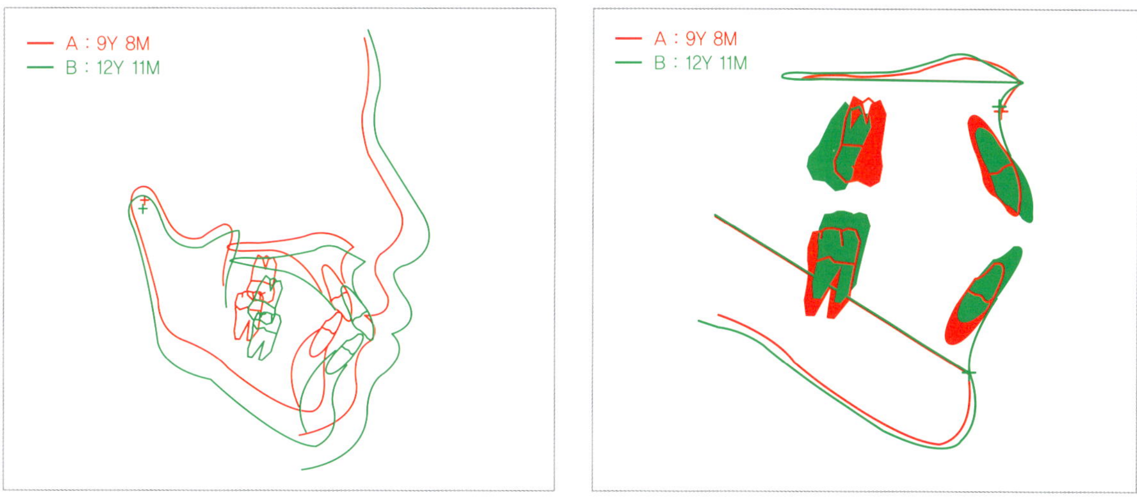

그림 8. 치료 전(A)과 치료 후(B) 두부계측방사선사진 중첩.

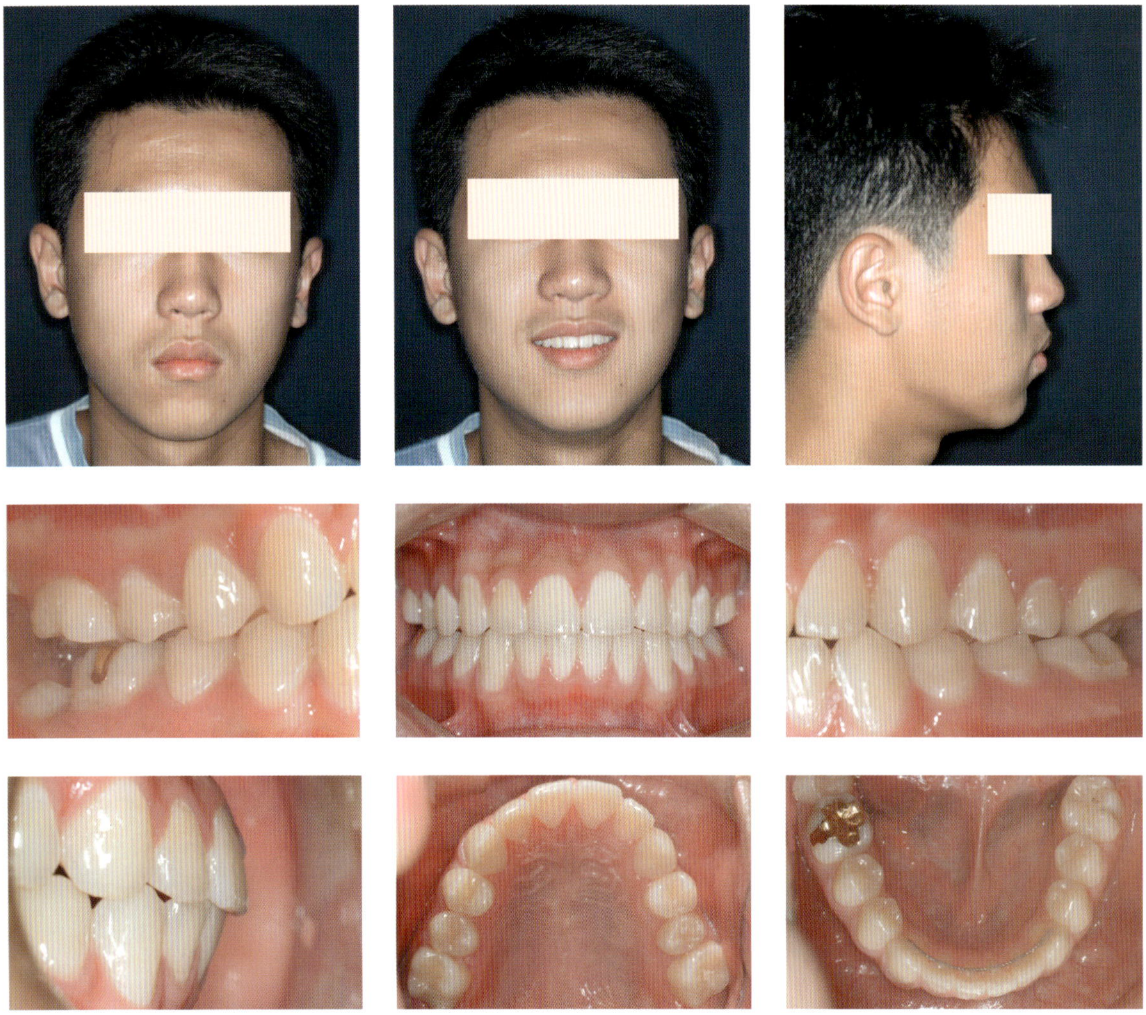

그림 9. 치료 종료 후 15개월째 구외 및 구내사진.

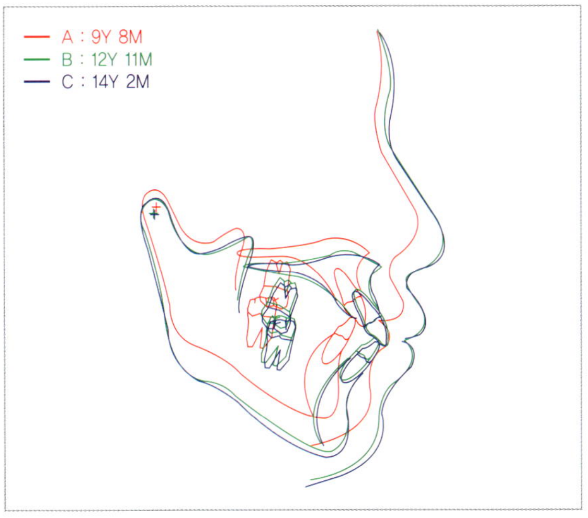

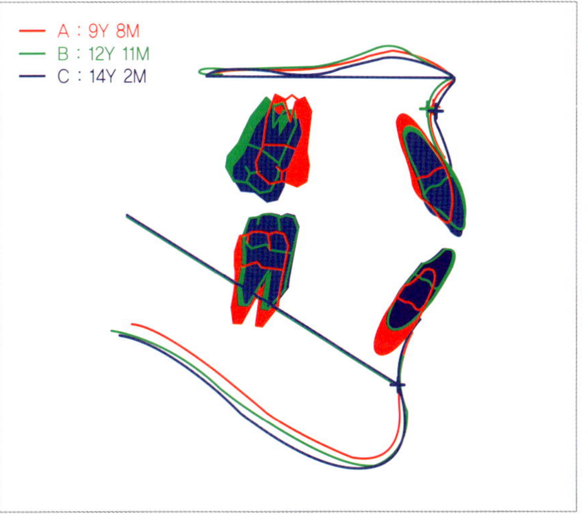

그림 10. 치료 전(A)과 치료 후(B) 및 유지 기간 시(C) 두부계측방사선사진 중첩.

결론

구치의 후방이동을 위한 장치로는 많은 구외 및 구내 장치가 과거로부터 현재까지 사용되고 있습니다. 이들 중에서 자석을 이용한 구치의 후방이동 장치는 자석의 전자기장에 의한 골대사의 촉진에 의해 치아이동이 신속하고 안전하게 일어날 수 있다고 생각되어 많은 관심을 모았습니다. 최근에는 보다 지속적이며 약한 힘을 발휘하는 초탄성 와이어 등 많은 재료들이 개발되면서, 자석을 이용한 장치는 두 자석간의 거리가 멀어짐에 따라 자력이 급속히 약해지는 단점 때문에 점점 퇴색되는 느낌입니다. 하지만 자석을 이용한 장치는 술자에 의해서 자석의 인력, 척력을 이용한 다양한 응용이 가능하며 구치의 후방이동 예에서 보았듯이 환자의 협조도 없이도 비교적 신속하며 안전한 치아이동의 결과를 얻을 수 있었습니다.

앞으로도 자석을 이용한 다양한 장치의 개발이 이루어지길 기대합니다.

4편. 성장기 아동의 III급 부정교합의 치료

제 11장 골격성 III급 부정교합의 원인론에 대한 소고

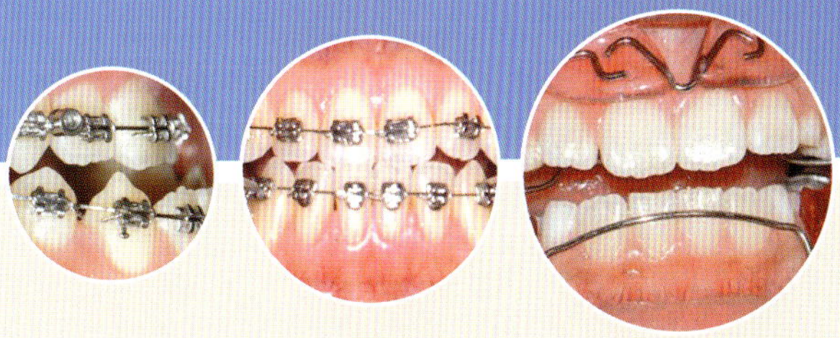

들어가며

앞에서는 주로 성장기 II급 부정교합의 치료법에 대해 개략적으로 알아보았습니다. 이번 장부터는 III급 부정교합 치료에 대한 진단 및 다양한 치료장치에 대해 알아보겠습니다.

저자는 II급 부정교합을 치료하는 경우와 같이, III급 부정교합의 치료에서도 조기 치료를 원칙으로 합니다. 물론 아직까지도 부정교합의 조기치료와 만기치료의 장 · 단점에 대해 학자들 사이에 다양한 의견이 존재하는 것 또한 사실이고 실제 치료에 적용해야하는 임상가로서는 치료의 효율성과 경제성 그리고 환자 관리적인 측면까지도 고려해야 하기 때문에 의견이 분분할 수 있을 것입니다.

그러나 Proffit이 언급한 바와 같이 교정 치료의 진단 및 치료 계획은 완벽한 컴퓨터에 의한 로가리즘(logarithm)으로 체계화 할 수가 없고, 치료자의 주관적 상황 판단이 매우 중요하다고 할 수 있습니다. 이러한 상황 판단을 하기 위해서는 한가지 치료 철학에 경도되지 않고 다양성에 바탕을 둔 개괄적 견해를 가지는 것이 중요합니다.

이번 장에서는 저자가 가지고 있는 골격성 III급 부정교합에 대한 인식과 치료 철학 그리고 이와 관련된 치료 과정을 소개하고자 합니다.

골격성 III급 부정교합의 발생기전과 치료 철학의 전개

골격성 III급 부정교합에 대하여 대다수의 임상가들이 가진 치료철학을 살펴보면, 유전적으로 결정된 하악골 자체의 성장량을 조절하는 것이 불가능하므로, 악교정 수술(그림 1)이나 교정적인 보상치료(camouflage treatment)(그림 2)에 의해 치료를 해야 한다는 개념을 가지고 있습니다. 하악골의 성장에 대한 대체적인 견해는 하악 과두 연골의 성장에 의해 glenoid fossa에 힘이 가해지고 이로 인해 하악이 전하방으로 성장된다는 것입니다. 저자도 이러한 견해를 바탕으로 하는 치료 철학에 기반을 두고 진료에 임해왔습니다.

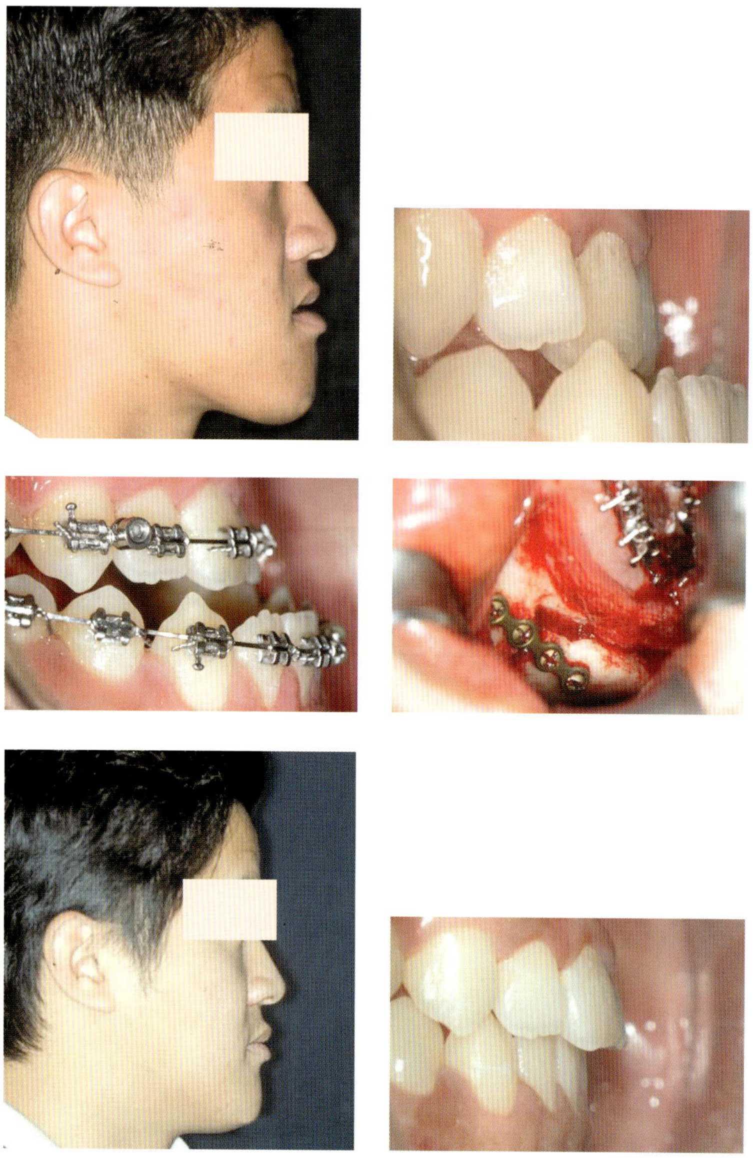

(A) (B) (C)

그림1. 악교정수술에 의한 골격성 III급 부정교합 치료 증례. 치료 전(A), 악교정수술 과정(B), 치료 후(C).

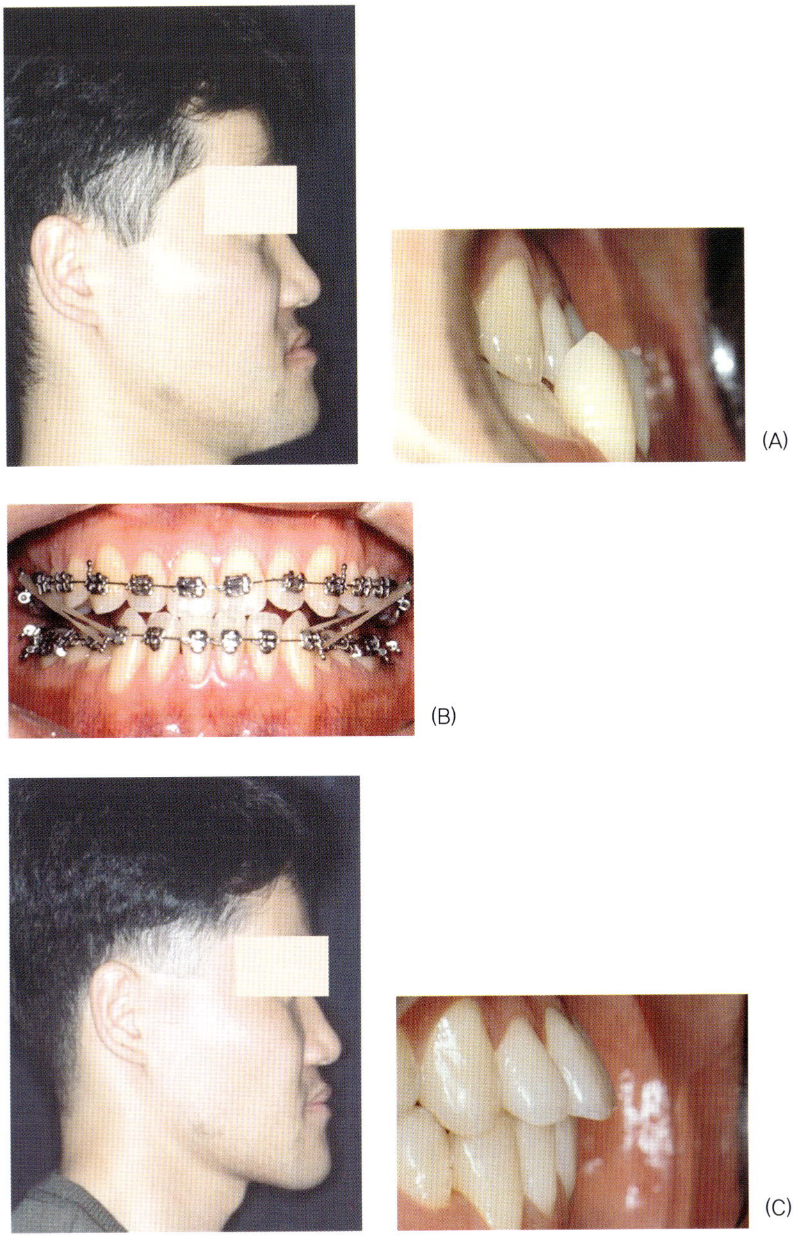

그림2. 악교정수술을 동반하지 않은 보상적 교정치료에 의한 골격성 III급 부정교합 치료 증례. 치료 전(A), III급 고무줄에 의한 치아 교정(B), 치료 후(C).

그러나 이 이론에 대해서는 다음과 같은 의문점이 제기될 수 있습니다. 과연 이미 유전적으로 결정된 하악과두의 성장능력에 의해 하악골이 전방으로 이동된다면 상하악 치아는 어떻게 서로 교합할 수 있겠는가? 라는 기본적인 의문을 가질 필요가 있습니다. 한편 다른 의견을 가진 연구자들(Sato, 1992;

Slavicek, 2002)에 의하면 하악 과두의 성장은 하악골의 변위(displacement)에 의한 2차적 적응과정이라는 개념 즉, 하악과두의 성장에 의해 하악골이 전방으로 나오는 것이 아니라, 하악골이 전방으로 변위됨에 따라 이에 맞춰 하악과두의 성장이 일어난다는 개념이 제기되고 있습니다. 특히 하악골은 교합이라는 기능적 요구, 즉 Moss의 functional component의 하나라고 할 수 있는 상하악간의 교합에 의해 크게 변화될 수 있다는 점을 간과해서는 안될 것입니다(그림 3).

이들 학자들은 하악의 성장에서 내재적인 하악 과두의 성장도 중요한 요소이지만, 교합, 특히 상악 교합평면의 중요성을 들고 있습니다.

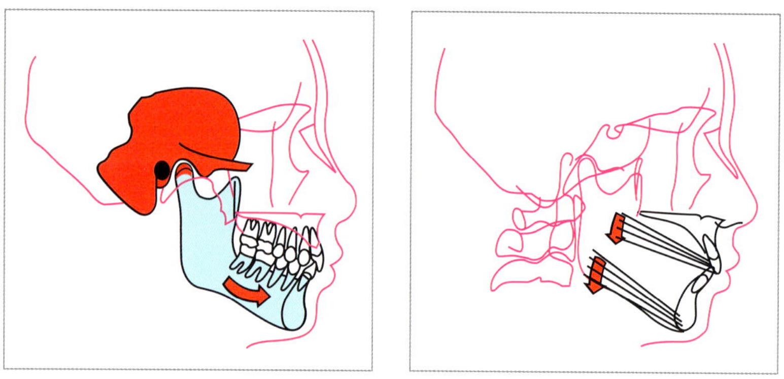

그림 3. 교합의 기능은 과두 성장을 조절함과 동시에 하안면의 성장을 조절하고(좌측), 상악의 교합평면이 수평화됨(교합평면각이 감소)으로 인하여 하악골에서 반시계방향으로 적응반응이 일어납니다(우측)(인용: Slavicek R. The masticatory organ: function and dysfunction. Austria: Gamma Medizinisch ; 2002).

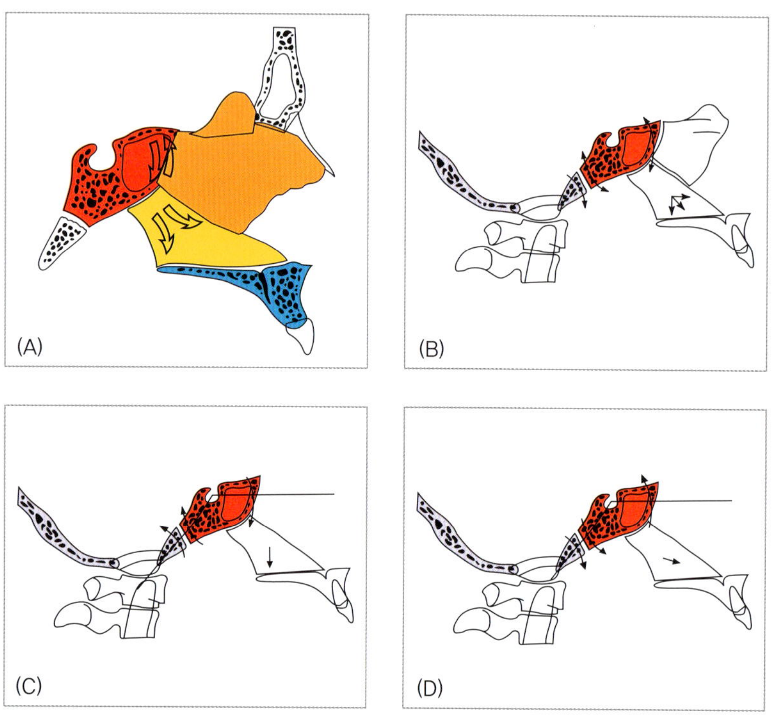

그림 4. 시상면(sagittal plane)에서 본 후두골-접형골-서골-상악골(occipital bone-sphenoid bone-vomer-maxilla)의 연결관계. 신전과 굴곡 운동은 봉합 성장과 함께 상악골의 변위를 야기합니다(A). 두개저의 운동과 상악복합체의 변위사이의 관계를 시상면에서 나타내었습니다(B). 두개저의 굴곡은 상악복합체의 수직적 성장을 야기하게 됩니다(C). 두개저의 신전은 상악복합체의 전방성장을 야기하게 됩니다(D).(인용: Slavicek R. The masticatory organ: function and dysfunction. Austria: Gamma Medizinisch; 2002).

두개저의 굴곡과 골격성 III급 부정교합과의 관계

골격성 III급, 특히 하악의 성장과 근심교합의 발생기전에 대해 Dr. Sato의 주장(Sato, 1992)을 인용하며 설명해 보겠습니다. Posterior discrepancy가 큰 증례에서는 대구치의 과잉맹출 즉, 정출에 의해 교합평면이 수평화되기 때문에, 하악은 이것에 적응하기 위해 반시계방향으로 회전하면서 전방으로 변위됩니다. 하악의 전방으로의 변위는 2차적으로 측두골(temporal bone)에 가해지는 기능압을 감소시키며, 이는 측두골의 외측회전(lateral rotation)과 두개저(cranial base)의 굴곡(flextion)을 야기합니다(그림 4, 5). 두개저의 굴곡은 상악골을 전방으로 밀어내는 효과를 감소시키는 다시말해, 상악골의 선방성장을 부족하게 하는 결과를 야기합니다. 이때 상악결절(maxillary tuberosity) 후연에서 일어나는 골첨가에 의한 성장도 억제되기 때문에, posterior discrepancy는 더욱 악화되고, 이로 인해 대구치의 과맹출이 다시 유도되어 앞의 일련의 과정이 반복되게 되는 악순환이 일어납니다.

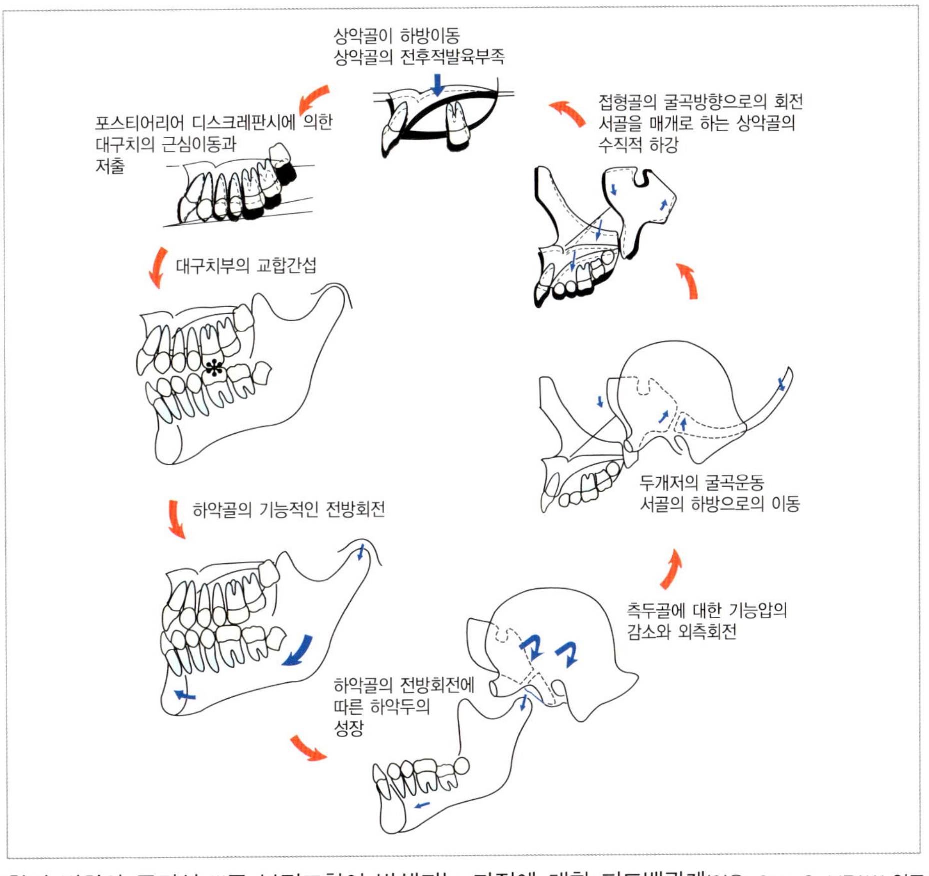

그림 5. 교합의 변화와 골격성 III급 부정교합이 발생되는 과정에 대한 피드백관계(인용: Sato S, MEAW 연구회 역. 부정교합치료를 위한 새로운 접근).

이와 같은 이유로 Sato는 제2대구치를 발치하여 posterior discrepancy를 해소해주거나, MEAW를 이용하여 상악 교합 평면의 변화를 유도하는 치료법을 소개하였습니다. 그러나 저자의 생각으로는 이러한 발생 이론을 받아들인다면, 좀 더 일찍 성장기 아동에서 상악전방견인 장치 등의 치료법(그림 6)을 이용하여 측방적으로 혹은 전후방적으로 상악골의 전방견인을 유도하고, 더 나아가 두개저의 신장(extension)을 유도하는 것이 posterior discrepancy를 해소하는데 훨씬 유리하고, 결과적으로 III급 부정교합을 원인론적으로 개선하는 데에도 효과적이라고 생각합니다. 물론 이 점에 대해서는 추후 더 많은 연구를 통해 밝혀야 할 숙제가 많다고 생각합니다.

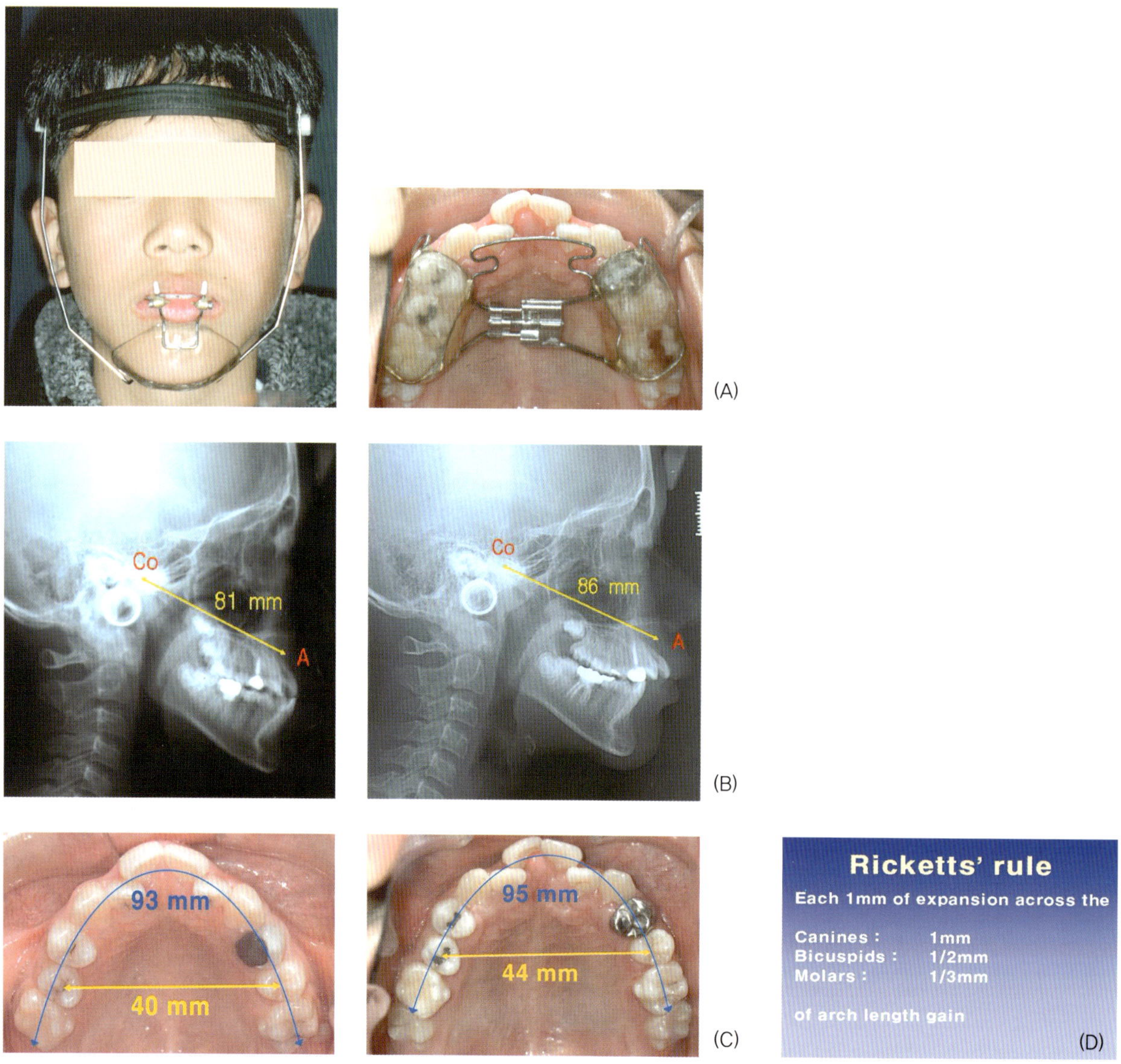

그림 6. 상악전방견인장치와 급속구개확대장치(A). 상악전방견인장치에 의한 effective maxillary length (Co-A)의 증가(B), 급속구개확대장치에 의한 폭경의 증가(C), 측방 확장에 따른 공간창출에 관한 Ricketts' rule (D).

유전적 요소와 환경적 요소

모든 부정교합의 원인이 유전적 요소(genetic factor)와 국소적 환경요소(local environmental factor)가 복합적으로 연계된다고 볼 때, 과연 우리는 환경요소에 대해 어떠한 인식을 가지고 있고, 이의 변화를 위해 어떠한 처치를 해왔는가에 대해 냉정히 생각해 보아야 합니다. 2차 세계대전 시 독일군에 의해 점령된 폴란드 국민의 체형 연구 결과에서 심한 기아에 시달린 주민들의 신장(height)이 후에 다시 적절한 영양공급이 되었음에도 회복되지 않았다는 사실은 환경요소의 중요성을 보여주는 좋은 예가 될 것입니다. Van der Linden(Van der Linden, 2002)은 구강악안면 복합체(dentofacial complex)를 구성하는 세 가지 요소인 골격계(skeleton), 치열(dentition), 그리고 연조직을 포함하는 기능(function)이 서로 상호 영향을 주고 받는데, 기능이 골격과 치열에 미치는 영향은 그 반대의 경우보다 더 크다고 하였습니다. 따라서 후천적으로 연조직의 기능에 변화를 가져오면 골격의 성장양상도 변화될 수 있다고까지 추론해 볼 수 있을 것입니다.

Functional matrix 이론

Posterior discrepancy 문제로 언급한 상하악 교합이라는 요소와 더불어 주변 근육환경이라는 functional component에 대해 생각해 보겠습니다. Fränkel(Fränkel, 1989)은 상악 열성장 환자는 orofacial capsule의 상부 구조가 충분하게 확장되어 있지 않기 때문에 발생된다고 생각하였습니다(그림 7). 따라서 이렇게 수축된 functional matrix를 Fränkel은 buccal shield와 lip pad를 이용하여 확장하는 것을 치료의 목표로 삼았습니다(그림 7). 이런 이론적 배경이 Fränkel이 본인이 사용한 장치에 'Function regulator (FR)', 즉 '기능을 조절하는 장치'라는 이름을 붙인 이유이고, 그는 심지어 기능을 훈련(training)시키기 위한 장치라고 부연 설명하였습니다. 우리 후학들이 개발자의 뜻을 존중한다면 Fränkel appliance 라는 이름 보다는 원래인 Function regulator라고 부르는 것이 옳다고 생각합니다. 또 임상가들은 비록 FR-III 장치를 사용하지 않더라도 연조직과 관련된 functional matrix 문제를 염두해 두고 진단과 치료에 임하는 폭넓은 안목을 가질 필요가 있다고 생각합니다.

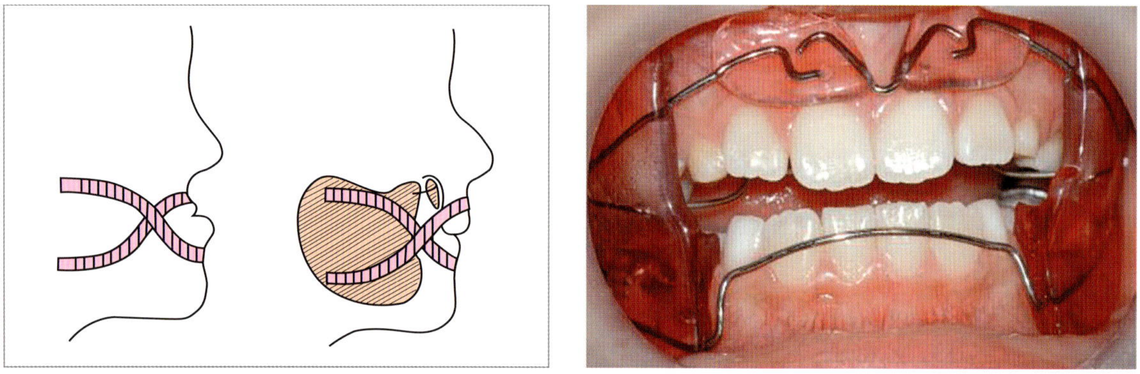

그림 7. 상악 열성장 환자에서 orofacial capsule의 상부구조가 확장되지 못하는 경우, 이와 관련된 근육들의 구조와 자세의 부조화를 초래하게 됩니다(좌측)(인용: Fränkel R. Orofacial orthopedics with the function regulator. S Karger Ag; 1989). FR III의 buccal shield와 lip pad는 상부 연조직 capsule을 확장시키고 구조적, 기능적으로 적응하게 하도록 합니다 (우측).

제 III급 부정교합과 혀의 연관성

상악궁이 좁아지면 혀가 차지할 수 있는 구강내의 상방 공간이 더 부족하게 되고 이로 인해 혀는 좀 더 하방 위치로 유도됩니다(그림 8). 혀가 하방으로 위치되어 구강 기저부에 위치하게 되는 경우 하악 치조골의 바람직하지 못한 성장을 야기하게 되는데, 이것은 하악전돌증 환자에서 혀가 위치하고 있는 하악 전방부의 설측 치조골이 움푹 파인 형태를 통해 확인해 볼 수 있습니다(그림 9). 또, 혀를 위한 구개의 상방 공간이 부족해 지면, 혀가 배면(dorsal) 쪽으로 이동하여 후퇴위를 갖게 될 가능성도 배제할 수 없습니다. 이렇게 되면 기도(air way)가 좁아지게 되고, 따라서 기도를 유지하기 위한 생리적 반응으로 하악골의 전방 이동(mandibular translation)이 일어납니다. 이는 하악 기저골(basal bone)의 전방성장과 깊은 관련이 있다고 생각됩니다. 이와 같이 하악골의 변위를 야기하는 요소는 Sato가 주장하는 교합의 요소 외에도 다양한 요소들이 복합적으로 관여한다는 점을 잊지 말아야 할 것입니다.

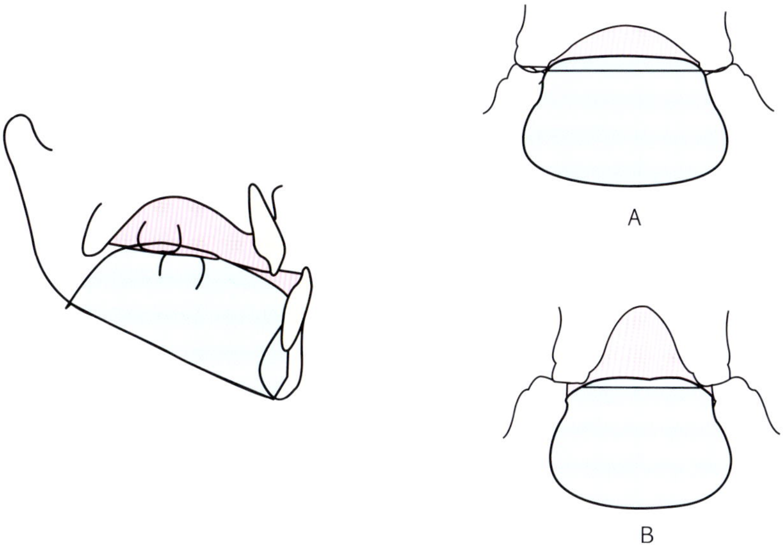

그림 8. 골격성 III급 부정교합에서 특징지어지는 구강의 공간 문제. 심한 상악 열성장과 하악 과성장이 동반한 증례에서 시상면과 전방면에서 바라본 모습으로, 정상적 폭경을 가진 A보다 상악궁이 협착된 B에서 혀가 하방 위치되는 것을 볼 수 있습니다(인용: Fränkel R. Orofacial orthopedics with the function regulator. S Karger Ag; 1989).

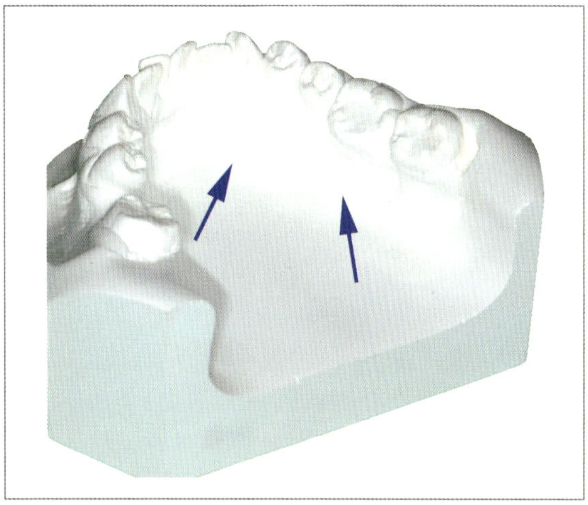

그림 9. 골격성 III급 부정교합 환자에서 관찰할 수 있는 하악치조골 설측 부위의 움푹 파인 형태(화살표)

이와 같은 발생기전은 임상 관찰과도 일치합니다. 골격성 III급 부정교합 환자에서 하악 설소대(lingual frenum)가 너무 발달하여 혀의 운동성이 제한됨에 따라 혀가 전하방으로 위치하게 되는 소위 'tongue-tie'를 자주 발견하게 됩니다. Jang 등(Jang et al, 2011)은 I급 환자들과 III급 환자들에서 설소대의 길이를 lingual ruler(그림 10)를 이용하여 측정하였습니다. 그들의 연구에 따르면, 골격성 III급 부정교합 그룹의 환자들이 I급 그룹의 환자들보다 설소대의 길이가 긴, 즉 설유착 경향이 있었고, 혀를 구개로 올리는 운동 범위가 작았습니다. 따라서 위에 설명한 이론을 받아들인다면 혀가 정상적인 위치로 회복될 수 있도록 하기 위해서라도 III급 부정교합 환자에서 상악의 확장은 매우 중요한 치료목표가 될 수 있습니다. 물론 이러한 확장을 위해 구개면을 덮는 아크릴릭 레진상, 확장 스크류, 쿼드헬릭스와 같은 부피가 큰 장치를 사용하는 것은 Fränkel이 언급한 바와 같이 혀의 위치에 나쁜 영향 즉, 장치에 의해 혀의 상부공간이 많이 침범되어 혀를 저위시키게 하는 단점이 있으므로 가급적 배제되는 것이 좋습니다.

Fränkel의 FR 장치의 구개측 디자인을 보면, 장치로 인해서 혀의 공간이 침범되는 것을 막기 위해서 구개부를 가로지르는 단순한 와이어로만 구성되어 있는 것을 볼 수 있습니다(그림 11). 그러나 상악궁을 적극적으로 확장하는 것이 더 중요한 치료 목표인 경우에는, 엄밀한 의미에서 이러한 원칙에 위배되기는 하지만 확장을 우선하는 장치로 치료하는 것이 불가피한 경우도 있겠습니다(그림 12). 다시 말해 일시적으로 혀의 위치에 부정적 영향을 주더라도 급속구개확대장치(rapid maxillary expander) 등을 이용하여 확장하는 것을 고려해 볼 수 있다는 것입니다.

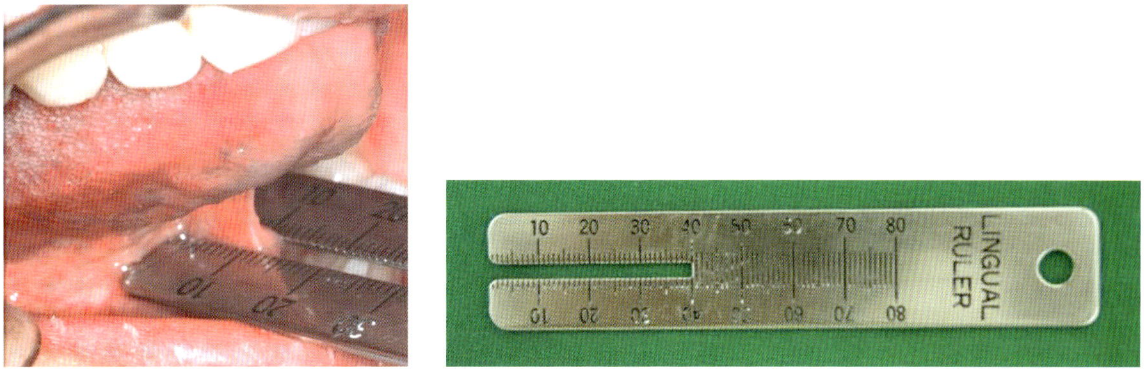

그림 10. Lingual ruler을 이용하여 하악 설측소대의 길이를 측정하는 모습.

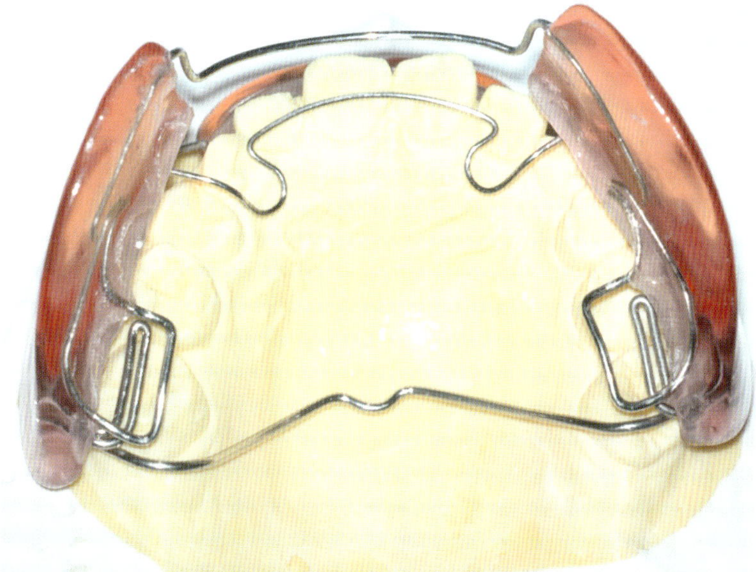

그림 11. FR III의 구개면.

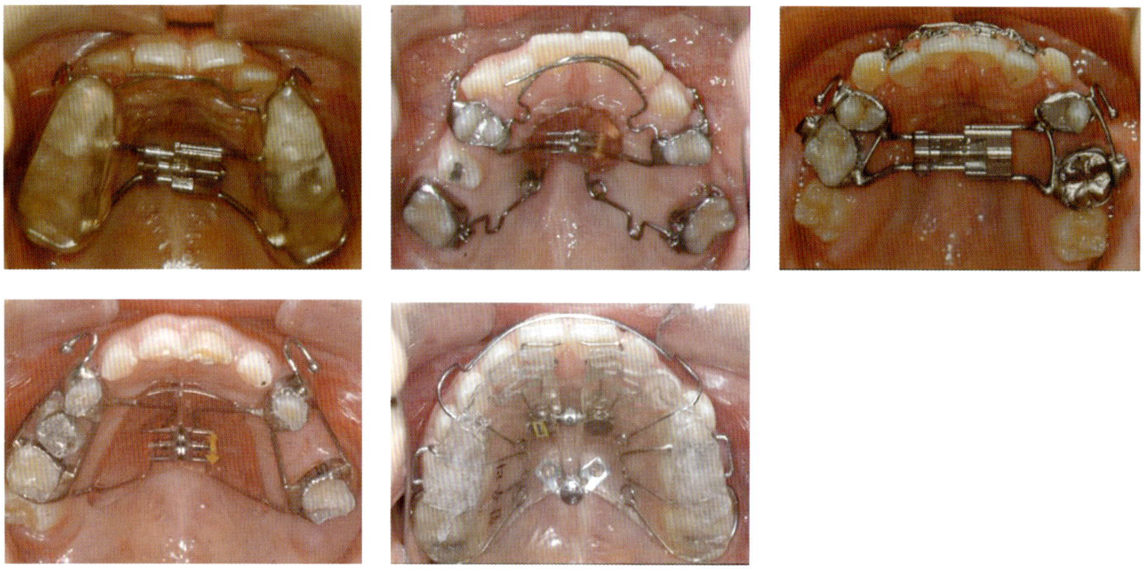

그림 12. 다양한 상악 확장 장치. 구개부를 차지하는 부피감 때문에 혀의 위치에 나쁜 영향을 줄 수 있음.

이와 같이 혀의 위치를 중요한 환경적 요소(environmental factor)로 생각하는 일련의 치료철학 그룹에서는 혀의 위치를 개선하기 위해 일종의 근기능훈련(myofunctional therapy)의 일환으로 Tongue pearl을 사용하기도 합니다(그림 13). 즉 혀의 위치를 전하방에서 전상방으로 변화를 시켜 치료의 효과를 높이고 치료 결과의 안정성을 도모하고자 하는 것입니다. 이러한 치료 방법은 III급 부정교합의 원인요소를 해결하기 위한 보조적 치료법으로 충분히 이용될 수 있을 것으로 생각됩니다. Tongue pearl 장치의 설계 시 앞서 언급한 바와 같이 혀의 상부 공간을 침범하지 않기 위해 가급적 장치의 부피를 줄여야 하고, 따라서 active plate 등과 같은 비교적 부피가 큰 장치를 이용하는 것보다는 TPA나 Quad Helix 등과 같은 부피가 작은 장치를 이용하는 것이 바람직 할 것입니다. 또는 최근 skeletal anchorage가 임상에서 많이 사용되는 만큼 miniscrew를 구개측에 식립한 후 tongue pearl을 연결하여 부피를 최소화하는 방법도 사용할 수 있습니다(그림 13).

장치를 설계할 때에는 pearl의 위치가 가장 중요하다고 생각합니다. Pearl을 너무 후방에 위치시키면 혀의 훈련효과를 기대할 수 없고, 반대로 너무 전방에 위치시키면 혀가 상하악 전치에 접촉되어 전치의 순측경사를 야기할 수 있기 때문입니다. Pearl의 위치를 결정하기 위해 혀의 가능한 최대 후상방 위치를 평가하는 방법으로서, 혀 끝에 형광물질을 바른 후 환자로 하여금 입을 다문 상태에서 최대한 혀를 후방으로 이동 한 후 혀끝을 입천장에 닿게하고 그 때 입천장에 묻혀진 형광물질의 위치를 확인하는 방법이 사용될 수도 있습니다(그림 14).

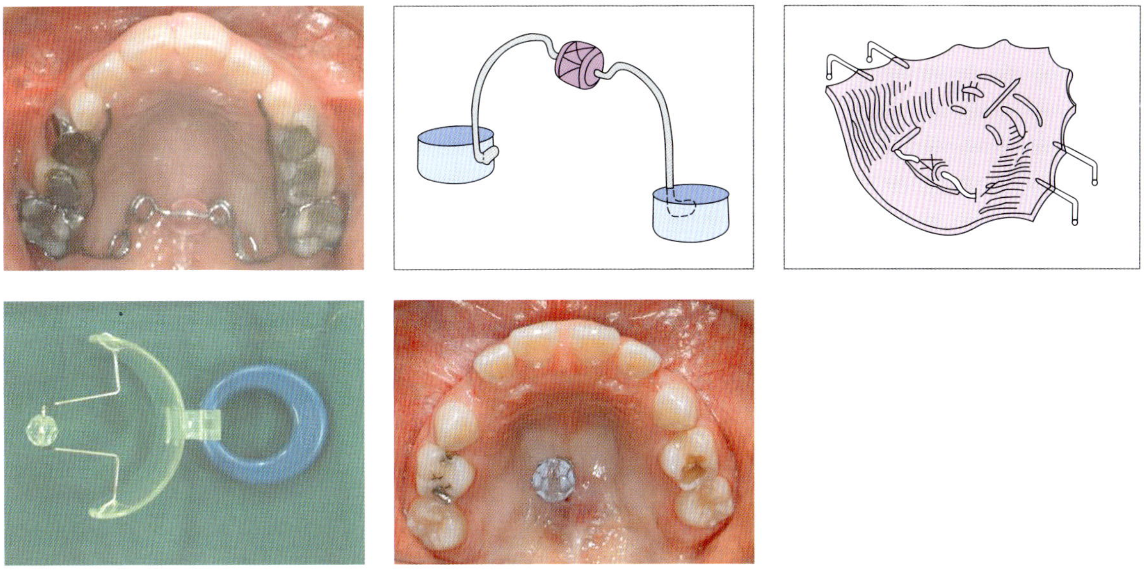

그림 13. Tongue pearl 의 다양한 디자인 예. Quad helix, TPA, active plate, oral Screen, miniscrew 등에 tongue pearl을 부착하여 사용할 수 있음.

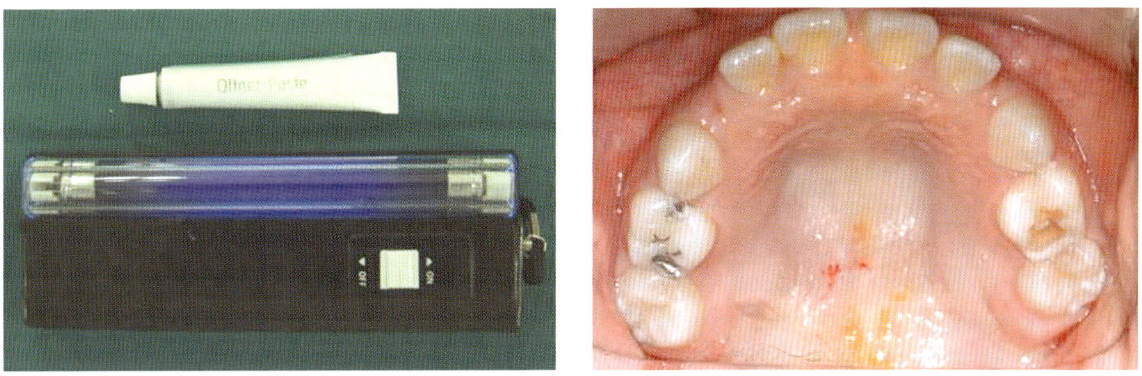

그림 14. 혀의 운동범위를 확인하기 위한 형광물질.

이상을 통해 골격성 III급 환자의 원인론으로 posterior discrepancy에 대한 이론과, 이를 해결하기 위한 대안으로 아직 완전한 치료철학체계는 세워지지 않았으나 성장기 아동의 조기 치료철학에 가설적 접근을 해 보았습니다. 또한 혀의 위치와 관련된 원인론에 대한 언급을 Fränkel의 이론을 중심으로 설명해 보았습니다.

제 12장 근신경계 부조화 및 과두위치에 대한 평가: Inverted labial bow type의 active plate를 이용한 기능적 III급 부정교합의 치료 증례

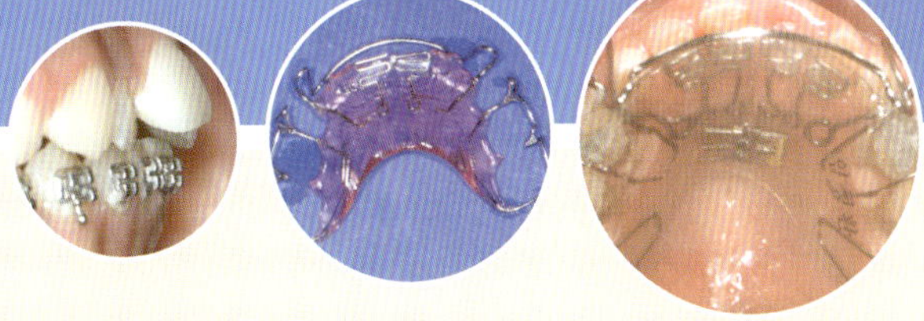

들어가며

성장기 III급 부정교합 환자의 조기 치료에 대한 당위성을 뒷받침해주는 여러 이론들에 대해 이전 장에서 이야기해 하였습니다. 조기 치료에 대해 Moss의 functional matrix theory를 받아들인다면, 단순히 교합 관계나 측모 두부계측방사선사진만을 이용한 검사에서는 발견하기 어려운 여러 연조직 요인들 즉, 두경부 주변 근육환경의 문제와 측두하악관절에서 하악과두와 관절와 사이의 관계를 평가하는 것은 매우 중요한 의의를 지닌다고 볼 수 있습니다.

EMG monitoring

두경부 주변 근육의 환경을 확인하기 위한 방법으로 먼저 성장기 골격성 III급 부정교합 환자에서 나타나는 근전도(Electromyography, 이하 EMG)의 검사적 특징과 치료 후의 변화를 살펴보도록 하겠습니다. 제3장에서 언급하였듯이 여러 근육의 정상적인 기능과 상호관계 및 기능 이상 등을 정량적으로 표현해 주는 EMG 검사는 교정 분야에서 유용한 도구가 될 수 있습니다. 그림 1의 증례는 골격성 III급 환자를 치료한 증례로 EMG를 통해 주변 연조직의 상태가 어떻게 변화되었는지 보여주고자 합니다. 치료 전 전치부 반대교합이 관찰되었는데, 상악골 전방견인 치료를 먼저 시행하고, 고정식 교정장치로 치료를 마무리하여 최종적으로 양호한 교합을 이루었습니다. 치료 전과 치료 후 각각 시행한 resting과 clenching 시의 EMG 검사 결과를 살펴보겠습니다. Resting 시 검사에서 전측두근(temporalis anterior, TA)과 교근(masseter muscle, MM)의 EMG 수치의 비율(T/M ratio)이 치료 전 3.4 이던 것이 1.4로 감소하여 TA와 MM 근육간에 균형이 향상된 것을 볼 수 있습니다(그림 1D). Clenching 시 검사에서 TA의 좌우측 차이는 치료전 154㎶에서 치료 후 26㎶으로 MM의 좌우측 차이는 치료 전 108㎶에서 치료 후 34㎶로 감소된 것을 볼 수 있습니다(그림 1E). 이를 통해 전치부 반대교합을 보였던 환자에서 조기치료를 통해 정상교합으로 개선한 경우, TA와 MM 근육간에 또, 좌우측 근육간에 균형이 상당히 향상되었다고 평가할 수 있습니다.

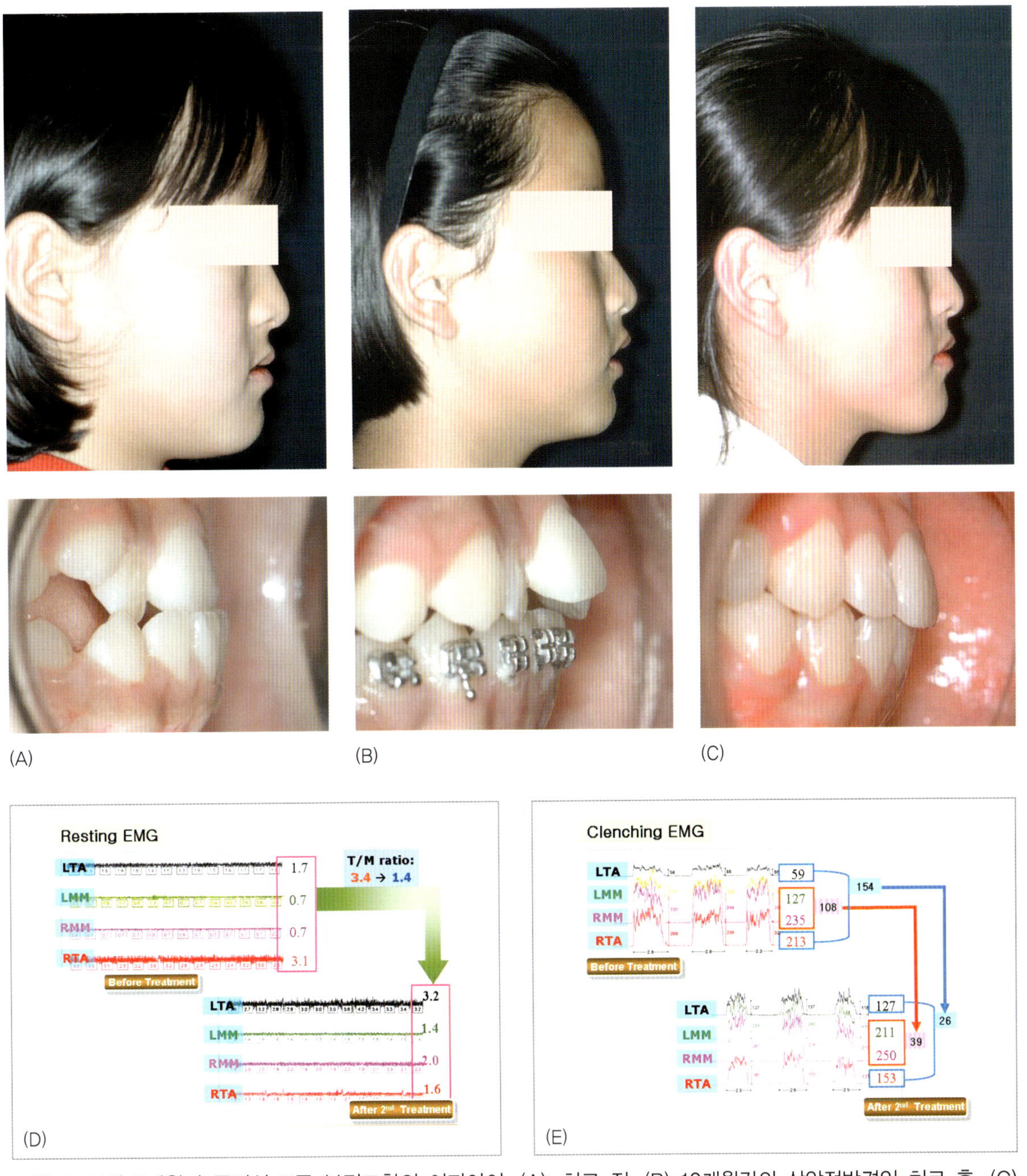

그림 1. 11세 5개월의 골격성 III급 부정교합의 여자아이. (A): 치료 전, (B) 10개월간의 상악전방견인 치료 후, (C) 23개월의 고정식 교정치료 종료 후, (D) 치료 전후 resting EMG로 T/M ratio가 3.4에서 1.4로 감소되었음. (E) 치료 전후 clenching EMG로 각 근육의 좌우 균형이 이루어졌음. LTA, 좌측 측두근; LMM, 좌측 교근; RMM, 우측 교근; RTA, 우측 측두근.

아직 EMG를 임상적으로 적용하는 데에는 뚜렷한 가이드라인이 마련되어 있지 않은 실정이나 저자들의 EMG에 관한 연구에 의하면, EMG의 절대적인 값(즉, 측정된 수치)은 환자마다 개인차가 심하므로 임상적인 의미를 찾기 힘들고 이보다는 전측두근(TA)과 교근(MM)의 EMG값의 상대적인 비교(예를 들면 T/M ratio)가 임상적으로 더 중요함을 알 수 있었습니다(그림 2). 이를 가지고 골격적 유형에 따른 EMG의 차이에 대한 Cha 등 (Cha et al., 2007)의 연구에 의하면 측모 두부계측방사선사진 상의 전후방적 또는 수직적인 골격 계측치와 EMG 상의 근활성과의 상관관계는 clenching EMG보다 resting EMG에서 더 명확하게 나타났습니다.

그들의 연구에 따르면, 골격적 III급 환자 군이 I급, II급 군보다 T/M ratio가 컸고, 수평성장 군보다 수직성장 군에서 T/M ratio가 더 크게 나타났습니다.

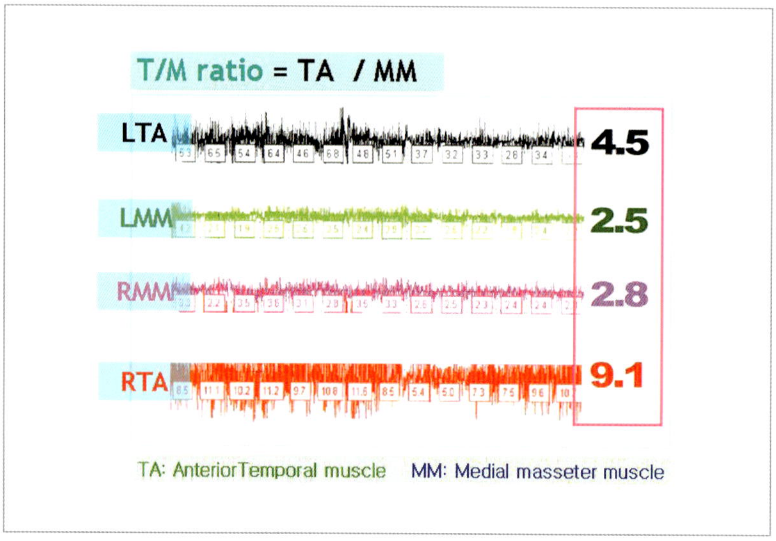

그림 2. 전측두근(TA)과 교근(MM)의 근활성도 비율인 T/M ratio.

TMJ Tomography Monitoring

두 번째로 성장기 골격성 III급 부정교합 환자에서 측두하악관절(Temporomandibular Joint, TMJ)의 특징 및 치료 후 변화 등에 대해 살펴보겠습니다. 성인과 비교해 성장기 아동에서도 의외로 많은 수가 TMD 관련 증상을 갖고 있다고 이미 많은 선학들이 보고하였습니다. 초등학생을 대상으로 부정교합과 TMD 관련 증상 및 유발요소 등을 조사한 연구(이혜미, 2002)에서도 확인할 수 있었습니다. 이런 점을 고려해 볼 때, 성장기의 부정교합 환자, 특히 골격적 부정교합을 갖고 있는 환자의 하악과두와 관절와의 상태에 대해 알고 있는 것은 중요하리라 사료됩니다. 골격성 III급 부정교합 환자는 대게 다음과 같은 특징을 보이고 있습니다.

1. 하악 과두가 전방으로 빠져있습니다(그림 3).
2. 관절 융기의 후사면의 각도가 I급, II급 보다 작습니다.
3. 관절와의 전후방적, 수직적 길이가 큰 경향이 있습니다.

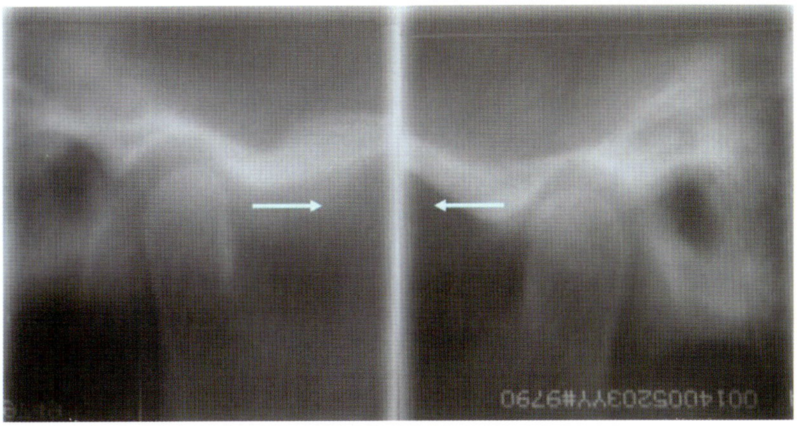

그림 3. III급 부정교합을 보이는 성장기 아동에서 볼 수 있는 하악과두의 전방위.

이와 같은 특징을 보이는 III급 환자에서 face mask나 chin cup과 같은 장치로 치료 후 측모 두부계측방사선사진을 중첩하여 비교해 보면, 하악의 후하방 회전(시계방향 회전)과 더불어, 하악 과두가 치료 전보다 후방으로 위치가 변화된 것을 종종 관찰할 수 있습니다. II급 환자에서 사용되는 activator가 하악 과두를 전방위로 변위시켜 그에 따른 하악골의 성장을 촉진한다는 점을 감안하면, III급 부정교합 환자에서 나타날 수 있는 activator 효과를 조기에 차단하는 측면이 있겠습니다. 또한 III급 환자에서 볼 수 있는 전치부 반대교합과 하악 과두의 전방위는 잠재적인 TMD의 원인요소가 될 수 있으므로, 조기 교정치료는 TMD의 발생 가능성을 예방할 수도 있다는 측면도 고려되어야 합니다.

이런 점을 유념하면서 먼저 치성 및 기능성 III급 부정교합 환자를 inverted labial bow type의 active plate로 치료한 증례를 살펴보도록 하겠습니다. 치성 또는 기능성 III급 부정교합 환자의 치료는 간단한 교합 조정이나 상하악 전치부의 치축을 개선함으로써 이루어집니다. 성장기 환자에서는 치열의 발달 정도와 반대교합된 치아의 수에 따라 다양한 가철식 장치가 고려될 수 있으며 저자는 주로 inverted labial bow type의 active plate, 교합 사면판(inclined plane), 여러 유형의 III급 activator 등을 사용하고 있습니다.

Inverted labial bow type의 active plate

1) 적응증

- 전치부에만 반대교합이 존재하는 경우
- 하악을 절단교합(overjet: 0mm)까지 후방위치로 유도하는 것이 가능한 경우
- 상악 전치부에 미약한 총생과 설측경사가 관찰되는 경우.
- 하악 전치에 총생이 없거나 space가 있으며 순측경사 또는 직립된 경우
- 하악평면각이 작거나 정상인 경우

2) 장치의 구성 요소 (그림 4)

- Inverted labial bow (0.9mm round SS wire)
- Adams clasp (0.7mm round SS wire)
- Finger springs and anterior guide wires (0.5mm round SS wire)
- 필요에 따라 expansion screw나 resin occlusal bite block

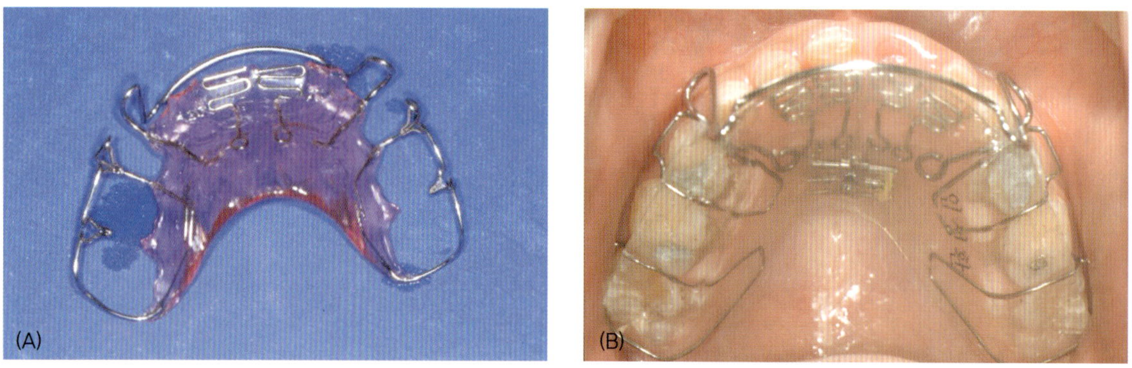

그림 4. (A) 통상적인 inverted labial bow 형태의 active plate, (B) expansion screw 나 resin occlusal bite block이 추가된 디자인.

3) 구성교합 (Construction Bite) (그림 5)

구성교합은 여러 III급 activator와 마찬가지로 하악을 최대한 후퇴위가 되도록 하여 가능한 한 절단교합으로 채득합니다. 먼저 base plate wax를 말발굽 모양으로 만들고 충분히 연화시킵니다. 환자의 하악을 후방위치로 유도해보고 구치부의 교합이 얼마나 이개되는 지를 살펴 필요한 만큼 충분히 두껍게 만드는 것이 필요합니다.

환자의 상악 치열궁에 wax를 위치시킨 다음 하악을 최대한 후방 이동시킵니다. 치열궁에 특별한 문제가 없는 이상 상하악 치아정중선은 일치되게 하여 bite를 채득합니다.

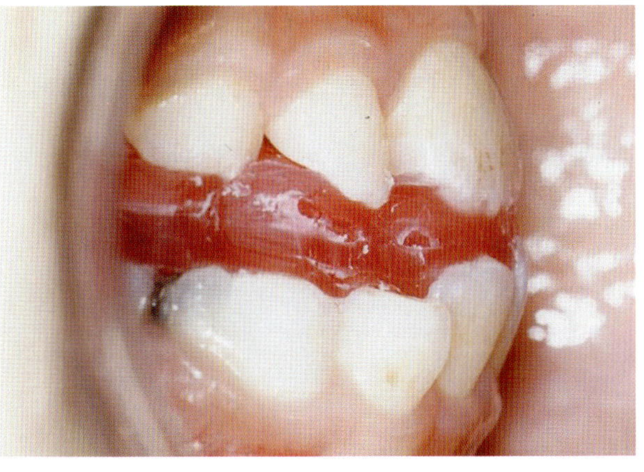

그림 5. 구성교합을 채득하는 모습.

4) 장치의 특징과 원리

이 장치는 기본적으로 하악 전치를 설측경사 시키고, 상악 전치는 순측경사 시켜서 전치부 반대교합을 개선하는 장치입니다. 일반적인 가철식 상교정장치와 마찬가지로 확장스크류를 활성화 시켜서 상악 치열궁을 확장할 수 있습니다. 다른 악정형장치로 반대교합 개선 후 보정장치로 사용할 수 있고, 그렇게 하면서 필요에 따라 상악을 추가로 확장할 수 있습니다.

이 장치로 전치부 반대교합을 개선한 후에는 하악 전치부에 위치하던 labial bow를 제거하고, 상악 전치부 순면에 labial bow를 새로 식립하여 상악 전치부 배열에 사용할 수 있습니다. 이 장치는 측두하악관절에서 하악과두를 전방위치에서 중심위치(concentric position)로 유도할 수 있습니다(그림 6).

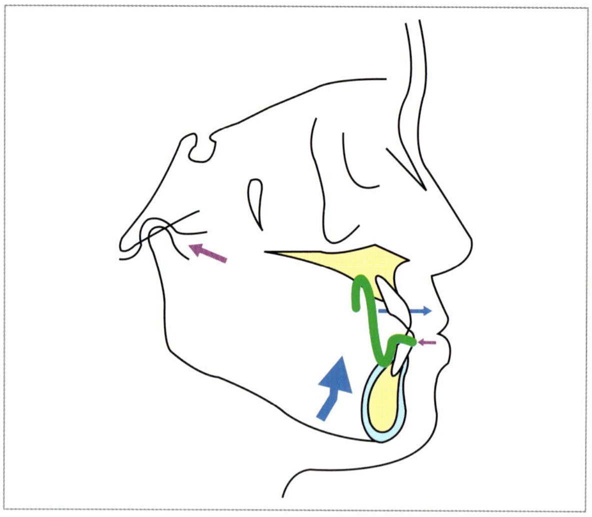

그림 6. Inverted labial bow 형태의 active plate의 작용기전과 효과.

증례

초진 시 8세 9개월의 여자 환자로 #11, 41의 반대교합과 #12, 22, 35의 선천적 결손을 주소로 의뢰되어 내원한 환자입니다. 과거 개인 치과의원에서 약 한 달간 가철성 장치로 교정치료를 받았으나 개선이 되지 않아 본원에 내원하게 되었으며 가족력으로 오빠가 III급 부정교합 경향이 있었습니다.

구외 소견상 직선형의 측모를 보였고, 심한 gummy smile, lip incompetency가 관찰되었습니다(그림 7). 구내 소견으로 상악 중절치는 약간의 총생을 보이며 맹출하고 있었고, #11, 41은 반대교합, 구치부는 Angle I급 관계였습니다. 연조직 소견으로 편도선이 비대하였으며 macroglossia경향이 있었습니다. 파노라마방사선 사진에서 #12, 22, 35의 결손이 관찰되었고, #75의 유착 소견은 없었습니다(그림 8). 측모 두부계측방사선사진 분석에서는 약간의 하악 과성장으로 인한 골격성 III급 부정교합 경향을 보이고 있었으며, 하악 전치는 순측 경사되어 있었습니다. 측두하악관절 단층촬영사진에서 양측 과두 모두 약간 전하방에 위치하고 있었고, 임상적으로는 하악을 후방으로 유도하는 것이 가능하였습니다(그림 8).

치료는 치아의 조기 접촉에 의한 기능적 요소를 제거하기 위해 유견치의 조기 접촉 부위를 삭제(grinding)하였으며, inverted labial bow를 가진 형태의 active plate에 확장스크류를 추가하여 상악궁의 측방 확장을 도모하면서, 이와 함께 bite block을 설계하여 상하악 전치부의 반대교합 개선시에 전치부 간섭을 피하도록 하였습니다. 또한 혀내밀기 습관이 관찰되어 이를 개선하기 위한 tongue crib

을 추가하였습니다(그림 9). 결손된 #12, 22 공간은 성장 양상을 지켜보면서 공간 폐쇄여부를 결정하기로 하였고, #35의 결손에 대해서는 후에 보철수복을 할 때까지 제2유구치를 최대한 유지함으로써 무치악 상태에서 발생될 수 있는 치조골의 흡수를 방지하기로 하였습니다.

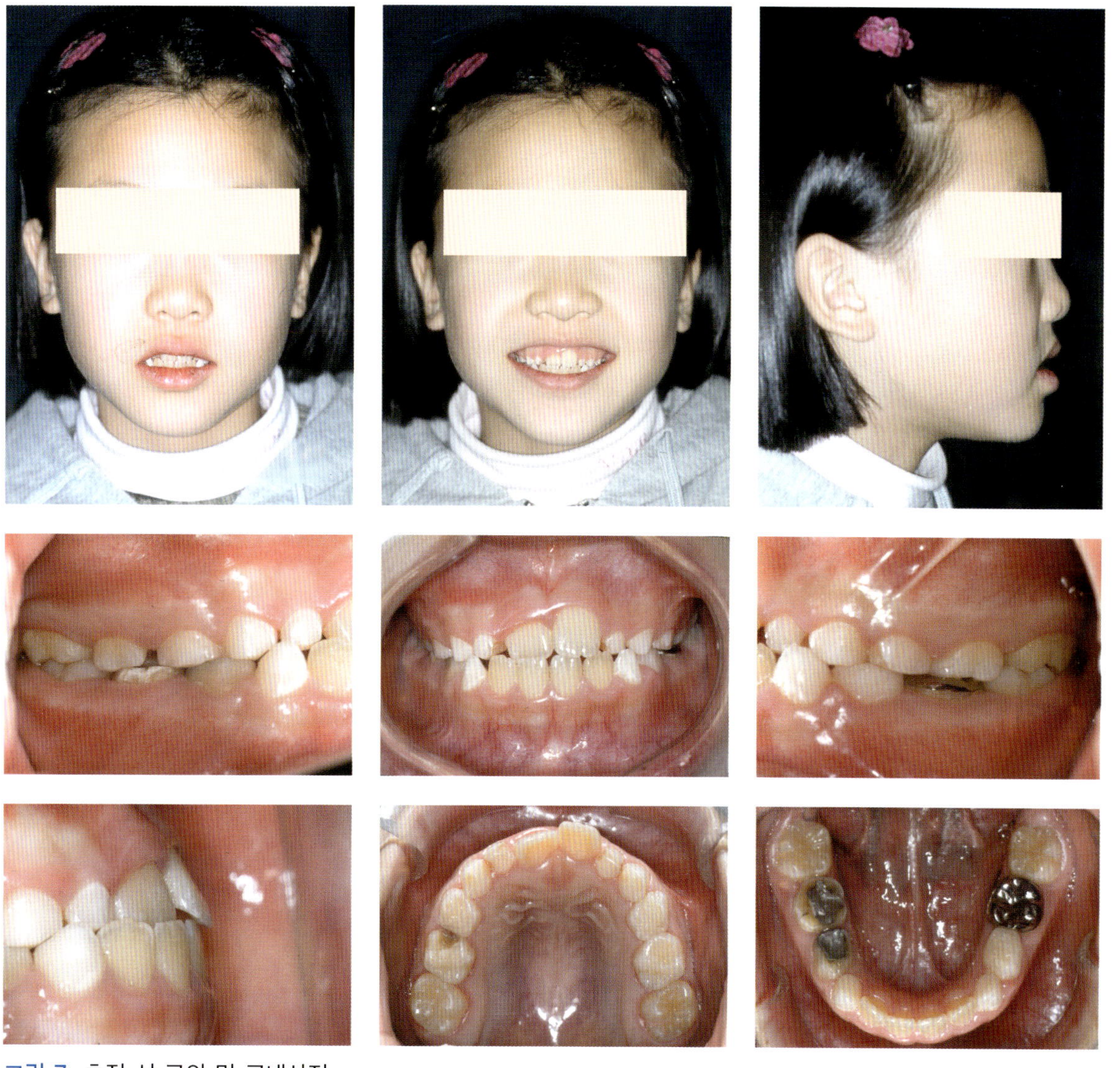

그림 7. 초진 시 구외 및 구내사진.

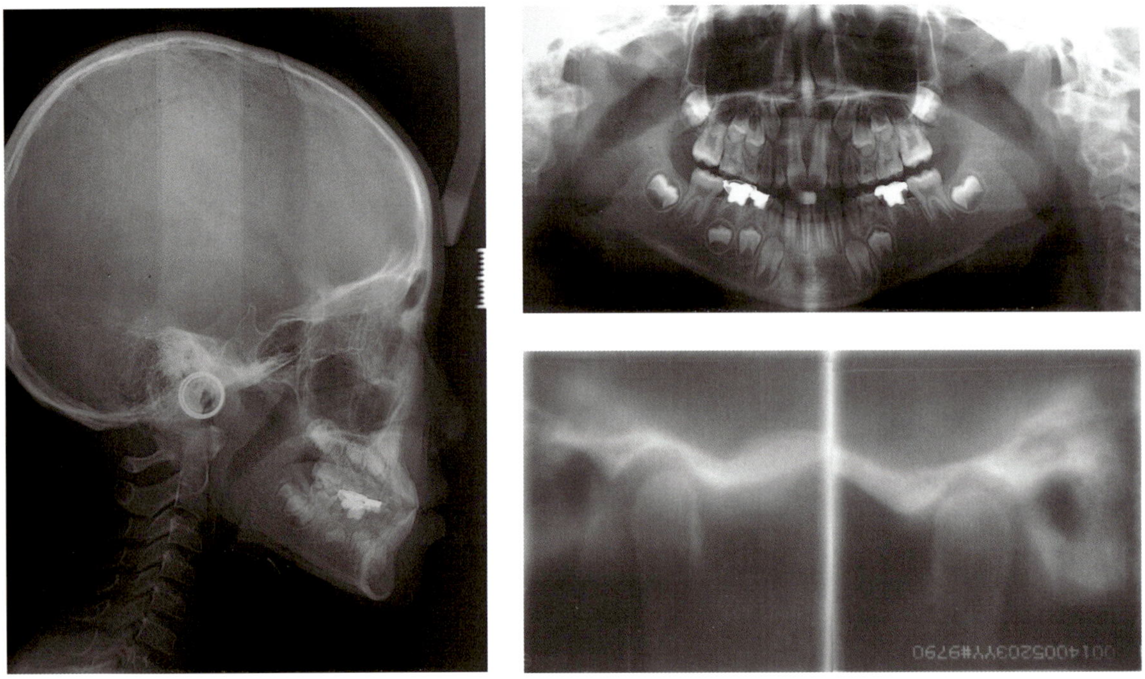

그림 8. 초진 시 파노라마방사선사진, 측모 두부계측방사선사진, 측두하악관절 단층촬영사진(TMJ tomography).

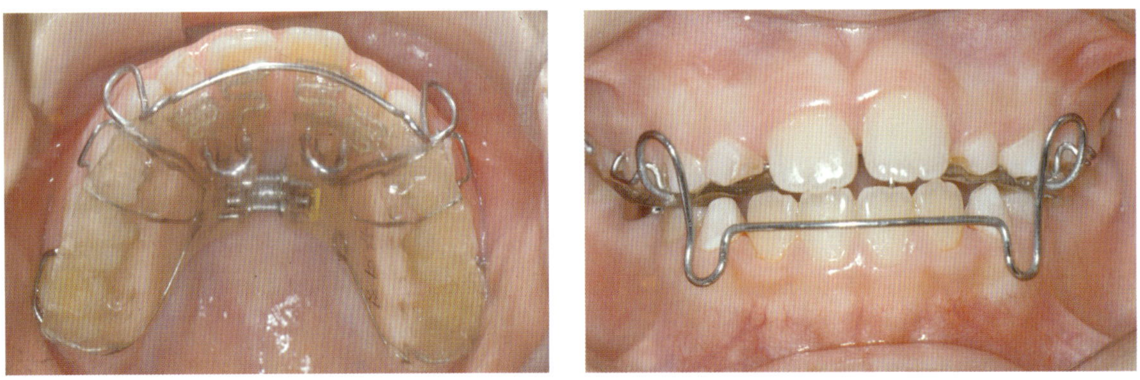

그림 9. Expansion screw, bite block, tongue crib이 추가된 Inverted labial bow 형태의 active plate.

치료 개시 6개월 후 전치부 반대 교합은 개선되었습니다(그림 10A). 치료 개시 1년 후 촬영된 측두하악관절 단층촬영사진에서 초진 시 전하방 위치되었던 과두의 위치가 중심 위치(concentric position)로 이동된 것을 관찰할 수 있었습니다(그림 10B). 초진 시 resting EMG소견에서 좌우측 교근과 측두근에서 부조화가 심한 것이 관찰되었으나 (T/M ratio = 3.2), functional factor 및 반대교합을 개선한 다음에는 T/M ratio가 0.9으로 감소되어 부정교합에 의한 근육의 부조화가 치료 후에 개선되었다고 해석됩니다(그림 11). 치료 14개월째부터는 장치를 밤에만 장착하도록 지시하였으며, 치료 24개월째부터는 장치 착용을 중단하고, 공간감리(space supervising)만 시행하기로 하고 #12, 22 공간은 폐쇄하기로 최종 결정하였습니다.

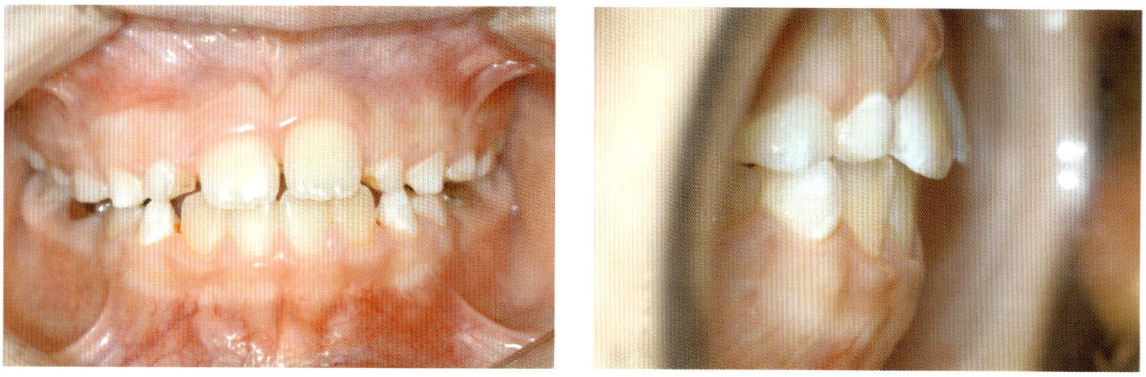
(A)

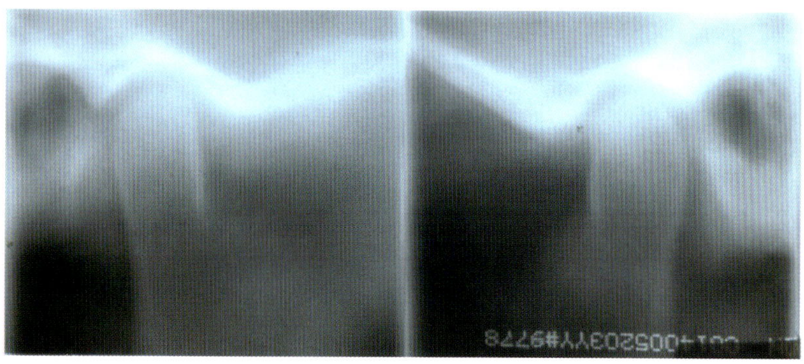
(B)

그림 10. (A) 치료 개시 7개월 후 구내사진으로 반대교합이 개선됨. (B) 치료 개시 1년 후 측두하악관절 단층촬영사진으로 하악과두가 전방위에서 중심위로 개선됨.

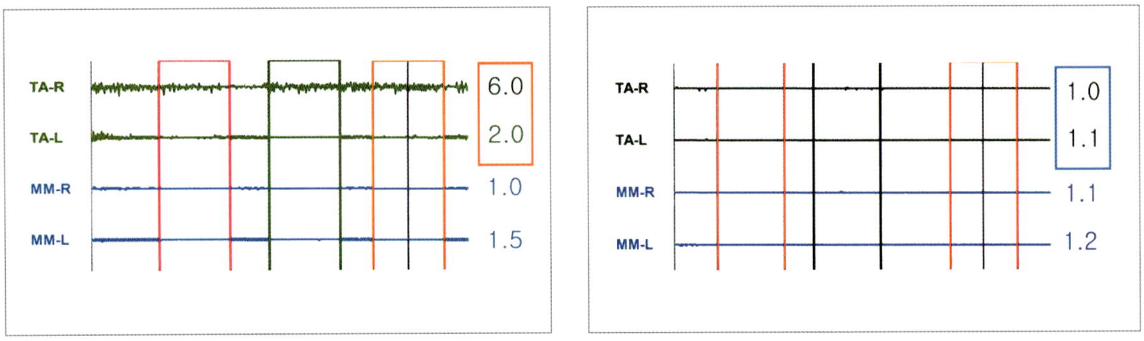

그림 11. 치료 전후의 EMG의 변화로 치료 후 측두근(TA)의 수치가 낮아짐.

Inverted labial bow 형태의 active plate에 의한 7개월간의 동적인 치료기간과 이후 37개월간의 공간감리(총 44개월)의 결과 전치부 반대교합은 개선된 이후에 잘 유지되었고, 결손된 상악 측절치 공간으로 견치의 근심이동이 이루어졌습니다(그림 12). 측모두부계측 방사선사진 수치로 보아 상악 전치부는 약간 순측경사 되었고 (2.6°), 하악 전치부는 설측 경사되었으며(4.4°), 상하악골간의 관계(ANB)는 크게 악화되지 않아서, 향후의 성장양상은 양호하리라 판단되었습니다(그림 13 및 표 1).

초진 시 존재하던 심한 근육의 부조화가 반대교합이 개선되면서 함께 개선되었고, 이런 부분이 향후 성장과 함께 비대칭 및 골격적 III급 부정교합이 악화될 가능성을 줄여주었다고 생각하며, 이런 부분이 성장기 교정치료의 큰 의의라고 생각합니다. 이러한 생각에 대해서는 앞으로 더 많은 연구가 필요할 것으로 생각합니다.

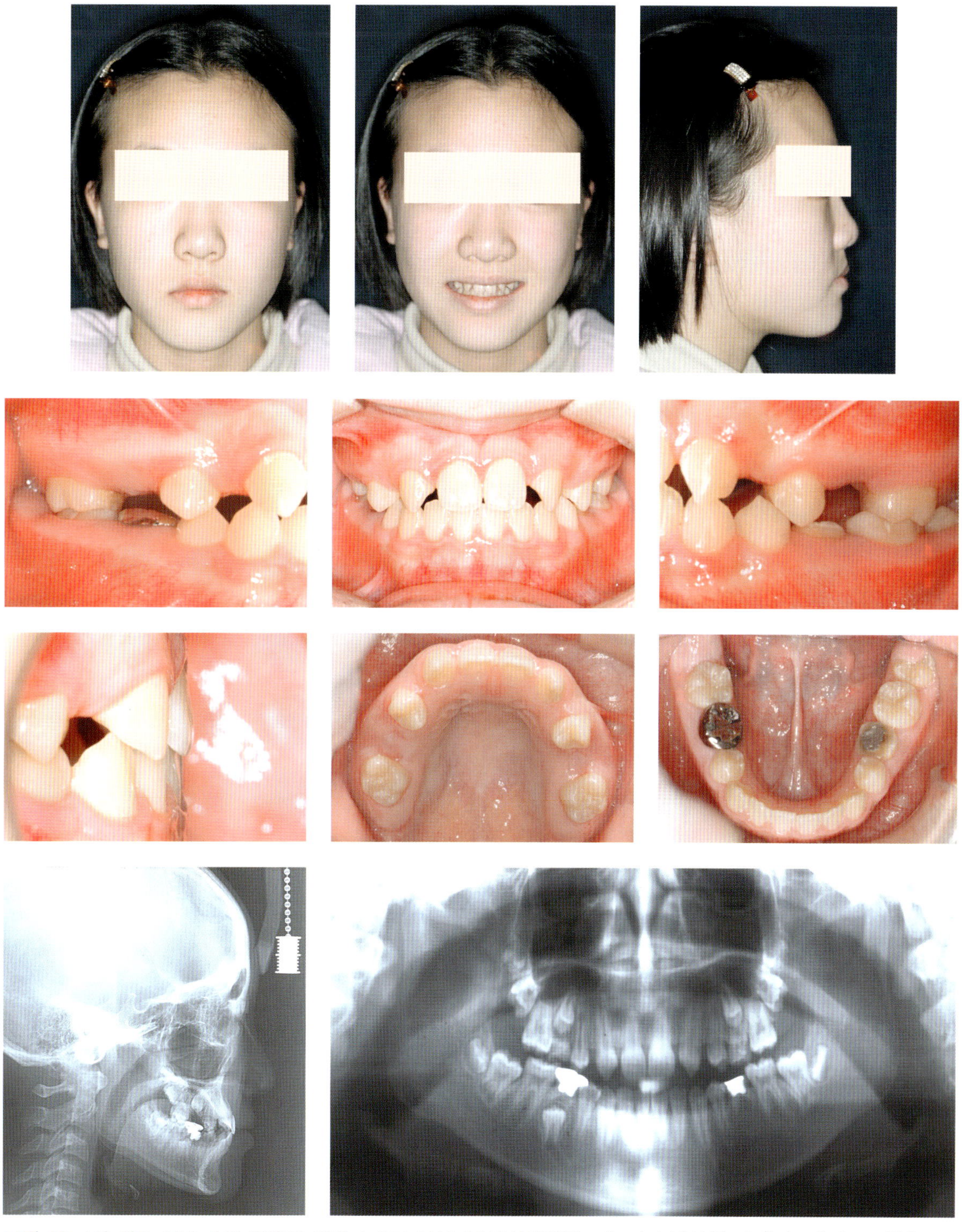

그림 12. 1차 치료 종료 후의 구내외 사진과 측모 두부계측방사선사진, 파노라마 방사선 사진(치료개시 44개월).

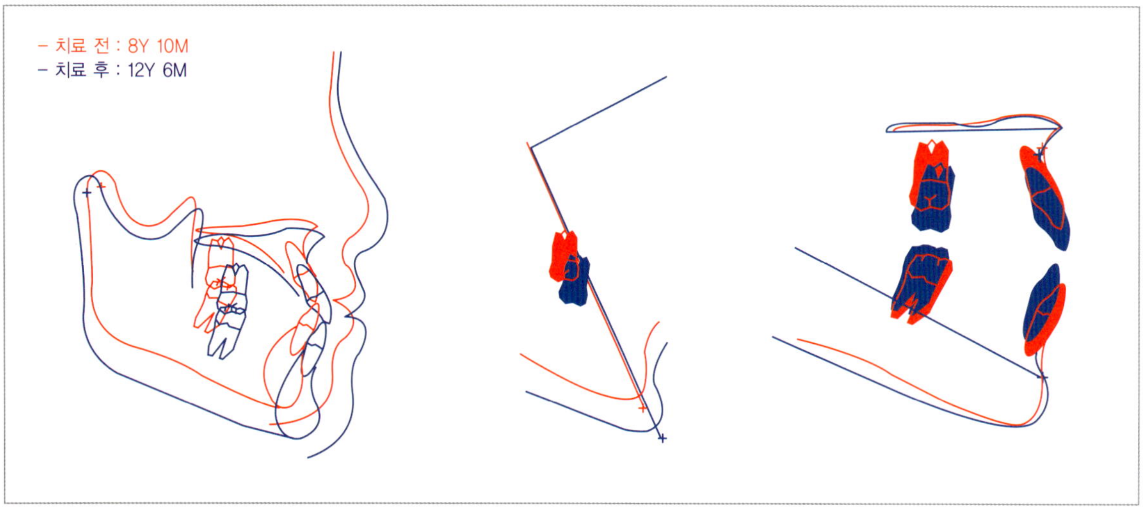

그림 13. 치료 전후 측모 두부계측방사선사진 중첩.

표 1. 치료 전후 측모 두부계측방사선사진 계측치

Variables	Norm	Before treatment	After treatment
SNA (°)	82.0	76.1	76.4
SNB (°)	80.0	77.9	79.0
ANB (°)	2.0	-1.8	-2.6
A to N ⊥ FH (mm)	-2.7	-5.3	-5.6
Mandibular length (mm)	104.7	111.9	126.5
Midfacial length (mm)	84.8	83.5	89.8
Mandibular plane (°)	25.1	21.9	20.0
Gonial angle (°)	130.0	114.4	112.3
Lower anterior facial height (mm)	57.9	67.4	76.0
Mx.1 to FH (°)	111.0	116.2	118.8
IMPA (°)	90.0	95.5	91.1

제 13장 Sander III appliance에 의한 III급 부정교합의 치료

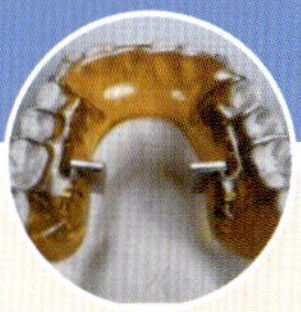
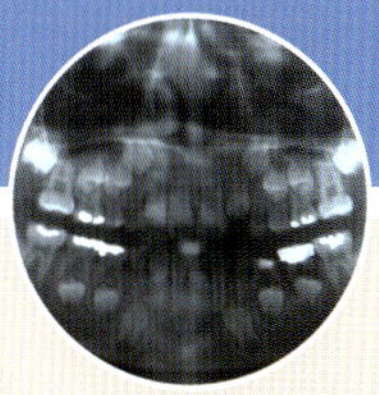
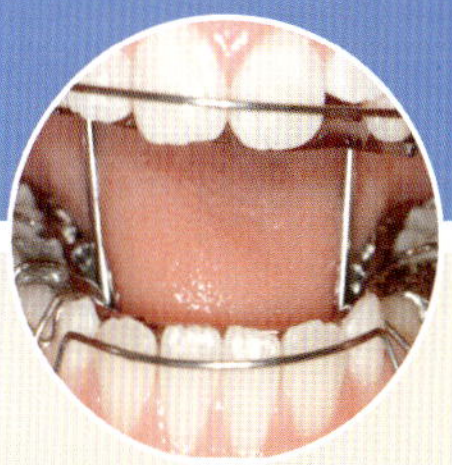

들어가며

이전 장에서는 III급 부정교합의 특징 중에서 특히 근기능적인 특성과 과두의 위치적 특성에 대해 살펴보았고, 이와 더불어 우리가 흔히 생각하는 기능적 III급 부정교합 치료에 이용될 수 있는 III급 엑티베이터의 일종이라고 할 수 있는 inverted labial bow 형태의 active plate 사용 방법에 대해서 증례를 통해 알아보았습니다. 이러한 III급 엑티베이터나 inverted labial bow 장치등은 전치부의 반대교합을 쉽게 개선시킬 수 있는 효율적인 장치이지만, 상하악이 하나의 장치로 연결되어있기 때문에 상하악궁의 개별적인 확장이나 치아의 이동 등에는 비효율적이라고 할 수 있습니다. 또한 많은 III급 부정교합 증례는 기능성과 골격성 원인요소가 혼재되어 있어 경도의 상악 열성장 환자에서도 상악을 전방견인해야 하는 경우 구외장치를 사용해야 하는 상황에 마주치게 됩니다. 이번 장에서는 이러한 목적으로 사용할 수 있는 Sander III appliance의 설계, 기공방법 및 임상적 적용방법에 대해 알아보기로 하겠습니다.

적응증은?

Sander III 장치는 경도의 III급 부정교합 환자에게 사용되며, 임상적으로는 보통 8~9세 정도의 혼합치열기 초기 환자에게 사용할 수 있습니다. 물론 III급 부정교합 가족력이 있는 하악 전돌증 환자에서는 사용이 어렵습니다. 개발자 Sander는 이 장치가 protraction headgear 등 구외장치를 대체할 수 있을 정도로 상악골에 대한 악정형효과가 있다고 강조하지만, 기능적 III급 부정교합 환자나 경도의 상악열성장 환자에서만 이용할 수 있을 것으로 생각됩니다. 특히 이 장치는 상하악 치열궁에서 개별적인

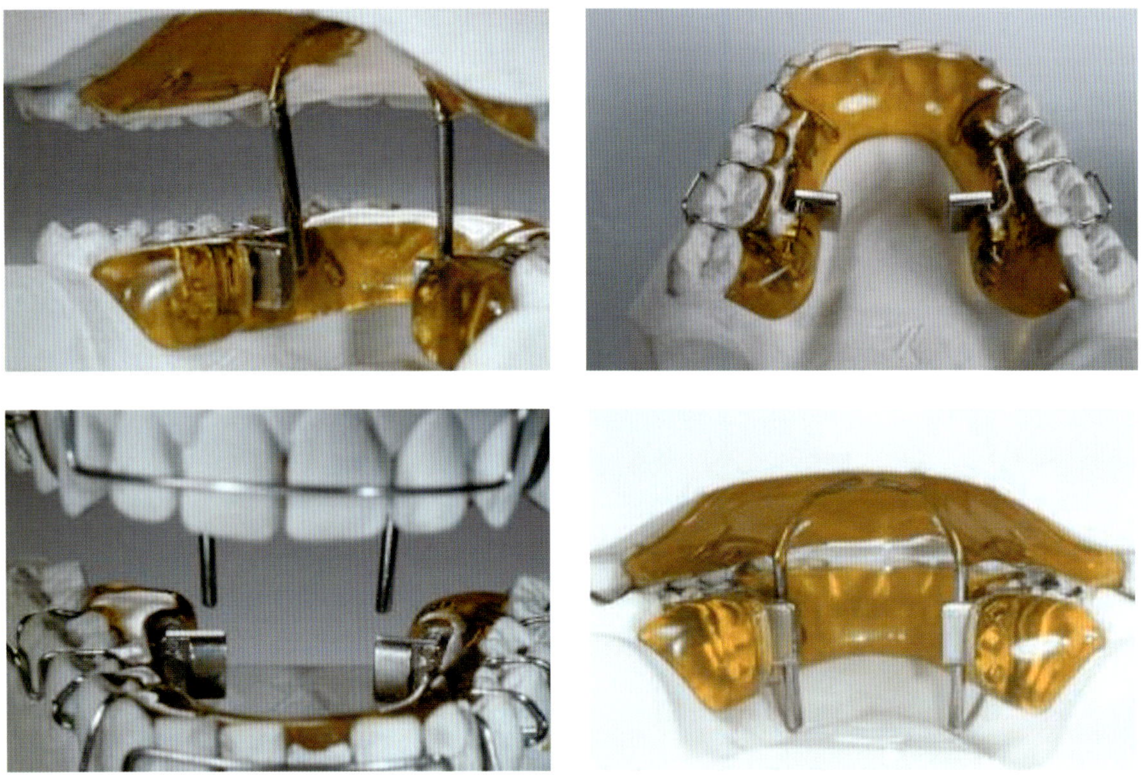

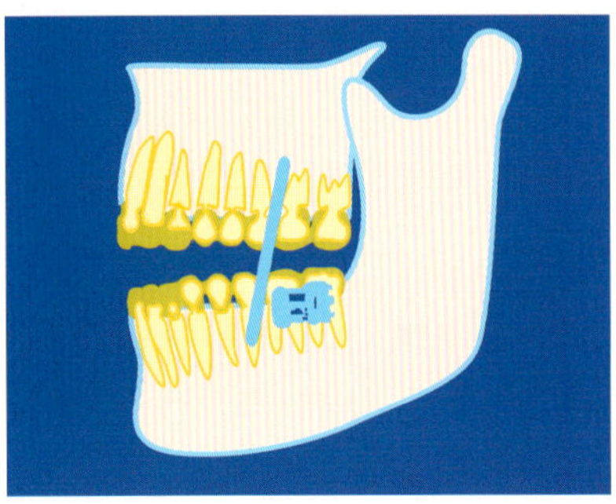

그림 1. Sander III 장치의 구성(Forestadent, Bernhard Färster GmbH Westliche 151, 75172 Pforzheim, Germany).

공간감리(space supervising)가 필요한 혼합치열기 환자에서 다양한 치아 이동 및 악궁 확장 등의 치료가 가능하다는 장점을 가지고 있어 이는 기존의 III급 엑티베이터와 차별화되는 중요한 특징이라고 할 수 있습니다(그림 1). 동시에 하악 설면 레진상에 매식되는 screw 등의 구조물에 의해 tongue elevator로서의 기능을 가질 수도 있다고 생각합니다. 이미 지난 장에서 언급한 바와 같이 functional matrix theory 개념으로 접근하자면 III급 부정교합 환자에서 혀의 위치 개선은 매우 중요하다고 생각합니다.

또 다른 적응증으로는 전방견인장치 등에 의한 악정형치료 후 혹은 악교정수술 후의 보정장치로도 사용 가능합니다. 특히 보정기간 중 기존의 III급 엑티베이터들은 상하악 일체형이기 때문에 장치를 착용한 채로 근기능훈련을 하기가 힘든 반면에 Sander III 장치는 상악 장치와 하악 장치로 나뉘어져 있는 구조로 장치를 착용한 채로 근기능 훈련을 실시할 수 있다는 장점을 가집니다.

교정치료 종료 후 주변 조직의 근기능 부조화 개선은 안정된 교합과 더불어 향후 재발 방지를 위한 중요한 요소 중 하나입니다. 참고로 일본의 Dr. Kayukawa가 추천하는 III급 부정교합 환자의 근기능 요법 protocol을 소개하면 다음과 같습니다. 먼저 하악골을 후방(retruded position)으로 움직여서 꽉 깨물기(clenching)를 하도록 하여 교근보다 측두근이 더 수축되도록 합니다. 이를 손가락으로 촉진하여 측두근이 제대로 수축하였는지 확인하는 것이 중요하며, 이를 하루 30분 동안 반복 하도록 합니다. 또한 저작 시에도 측두근의 활성이 유지되어야 하므로 꽉깨물기 운동 후에는 하루에 좌우 각각 15분씩 좌우측 후방으로 껌을 저작하도록 지시합니다. 그 외에도 매 식사 시 후방으로 저작하도록 지시합니다. III급 환자에서는 저작시 측두근의 활성이 교근에 비해 상대적으로 떨어지기 때문에 안면주위 근육간의 밸런스를 위하여 이와 같은 근기능 요법을 시행합니다.

장치 설계

Sander III 장치는 기본적으로 상하악 두 개의 active plate로 구성되며 두 장치는 유도선에 의해 적절한 위치로 가이드 되면서 하나로 연결됩니다.

상악 장치에는 술자의 필요에 따라 다양한 부가적 장치 이를테면 전치부의 배열을 도모하기 위한 finger spring이나 확장 나사(expansion screw) 등을 설계할 수 있습니다.

특히 개발자인 Sander는 확장 나사로 NiTi memory screw를 사용할 것을 권하는데 어린 환자의 경우 빠른 transverse bodily expansion이 가능하다고 주장합니다.

하악 장치에는 상악 장치의 유도선에 닿아 하악이 후방으로 힘을 받도록 하는 distalization screw가 추가됩니다. 하악이 어느 정도 후방위로 개선되면 스크류를 작동시켜서 더 후방으로 위치하도록 할 수 있고, 이런 과정으로 장치의 재제작 없이 추가적인 활성화가 가능합니다.

기공 과정

상, 하악 석고 모형을 구성교합과 함께 교합기에 마운팅합니다. 이때의 구성교합은 12장에서 설명드렸던 inverted labial bow 형태의 active plate를 제작할 때와 동일합니다.

기공 과정상 하악 장치의 distalization screw에 맞춰서 상악 장치의 유도선을 위치시켜야 하기 때문에, 하악 장치를 먼저 제작합니다. 그 다음 상악 장치는 교합기에 마운팅된 상태에서 제작합니다.

하악 장치 제작시 distalization screw는 전후방적으로 하악 제1 대구치 부위에 위치하도록 하며, 교합면과 평행(좌우 모두 평행)하도록 합니다(그림 2).

레진 중합이 완료되면 screw 홀을 감싸고 있는 보호용 파란색 조각을 모두 제거합니다. 하악 장치를 하악 석고 모형에 장착한 상태에서 교합기에 다시 마운팅 하고, mounting template를 이용하여 distalization screw와 guide를 조립합니다(그림 3, 4).

조립된 상태로 상악 모형에 레진을 pouring하여 상악 plate를 제작합니다. Guide는 교합평면에 대하여 80° 혹은 100°로 조립될 수 있으며, 통상적으로 100°로 할 것을 추천하고 있습니다(그림 2).

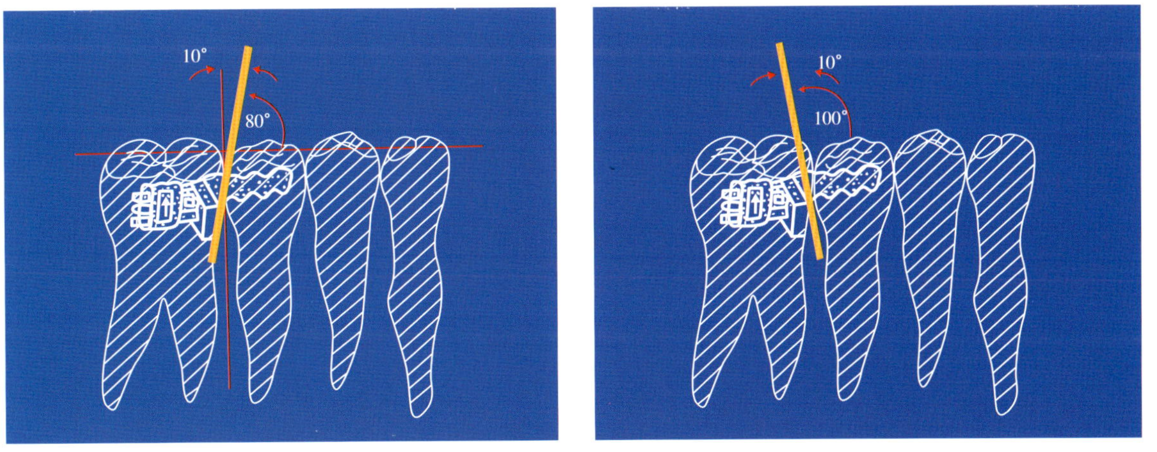

그림 2. Distalization screw의 위치 및 guide와의 관계(Forestadent, Bernhard Färster GmbH Westliche 151, 75172 Pforzheim, Germany).

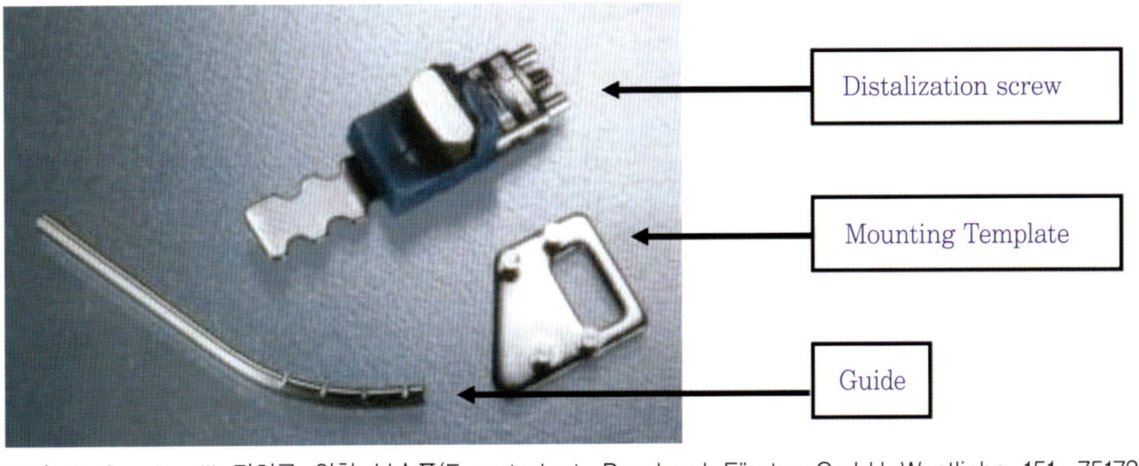

그림 3. Sander III 장치를 위한 부속품(Forestadent, Bernhard Färster GmbH Westliche 151, 75172 Pforzheim, Germany).

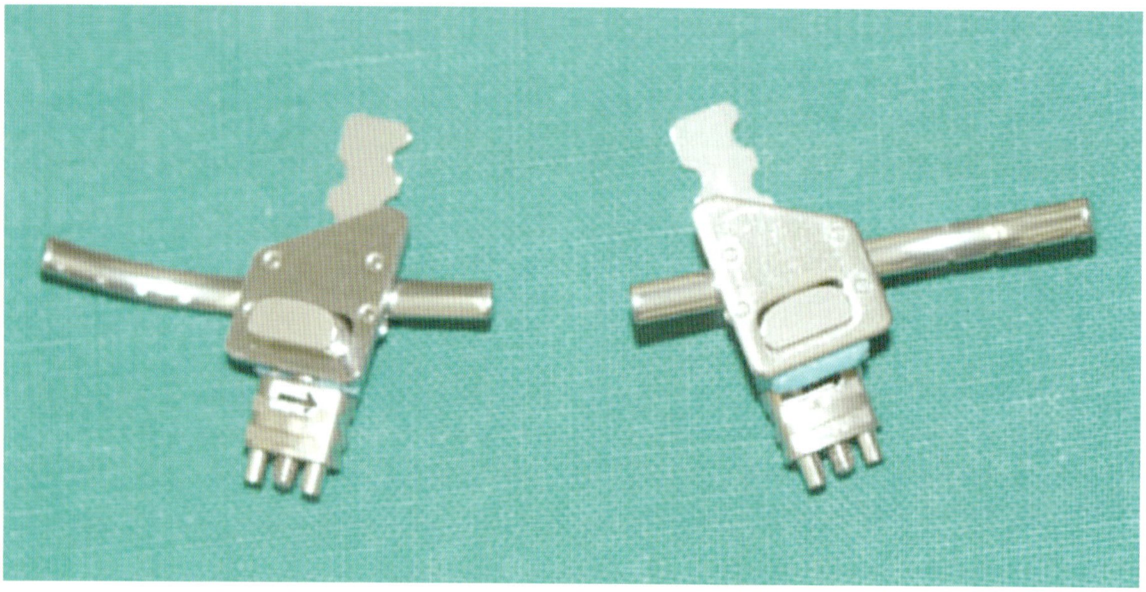

그림 4. Mounting template에 의해 distalization screw와 guide가 조립된 상태.

작용 기전 및 효과

Sander III 장치를 이용한 치료 경험이 아직 많지 않기 때문에, Sander의 연구결과(Sander, 2001)를 요약 소개하여 작용기전에 대한 가이드라인으로 제시하고자 합니다.

Sander III 장치로 1년간 치료한 경우 SNA는 +1.2° 가량 증가하는데, 이것은 일반적인 active plate 등으로 치료했을 때에는 나타나지 않는 현상입니다. 더욱이 연구 대상 환자의 대부분이 상악 전치가 맹출 중인 초기 혼합치열기 환자이고, 따라서 상악전치 맹출 시 생리적으로 발생되는 A point 후퇴 효과를 고려할 때, 이는 뚜렷한 악정형효과로 판단됩니다.

SNB는 +0.05° 증가하여 거의 유지되는 것으로 나왔는데, 이는 일시적인 하악성장의 억제로 해석됩니다. 상하악 전치의 전방이동이 미미하게 관찰되는 것으로 보아 소위 치아치조성 이동에 의한 치료효과가 매우 적음을 알 수 있습니다. Delaire type protraction headgear 치료에서 흔히 관찰되는 상악구치의 정출현상도 발생되지 않았습니다. 또한 통상적인 액티베이터나 상악 전방견인 장치에 의한 치료결과에서 관찰되는 하안면고경의 증가가 발생되지 않았다는 점도 이 장치의 뚜렷한 특징으로 자리매김 할 수 있을 것입니다. 치료 전후 구개평면의 경사도가 증가되는 현상이 관찰되는데 이는 기존의 상악 전방견인 장치의 효과와 대비하여 흥미로운 점이라고 할 수 있겠습니다.

Dr. Delaire(Delaire, 1997)는 상악 전방견인 장치 등에 의한 기계적 치료(mechanical treatment) 후에는 반드시 기능적 개선(functional correction)이 따라주어야만 좋은 결과를 유지할 수 있다고 주장하였습니다. 이러한 이유로 protraction headgear 치료 후, bionator 등을 보정장치로 이용하여 근육의 균형을 시도한 그의 치료 protocol은 매우 흥미로운 사항이며, 앞서 언급한 저작근의 특징에 대한 연구와 더불어 추후 많은 연구가 뒤따라야 한다고 생각합니다. 이런 점에서 폐구시에만 Sander III 장치는 폐구 시뿐만 아니라 저작 및 발음 시에도 약 2~30N에 이르는 다양한 크기의 기능력이 전달된다는 점도 이 장치에 대한 다양하고 흥미로운 연구거리를 제공한다고 생각됩니다.

임상 적용 방법

1) 구성교합의 채득: 액티베이터의 경우와 유사하게 술자의 유도에 의해 하악을 최대 후방위 시키며 이때 구치부에서는 약 4~5mm정도의 교합이개가 발생됩니다.
2) Distalization screw: 1/4 (90°) 턴을 일주일에 2회 시행합니다. 이 경우 4주 동안 약 0.8mm activation하는 효과가 발생됩니다. 상악에서는 필요한 경우 측방 확장을 시행하도록 합니다.
3) 일일 착용 시간: 하루 최소 15시간 이상 착용하도록 지시합니다.

증례

초진 시 8세 3개월 된 남자 아이로 위 아랫니가 반대로 물린다는 것을 주소로 내원하였고, 사촌 중에 골격성 III급 부정교합 경향을 보이는 가족력이 있었습니다.

구외 소견으로 오목한 측모와 중안면부의 경미한 열성장이 관찰되었고, 하악이 우측으로 편위된 미약한 비대칭 소견을 보이고 있었습니다.

구내 소견으로는 전치부 반대교합 및 총생이 관찰되었고 안모 정중선에 대해 하악 전치는 우측으로 약 2mm 가량 편위되어 있었으며, 약간의 상악궁 협착과 우측의 II급 구치관계, 좌측의 III급 구치관계를 보이고 있었습니다(그림 5).

CR guide 시에 전치부는 edge to edge bite로 개선되었습니다. 파노라마방사선사진에서는 계승 영구치의 맹출로 인하여 하악 좌측 유구치의 조기 탈락이 예상되었습니다.

측모 두부계측방사선사진에서는 상악의 열성장과 하악의 과성장이 혼재된 골격성 III급 부정교합으로 평가되었으며, 수평성장 경향으로 성장 패턴은 양호한 편이었습니다(그림 6, 표 1).

표 1. 치료 전후 측모 두부계측방사선사진 계측치

Variables	Norm	Before treatment	After treatment
SNA (°)	82.0	79.0	81.9
SNB (°)	80.0	81.6	82.3
ANB (°)	2.0	-2.6	-0.4
A to N ⊥ FH (mm)	-2.9	-3.2	0.0
Angle of convexity (°)	0.0	-8.3	-3.3
Mandibular length (mm)	103.3	109.8	119.3
Midfacial length (mm)	84.2	80.4	87.5
Mandibular plane angle (°)	25.3	17.3	18.4
Post. facial height/Ant. facial height	62.0	72.9	72.9
Mx.1 to FH (°)	111.0	117.3	123.7
IMPA (°)	90.0	89.6	87.0
Incisor overjet (mm)	3.2	-2.4	2.7

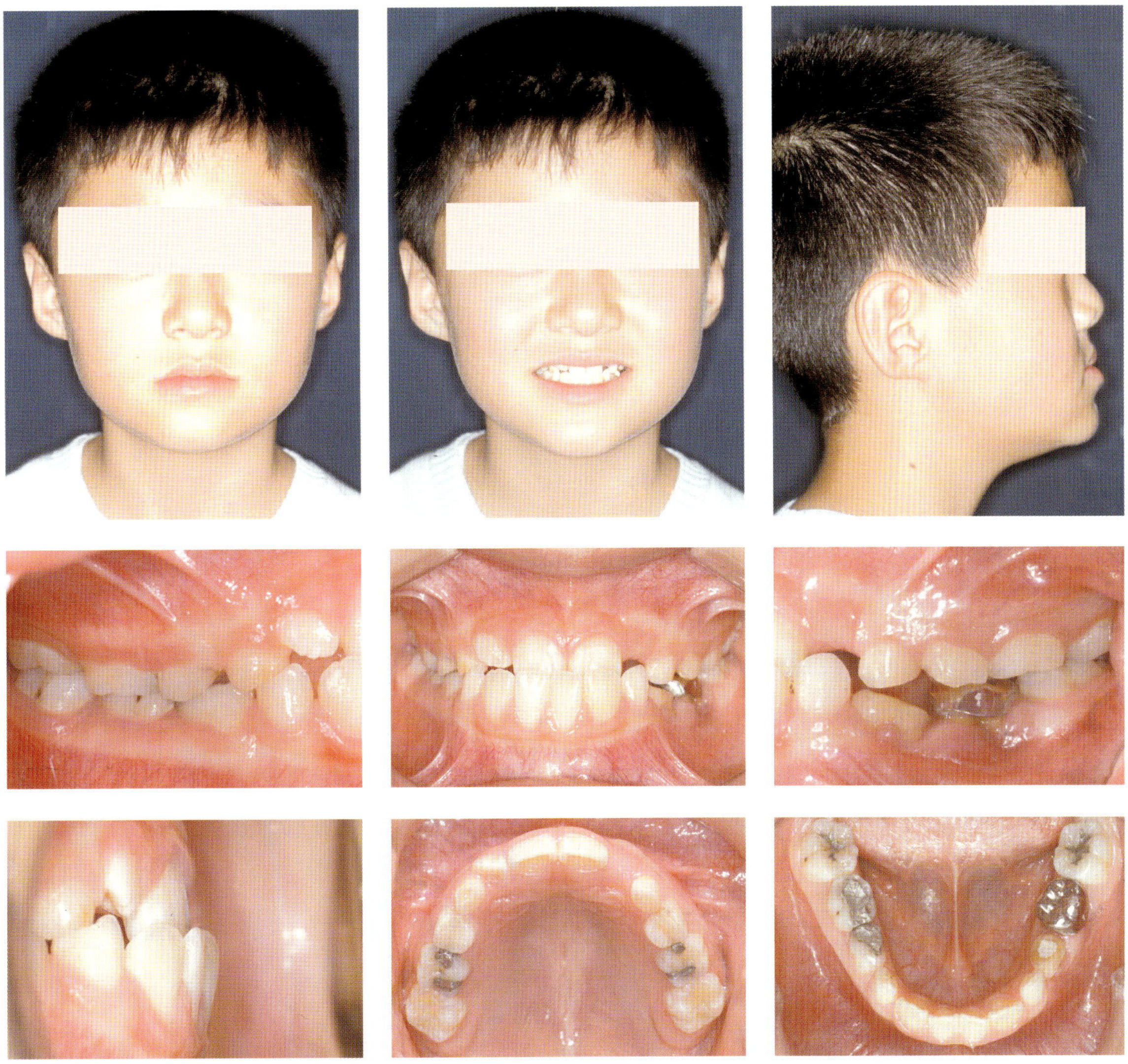

그림 5. 초진 시 구외 및 구내사진.

가족력이 있긴 하지만 CR guide시에 반대교합이 약간 개선되는 점 등으로 미루어 기능성 및 골격성이 혼재된 III급 부정교합으로 진단되었고, 조기에 전치부 반대교합을 개선함으로써 상하악골 및 근신경계의 조화로운 성장을 유도하는 것을 치료 목표로 삼았습니다. 이와 같은 목표 하에 반대교합 개선과 그 이후의 유지 및 상악궁의 확장, 하악 유구치의 조기 탈락에 따른 공간 유지의 필요성 등을 고려하여 2개의 plate로 구성된 Sander III 장치를 사용하기로 결정하였습니다.

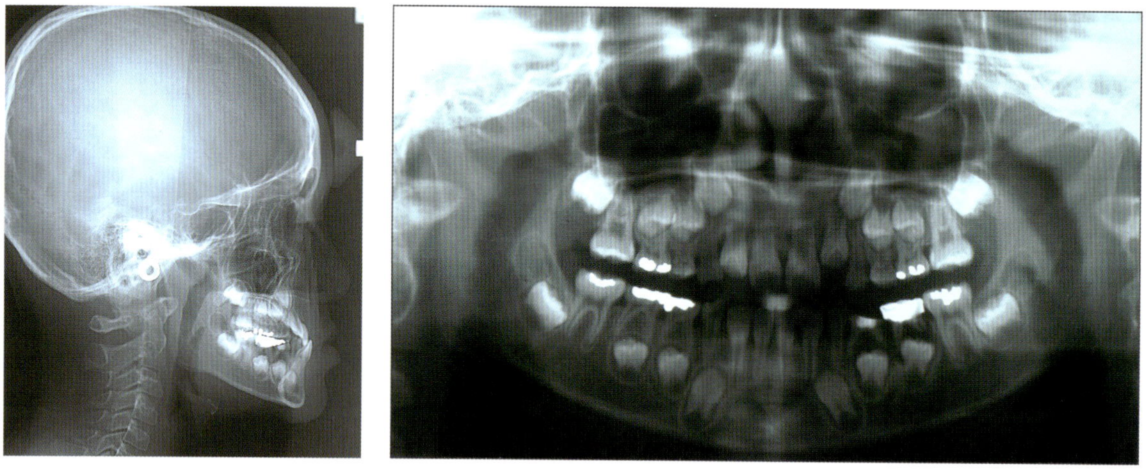

그림 6. 초진 시 측모 두부계측방사선사진과 파노라마 방사선사진.

상악, 하악에 각각 Sander III 장치를 착용시키고 처음 3주간은 아무런 작동 없이 장치에 적응 하도록 하였습니다. 이후 1달간 하악 plate에 있는 distalization screw를 주당 1/4턴의 속도로 서서히 작동시키고, 그 이후부터 본격적으로 주당 2/4턴의 속도로 screw를 작동시키도록 지시하였습니다. 착용 시간은 하루에 최소 15시간 이상으로 하되 가급적 식사 시를 제외하고 하루종일 착용할 것을 권장하였습니다(그림 7). 환자의 관리 부주의로 인한 장치의 잦은 파손과 보호자의 작동 미숙에 의해 장치를 제대로 사용하기까지는 상당한 시간이 걸렸습니다. 반대교합이 개선된 후, 상악 확장을 위해 상악 plate의 정중부 screw의 작동을 시작하였고, 하악 plate는 공간유지 장치로 계속 사용하도록 하였습니다.

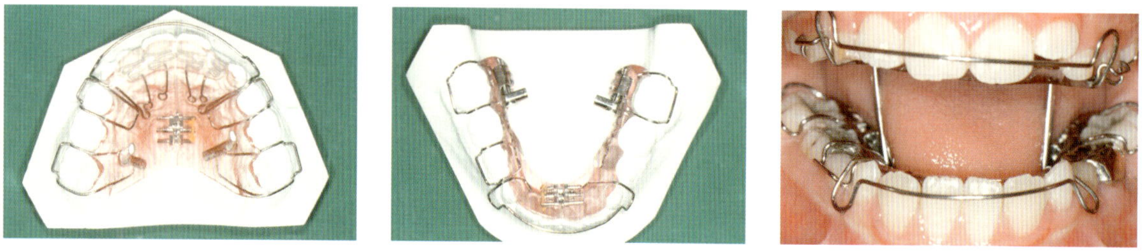

그림 7. Sander III 장치의 상악 plate와 하악 plate 착용 후 사진.

치료 시작 18개월 후 초진 시의 오목했던 측모는 약간 개선되어 직선형에 가까워졌으나 비대칭 소견은 아직 약간 남아 있었습니다. 구내 소견상 전치부 반대교합은 개선되었고, 하악 중심선도 안모 중심선과 거의 일치하였습니다. 상하악에 후속 영구치의 맹출 공간도 충분하여 공간 유지가 잘 되었습니다

(그림 8). 측모 두부계측방사선사진 중첩 결과 SNA가 2.9° 증가하여 Sander 의 보고와 같이 상악골에 대한 악정형 효과가 있었던 것으로 보입니다. 한편 SNB의 0.7° 증가는 거의 자연적인 성장량과 큰 차이가 나지 않아 이 증례에서는 하악 성장억제 효과는 그다지 나타나지 않는 것으로 보입니다. 또한 주목할 만한 것으로 대부분의 III급 액티베이터나 protraction headgear 치료 결과와 달리 이 증례에서는 전안면고경 대비 후안면 고경의 비율이 치료 후에도 유지된 것으로 나타났으며, 이는 Sander의 결과와도 일치되는 부분이었습니다. 한편 Sander의 결과에서는 치아 치조성 이동이 극히 미미하였는데 이번 증례에서는 그의 결과보다는 약간 더 많은 치아치조성 이동이 관찰되었습니다(그림 9, 10, 표 1).

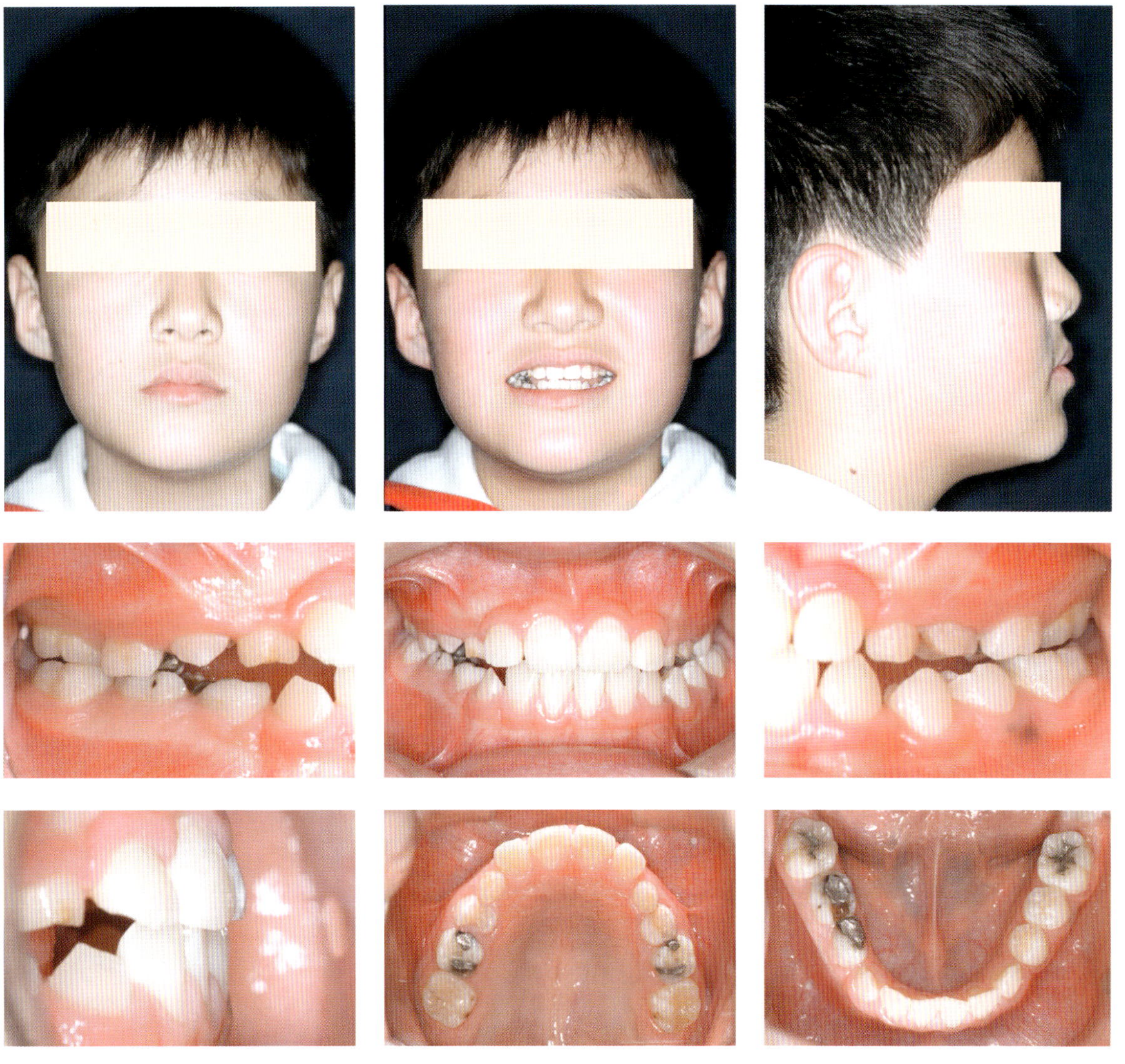

그림 8. 치료 후 구외 및 구내사진.

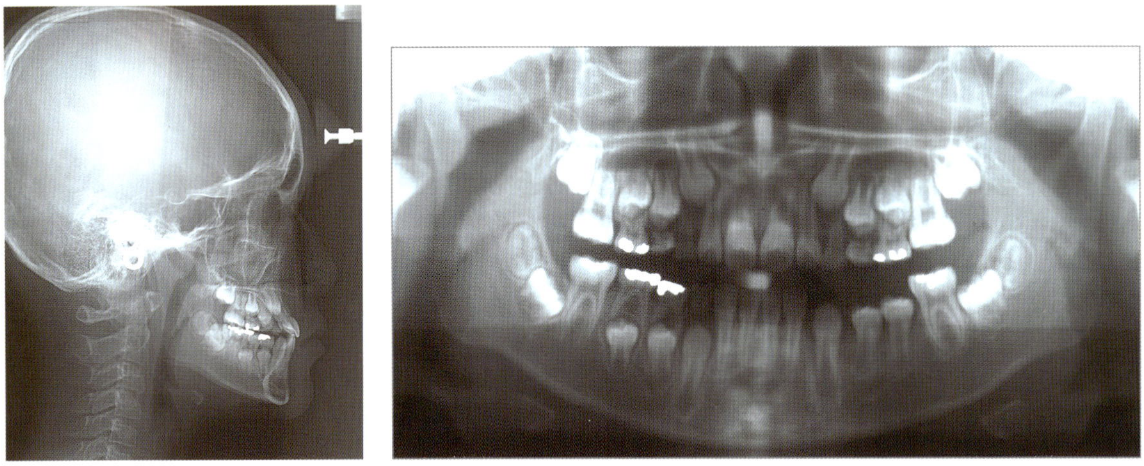

그림 9. 치료 후 측모 두부계측방사선사진 및 파노라마 방사선 사진.

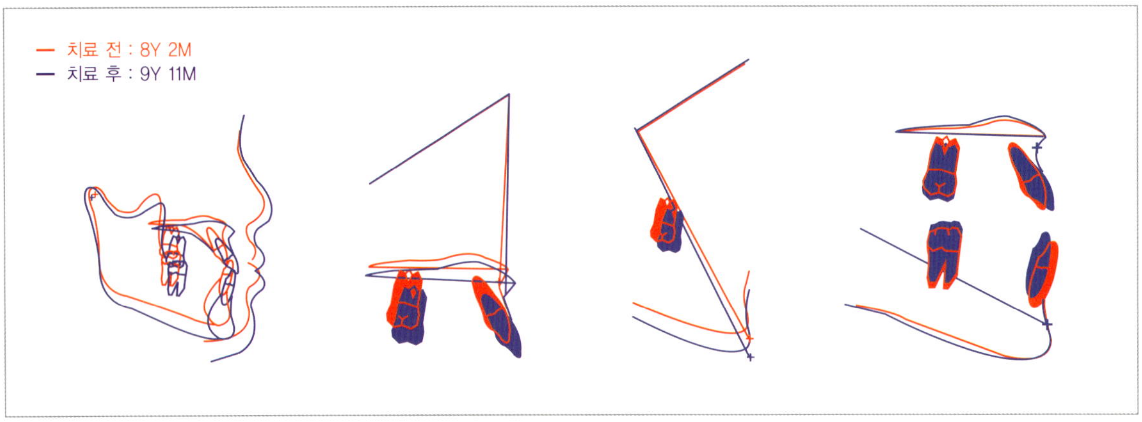

그림 10. 치료 전후 측모 두부계측방사선사진의 중첩.

제 14장 급속구개확대장치(RME)와 protraction headgear를 이용한 상악 전방견인 치료

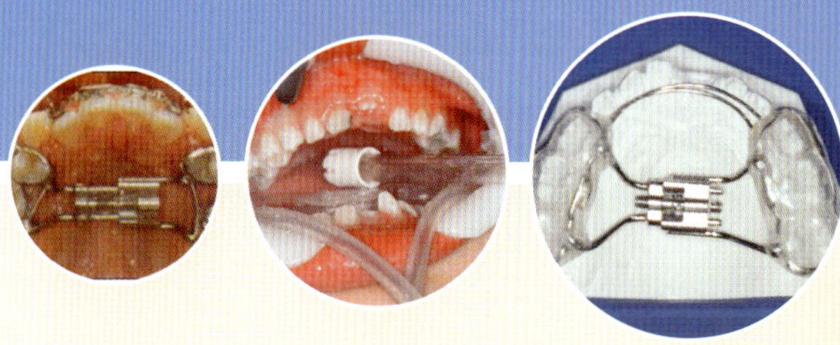

들어가며

11장부터 13장까지 III급 부정교합의 원인, 치성 또는 경미한 골격성 III급 부정교합의 경우에 적용할 수 있는 Inverted labial bow 형태의 active plate, 그리고 Sander III 장치에 대하여 알아보았습니다. 이번 장부터는 골격성 III급 부정교합에서 사용할 수 있는 장치와 치료 술식에 대하여 논의할 것이며, 먼저 상악골 열성장을 보이는 성장기 아동에서 가장 보편적으로 사용되는 급속구개확대장치(rapid maxillary expansion; RME)와 protraction headgear를 이용한 상악전방견인 치료에 대하여 알아보도록 하겠습니다.

상악 전방견인 장치의 효과

상악 전방견인 장치는 이미 1875년부터 문헌에 보고되었으나 그리 널리 사용되지는 못하였고, 1976년 이 술식을 보고한 프랑스의 Delaire(Delaire, 1976)와 그 이후 80년대 초반 이마와 턱받침 및 한 개의 수직 지지대로만 구성된 심플한 디자인으로 개량시킨 미국의 Petit 등에 힘입어 다시 부흥되었습니다. 저자들은 Delaire 타입이나 Petit 타입의 headgear보다 조작하기가 간편하고 심미적이어서 환자 협조도에 보다 유리한 Hickam 타입의 protraction headgear를 선호합니다(그림 1).

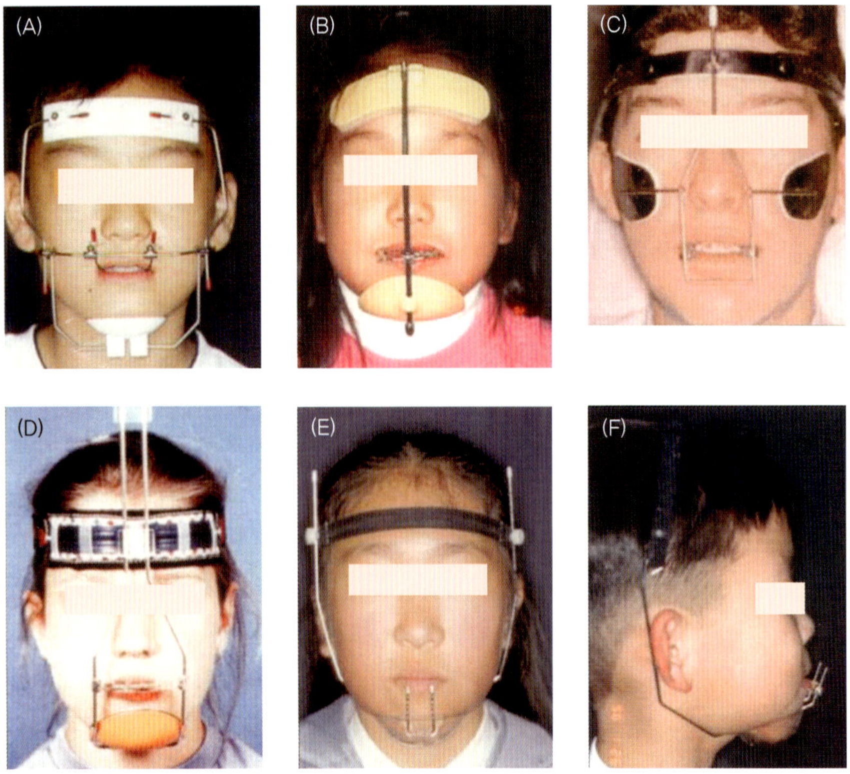

그림 1. 다양한 protraction headgear. (A) Delaire type, (B) Petit type, (C) Grummon type, (D) Tubingen type, (E) Hickam type, (F) Hickam TMJ type.

악정형력을 상악골에 전달하기 위한 구강내 장치로는 접착식(bonded type)이나 밴드 타입(banded type) 또는 Haas 타입의 RME, 상악 치아의 순설측을 모두 감싸는 형태인 Labio-lingual arch, Quad helix, Pendulum 장치를 변형시킨 장치 등이 있으며, 임상가는 증례에 따라 적절한 장치를 선택할 수 있는 넓은 안목을 가져야 할 것입니다(그림 2).

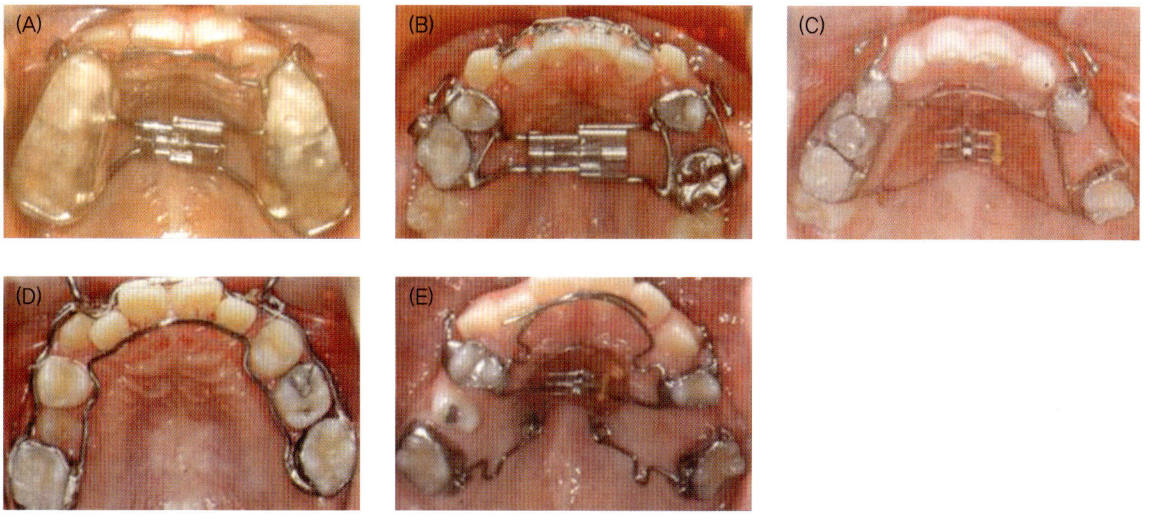

그림 2. 다양한 구내장치. (A) Bonded RME, (B) Banded RME, (C) Haas type RME, (D) Labio-Lingual Arch, (E) Pendulum 장치.

이와 같은 여러 장치들 중에서 저자들은 접착식 RME를 가장 보편적으로 사용하는데, 그 이유는 이 장치가 구조적으로 매우 단단하여 전방 견인력을 상악골에 잘 전달할 수 있고, 또 상악골을 확장할 경우 midpalatal suture만 확장되는 것이 아니라 circum-maxillary suture도 개방시켜 상악골의 봉합부 결합을 느슨하게 만들고, 주변 세포 반응을 활성화시킴으로써 이후의 전방 견인력에 보다 긍정적으로 반응하도록 하기 때문입니다. 원숭이 동물 실험에서는 RME를 통한 상악골 확장으로 spheno-occipital synchondrosis가 개방되었다고 보고되기도 하였습니다(Gardner & Kronman, 1971). 이외에도 RME를 통한 상악골의 측방 확장은 미약하긴 하지만 그 자체만으로도 상악골을 전진시키는 효과가 있고, 비강 또한 확장됨으로써 구호흡 개선에도 도움이 됩니다. 어떤 이들은 상악골을 전방견인하는 경우 상악 전방부가 협착되므로 이를 보상하기 위해서 확대할 필요가 있다고 주장하기도 합니다. 또 접착식 RME의 구치부 레진 피개는 bite block 효과가 있어 전치부 반대교합이 개선될 때에 치아 간섭을 없애주는 역할을 합니다. 이유야 어떻든 RME를 통한 상악골 확장과 동시에 함께 상악골을 전방견인한 경우가 그렇지 않은 경우보다 상악골을 더 전방 이동시킨다는 데에 대해서는 이견이 없는 듯 합니다.

그러나 접착식 RME를 사용할 경우 가장 문제가 되는 부분은 구강위생으로 약 6~12개월 간의 치료 기간 동안에 접착부위에서 미세 누출이 발생하는 경우 치아 탈회와 같은 심각한 문제가 발생 될 수 있습니다. 또 이와 같은 부피가 큰 장치가 구개면을 덮음으로서 혀의 위치를 를 더욱 저위시키는 것은 이전 장에서 언급한 것처럼 III급 부정교합의 원인론에 비추어 볼 때 바람직하지 않는 점이기도 합니다.

Protraction headgear를 이용해 상악골을 전방 견인할 때에 나타나는 주된 효과는 상악골의 전하방 이동이지만 그 외에도 다양한 효과들이 나타납니다.

상악골을 견인하는 힘 벡터가 상악골의 저항중심(CR) 하방으로 지나감으로써, 상악골은 전하방 이동 외에도 약간의 반시계방향 회전이 일어날 수 있습니다. 한편 하악골은 턱받침에 작용하는 힘에 의해 후하방회전(시계방향회전)되고, 예전에 언급한 바와 같이 III급 부정교합 환자에서 많이 관찰되는 하악 과두의 전방위가 정상위로 바로 잡히기도 합니다.

치아치조성 이동으로는 대부분의 구내 장치들이 치아-지지형 장치이므로 상악에서는 치아치조성 전방이동이 일어나고, 반대교합이 개선되면서 전치유도의 회복으로 인해 하악전치의 설측경사가 일어날 수 있습니다. Headgear의 턱받침 컵이 부주의한 사용으로 인해 하순을 눌리게끔 들여올려진다면, 하악 전치를 더욱 설측경사 시키고, 치은퇴축을 유발하므로 주의해서 사용하도록 교육해야 합니다. 이와 같은 상하악골의 골격적인 변화에 대해 연조직은 약 70% 가량 반영되어 나타난다고 보고된 바 있으며, 이에 따라 측모의 개선뿐만 아니라 lip incompetency 및 lip posture도 개선되게 됩니다. 한편 상악골이 전방이동 됨에 따라 연구개와 인두후벽 사이 공간인 velopharyngeal space가 넓어져 비음이 심하게 날 수도 있다고 생각되나, 상악골 전방이동 후에도 velopharyngeal space는 거의 일정하게 유지되고 있었다고 보고된 바 있습니다(Lee & Cha, 2006).

Protraction headgear를 이용한 상악 전방견인 치료의 적절한 시기에 대해서는 여러 연구자들 간에 이견이 있습니다. 몇몇 연구자들은 조기치료한 군이나 후기치료한 군 사이에 치료 효과는 유의한 차이를 보이지 않아 나이에 상관없이 성장기 전반에 걸쳐 비슷한 효과를 볼 수 있다고 하였으나, 다수의 연구자들은 조기에 치료할수록 효과가 더 빠르고 골격성 효과가 좋으므로 혼합치열기 초기인 7~8세 경에 치료 할 것을 권하고 있습니다.

저자 역시 상악골의 전방이동에 대한 저항 측면에서 볼 때에 가급적 circum-maxillary suture가 개방되어 있는 조기에 치료하는 것을 추천하며, 협조도만 된다면 반대교합이 발견되는 즉시 치료를 시작합니다. 이는 반대교합을 조기에 개선함으로써 구강악안면 영역의 근신경계를 바로잡는 것이 상하악의 조화로운 성장에 반드시 필요한 요건이라는 저자의 치료철학 때문이기도 합니다.

장치 구성

Hickam type protraction headgear는 이마(forehead) 지지대와 투명한 턱받침, 이를 연결해주는 프레임과 고무줄을 걸기 위한 hook으로 구성되어 있고, 환자의 얼굴 크기에 따라서 2개의 사이즈(large, small)로 시판되고 있습니다. 환자의 얼굴크기에 맞게 headgear 사이즈를 선택한 후, 이마 지지대는 눈썹 위 이마의 평편한 부위에 놓이도록 프레임과 연결되어 있는 양쪽의 플라스틱 나사를 이용하여 높이를 조절하고, 프레임의 남는 부분은 커터나 cutting disk로 자릅니다. 절단된 부위는 polishing bur로 부드럽게 다듬어 주고, 말단부 5~10mm 정도는 약간 후방으로 구부려서, 이마 지지대가 빠지지 않도록 방지함과 동시에 찔리는 사고에도 덜 위험하도록 해줍니다. 턱받침이 턱 아랫부분이나 하악 치은을 누르지 않도록 프레임과 hook의 각도를 조절하여야 합니다.

구강내 장치인 접착식 RME의 hyrax screw는 상악 측방치군의 협설면을 감싸는 wire frame과 solder를 통해 연결되고, 구외 고무줄을 걸 수 있도록 견치와 제1소구치 위치에서 wire frame을 연장하여 hook을 만들어 줍니다. 또 전치부 설면에는 guiding wire가 cingulum 부위에 닿도록 하여 치아치조성 고정원을 추가적으로 얻고, 총생여부에 따라 어느 정도 전치부의 배열도 가능합니다. 다만 환자의 전치가 유전치인 경우에는 guiding wire에 의해 유전치가 전방경사 되면서 유전치 치근과 가깝게 맹출 중인 영구전치에 손상을 주거나 맹출경로에 이상을 초개할 수 있으므로 이 때에는 guiding wire를 설계하지 않는 것이 바람직합니다. 상악 대구치 교합면과 wire frame을 레진으로 피개하여 bite block을 만들어 주며 이것이 측방치군을 더 견고히 잡아주고 반대교합 개선 시 전치의 교합간섭을 방지하게 됩니다. Resin bite block은 충분한 유지력을 얻고, 치아우식을 예방하기 위해서 equi-gingival로 제작합니다. 이 때 상악구치의 구개측 교두에 해당하는 부위에 붉은색 실을 resin bite block 내에 매식하면, 추 후 상악을 확장할 때에 하악 구치의 협측 교두와 닿는 부위를 확인하기 편리하여, 임상적으로 상악 확장량을 판단하는데 도움이 됩니다(그림 3).

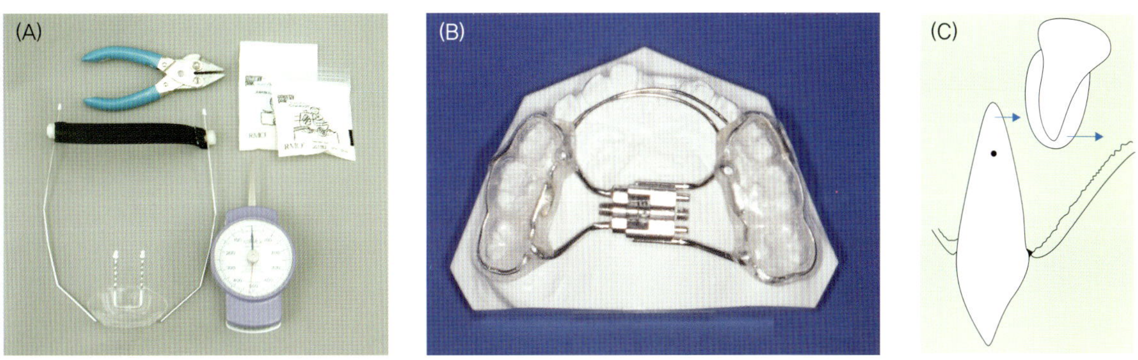

그림 3. (A) Hickam type protraction headgear, tension gauge, extra-oral elastic, headgear cutter. (B) Bonded RME, (C) guiding wire에 의해 유전치가 순측경사되면 맹출중인 영구전치 치배가 손상받을 수 있습니다.

임상 적용

준비된 RME를 구강내에 접착하기 전에, 다음과 같이 먼저 체크해보아야 할 사항이 있습니다.

(1) Hyrax screw가 잘 작동되는지 구강 밖에어 돌려보고 확인합니다. 또 보호자에게 screw activation 방법에 대해 교육하고, 직접 작동해보도록 합니다.

(2) 환자의 구강내에 시적하여 잘 맞는지 살펴봅니다. 잘 만들어진 RME의 경우 접착을 하지않아도 시적해 보았을 때 충분한 retention이 나옵니다.

(3) Bite block이 하악 치아와 균일하게 접촉 하는지 확인합니다. 체크 사항이 완료되면 이물질 제거를 위해 Resin 내면을 아세톤으로 깨끗하게 닦아냅니다.

접착 과정 중 치아가 타액으로부터 오염되는 것을 방지하기 위해 Nola Dry field system® (Great Lakes Orthodontics, Tonawanda, NY)을 사용하면 편리합니다. 추 후 제거의 용이성과 치아 교두의 탈회를 방지하기 위해 교합면은 산부식하지 않고, 협면과 설면, marginal ridge 부위만 에칭을 합니다. 세척과 건조 후 자가중합형 접착 레진 Excel®system의 primer를 혼합하여 치아 표면에 바르고, Excel® paste는 RME 레진상 내면의 협설면과 marginal ridge 부위에만 바르고 치아에 잘 적합시킵니다. 과잉의 레진은 면봉이나 explorer 또는 sickle 등을 이용하여 제거하고 약 8분간의 중합시간 동안 cutton roll을 꽉 물고 있도록 지시합니다(그림 4).

RME의 장착이 완료되면 환자 보호자에게 screw의 작동법을 다시한번 철저히 숙지시킵니다. 임상가에 따라 확장량이나 확장 속도에는 차이가 있겠으나 상악 확장이 필요 없는 경우라 할지라도 앞서 언급한대로 midpalatal suture와 circum-maxillary suture의 개방을 위해 기본적으로 하루에 1/4턴씩 아침 저녁으로 작동하여 5일간 상악을 확장하도록 지시합니다. 5~7일 후 반드시 환자를 내원하도록 하여 확장량을 확인하고 확장이 더 필요하면 추가로 확장을 지시합니다. 상악 확장은 일반적으로 상악 구개측교두가 하악 협측 교두와 닿을 때까지 확장을 합니다.

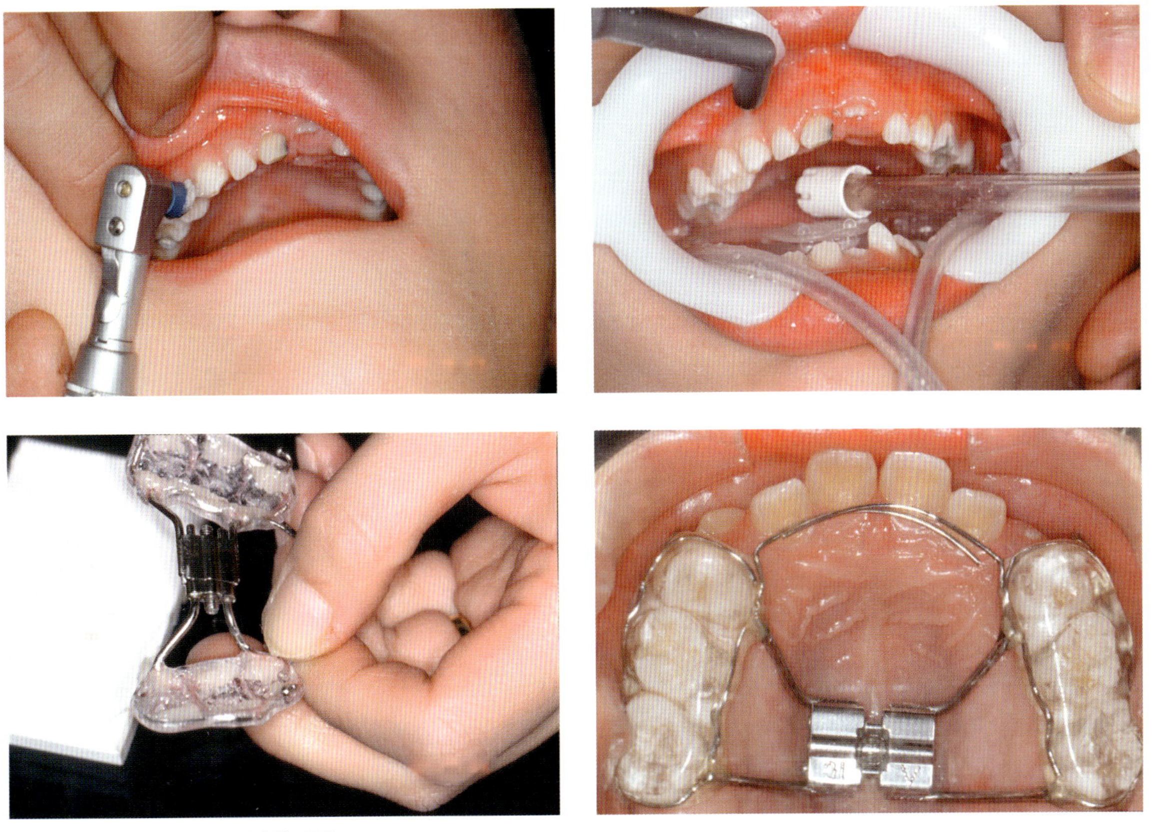

그림 4. Bonded RME 장착과정.

상악 확장이 충분히 일어난 후에는 protraction headgear를 착용하여 상악을 전방으로 견인하기 시작합니다. 상악을 확장하는 동시에 전방견인하는 것과 상악을 확장한 이후에 견인하는 것과의 견인 효과 차이에 대한 연구에서는 상악을 확장한 이후에 견인하는 것이 더 좋다라는 결과가 있으므로 참고하시길 바랍니다. 상악을 전방 견인하는 힘에 대해서는 연구자에 따라 차이는 있으나 대개 편측당 약 300~400g의 힘으로 견인하고 있으며 저자들도 이 정도의 힘으로 견인하도록 구외 고무줄을 선택합니다. 견인 방향은 견치와 소구치 부위의 hook에서 교합평면에 대해 약 30° 가량 전하방으로 견인함으로써, 견인력이 상악골의 저항중심과 가깝게 지나갈 수 있도록 하여 상악골의 반시계방향 회전을 방지합니다. 착용 시간은 하루에 최소 12~14시간 이상 착용하여야만 전방견인 효과를 볼 수 있으며, 실제로 환자에게는 하루 종일 장착할 것을 권합니다. 증례에 따라 다르지만 통상 6~12개월의 치료기간이 소요되는데, 최소 6개월 정도의 acitive treatment 후 3-6개월가량의 유지기간을 갖는 것이 좋습니다.

증례 1

위아래 앞니가 반대로 물리는 것을 상담하기 위하여 내원한 5세 1개월의 남자 아이로 좌측의 구순열에 대해 lip surgery를 받은 병력이 있었습니다. 임상 검사상 좌측 상순 부위에 수술로 인한 scar가 관찰되었고, 약간 볼록형의 측모이긴 하였지만 상악골 부위의 열성장 소견을 보여주고 있었습니다. 완전 유치열기로서 구치 관계는 근심스텝(mesial step) 상태였고, 전치부의 반대교합과 교합 간섭으로 인해 하악이 좌측으로 2mm 가량 편위되어 있었습니다. 환자는 진단 상담만 받고 내원을 하지 않다가 1년 후 6세 3개월이 되어서 다시 내원하였습니다. 임상소견상 달라진 점은 없었으나, 측모 두부계측방사선사진 분석결과 1년 동안 ANB는 1.8°에서 1.0°로 감소하여 III급 부정교합으로 진행되고 있다고 판단되었습니다(그림 5, 표 1).

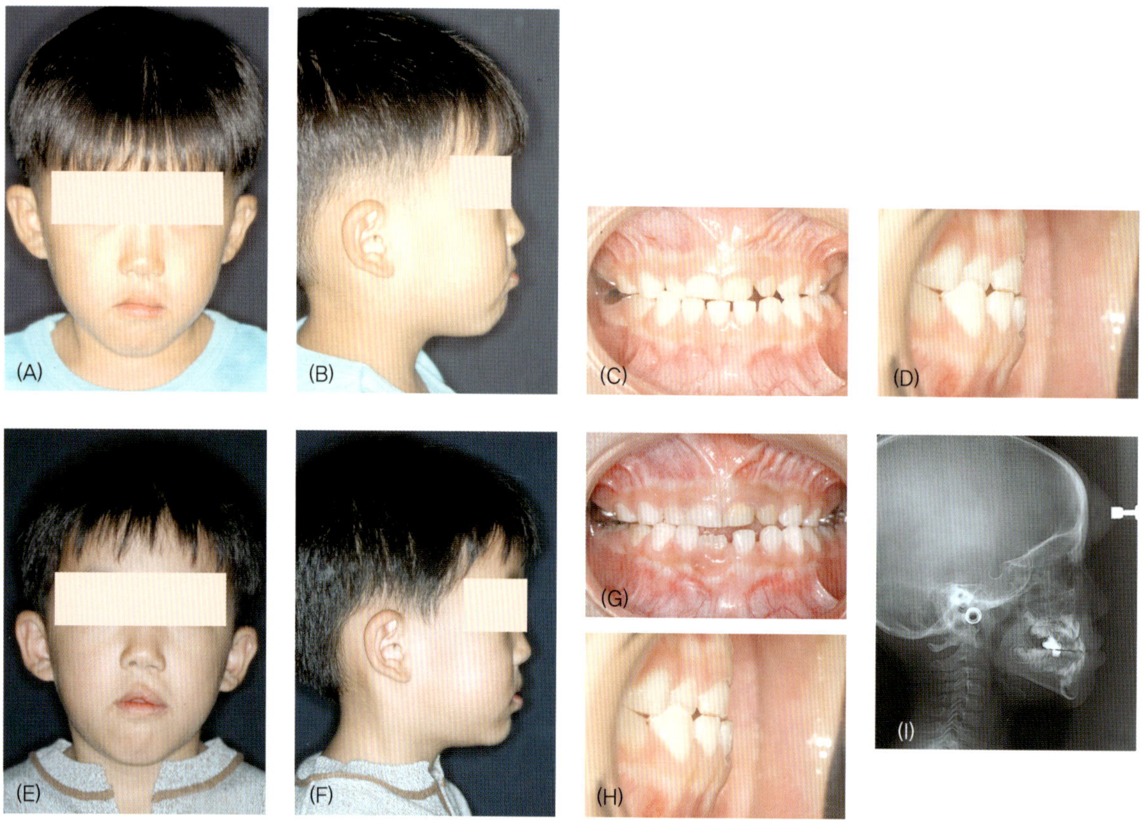

그림 5. (A)~(D) 초진 시 구내외 사진 (5세 1개월), (E)~(I) 치료 직전 구내외 사진 (6세 3개월) 및 측모 두부계측방사선사진.

표 1. 치료 전후 측모 두부계측방사선사진 중첩 계측치

Variables	Norm	Initial (5Y 1M)	Before treatment (6Y 3M)	After treatment (7Y 1M)
SNA (°)	82.0	74.3	75.3	78.3
SNB (°)	80.0	72.5	74.3	72.9
ANB (°)	2.0	1.8	1.0	5.4
A to N ⊥ FH (mm)	-3.5	-7.4	-7.0	-3.9
Angle of convexity (°)	0.0	4.1	3.2	11.2
Mandibular length (mm)	97.8	90.8	94.6	95.2
Midfacial length (mm)	81.3	75.0	76.7	80.0
Mandibular plane angle (°)	26.1	30.1	28.8	28.9
Palatal plane angle (°)	0.5	1.5	2.3	-1.4
Mx.1 to FH (°)	111.0	102.5	105.0	105.5
IMPA (°)	90.0	97.4	95.3	101.0
Incisor overjet (mm)	3.2	-1.4	-1.3	2.9

따라서 치료계획은 전치부 반대교합 개선과 상악골 전방성장을 유도하기 위하여 접착식 RME와 protraction headgear를 이용하여 상악골을 확장하고 전방견인하기로 하였습니다. RME의 anterior guiding wire에 의해 상악 유전치가 전방경사되면 맹출 중인 영구전치를 더욱 설측경사 시킬 수 있으므로 anterior guiding wire는 설계하지 않았습니다. 먼저 RME를 장착한 후 하루에 2/4 턴씩 5일간 작동시켜 총 2mm를 확장하였고, 이후 protraction headgear를 착용하여 편측당 400g의 힘으로 상악골을 전방견인하였고 환자의 협조도는 좋은 편이었습니다(그림 6).

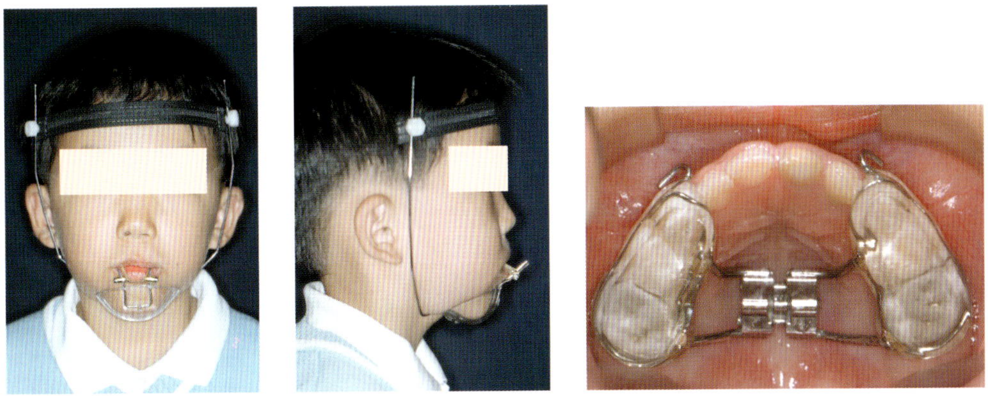

그림 6. Bonded RME와 protraction headgear를 이용하여 치료 중인 사진.

9개월 간의 치료 결과, 상악골은 전방으로 견인되어 측모는 볼록한 형으로 과개선 되었고, overjet 역시 -1.3mm에서 +2.9mm로 개선되었습니다(그림 7). 또, 상악의 확장 결과 상하악 간의 교합 간섭이 사라져 상하악 전치의 치아 중심선이 일치되었습니다. 측모 두부계측방사선사진 중첩에서 상악골은 전방이동 되어 ANB가 치료전 1°에서 5.4°로 과개선 되었습니다. 상악골은 반시계방향으로 조금 회전되었으며, 하악골은 후하방(clockwise rotation)으로 약간 회전되었습니다. 상악 치아는 약간의 근심이동이 있었고, 하악 치아는 유전치에서 영구전치로 교환이 되어 정확한 비교는 힘들었습니다(그림 8, 표 1).

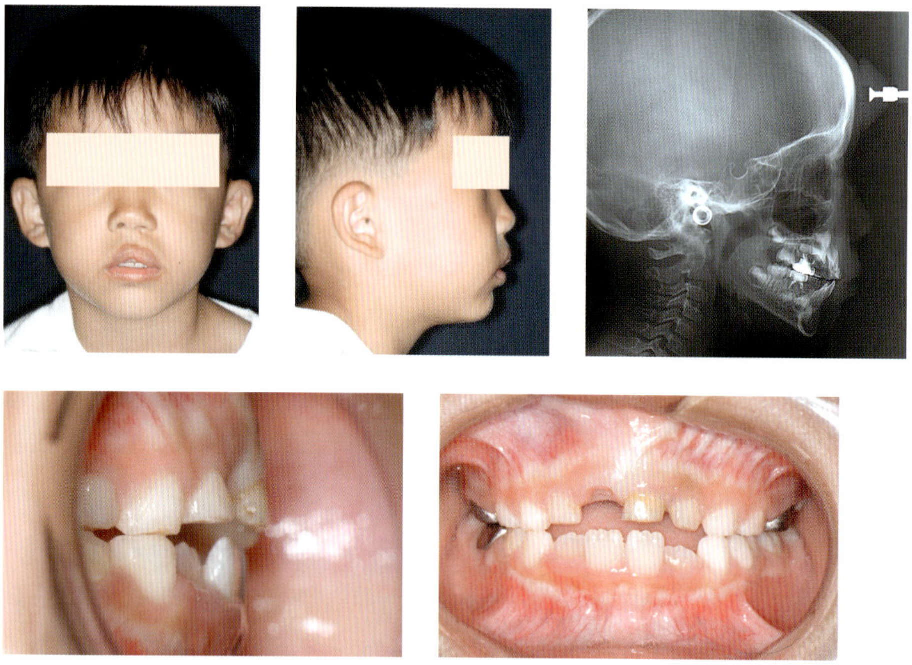

그림 7. 치료 후 구내외 사진 및 측모 두부계측방사선사진.

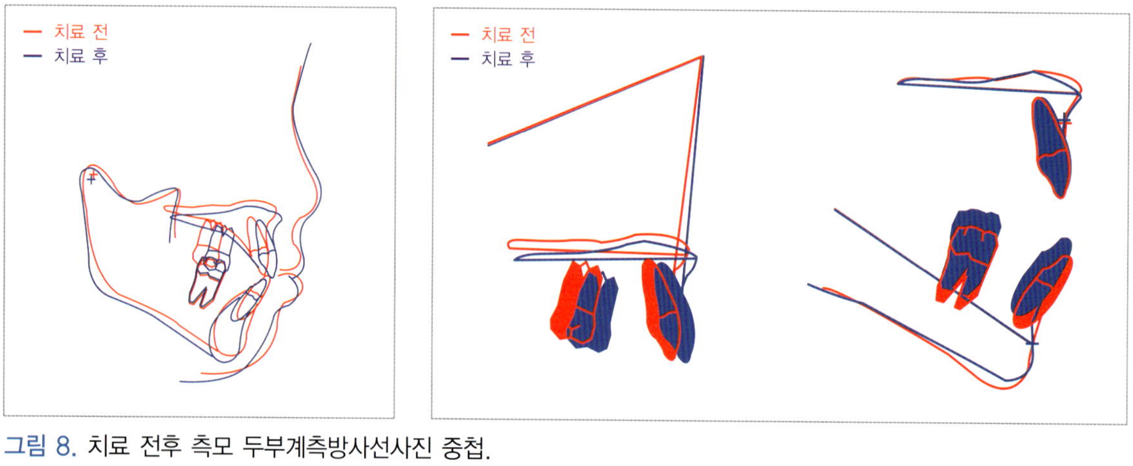

그림 8. 치료 전후 측모 두부계측방사선사진 중첩.

증례 2

위아래 치아가 거꾸로 물린다는 것을 주소로 내원한 11세 7개월의 여자 아이입니다. 이차성징으로 1년 전쯤에 액모가 출현하였다고 하며, 이차 성징만으로 볼 때 이 환자는 1년 전쯤 사춘기성 최대성장기를 지난 것으로 생각됩니다. 아버님이 약간의 하악과성장 소견을 보이는 가족력이 있었습니다. 임상 소견상 직선형의 측모를 갖고 있었고, 전치부 반대교합과 1/2 소구치 폭경의 근심교합을 보이고 있었습니다. 그 외 특이소견은 없었고, 측모 두부계측방사선사진 분석결과 상악의 열성장과 하악의 과성장이 혼합된 경도의 III급 부정교합으로 진단되었습니다(그림 9, 표 2).

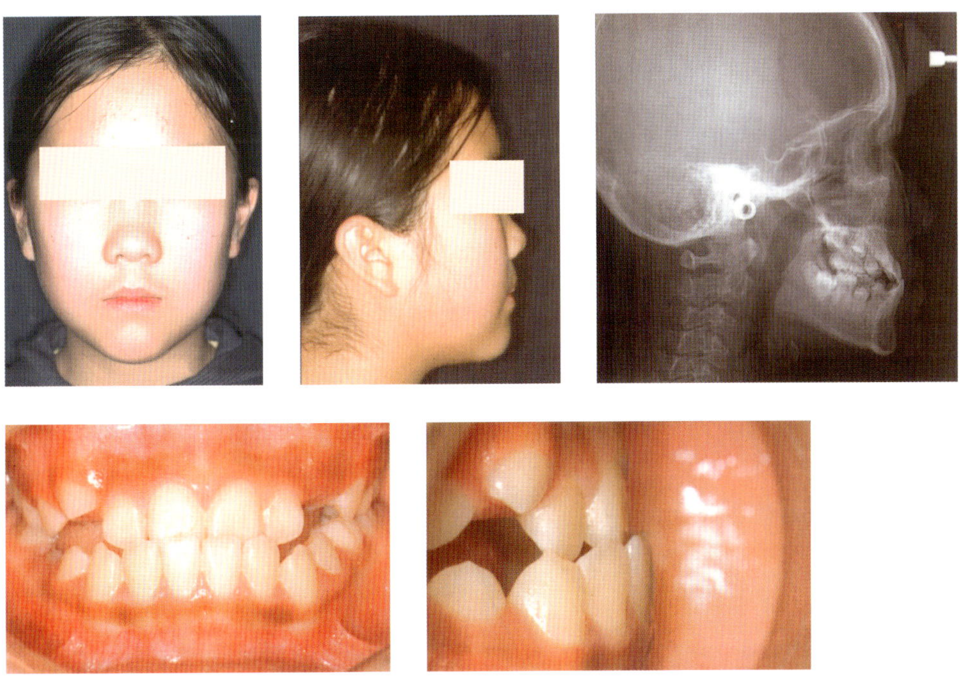

그림 9. 치료 전 구내외 사진 및 측모 두부계측방사선사진.

III급 부정교합의 정도는 심하지 않았지만, 가족력이 있기 때문에 조금이라도 더 악정형 효과를 내기 위해서 접착식 RME와 protraction headgear를 이용하여 상악골 열성장과 전치부 반대교합을 치료하기로 하였습니다.

RME를 이용하여 하루에 2/4 턴씩 5일간 상악골을 2mm 확장하였고, 이후 protraction headgear를 이용하여 편측당 약 400g의 힘으로 상악골을 전방 견인하였습니다(그림 10).

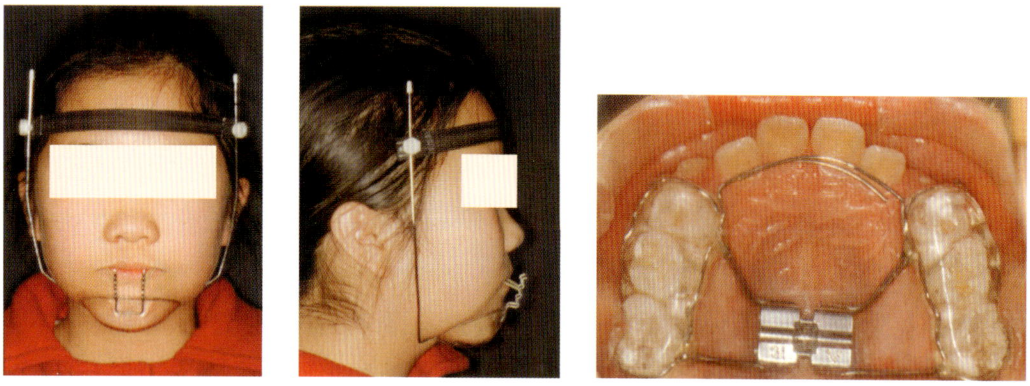

그림 10. Bonded RME와 protraction headgear를 이용하여 치료 중인 사진.

7개월간의 치료 결과, 약간 볼록한 측모로 양호하게 변화되었고, 반대교합도 개선되었습니다(그림 11). 상악골을 전방 견인하기에는 약간 늦은 나이라고 생각되었으나, 측모 두부계측방사선사진 분석결과 상악골은 전방이동, 하악골은 후하방 회전되는 전형적인 결과를 보여주었으며, 상악골과 하악골의 절대적인 성장량을 비교해 보아도 하악골 길이가 0.5mm 증가하는 동안 상악골은 3.3mm 증가되었고, ANB는 −1.4°에서 2.3°로 개선되어 양호한 치료 결과를 보여주었습니다(그림 12, 표 2).

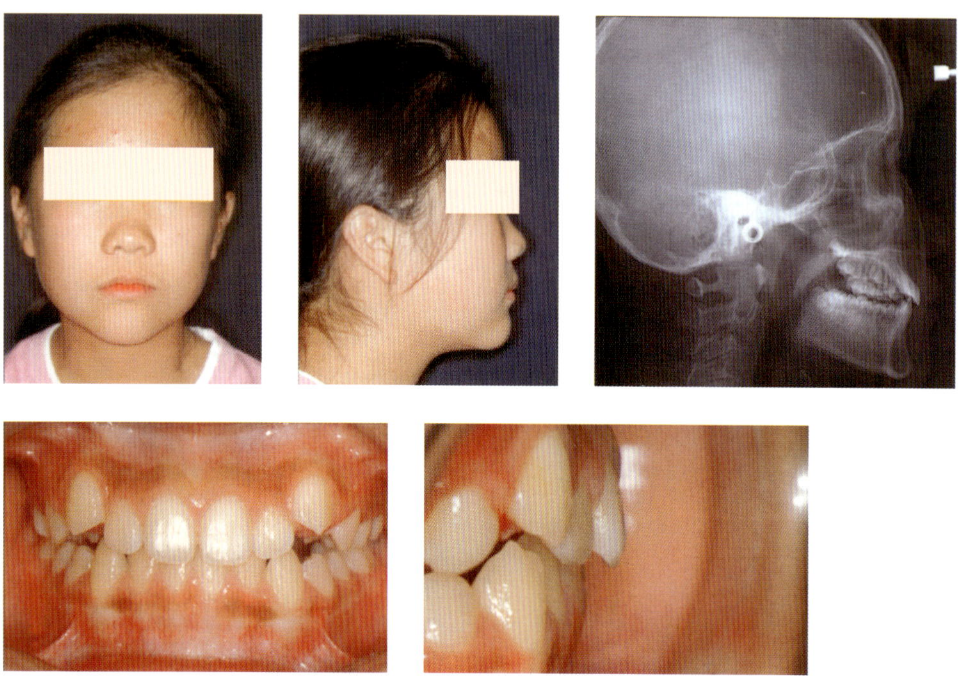

그림 11. 치료 후 구내외 사진 및 측모 두부계측방사선사진.

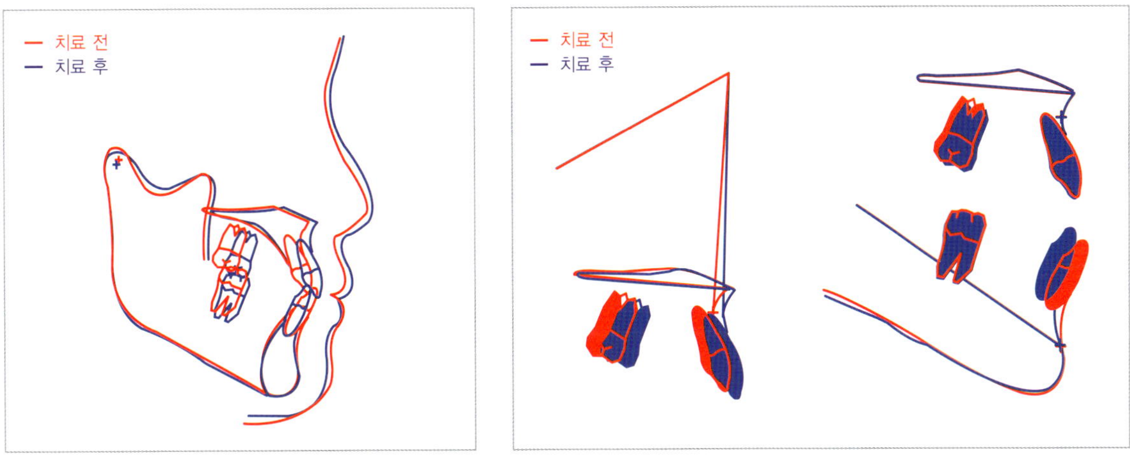

그림 12. 치료 전후 측모 두부계측방사선사진 중첩.

표 2. 치료 전후 측모 두부계측방사선사진 중첩 계측치

Variables	Norm	Before treatment (11Y 7M)	After treatment (12Y 4M)
SNA (°)	82.0	76.7	79.5
SNB (°)	80.0	78.1	77.2
ANB (°)	2.0	-1.4	2.3
A to N ⊥ FH (mm)	-2.2	-6.0	-3.9
Angle of convexity (°)	0.0	-4.9	2.3
Mandibular length (mm)	109.8	116.6	117.1
Midfacial length (mm)	87.5	84.1	87.4
Mandibular plane angle (°)	24.4	27.7	28.5
Palatal plane angle (°)	0.5	5.7	6.5
Mx.1 to FH (°)	111.0	110.7	110.0
IMPA (°)	90.0	91.0	87.3
Incisor overjet (mm)	3.2	-1.6	4.9

이번 장에서는 골격성 III급 부정교합 아동에서 상악골 전방견인을 위해 가장 보편적으로 사용되는 접착식 RME와 protraction headgear의 조합을 살펴보았습니다. 비록 장치의 구성이 부피가 크고 비심미적이긴 하지만 단기간의 악정형 효과는 대단하다고 볼 수 있습니다. 또한 이 장치로 '과연 환자의 협조를 얻을 수 있을까?' 라는 의문이 들기도 하겠지만 의외로 환자와 보호자들이 치료에 적극적으로 임하는 경우를 많이 볼 수 있습니다. 따라서 이러한 부정교합을 갖고 있는 환자나 보호자에게 치료의 기회를 제공하고, 비록 어린 아동 이지만 그들의 심미적, 기능적 요구를 충족시켜 주는 것이야 말로 우리 의료인의 참 자세라고 생각합니다. 다음 장에서는 protraction headgear와 함께 사용할 수 있는 다른 구강내 장치에 대하여 알아보도록 하겠습니다.

제 15장 의도적 유착술(intentional ankylosis)을 이용한 상악 전방견인치료

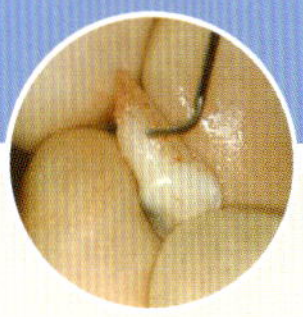

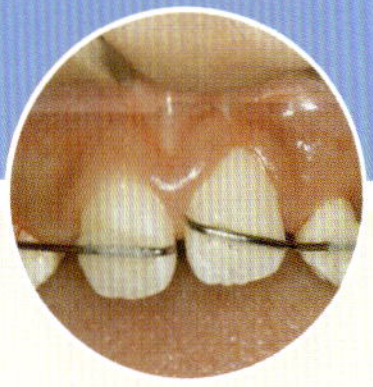

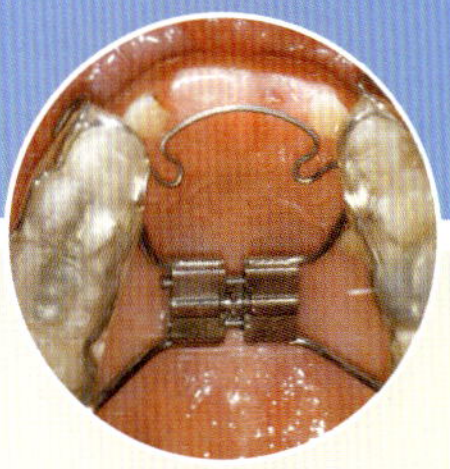

들어가며

앞 장에서는 protraction headgear의 일반적 치료기전 및 부작용, 그리고 저자들이 통상적으로 사용하는 RME를 이용한 상악 전방견인 증례를 소개하였습니다. 상악 전방견인 장치의 우수한 효과가 있음에도 불구하고, 적절한 치료시기가 지나 circummaxillary suture들의 골화가 많이 진행되어 구외 견인력에 대한 저항이 커진 아동이나, 측방 치열의 역동적인 치아 교환이 일어나면서 일시적으로 무치악부위가 나타나는 혼합치열기 아동에서는 상악 구내 장치에 포함된 치아들이 근심 이동되는, 다시말해 치아의 고정원 상실이 발생되어 원하는 만큼의 상악의 골격적인 전방 이동보다는 상악 치열의 치아치조성 전방 이동이 많이 일어나는 경우가 발생할 수 있습니다(그림1).

이러한 문제점을 해결하기 위해 Smalley 등(Smalley et al., 1988)에 의해 보고된 바와 같이 임플란트 매식에 의한 고정원 보강 술식을 고려해 볼 수 있으나, 두 차례에 걸친 외과적 수술에 대한 부담과 경제적인 부담 등의 이유로 임상에서 광범위하게 이용하는데 한계가 있습니다. 이에 대한 대안책으로 본 장에서는 발치가 예정된 유치나 영구치를 의도적으로 유착시켜(intentional ankylosis) 고정원을 강화하는 방법에 대해 알아보기로 하겠습니다.

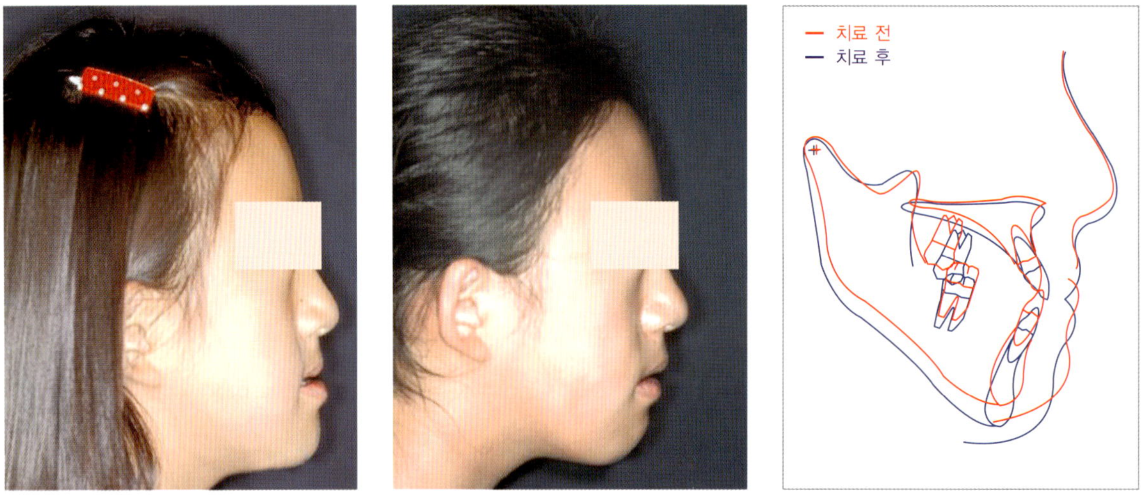

그림 1. 상악골 전방견인 치료 전후의 측모와 두부계측방사선사진 중첩. 비교적 늦은 나이에 상악골을 견인한 결과 상악골의 전방이동 효과는 없었고 하악골의 후하방 회전과 치아치조성 이동이 발생하였습니다.

적응증과 대상 치아

상악골의 열성장으로 진단된 3~8세 정도의 아동으로서 상악골 전방 견인이 필요하나 통상적인 전방 견인시 치성 고정원의 소실이 우려되는 환자가 대상입니다. 이때 상악 유견치 치근의 흡수가 시작되지 않아야 합니다. 유견치는 구강내에 장기간 잔존하며 단근치이기 때문에 근관 치료나 재식이 쉽고, 치열궁 전방에 위치하므로 상악골의 저항중심을 지나는 힘을 가할 수 있어 정형력에 의한 교합평면의 변화를 최소화할 수 있습니다. 유견치 외에도 10~13세 아동에서 추후 소구치 발치 교정이 계획되었다면 발치가 계획된 상악소구치 역시 이용 가능합니다.

의도적 유착을 위한 술식

일반적으로 해당 치아를 통상적인 방법으로 발치한 다음 큐렛으로 치주인대를 완전히 제거합니다. 구외에서 근관 형성을 한 후 칼슘 하이드록사이드 제재로 통상의 근관 충전을 시행하고, 치아를 건조시킨 다음 치조와 내에 재식합니다. 치아에 맞게 미리 제작해 놓은 0.7mm 강선을 이용하여 유착 대상 치아와 그 치아의 근원심 한 두개 치아까지 연장하여 강선을 부착하고, 필요한 경우 교합조정을 시행하거나 전치부 교합이개를 위한 고정식 혹은 가철식 교합거상장치를 장착합니다(그림 2) (차 등, 2000). 재식한 치아에 교합력이 가해지지 않아야 치근흡수를 방지할 수 있습니다. 고정식 교합거상장치는 전치부의 교합이 이개될 수 있을 만큼 상악 또는 하악 구치의 기능교두에 resin을 쌓아 올리는 것이며, 가철식 교합거상장치는 구치부를 피개하는 splint 형태입니다. 강선 고정을 통해 재식 치아의 생리적 치아 이동을 막아주어야 의도적 유착이 일어납니다.

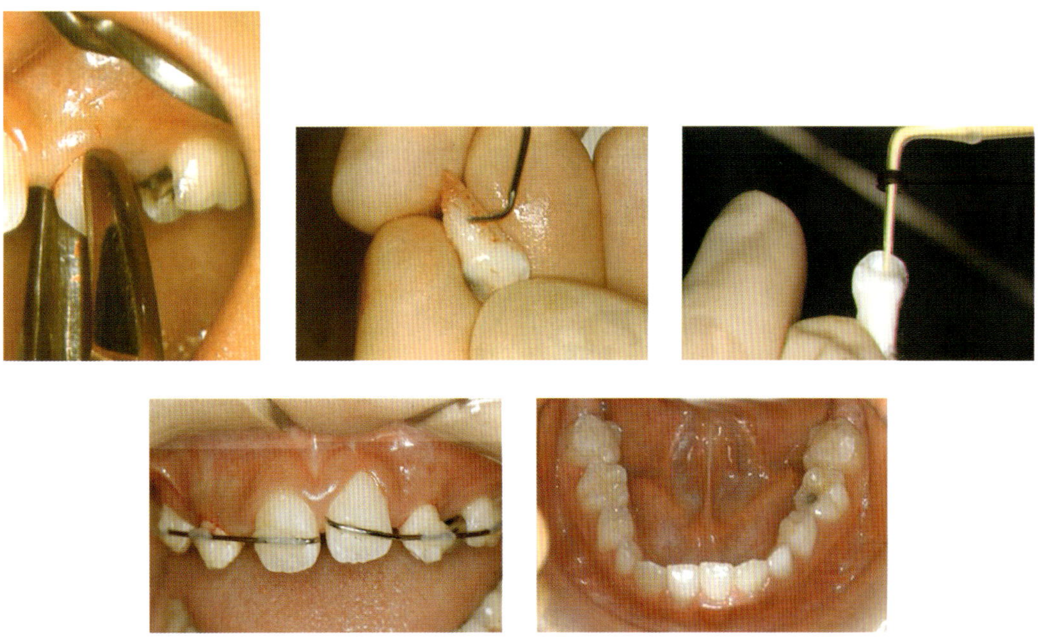

그림 2. 유견치를 발거한 다음 근관충전후 재식하는 과정. 하악 제1대구치에 고정식 교합거상장치를 장착하였습니다
(인용: 차봉근, 박영욱, 이남기, 이연희. 상악 전방견인치료의 새로운 두 가지 기법. 대한치과의사협회지. 2000;38:997-1007).

유착 여부의 확인

재이식 8주 후, 고정용 강선을 제거하고 유착여부를 확인합니다. 시술 전후 방사선 사진을 통해 치주인대 공간의 소실 여부를 관찰하고, 타진반응과 동요도 검사를 시행합니다. 치주인대 공간이 소실되고 타진반응에서 금속성 소리(clear and sharp sound)가 나며 동요도가 없다면 성공적으로 유착된 것이라 판단할 수 있습니다. 좀더 객관적으로 치아의 동요도를 검사하고자 한다면 Periotest®를 이용해 볼 수도 있습니다. 상악 전방견인 치료가 완료 후 유착치아를 발치하여 조직학적 검사를 해본 결과, 유착된 치아는 대체성 흡수과정이 진행되어 치근 변연부에 불규칙한 흡수 소견을 보이고 골과 치아 사이에 골성 연결을 나타내는 골양 조직의 얇은 층이 관찰되었습니다(그림 3).

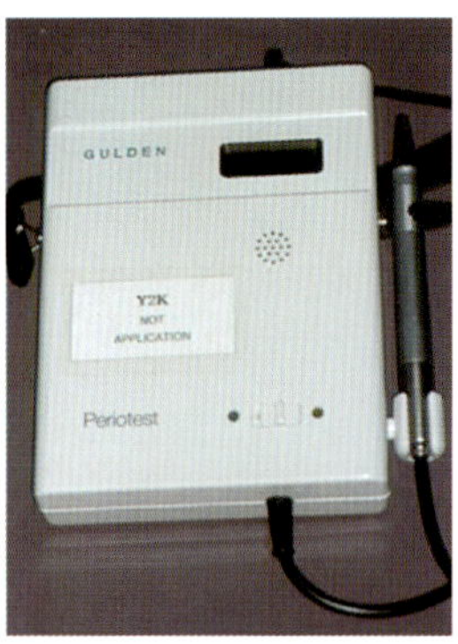

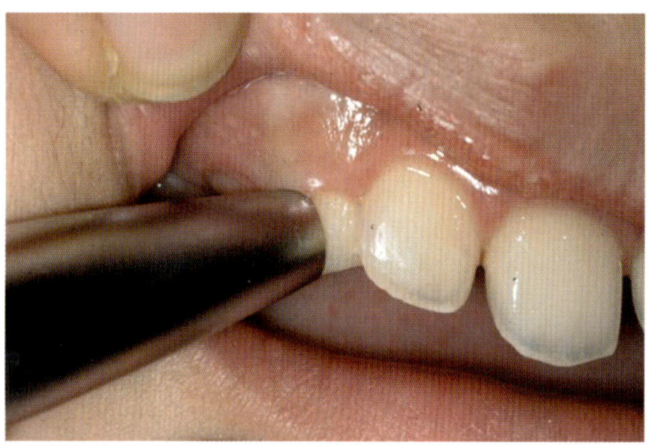

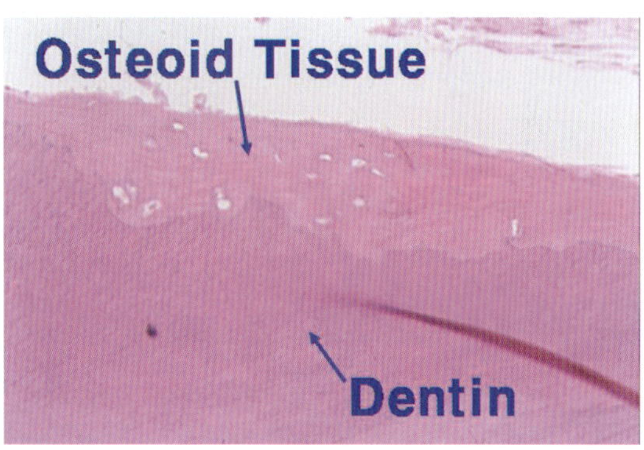

그림 3. 동요도 검사를 위한 Periotest® 와 유착된 치아의 병리조직학적 검사(인용: 차봉근, 박영욱, 이남기, 이연희. 상악 전방견인치료의 새로운 두 가지 기법. 대한치과의사협회지. 2000;38:997-1007).

상악 전방견인치료

유착 여부가 확인되면, 구외 고무줄을 걸 수 있도록 접착식 RME를 장착하거나 유착된 치아에 견인 고리를 직접 부착합니다. 앞 장에서 설명한 바와 같이 편측당 300~400g의 힘으로 통상적인 상악골 전방견인치료를 시행하고, 그 외 상악 전방견인 치료 과정도 앞 장을 참조하시기 바랍니다.

증례 1

초진 시 영구치가 날 공간이 없다는 것을 주소로 내원한 8세 3개월의 여환입니다. 골격성 III급 부정교합과 관련된 가족력은 없었습니다. 구외 소견상 직선형 안모와 뒤집어진 하순(lower lip bulging)이 관찰되었고, 구내 소견에서는 전치부 절단교합을 보이고 있었으며 유구치 관계는 근심스텝 관계를 보이고 있었습니다. 또한 하악 우측 유측절치가 소실되면서 하악의 치열 정중선이 우측으로 3mm 정도 편위되어 후속 영구치의 맹출공간이 부족한 상태였습니다(그림 4). 파노라마 방사선사진에서도 하악 우측 측절치의 맹출공간이 부족한 것이 확인됩니다(그림 5).

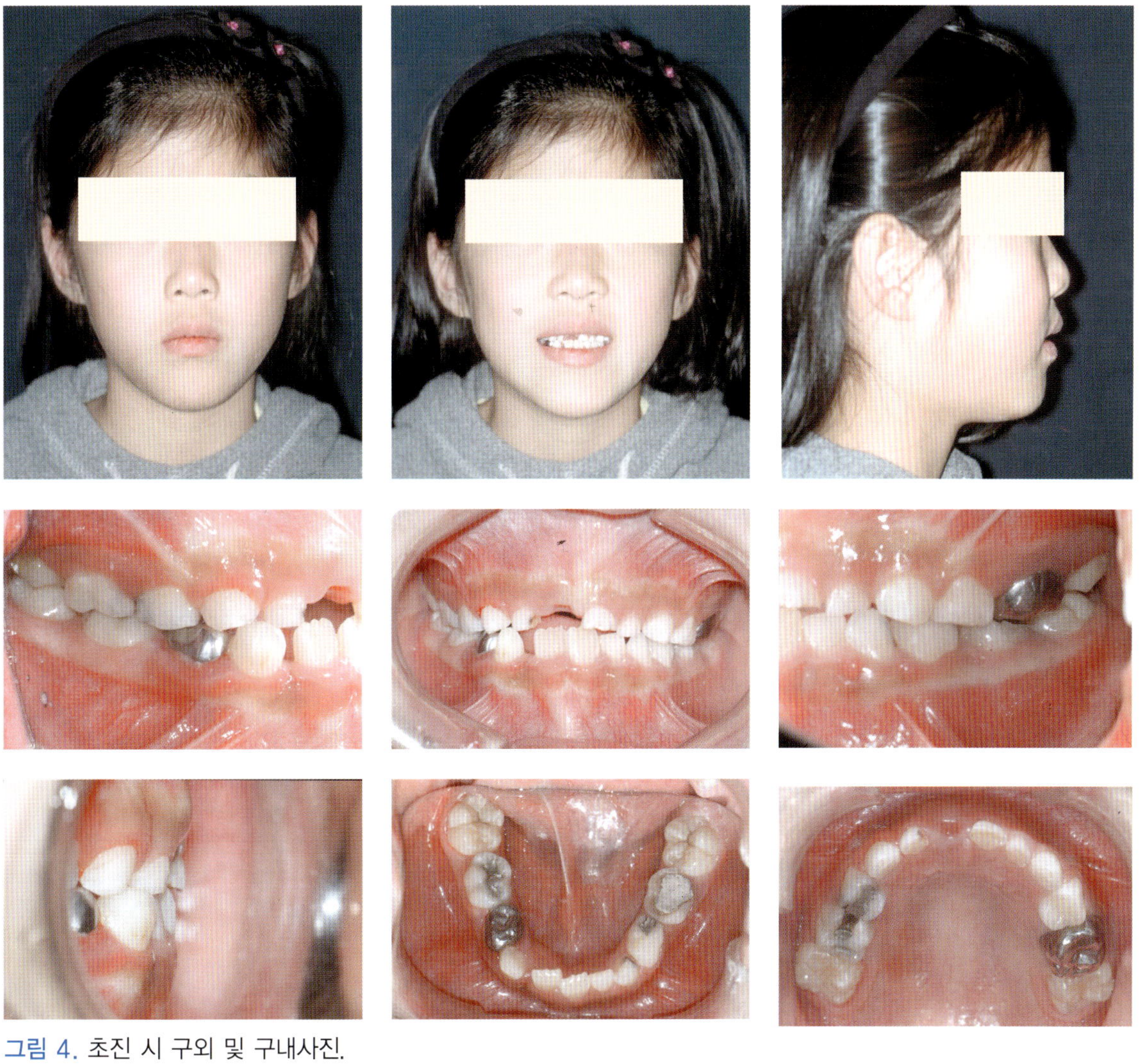

그림 4. 초진 시 구외 및 구내사진.

두부계측방사선사진 분석결과 midfacial length가 정상보다 7.6mm 짧고, N point의 수직선에 대해서는 약간 후퇴위를 보여, 미약한 상악의 열성장이 있다고 판단하였고, 반면 하악골은 정상보다 긴 과성장에 해당하지만, 수직적인 성장 경향에 의해 전후방적으로는 하악의 과성장이 감추어진 형태로 분석되었습니다(그림 5, 표 1).

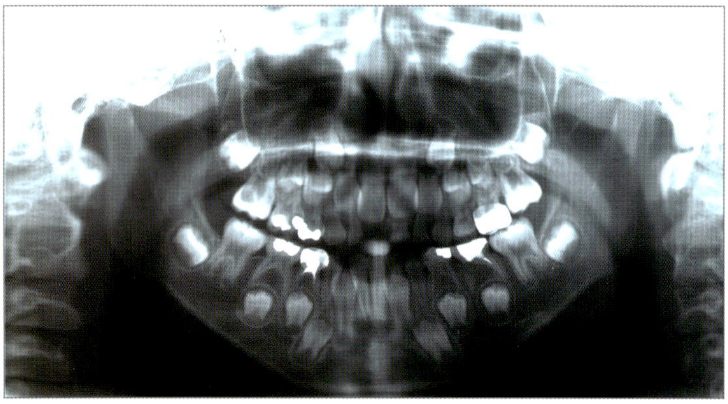

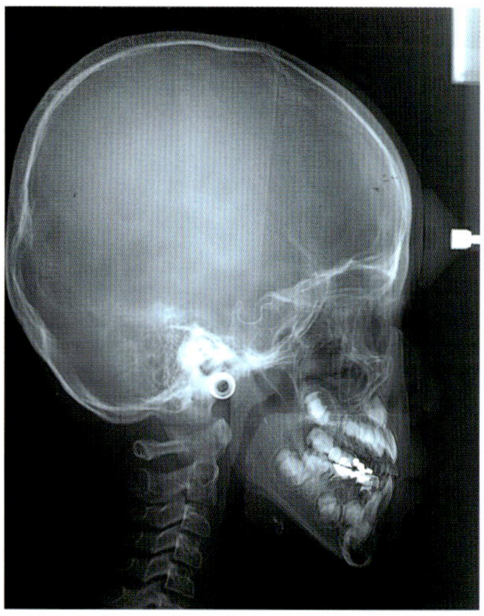

그림 5. 초진 시 파노라마방사선사진, 두부계측방사선사진.

표 1. 치료 전과 상악골 전방견인 후의 두부계측방사선사진 계측치

Variables	Norm	Before treatment (8Y 3M)	After treatment (9Y 0M)
SNA (°)	82.0	82.6	85.2
SNB (°)	80.0	80.6	79.6
ANB (°)	2.0	2.1	5.6
A to N ⊥ FH (mm)	−2.8	−3.9	−1.8
Mandibular length (mm)	103.6	104.1	104.4
Midfacial length (mm)	84.3	76.7	81.3
Mandibular plane angle (°)	25.3	39.6	38.7
Lower ant. Facial height (mm)	57.4	69.9	70.0
IMPA (°)	90.0	76.4	71.8

치료는 전치부의 절단교합을 개선하고, 골격적인 부조화도 미연에 방지할 목적으로 열성장된 상악골을 전방으로 견인하기로 하였습니다. 이때 상악 유중절치의 소실로 인하여 전방견인 시 치아치조성 이동으로 인한 상악 전치부의 공간소실이 우려되었습니다. 이에 상악 유견치를 의도적으로 유착시켜 절대적인 고정원을 형성한 후 이를 상악 견인 시 고정원으로 이용하기로 하였습니다. 하악에서는 Schwarz appliance를 사용하여 치열의 공간을 확보하면서 하악 치아 정중선 불일치 해소하고자 하였습니다. 이를 위해 장치의 labial bow가 #41 원심면을 지나가도록 설계한 midline correction type의 장치를 계획하였습니다(그림 6).

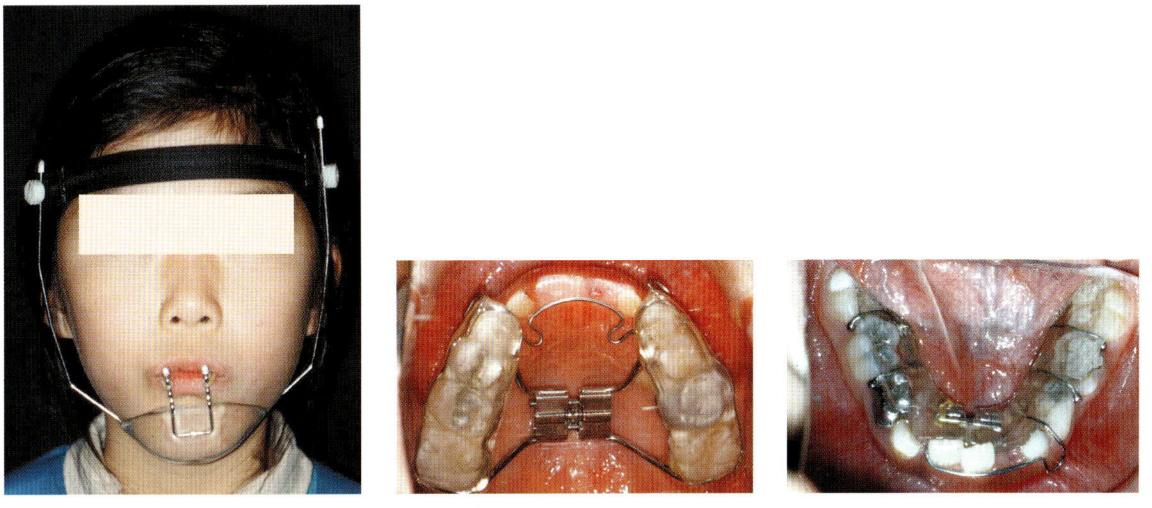

그림 6. RME와 protraction headgear를 장착한 사진.

상악의 유견치를 치근 손상 없이 건전하게 발치하여 치주인대를 완전히 제거한 다음 칼슘 하이드록사이드 제재로 근관 충전하고 재식하였습니다. 0.7mm 강선으로 약 7주간 고정하였습니다. 강선 고정 제거 후 재식된 유견치에 대해 동요도 검사를 시행하여 완전히 유착된 것을 확인하였습니다. 그 후 접착식 RME를 사용하여 하루에 2/4 turn씩 5일간 2mm확장하였으며, 이 후 protraction headgear를 사용하여 편측당 약 400g의 힘을 가하였습니다. 5개월의 치료 결과 약간 볼록한 측모로 과개선되었고, overjet은 유전치 상에서 치료 전 1.0mm 에서 RME 제거 후 4.0mm 로 개선되었으며 우려했던 상악 유전치부의 공간소실은 일어나지 않았습니다. 두부계측방사선사진을 통한 분석에서 상악골은 전방이동하였고 다행히도 mandibular plane의 각도 증가는 나타나지 않았습니다. ANB는 3.5도 증가하였으며 상악골의 길이도 4.6mm 증가하였습니다(그림 7, 8, 표 1).

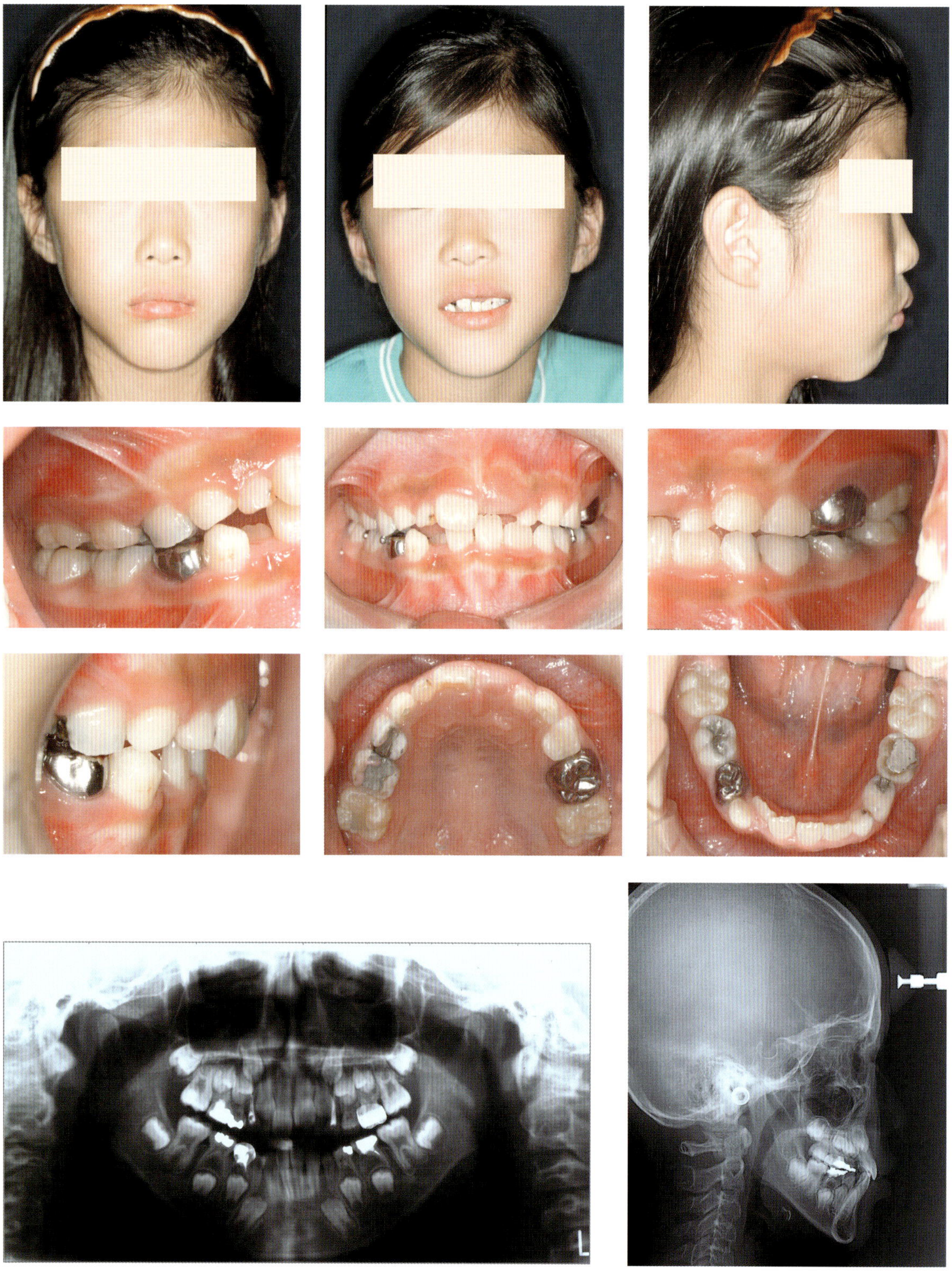

그림 7. 상악골 전방견인 후의 구내 및 구외사진, 파노라마방사선사진과 두부계측방사선사진.

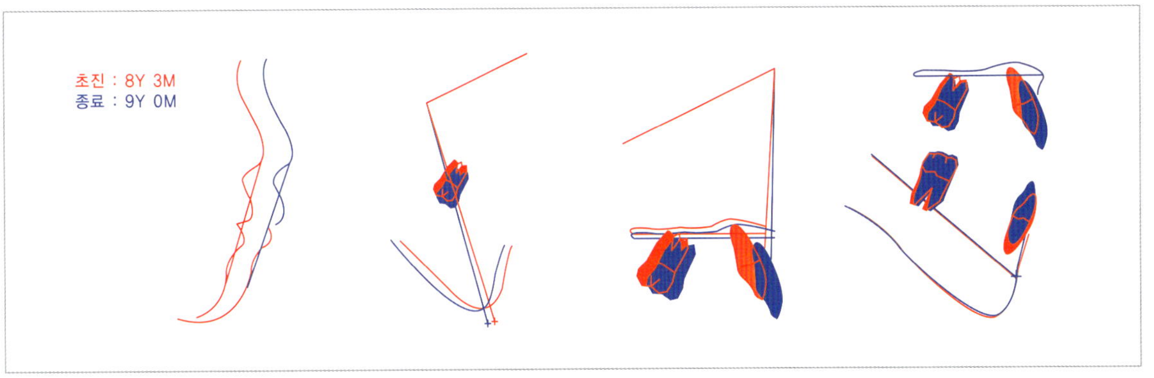

그림 8. 치료 전과 상악골 전방견인 후의 두부계측방사선사진 중첩.

이 환자는 초진 시 상악골 열성장의 전형적인 증상인 오목한 측모 소견을 보이지 않고 오히려 다소 볼록한 측모를 보이고 있었습니다. 이런 경우 상악골 열성장을 해소하고자 상악골 전방견인시 상하악골 모두 과성장된 형태인 볼록한 측모(bimaxillary protrusion)가 되는 경우가 있습니다. 그러나 이런 돌출감은 자연적인 성장 과정에서 감소됩니다. 일본인 연구에 의하면, 12세 이후에는 입술에 대해 코와 턱의 성장이 상대적으로 많이 이루어져 입술의 후퇴가 적극적으로 일어난다고 하였습니다(Nagata et al, 1994). 본 환자에서도 상악골 전방견인 치료 종료 시와 2년 3개월 뒤 측모를 비교해 보았을 때, 과개선된 측모는 코와 턱의 성장으로 인해 자연스럽게 개선되었음을 확인할 수 있었습니다(그림 9).

저자가 생각하는 골격성 III급 부정교합 환자의 조기치료에 대한 당위성에 대해 다음과 같이 정리해 보았습니다.

(1) 골격성 III급 상악 열성장 환자에서는 자연적인 상악골의 성장을 기대하기 힘들기 때문에, 상악전방견인 치료가 필요하며, 하악과성장 환자에서도 하악 성장을 효과적으로 억제하는 것이 어렵기 때문에 하악골 성장 조절보다는 상악골 성장을 조절할 수 밖에 없습니다.

(2) 비록 성장 예측에 어려움은 있지만 골격성 III급 환자는 하악이 더 성장할 것이기 때문에 치료시기를 놓치기 전에 상악에 대한 과개선이 필요합니다.

(3) 반대교합을 방치할 경우 하악의 기능적 변위(functional shift)로 인해 안면의 비대칭이 나타날 수 있으며, 전후방적으로도 부조화가 더욱 심해질 수 있기에 이에 대한 개선으로 상악 전방견인 치료가 필요합니다.

(4) 상악열성장 환자의 경우 전후방으로의 열성장뿐만 아니라 횡적으로도 열성장된 경우가 많은데, 이 때 공간부족으로 혀가 하방에 위치하게 되면 더 많은 하악골의 성장이 발생될 수 있습니다. 따

라서 상악전방견인 치료 시 상악을 확장 하는 경우 혀가 상방으로 이동할 수 있는 공간이 넓어져 혀에 의한 하악 성장 자극을 줄일 수 있습니다.

(5) 상악골을 전방견인 함으로써 posterior discrepancy를 조기에 해소할 수 있으며 Dr. Petrovic의 Servosystem(Sato, 1992)에 따른 III급 악화요소를 예방할 수도 있을 것입니다.

(6) 상악 전방 견인 후 종종 볼록한 안모로 과개선이 이루어질 수 있으나, 성장하면서 입술에 비해 상대적으로 코와 턱의 성장이 더 많이 이루어져 자연스러운 안모로 개선될 수 있습니다.

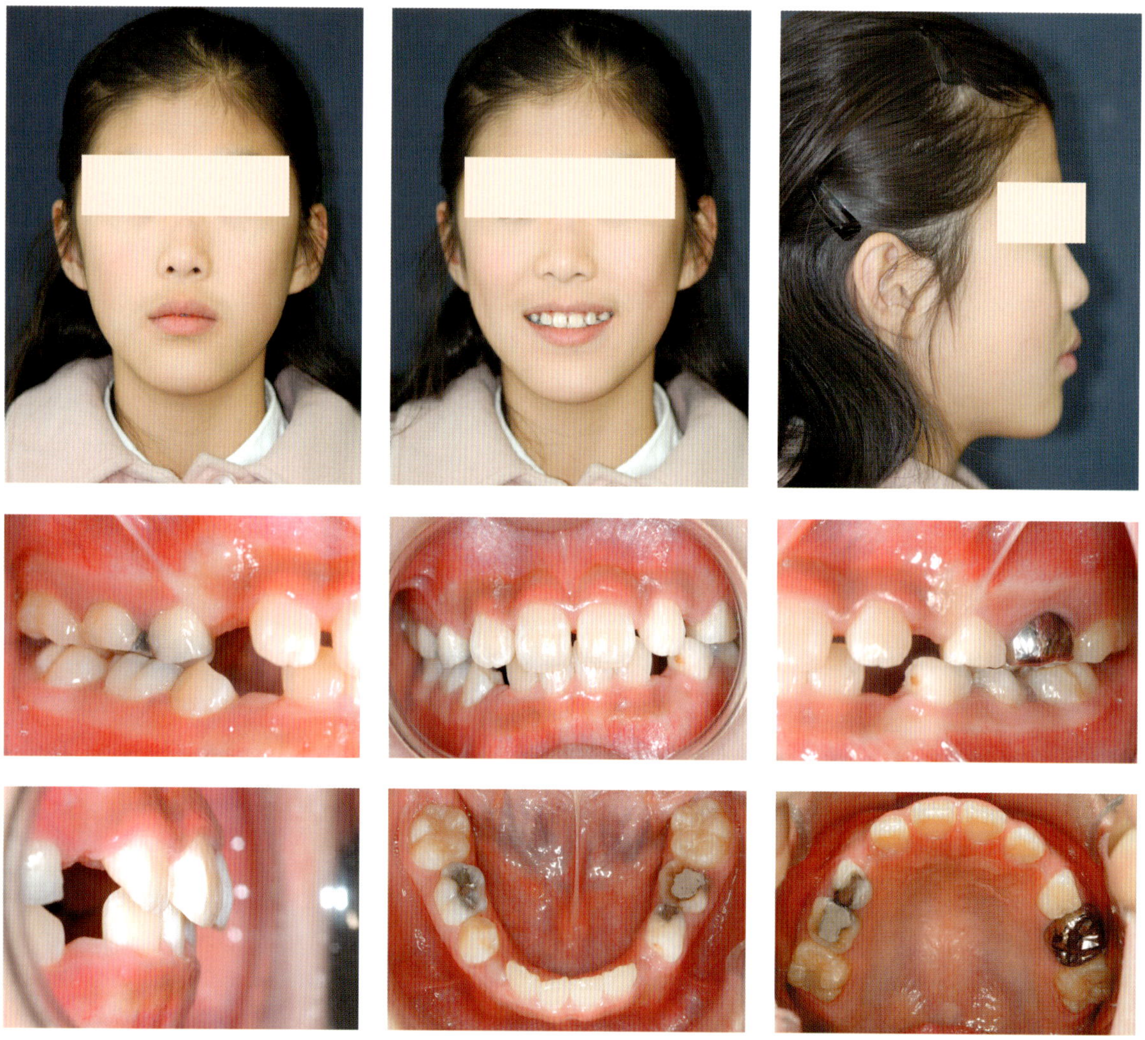

그림 9. 상악골 전방견인 2년 3개월 후 구내 및 구외사진.

증례 2

이 환자는 앞니가 반대로 물리고 치열이 불규칙하다는 것을 주소로 내원한 11세 9개월의 여환으로 이차 성징으로 초진 검사 한달 전에 초경을 한 상태였습니다. 골격성 III급 부정교합과 관련된 가족력은 없었습니다. 구외 소견상 직선형의 측모와 중안면부의 함몰 및 미약한 하악골의 우측 편위가 관찰되었습니다. 구내 소견상 전치부 반대교합과 상악 전치부 총생, 상악궁의 협착 소견이 보이며 상악의 정중선은 좌측으로 2mm, 하악의 정중선은 우측으로 1mm가량 변위되어 있었습니다(그림 10).

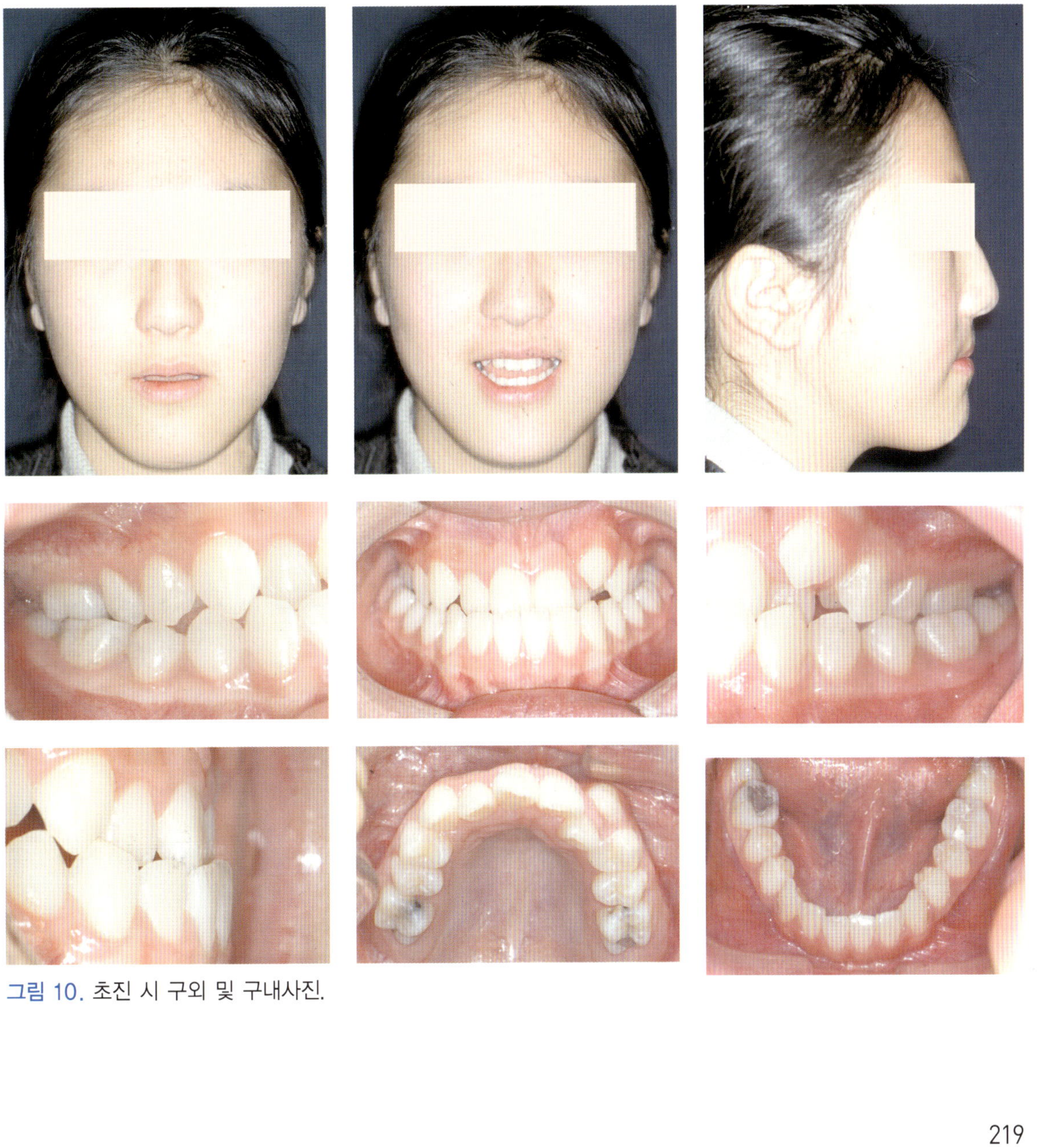

그림 10. 초진 시 구외 및 구내사진.

두부계측방사선사진 분석결과 상악골의 열성장과 하악골의 과성장이 혼재된 골격성 III급 부정교합 환자로 진단되었고 수직성장 경향을 보이고 있었습니다(그림 11, 표 2). 수완부 골 방사선사진상에서는 H?gg분석상 MP3 G-stage로 평가되어 아직 잔여성장이 남은 것으로 판단되었습니다.

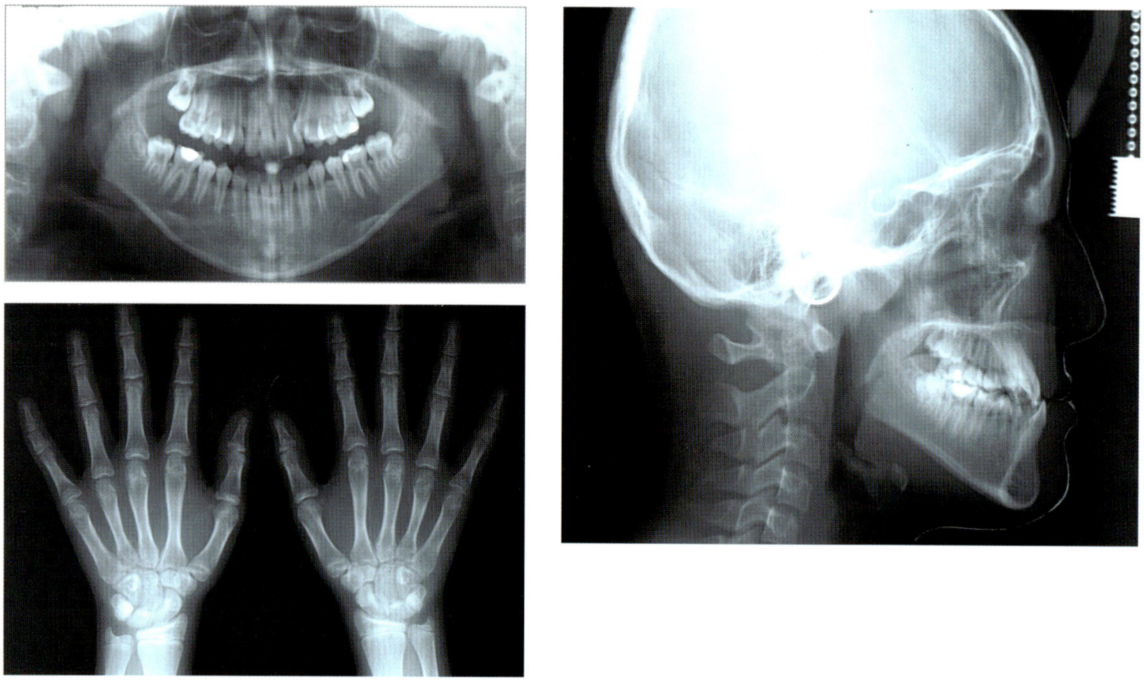

그림 11. 초진 시 파노라마방사선사진, 두부계측방사선사진, 수완부 골 방사선사진.

표 2. 치료 전, 상악골 전방견인 후, 고정식 교정치료 종료 후의 두부계측방사선사진 계측치

Variables	Norm	Before treatment (11Y 9M)	After protraction (12Y 5M)	After treatment (15Y 4M)
SNA (°)	82.0	76.1	78.4	78.5
SNB (°)	80.0	81.0	79.1	80.1
ANB (°)	2.0	−4.9	−0.8	−1.6
A to N ⊥ FH (mm)	−3.5	−4.2	−1.8	−0.4
Mandibular length (mm)	110.1	126.4	127.5	131.2
Midfacial length (mm)	87.6	88.5	91.4	92.3
Mandibular plane angle (°)	27.9	30.2	26.7	26.1
Lower ant. Facial height (mm)	71.3	71.3	75.1	76.9
IMPA (°)	77.9	77.9	72.1	74.5
Mx.1 to FH (°)	111.0	111.5	115.6	131.8

본 환자는 하악골의 잔여 성장 때문에, 잠정적인 악교정수술 환자로 분류하여 치료시기를 연기할 수도 있었으나, 환자가 수술을 원하지 않고 반대교합 양이 크지 않아 상악골 전방견인을 시도해 보기로 하였습니다. 통상적인 골격성 III급 부정교합 환자의 악정형치료에 유리한 최적 시기에 비해 환자의 나이가 비교적 많은 관계로 통상적인 방법으로 견인시에는 치아치조성 이동이 클 것으로 예상되었습니다. 따라서 치아치조성 이동을 최소화하는 방법으로 고정원을 강화할 방법이 필요했고, 2차 치료시에 총생이 심하여 발치 교정이 예상되므로 상악 제1소구치 의도적으로 유착시켜 상악 전방 견인의 고정원으로 사용하기로 계획하였습니다.

먼저 상악 제1소구치를 발치한 다음 치주인대와 치수를 완전히 제거하고, 근관충전을 시행한 후 재식립하였습니다. 0.7mm 강선으로 8주간 고정한 후 동요도 검사를 시행하였을 때 좌우측 모두 유착된 것으로 확인되었습니다. 그 후 접착식 RME를 장착하고 하루에 2/4 turn씩 5일간 2mm 확장하였고, 이후 protraction headgear를 이용하여 통상적인 방법대로 상악골을 7개월간 전방견인 하였습니다(그림 12).

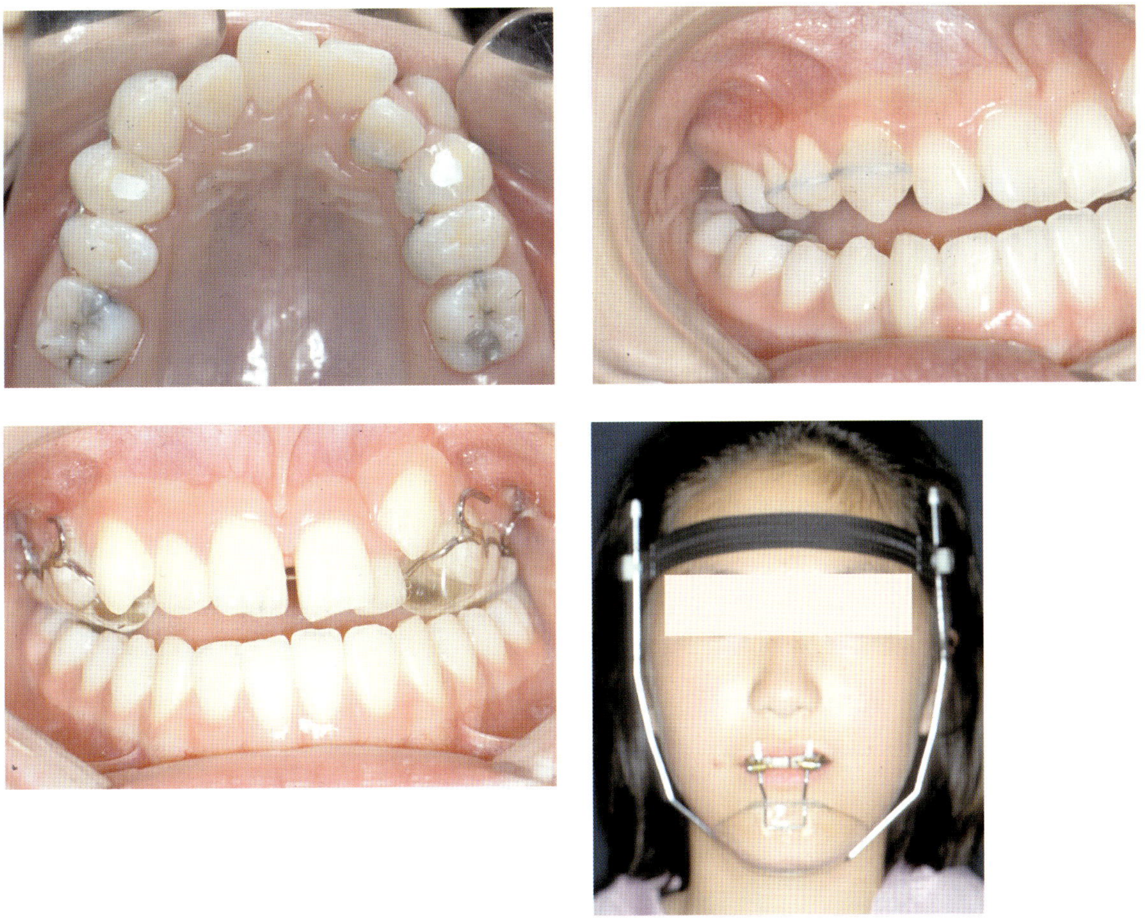

그림12. 근관치료가 완료되고 재식립된 상악 제1소구치 사진과 RME와 protraction headgear가 장착된 사진.

7개월간의 치료 결과, 환자의 나이가 비교적 많음에도 불구하고 상악골의 전방 성장은 많이 일어나 환자의 측모는 다소 볼록하게 변화되었습니다. 상악 전치의 치축은 거의 유지되어 통상적인 방법에 비해 치아 치조성 이동이 적은 것으로 나타났습니다. 상악골 전방 견인 후, 2차치료를 위한 재평가를 시행하였고 하악에서는 총생이 경미하여 발치를 하지 않고 구치 관계는 II급 구치관계로 교합을 맞추기로 계획하였습니다(그림 13 표 2).

III급 부정교합 환자의 절충치료(compromised treatment)시 상악의 편악발치는 일반적인 방법은 아닙니다. 보통 상악의 편악발치는 II급 부정교합의 절충치료에 이용되고 III급에서는 하악의 편악 발치 혹은 양악 발치가 일반적인 방법입니다. 이 증례와 같은 발치는 매우 생소한 접근이기는 하나, 상악

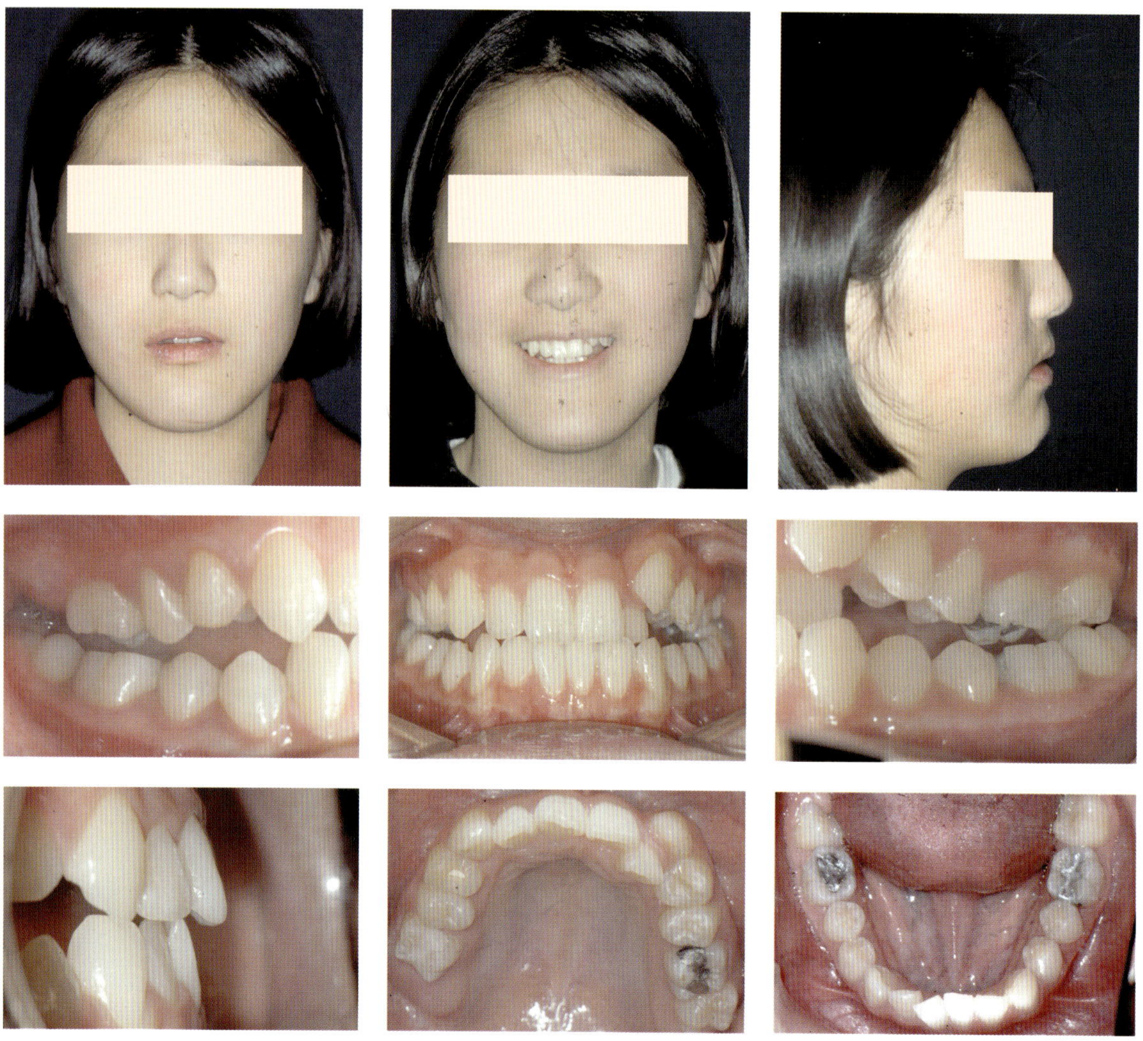

그림 13.

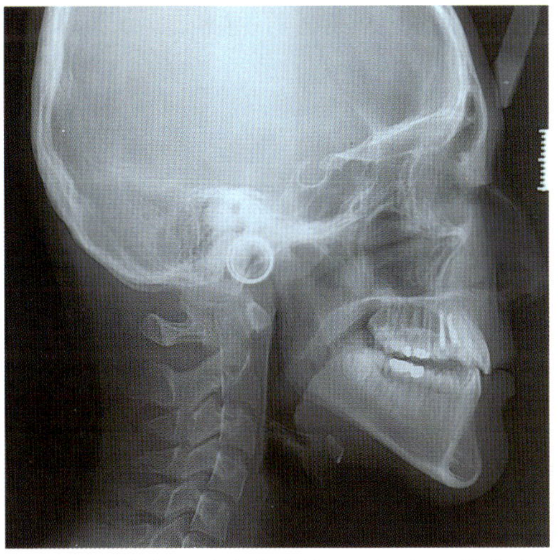

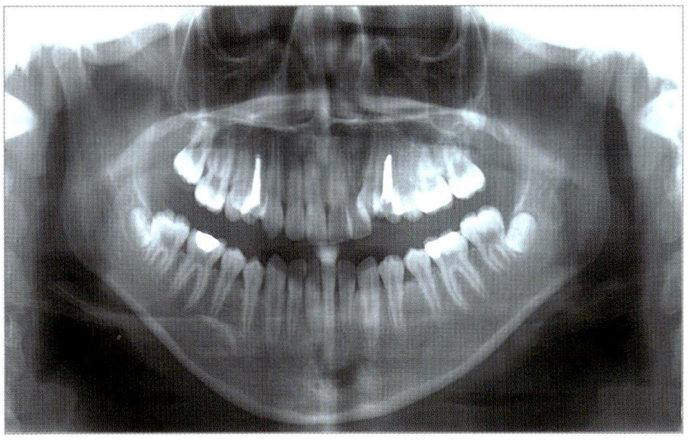

그림 13. 상악골 전방견인 후 구외 및 구내사진, 파노라마방사선사진, 두부계측방사선사진.

의 전방견인 치료를 병행하였기 때문에 만족할만한 결과를 보였다고 생각합니다. 이러한 발치는 마치 골격성 III급 부정교합 환자에서 악교정수술을 위한 술전 교정에서 상악전치의 후방 견인과 총생 해소를 위해 상악에만 편악 발치하는 것과 유사합니다. 이 환자에서 하악에서 비발치로 접근한 것은 아직 잔여성장이 남아 있는 시점에서 2차치료를 시작해야 했기 때문에, 혹시라도 하악골의 잔여성장이 생각보다 상당이 많아서 추후 악교정수술이 결정되었을 때를 대비하기 위함입니다.

악정형치료 후 고정식 교정장치로 27개월간 치료하여 종료하였습니다. 치료 기간동안 하악의 성장이 계속 되었고 환자의 고무줄 협조도는 다소 불량하였으며 치료 도중 맹출한 상악 제2대구치까지 고정식 장치에 포함시키면서 치료 기간이 다소 길어졌습니다. 치료 후 비교적 양호한 overjet, overbite 관계가 이루어졌으며 구치부의 교합은 II급 구치 관계로서 적절한 교합이 되었습니다(그림 14, 표 2). 종료 2년후에도 하악의 잔여성장으로 인해 overjet, overbite가 약간 감소하였지만 비교적 안정적으로 유지되었습니다(그림 16, 표 3).

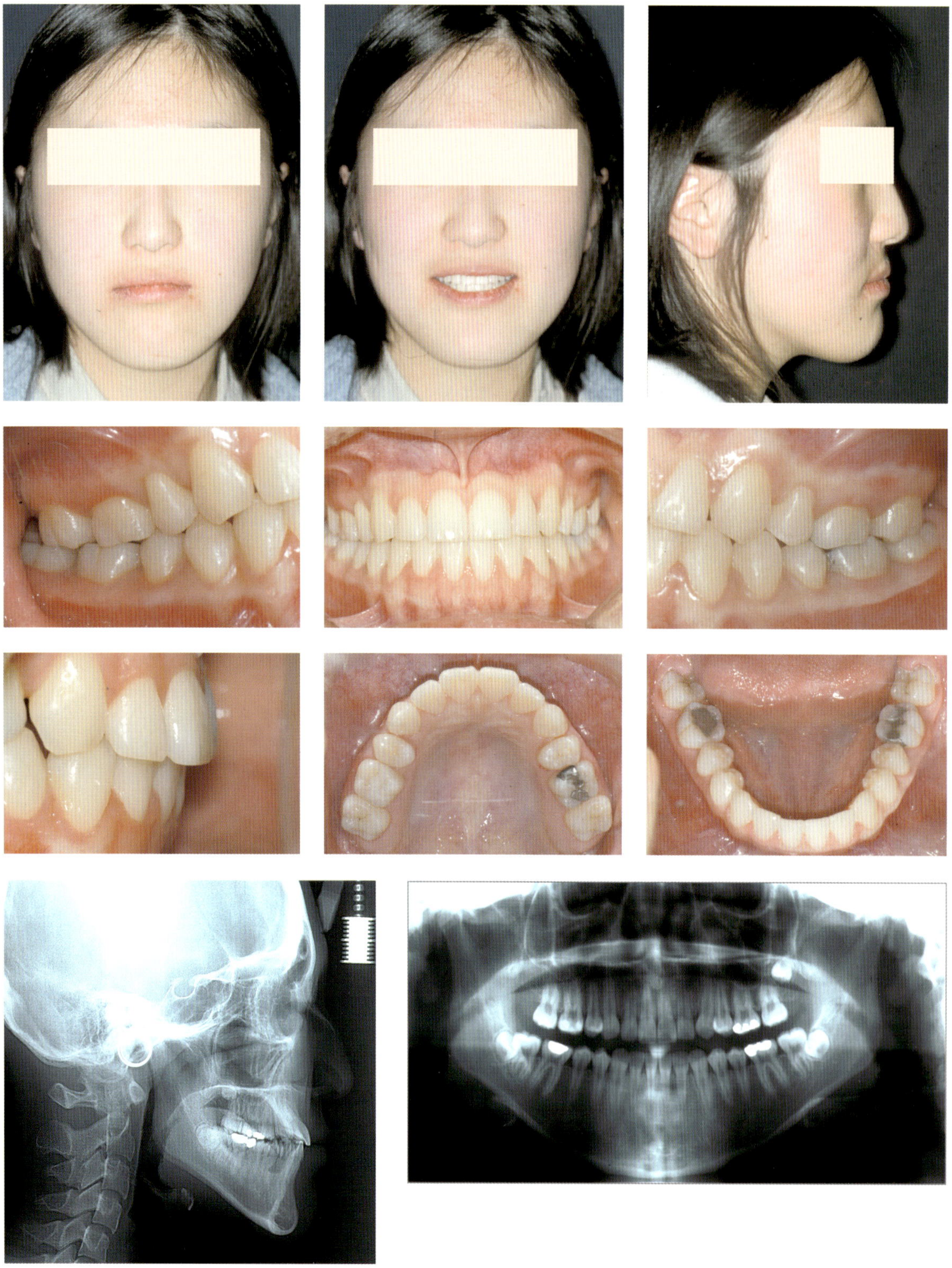

그림 14. 치료 종료 후 구외 및 구내사진, 파노라마방사선사진, 두부계측방사선사진.

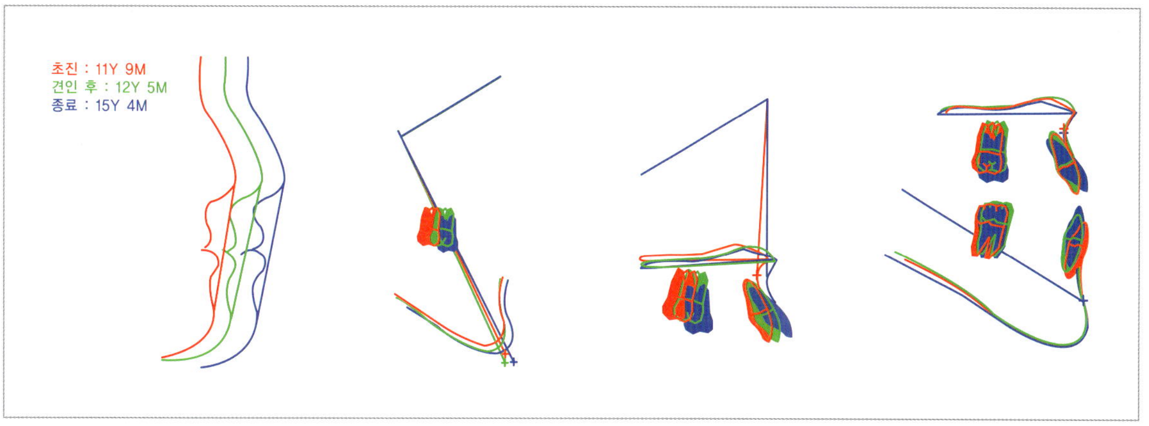

그림 15. 치료 전, 상악골 전방견인 후, 고정식 교정치료 종료 후의 두부계측방사선사진의 중첩.

표 3. 치료 종료후와 보정 2년후의 두부계측방사선사진 중첩 계측치

Variables	Norm	After treatment (15Y 4M)	Retention 2Y (17Y 8M)
SNA (°)	82.0	78.5	78.6
SNB (°)	80.0	80.1	81.0
ANB (°)	2.0	-1.6	-2.4
A to N ⊥ FH (mm)	-3.5	-0.4	0.0
Mandibular length (mm)	110.1	131.2	132.3
Midfacial length (mm)	87.6	92.3	93.0
Mandibular plane angle (°)	26.1	26.7	26.0
Lower ant. Facial height (mm)	71.3	76.9	76.2
IMPA (°)	77.9	74.5	75.5
Mx.1 to FH (°)	111.0	131.8	131.7

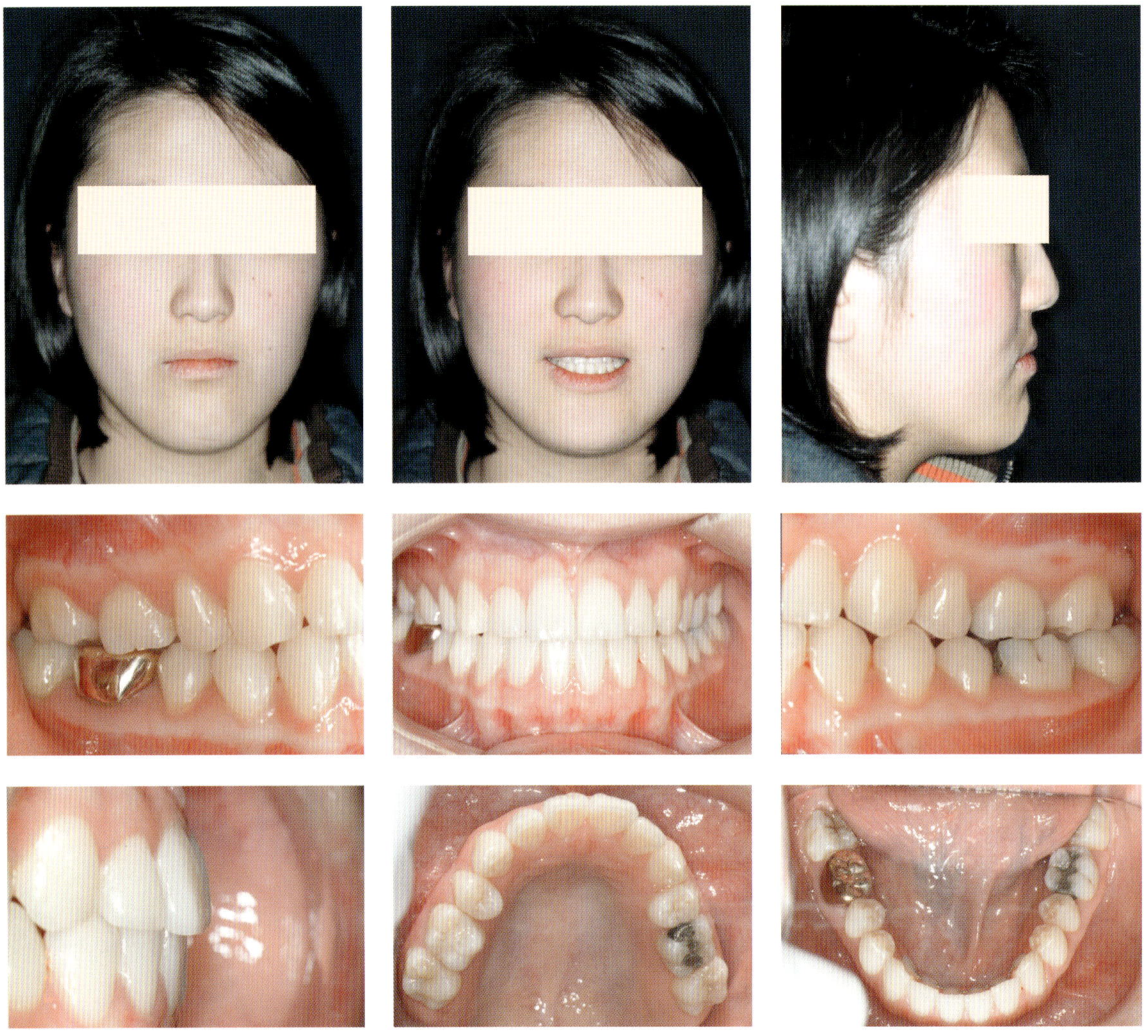

그림 16. 보정 2년 후 구외 및 구내사진.

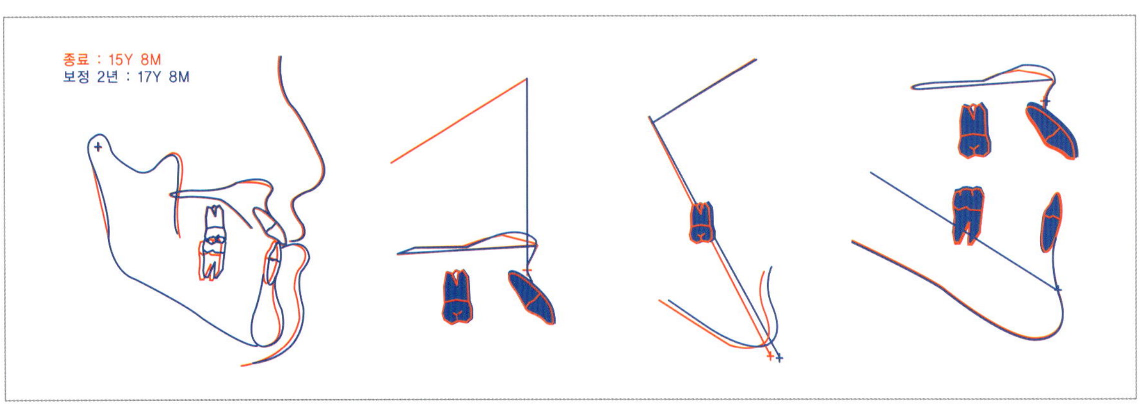

그림 17. 치료 종료 후와 보정 2년 후의 두부계측방사선사진 중첩.

이번 장에서 소개한 증례들과 같이 상악 제1소구치나 유견치를 의도적으로 유착시켜 절대적인 고정원을 형성하고 상악골을 전방견인하는 술식은 통상적인 방법보다 치아치조성 이동을 최소화하면서 많은 골격적 효과를 얻을 수 있습니다. 그러나 증례의 선별과정에서 만족할만한 증례를 찾는 것이 흔치 않고, 유착이 실패할 경우에도 대비해야 합니다. 최근에는 미니스크류나 미니플레이트와 같은 골성고정원이 보편화 되면서 의도적 유착술을 이용한 고정원 강화 방법은 역사속으로 사라질지도 모릅니다. 그러나 환자의 상태는 모두 다르기 때문에 때로는 이 방법이 환자에게 유용한 방법이 될 수도 있을 것입니다.

제 16장 견인골신장술(distraction osteogenesis)을 응용한 상악 전방견인 치료

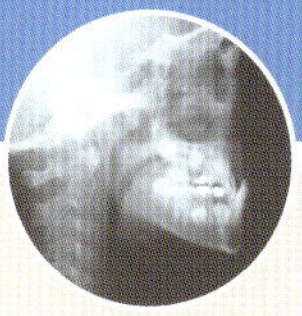
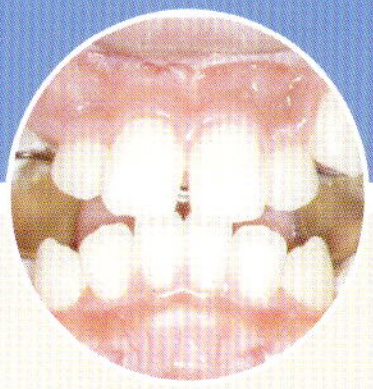
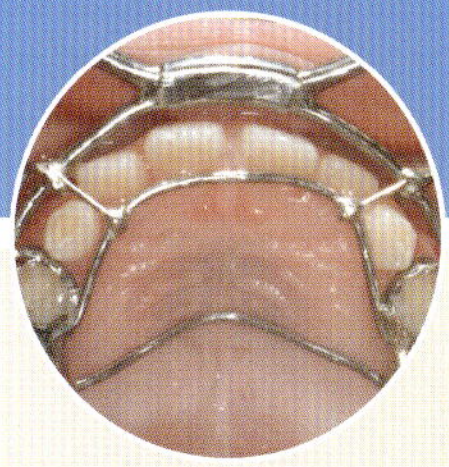

들어가며

앞 장에서는 전방견인 헤드기어를 사용할 때 나타날 수 있는 주된 부작용인 상악 치열궁의 치아치조성 근심이동을 방지하는 목적으로 유견치, 혹은 발치가 예정된 상악 소구치의 의도적 유착술을 이용한 치료 술식과 증례를 살펴보았습니다. 이러한 술식이 갖는 장점이 있음에도 불구하고, 유치 치근의 흡수, 유착 실패, 재식 과정의 번거로움 등으로 그 적응증에는 한계가 있는 것이 사실입니다. 특히 전방 견인치료의 최적 시기가 지난 10세 이상의 아동, 상악 열성장의 정도가 심한 환자, Crouzon syndrome, 구순구개열 등과 환자에서와 같이 심한 중안면부 함몰 등이 관찰되는 환자에서는 통상적인 상악 전방견인치료만으로는 만족할 만한 결과를 얻기 힘들 수 있고 이런 환자들에서는 견인골신장술(distraction osteogenesis)과 같은 외과적 도움을 받아서 상악골을 전방견인하는 술식이 고려될 수 있습니다(Figueroa & Polley, 1999; Rachmiel et al., 1999; Swennen et al., 1999, 박 등, 2000, 차 등, 2000). 이번 장에서는 견인골신장술과 통상적인 전방견인 헤드기어 술식을 병용하는 방법에 대해 알아보기로 하겠습니다.

임상 술식

1) 외과적 술식

견인골신장술은 정형외과 영역에서 장골의 신장을 위해 처음 사용되었으며, corticotomy 후 일정 장력을 가할 경우 발생되는 골개조 현상을 응용한 치료 술식입니다. 이러한 치료 술식을 이용할 때 발생되는 골개조 단계는 골의 분리 후 견인력을 가하기 전인 잠복기(latency period)와 견인력 적용 후 신생골이 형성되는 신연기(distraction period), 견인력 중단 후 신생골의 성숙을 위한 강화기(consolidation period)로 구분될 수 있습니다.

이러한 견인골신장술을 상악골에 응용하기 위해 먼저 전신마취 하에 익돌상악분리(pterygomaxillary disjunction)를 동반한 modified high LeFort I 부분 골절단을 시행하되, 상악골의 down fracture는 시행하지 않습니다. 즉, 피질골만 제거하고 골막이나 해면골, 혈관 등은 가능한 보존하여 견인부위의 혈류 공급을 원활하게 하고, 별도의 고정 없이도 상악골이 어느정도는 고정되어 있도록 합니다. 어린 아동에서는 골절단선 부위에 위치한 안와하신경이나, 견치 및 구치의 치배에 손상을 주지 않도록 특별한 주의가 필요합니다(그림 1 A) (박 등, 2000; 차 등, 2000).

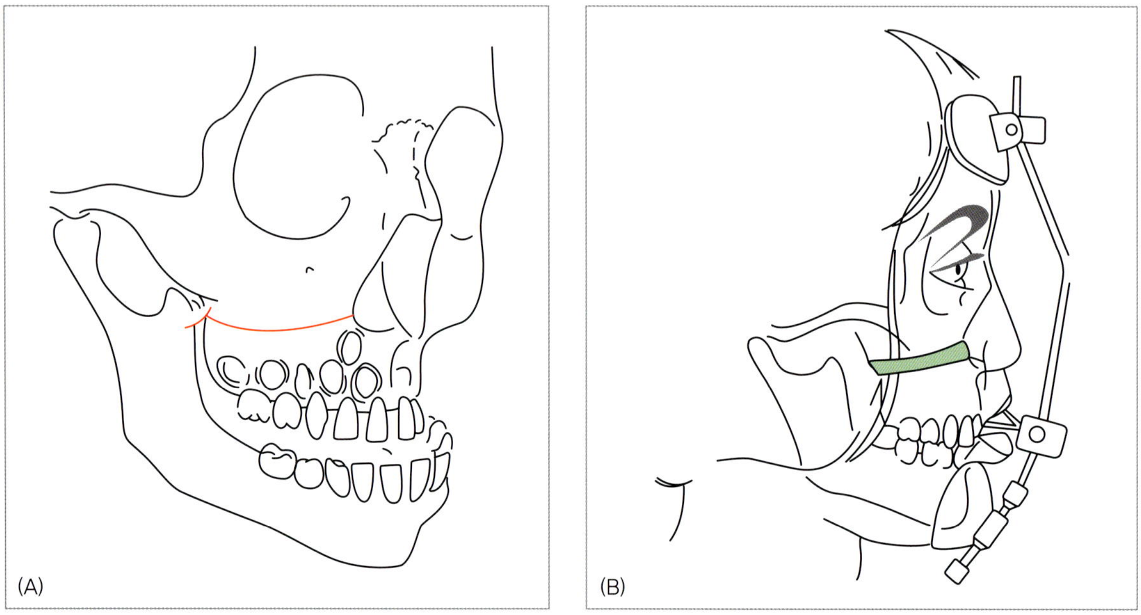

그림 1. (A) LeFort I 부분 골절단술의 모식도(인용: 차봉근, 박영욱, 이남기, 이연희. 상악 전방견인치료의 새로운 두 가지 기법. 대한치과의사협회지. 2000;38:997-1007). (B) 술 후 전방견인 헤드기어를 이용한 상악골 전방 견인.

2) 상악 전방견인

수술 전에 미리 견인 훅이 설계된 접착형 급속구개확대장치(RME) 또는 Quad Helix나 순설 호선을 장착하는데, 저자의 경우 장치의 안정성을 높이기 위해 급속구개확대장치를 선호하는 편입니다. 수술 5일 후 통법대로 전방견인 헤드기어를 이용하여 상악골을 교합평면에 대해 30° 정도 전하방으로 견인합니다. 초기에는 하루 평균 18~20시간 정도 전방견인 헤드기어를 사용하도록 하고, 편측당 800~900g의 힘을 가해 II급 구치관계가 되도록 과개선시킨 다음, 이후에는 하루 평균 12시간, 편측당 400~500g의 힘으로 감소시켜 최소 4개월 가량 추가로 견인력을 가하면서 골경화가 될 때까지 유지합니다. (그림 1 B).

이와 같은 치료방법은 정형력의 방향과 크기를 정교하게 조절할 수 있는 소위 RED(rigid external distractor)에 비해(그림 2) 치료결과를 정확히 예측하기 어렵고, 또한 강한 힘을 줄 때 턱 끝 부위의 궤양이 발생될 수 있다는 단점이 있으나(그림 3), 임상에서 보다 쉽게 접근할 수 있고 비용적인 면에서 많은 차이가 있으므로 교정의사는 이러한 다양한 접근 방법에 대해서도 숙지가 필요하다고 생각합니다.

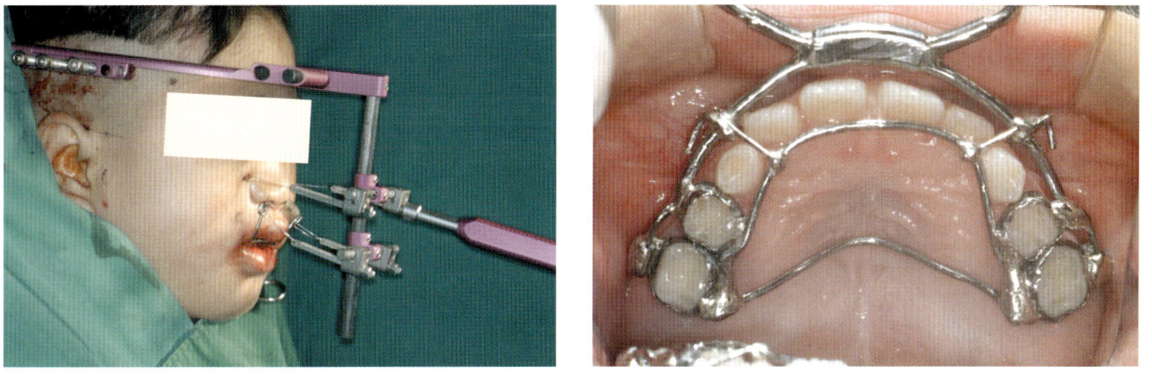

그림 2. RED(rigid external distractor)를 이용한 상악골의 전방견인.

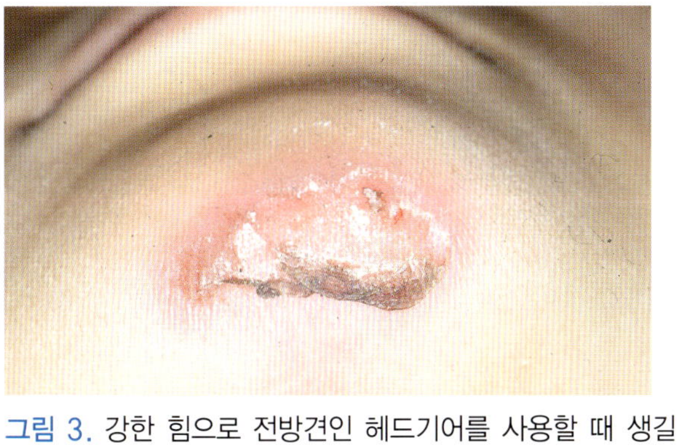

그림 3. 강한 힘으로 전방견인 헤드기어를 사용할 때 생길 수 있는 chin 부위의 궤양(인용: 차봉근, 박영욱, 이남기, 이연희. 상악 전방견인치료의 새로운 두 가지 기법. 대한치과의사협회지. 2000;38:997-1007).

증례

이가 반대로 물리는 것을 주소로 내원한 11세 10개월의 남환으로 임상 소견상 중안면부가 열성장되어 있고, 하악이 전돌된 양상을 보였으며, 하악 전돌에 관한 가족력이 있었습니다. 혼합치열 중기로 전치부 반대교합과 III급 구치 관계를 보이고 있었고, 하악 전치부의 과도한 정출로 인해 Spee 만곡이 매우 깊었습니다. 또한 상악에서는 중등도의 공간부족이 있었으며, 상악 우측 측절치와 견치 사이에는 과잉치가 매복되어 있었습니다(그림 4).

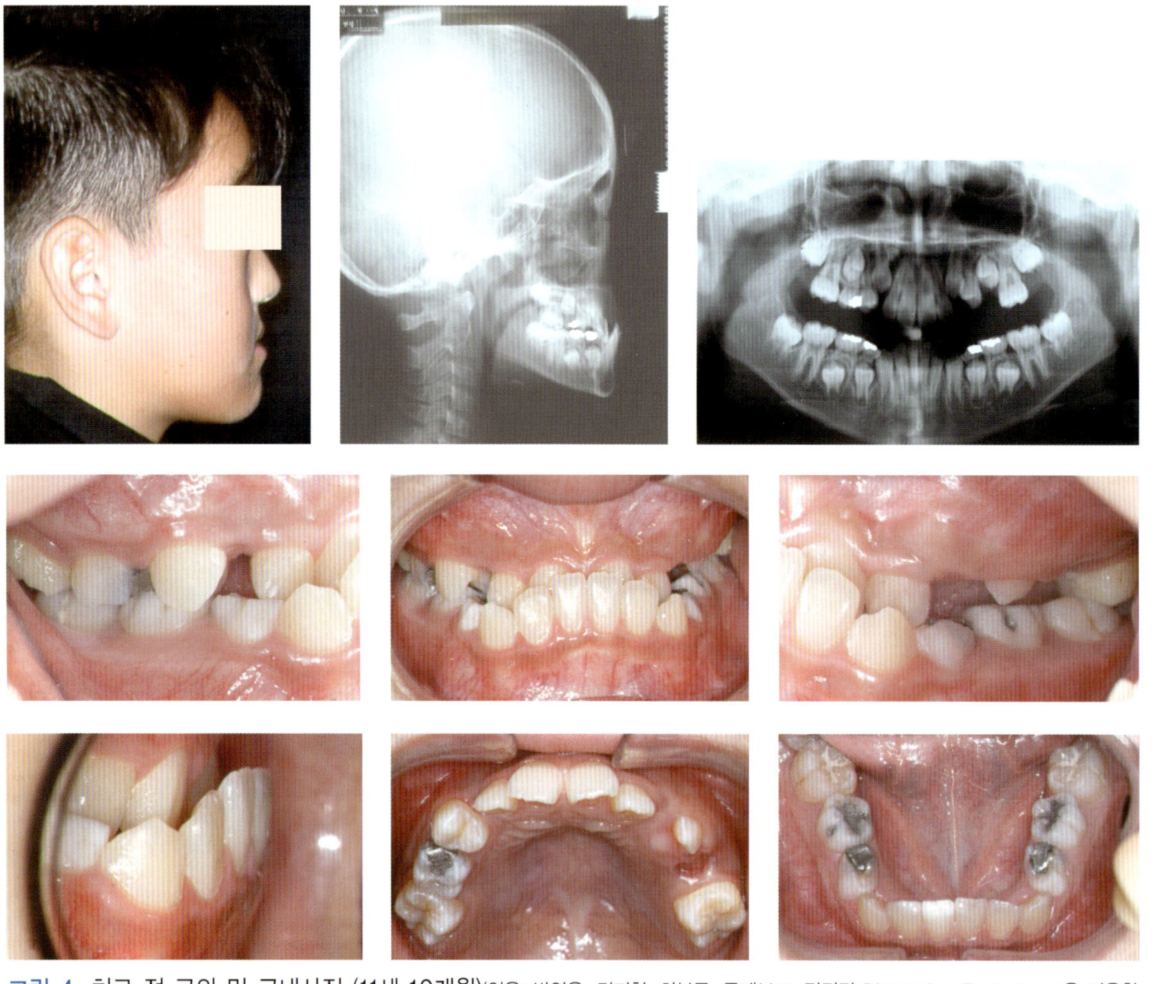

그림 4. 치료 전 구외 및 구내사진 (11세 10개월)(인용: 박영욱, 김지혁, 차봉근. 증례보고: 점진적 Distraction Technique 을 이용한 상악골의 전방이동. 대한악안면성형재건외과학회지. 2000;22:687-696).

두부계측방사선사진 분석결과 수평성장 경향 및 상악 열성장과 하악골 과성장이 동반된 골격성 III급 부정교합으로 진단되었으나, 하악 후퇴시 절단교합까지 개선이 되어 기능성 III급 부정교합도 혼재되어 있는 것으로 판단되었습니다(그림 4, 표 1).

표 1. 치료 전 후 두부계측방사선사진 중첩 계측치.

Variables	Norm	Before treatment (11Y 10M)	After protraction (13Y 9M)	After treatment (16Y 4M)
SNA (°)	82.0	76.4	78.9	80.0
SNB (°)	80.0	81.2	79.8	82.8
ANB (°)	2.0	−4.8	−0.9	−2.8
A to N⊥FH (mm)	−2.3	−3.9	−1.1	0.4
Angle of convexity (°)	0.0	−11.9	−2.3	−7.2
Mandibular length (mm)	108.7	119.1	126.0	139.2
Midfacial length (mm)	86.9	87.5	92.5	97.3
Mandibular plane angle (°)	24.6	21.3	24.2	22.7
Palatal plane angle (°)	0.5	2.4	−0.8	2.3
Mx.1 to FH (°)	111.0	108.2	113.9	127.3
IMPA (°)	90.0	78.9	71.2	88.1
Incisor overjet (mm)	3.2	−5.2	5.7	2.5

상악골 전방견인이 필요한 증례이지만 이와 같은 치료에 있어 환자의 나이는 약간 늦은 감이 있었고, 더구나 환자가 치열 교환기이기 때문에 급속구개확대장치와 전방견인 헤드기어를 이용한 일반적인 방법으로는 많은 치아치조성 이동이 예상되었습니다. 따라서 이 환자에서는 상악골 불완전 골절단을 한 후 전방견인 헤드기어를 이용하여 매우 강한 힘으로 상악골을 견인하는 견인골신장술을 시행하기로 하였습니다.

상악골을 견인하기 위한 구강내 장치는 순설 호선을 사용하였고, 측절치 후방에서 구외로 나와 코 옆에서 마무리 되는 lever arm을 달아서 전방 견인하는 힘의 벡터가 가급적 상악골의 저항중심을 지나도록 설계하였습니다(그림 5A). 그러나 이 장치는 견인력을 가한지 10일째에 파손되어 급속구개확대장치로 교체하였습니다(그림 5B). 앞에서 설명한 방법대로 상악골 불완전 골절단술을 시행하고 익돌상악봉합 부위를 분리하였으며, 술후 8일째부터 편측당 900~1000g의 힘으로 전방견인하기 시작하였습니다(그림 6). 이러한 강한 힘으로 전방견인하여 II급 구치관계로 과개선이 된 후에 편측당 400~500g으로 힘을 감소시키는 것이 일반적이나, 이 환자에서는 강한 힘으로 견인한지 1주일 만에 상악 전치부에 치아 동요도가 발생되어 어쩔 수 없이 힘을 감소시킬 수 밖에 없었고, 이 후 약 12개월간 상악 전방견인을 계속하였습니다.

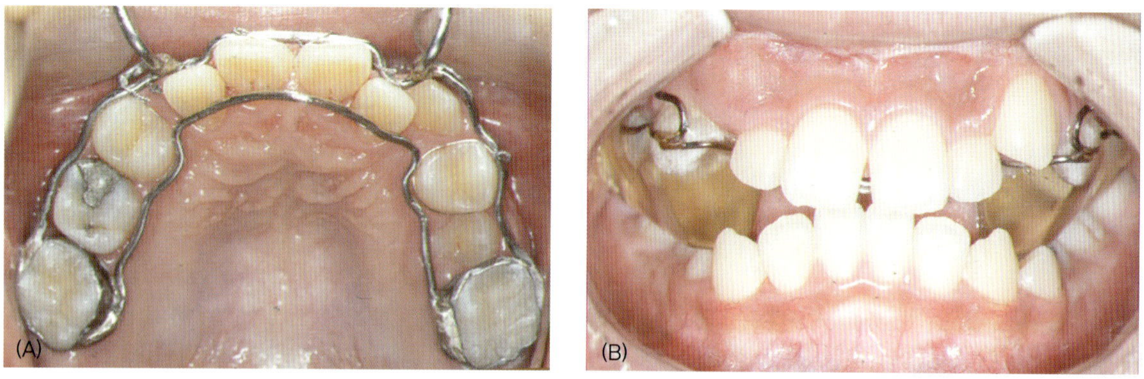

그림 5. (A) 순설 호선. 견인력이 상악골의 저항중심을 지나도록 lever arm을 디자인 하였으나, 장치의 파손으로 더 이상 사용하지 못하고, (B) 급속구개확대장치로 장치를 변경하였습니다.

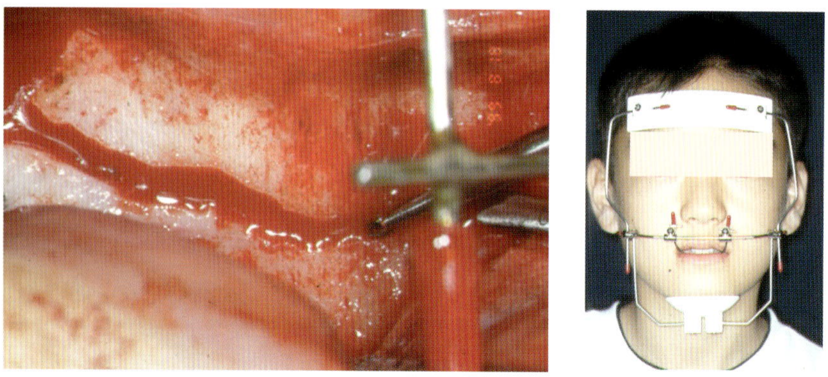

그림 6. 상악골 부분 골절단 및 전방견인 헤드기어를 이용한 상악골 전방견인(인용: 박영욱, 김지혁, 차봉근. 증례보고: 점진적 Distraction Technique 을 이용한 상악골의 전방이동. 대한악안면성형재건외과학회지. 2000;22:687-696).

초기에 강한 힘으로 견인할 때, 치아의 동요와 장치의 파손으로 인해 강한 견인력을 계획했던 기간만큼 주지 못해, 초기 상악골의 골신장은 원하는 만큼의 결과는 이루어지지 못했다고 판단됩니다. 그러나 치료시작 1.5개월째에 이미 반대교합이 개선되었고, 치료시작 12개월 후의 모습에서는 중안면부의 열성장과 하악전돌 양상이 개선되었고, 반대교합과 구치관계도 개선되었습니다. 두부계측방사선사진 중첩결과 상악골은 반시계방향으로 약간 회전되면서, 전방이동이 일어나 SNA가 2.5° 개선되고

midfacial length는 5mm가 증가되었습니다. 한편 전방견인 헤드기어의 영향으로 하악골은 후하방 회전 되어 SNB와 하악평면각은 증가되었습니다. 또한 치아치조성 이동도 어느 정도 발생되어 상악전치는 순측경사, 하악전치는 설측경사 되었습니다(그림 7, 9, 표 1).

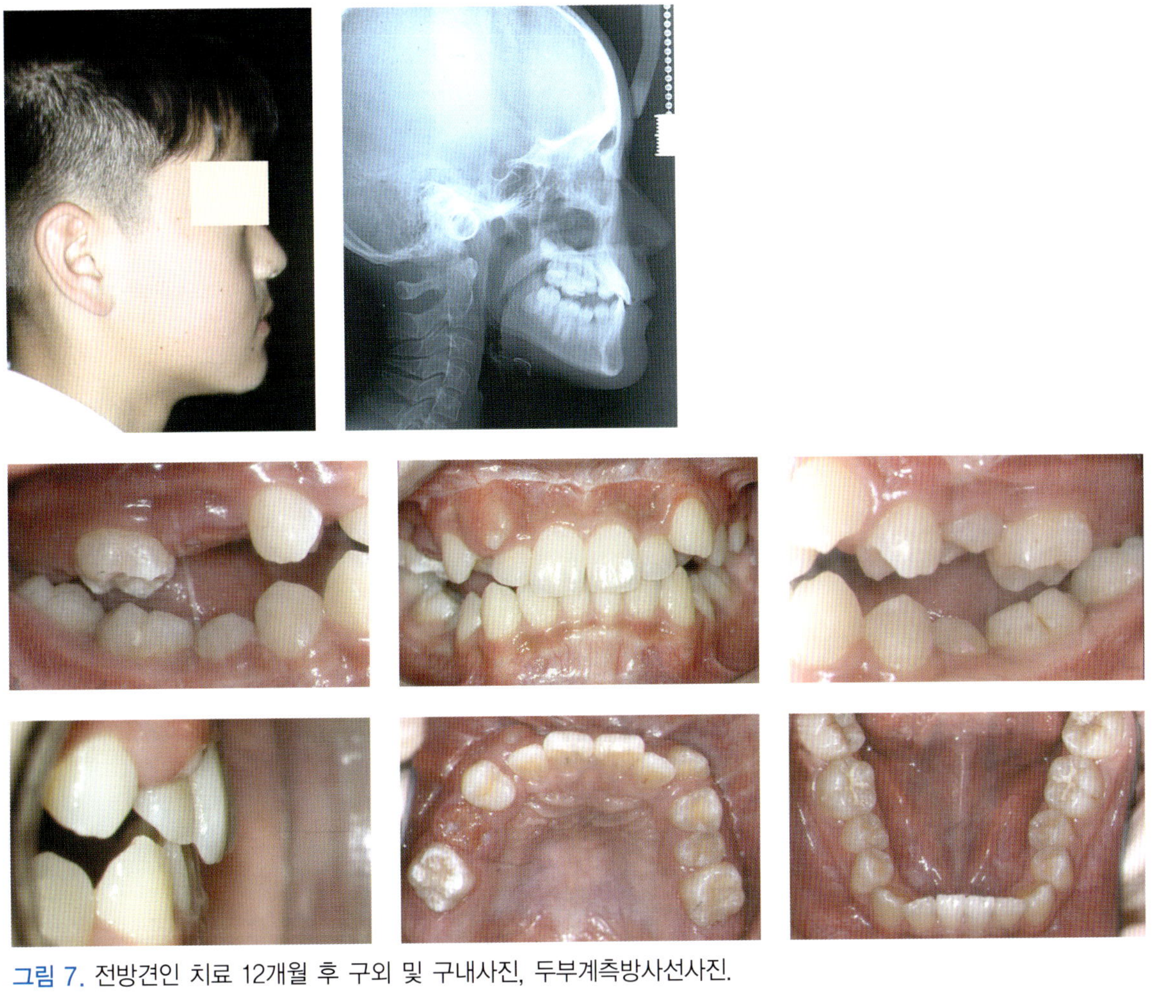

그림 7. 전방견인 치료 12개월 후 구외 및 구내사진, 두부계측방사선사진.

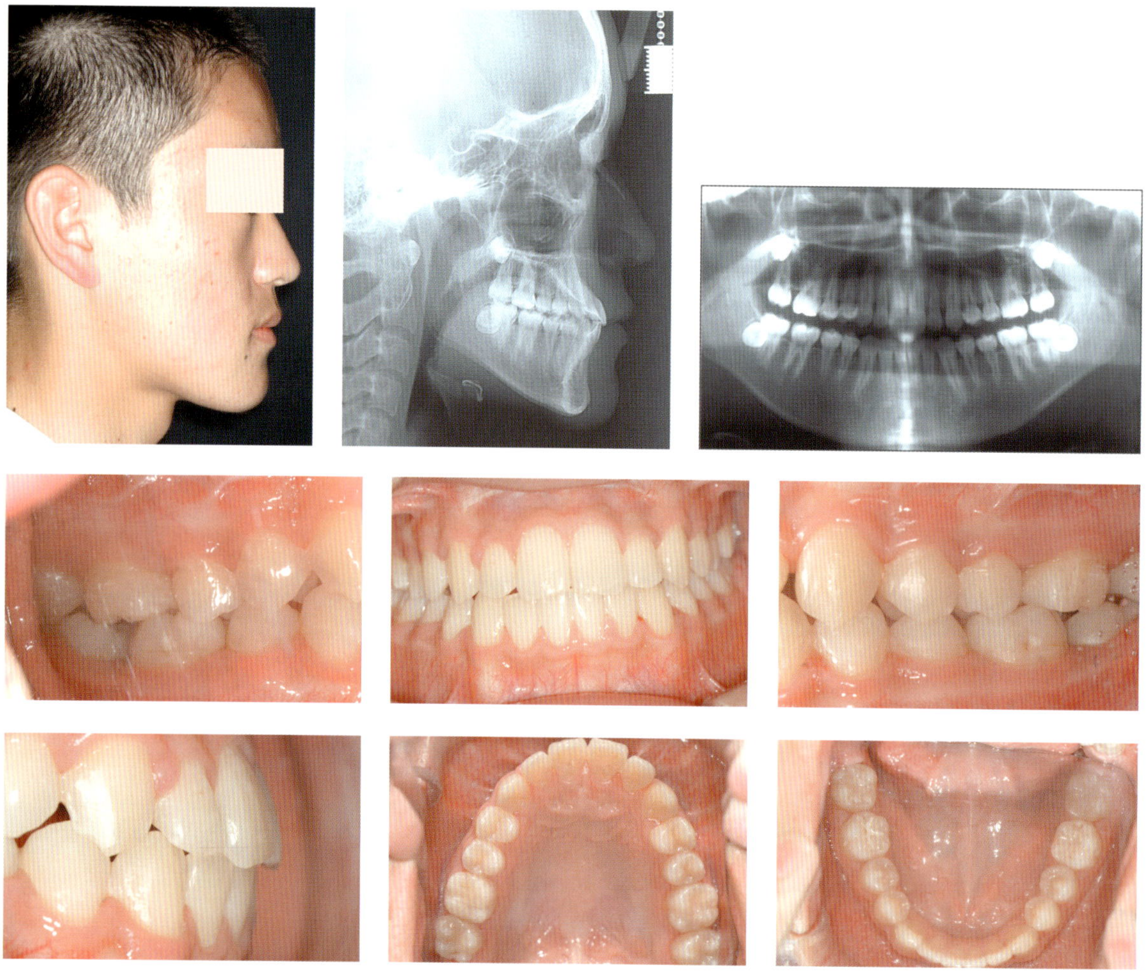

그림 8. 치료 후 구외 및 구내사진, 방사선사진 (16세 4개월).

이 후 고정식 교정장치로 제2 대구치까지 포함하여 총 28개월간 치료를 계속되었는데, 2차치료 기간 중 하악골의 지속적인 성장과 환자의 협조도 저하로 인해 치료기간이 연장되었고, 결국 III급 구치 관계가 약간 남은 상태로 불완전하게 치료를 마무리 하게 된 것이 아쉽습니다(그림 8). 그러나 불완전 골절단 후 상악골을 전방견인하는 견인골신장술을 도모함으로써 비교적 늦은 나이와 치열 교환으로 인한 부족한 구내 고정원에도 불구하고 상악골의 전방성장은 비교적 많이 일어났고, 반면 치성 고정원 소실은 적게 일어났다고 생각됩니다. 상악골 전방견인 치료에 의해 시계방향으로 회전되었던 하악골은 이후 2차치료 기간 동안 다시 반시계방향으로 회전되어 chin cup 장치 치료 후의 회귀 현상과 유사한 양상을 보였습니다 (그림 9).

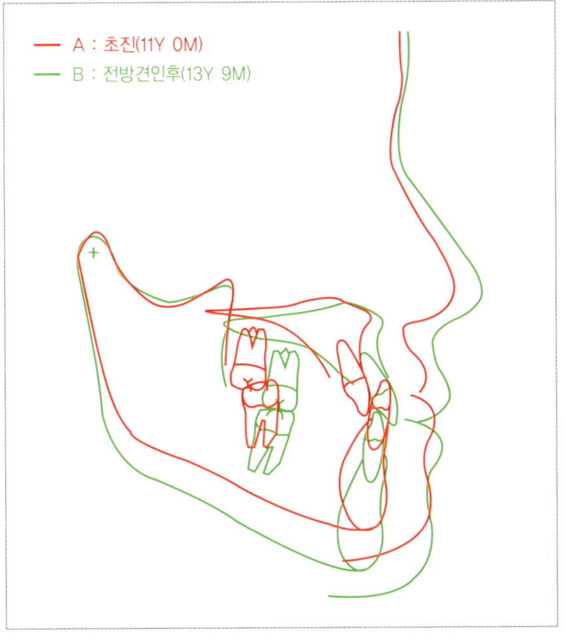

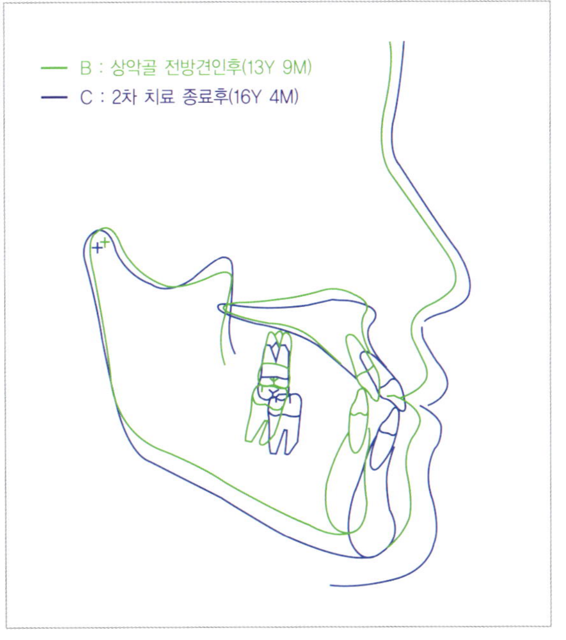

그림 9. 치료 전 후 두부계측방사선사진 중첩(빨간색 : 치료 전, 파란색 : 치료 후).

제 17장 Skeletal anchorage를 이용한 III 급 부정교합의 악정형치료

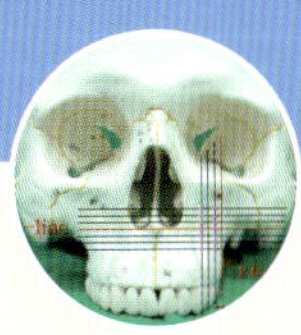
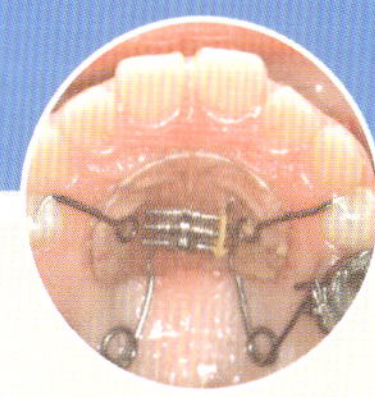
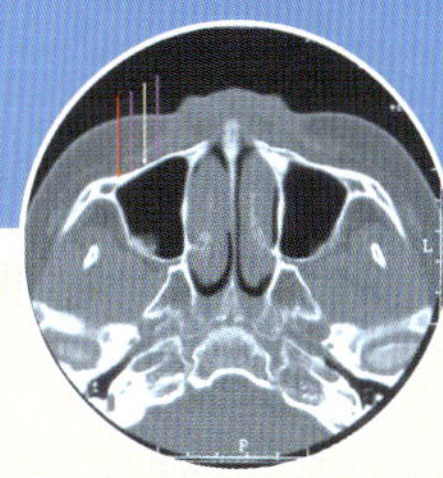

들어가며

교정치료 및 악정형치료를 위해서는 치료의 효과를 극대화할 수 있는 치료계획 수립과 더불어, 치료를 효율적으로 이루기 위한 치료전략 (treatment strategy)이 필요합니다. 특히 성공적인 상악 전방견인술 치료를 위해서는 앞서 소개한 다양한 상악 구내장치의 설계, 의도적 유착술(intentional ankylosis), 견인골신장술(distraction osteogenesis)의 응용 등 증례에 따라 다양한 방법을 선별하여 적용하는 진단능력이 필요합니다. 하지만 앞 장에서 소개한 의도적 유착술, 견인골신장술을 응용한 상악 전방견인술은 치료의 효과에도 불구하고, 이와 같은 외과적 수술을 동반한 치료 방법은 수술에 대한 환자의 부담감 및 발생할지도 모르는 외과적 부작용, 고가의 치료비 등 심리적, 사회경제적인 요소를 고려할 때 그 적응범위가 한정되어 있는 것이 사실입니다. 저자는 이와 같은 임상적 딜레마를 해결하고 최소한의 외과적 술식을 동반하면서도 통상적인 전방견인술보다 치아치조성 이동을 최소화하며 골격적 효과를 증가시키는 방법에 대하여 다양한 연구를 진행하여왔습니다 (차 등, 2007; 이 등, 2008a; 이 등, 2008b; Cha et al., 2010; Cha et al., 2011, Cha & Ngan, 2011)

Skeletal anchorage system은 현재 교정 메카닉에서 중요한 부분을 차지하고 있으며 다양한 활용 방법에 대한 임상연구 및 치료 증례들이 많이 발표되고 있습니다. 이에 대한 메카닉과 치료 술식들이 개발되고 발전하면서 과거에는 통상적인 치료 방법으로는 얻기 힘든 결과들이 지금은 많이 가능해지고 있지만 대부분 성인 교정 치료에 한정되어 있고 성장기 아동의 악정형 치료에 응용하려는 연구는 드문 편입니다. 물론 보철용 임플란트를 이용한 동물연구나 혹은 매우 드물게 환자증례가 발표되었으나, 임상에서 실제 적용하기에는 술식의 복잡성 및 비경제성 등으로 거의 사용되지 못한 것이 사실입니다.

저자는 10여년 전부터 우리가 흔히 외과에서 골편 고정용으로 사용하는 미니플레이트를 이용하여 상악 전방견인술의 고정원으로 사용하는 방법을 환자에게 적용하여 왔으며, 수 많은 증례에서 만족할 만한 결과를 얻었습니다. 이번 장에서는 미니플레이트를 이용한 상악 전방견인술의 임상적 방법과 실제 사용 증례를 살펴보겠습니다.

외과적 임상 술식

국소마취 하에 curvilinear type의 외과용 미니플레이트를 좌우 infrazygomatic crest 부위에 위치시키고, 스크류로 고정합니다 (그림 1). 이 때 미니플레이트를 infrazygomatic crest의 골 표면 형태에 맞게 구부려 골 표면과 긴밀하게 적합시키는 것이 중요합니다. 미니플레이트와 골 표면과의 간극이 크게 날 경우, 향후 미니플레이트 동요의 원인이 될 수도 있습니다. 이를 위해 3차원 rapid prototyping (RP) 모형을 미리 만들어 술전에 미니플레이트의 모양을 맞춰 보는 것이 도움이 될 수도 있을 것입니다.

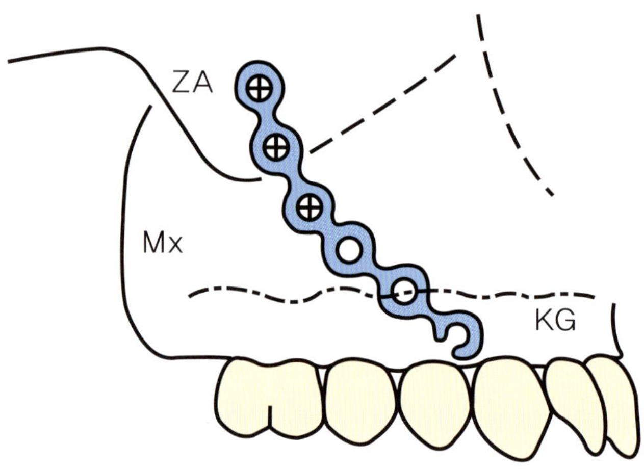

그림 1. 미니플레이트의 식립 위치. 보통 infrazygomatic crest 부위에 3개 정도의 스크류로 고정하고, 반대쪽 말단은 견치와 소구치 정도의 각화치은 부위로 노출시킴. ZA, zygomatic arch; Mx, maxilla; KG, keratinized gingiva.

초기에 저자들은 고정을 위해 2개의 스크류를 사용하였으나 증례에 따라서 고정원의 스크류의 동요(loosening)가 나타나기도 하였습니다. 이는 성장기 아동의 피질골 두께가 성인에 비해 얇고, 밀도가 덜 치밀하기 때문이라고 생각되며, 이에 대해서는 추후 연구가 뒤따라야 할 것으로 생각됩니다. 특히 infrazygomatic 부위는 성인에서도 구치부 함입이나 전체 치열의 원심이동을 위해 다양한 형태의 미니플레이트가 식립되는 부위이기 때문에, 이 부위의 피질골 두께에 대한 연구는 매우 중요한 임상적 의미를 가진다고 볼 수 있습니다. Lee 등(Lee et al., 2013)의 컴퓨터 단층촬영 (computer tomography)을 이용한 연구에 의하면, 피질골 두께는 infrazygomatic crest 부위가 다른 부위에 비해 두꺼우며, 12~13세경 아동의 경우 2~4mm 정도로 확인되었습니다. 이는 스크류 길이의 선정에 중요한 임상지침이 되리라 생각합니다(그림 2). 저자들의 임상경험에 의하면 통상 3~4개의 스크류를 이용해 고정하는 경우 300~400g의 악정형력에는 충분히 견딜 수 있는 것으로 생각됩니다.

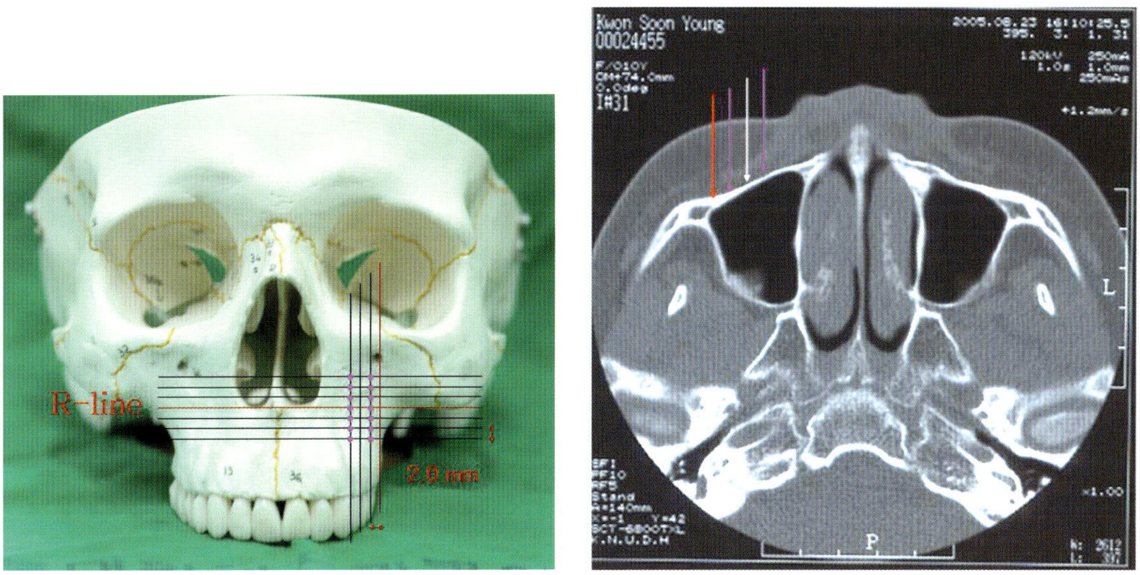

그림 2. Computer tomography를 이용한 infrazygoma 부위의 피질골 두께 측정. 안와 하연과 관골하능(infrazygomatic crest) 부위의 피질골이 두꺼움.

구강으로 노출되는 부위는 전하방으로 향하는 견인력이 상악골 저항중심을 지날 수 있도록 가급적 전방부가 유리하며, 따라서 상악 견치와 제1소구치 사이가 적당하다고 생각합니다. 가급적 부착치은 부위에서 노출되도록 하는 것이 미니플레이트 주변에서 염증이 발생하는 것을 줄일 수 있고, 환자의 불편감을 감소시킬 수 있습니다(그림 3). 노출된 미니플레이트 부위는 고무줄을 걸기에 용이하도록 그림과 같이 C-shape으로 형태를 수정해 줍니다(그림 1, 7).

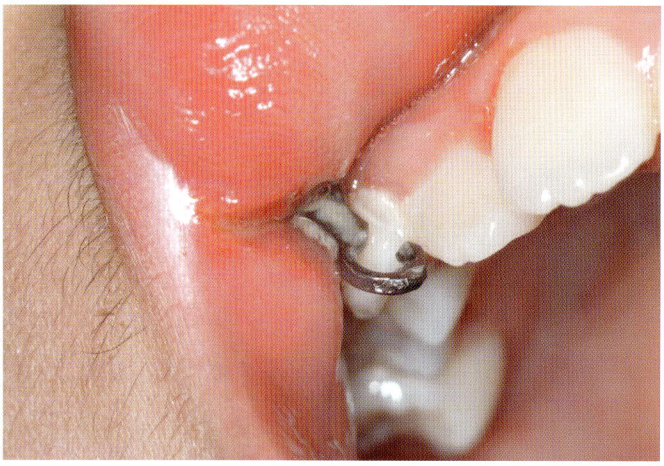

그림 3. 노출된 미니플레이트 주변의 염증.

상악 전방견인

술 후 최소 2주 이상 기다려 연조직이 완전히 치유된 후에 상악 전방견인장치를 착용하도록 합니다. 편측당 약 300~400g의 힘으로 견인하고 견인방향은 통상적인 상악 전방견인치료에서와 같이 교합평면에 대해 약 30°의 각도로 전하방으로 견인하여 가급적 견인력이 상악골의 저항중심(CR)에 가깝도록 하여야만 상악골이 반시계방향으로 회전되는 부작용을 감소시킬 수 있습니다. 착용시간은 하루 12~14시간 이상 착용하도록 지시하고, 치료 기간은 증례에 따라 차이는 있지만 유지기간을 포함하여 대략 6~12개월 정도 소요됩니다.

증례

위아래 앞니가 반대로 물리는 것을 주소로 내원한 10세 9개월의 여환으로 임상소견상 중안면부가 열성장되어 있고 하악이 전돌된 양상을 보였으며, 이에 대한 가족력은 없었습니다. 약 1년 전에 유두출현을 보였고, 내원 당시 사춘기 성장 극대기의 양상을 보이고 있었습니다. 혼합 치열 말기로 III급 구치 관계를 보이며 전치부는 반대교합이었고, 상악 우측 제2소구치의 맹출공간 소실과 상악 좌측 제1대구치의 맹출지연 양상이 관찰되었습니다(그림 4). 두부계측방사선사진 분석 결과 상악골 열성장과 하악골 과성장이 혼재된 골격성 III급 부정교합으로 진단되었고, 상악 우측 제2소구치의 맹출공간 부족이라는 치성 부정교합 문제도 안고 있었습니다 (그림 5, 표 1).

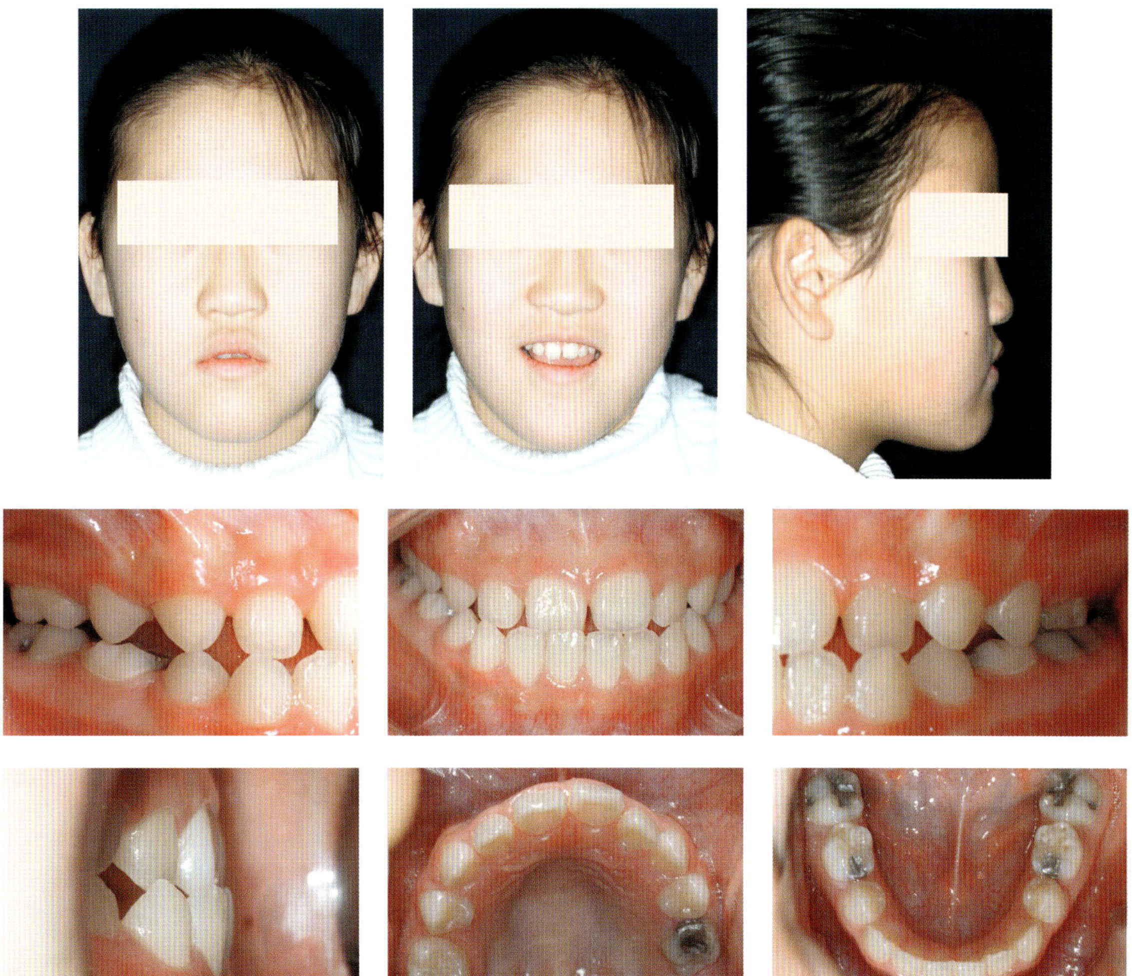

그림 4. 초진 시 구외 및 구내 사진.

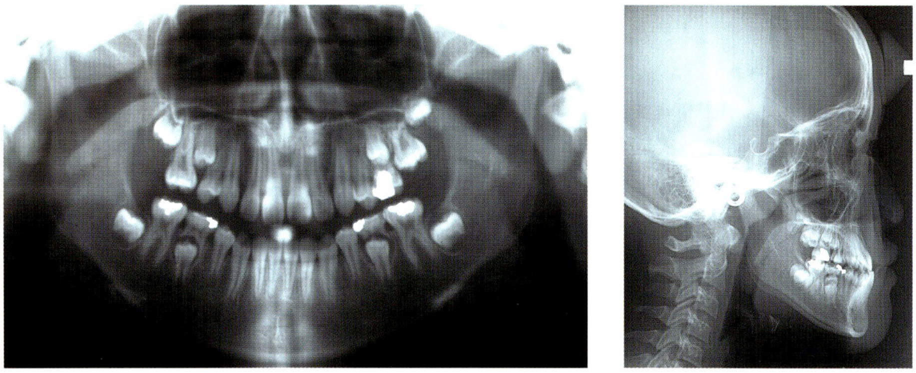

그림 5. 초진 시 파노라마방사선사진 및 두부계측방사선사진.

표 1. 치료 전 후 두부계측방사선사진 계측치

Variables	Norm	Before treatment (10Y 8M)	After treatment (11Y 11M)
SNA (°)	82.0	80.8	83.3
SNB (°)	80.0	84.2	83.6
ANB (°)	2.0	-3.4	-0.3
A to N⊥FH (mm)	-2.3	-3.2	-0.4
Angle of convexity (°)	0.0	-8.1	-3.2
Mandibular length (mm)	108.7	112.2	117.8
Midfacial length (mm)	86.9	80.4	84.6
Mandibular plane angle (°)	24.6	27.0	27.0
Palatal plane angle (°)	0.5	2.4	2.9
Mx.1 to FH (°)	111.0	113.4	115.9
IMPA (°)	90.0	83.7	81.0
Incisor overjet (mm)	3.2	-1.3	4.3

이 환자의 치료 목표는 성장 부조화를 보이는 상악골과 하악골의 관계를 개선함으로써 안모의 심미성을 개선함과 동시에 구치관계와 전치관계를 개선하여 기능적인 향상을 도모하는 것으로, 이를 위해서는 상악골의 전방견인과 함께 근심이동된 상악 우측 제1대구치를 후방으로 이동시켜 제2소구치의 맹출 공간을 확보하는 것이 필요하였습니다. 그러나 급속구개확대장치를 이용하는 것과 같은 통상적인 상악골 전방견인치료는 상악골의 전방이동과 함께 상악 치열의 근심이동을 더욱 악화시킬 것입니다. 따라서 이 환자에서는 미니플레이트를 구강내 고정원으로 하여 상악골을 전방견인하고, 동시에 상악 제1대구치는 pendulum appliance를 이용하여 후방이동 시키는 계획을 세웠습니다.

Pendulum appliance를 장착하여 상악 우측 제1대구치를 후방이동 시킴과 동시에(그림 6A) 앞에서 설명한 방법대로 양측 infrazygoma 부위에 미니플레이트를 식립하고, 이후 1개월 후부터 편측당 300-400g으로 상악 전방견인을 시작하였습니다(그림 6B). 맹출이 지연된 상악 좌측 제1대구치의 맹출을 촉진하고자 치관 상방의 두꺼운 연조직을 제거하였습니다. 치료 시작 4개월째에 공간이 확보되어 상악 우측 제2소구치가 구강내로 맹출함에 따라 pendulum 장치를 제거하고, 이 후에는 상악 전방견인 치료만 시행하였습니다. 총 8개월간의 적극적인 상악 전방견인치료와 이후 1개월간의 야간 장착 결과 상당한 심미적 개선이 이루어졌고, III급 구치관계와 반대교합이 개선되어 기능적인 향상이 이루어졌습니다 (그림 7). 또한 이 기간 중 pendulum appliance를 이용한 4개월간의 치료 결과 완전 소실되었던 우측 제2소구치 공간이 확보되어 정상적으로 맹출이 되었고, 맹출 지연을 보이던 좌측 제1대구치도 정상적으로 맹출되었습니다 (그림 8). 두부계측방사선사진 중첩 결과 약 8-9개월간의 상악 전방견인치료를 통해 상당량의 상악골 전하방 성장이 이루어졌고, 하악골은 약간 후하방 회전되었습니다. 상악 전치가 약간의 전방 경사 된 것 외에 상악의 치아치조성 전방이동은 거의 일어나지 않았으며, 상악 제1대구치는 후방이동 되었습니다(그림 9, 표 1).

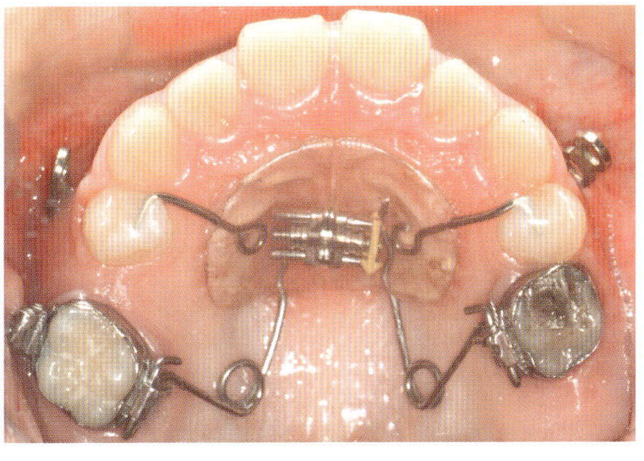

(A)

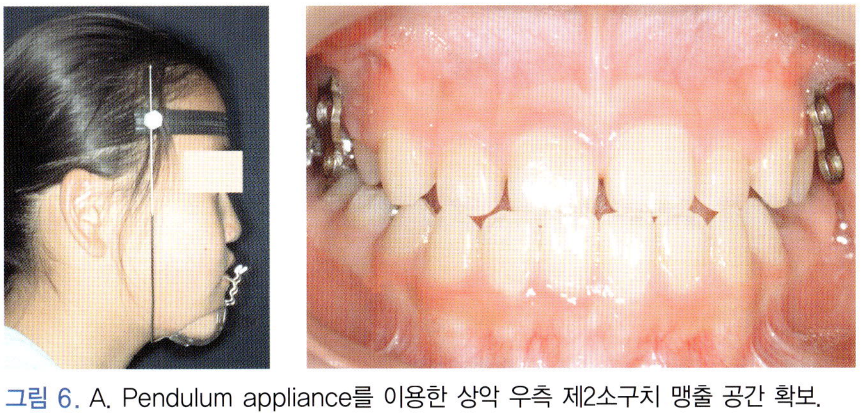

(B)

그림 6. A. Pendulum appliance를 이용한 상악 우측 제2소구치 맹출 공간 확보.
B. 미니플레이트를 구강내 고정원으로 한 상악 전방견인 치료 사진.

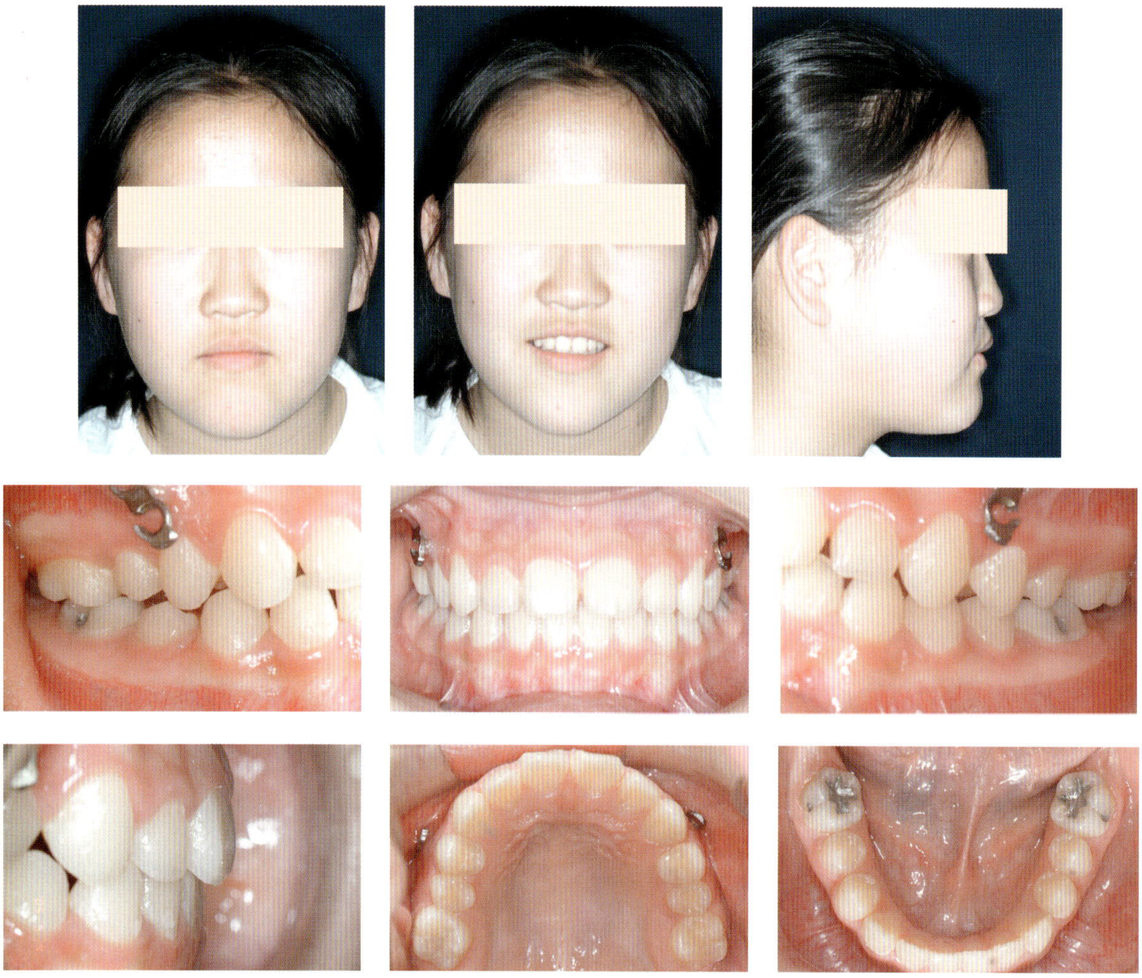

그림 7. 상악 전방견인치료 후 구외 및 구내사진.

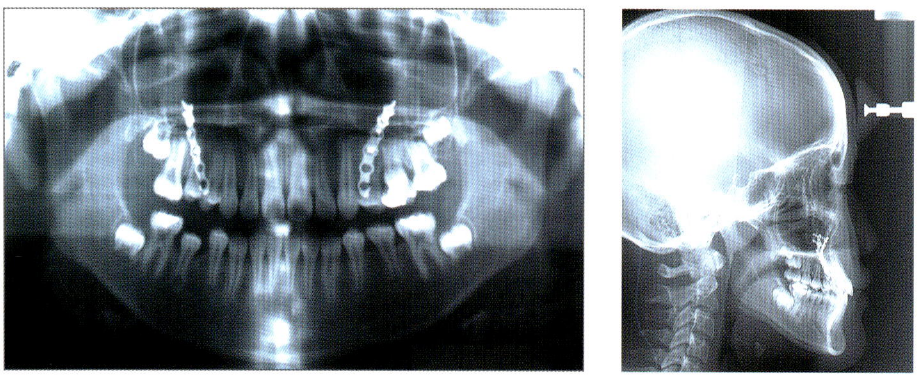

그림 8. 상악 전방견인치료 후 파노라마방사선사진 및 두부계측방사선사진.

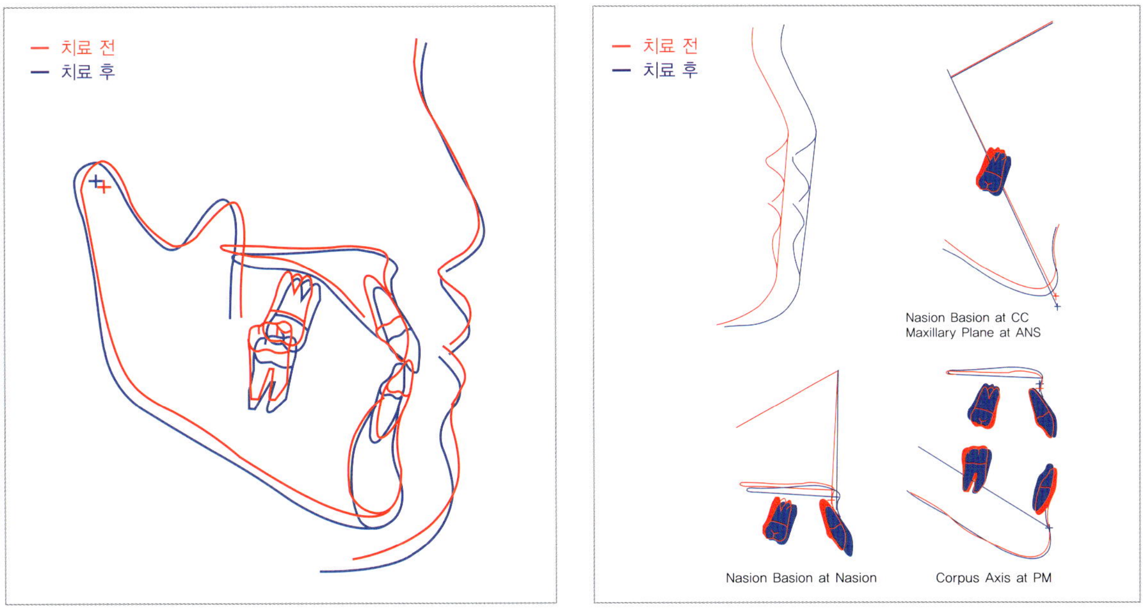

그림 9. 치료 전 후 두부계측방사선사진 중첩.

사춘기 최대성장기를 지나지 않은 골격성 III급 부정교합을 갖는 아동은 절충치료나 악교정수술치료 외에도 성장조절 치료를 통해 보다 더 이상적이고 근본적인 치료의 접근이 가능합니다. 본 환자도 10세 9개월의 골격성 III급 부정교합 아동으로서 성장조절 치료를 위한 시기로는 그리 늦은 편이 아니라고 생각됩니다. 그러나 유구치의 조기상실로 인한 제1대구치의 근심이동과 제2소구치 맹출공간 소실 및 좌측 제1대구치의 맹출 지연은 통상적인 상악 전방견인치료 시 사용되는 급속구개확대장치와 같은 장치를 사용하기도 어렵고, 사용한다 하더라도 상악 전방이동과 함께 상악 치열의 치아치조성 근심이동으로 인해 공간 부족을 더욱 악화시키는 결과를 초래할 수 있습니다. 그러나 상악골에 식립된 미니플레이트를 이용하여 상악골을 직접 견인함으로써 이와 같은 치아치조성 이동을 최소화 하고, 오히려 이와 동시에 상악 구치부를 후방이동 시킬 수 있었습니다.

미니플레이트를 이용한 상악골 전방견인술의 효과는 다음과 같이 요약할 수 있습니다.

1. Infrazygoma 부위에 식립된 미니플레이트를 이용하여 상악골을 전방견인하는 경우 기존의 급속구개확대장치를 이용하여 전방견인하는 것보다 더 많은 상악골의 골격적 효과가 나오며, 특히 안와 하방 중안면부에도 상당한 효과를 미치는 것으로 보입니다.

2. 기존의 방법에서 나타나는 상악골이 반시계방향으로 회전되는 양상도 더 경미한 것으로 관찰됩니다.
3. 불필요한 치아-치조성 이동을 막을 수 있으며, 미니플레이트는 교정 치료 시 치아의 근원심적 이동을 위한 고정원으로서 자유롭게 이용할 수 있습니다.
4. 기존의 상악골 견인에서 주로 사용되는 접착식 RME에서 흔히 나타나는 치아우식증을 막을 수 있습니다.
5. 기존의 RME를 사용할 경우 장치의 부피로 인하여 혀가 하방위치 되어 하악골 성장 측면에서 좋지 않으나 미니플레이트를 이용할 경우 혀의 위치에 제약을 주지 않습니다.

요약

Infrazygoma 부위에 식립된 미니플레이트를 이용하여 상악골을 전방견인하는 술식은 구강내 장치가 치아 고정원이 아니라 골 고정원인 특징 때문에 치열 교환기에 치아 탈락으로 인한 고정원 약화 및 공간 부족 악화와 같은 부작용 없이 효과적으로 상악골을 견인할 수 있습니다. 또한 늦은 나이에 적용될 경우에는 상악골 전방견인에 대한 저항이 증가되어 기존의 치아지지형 구내장치에서는 상당량의 치아치조성 이동을 피할 수 없었으나 미니플레이트를 구내 고정 장치로 사용할 경우에는 이와 같은 부작용을 피할 수 있습니다. 따라서 미니플레이트를 이용한 상악 전방견인 치료는 구강내 고정원이 부족하거나 비교적 나이가 많은 골격성 III급 부정교합 아동의 성장조절 치료에 있어 새로운 대안이 될 수 있을 것으로 생각됩니다.

5편. 혼합치열기의 공간감리

제 18장 공간감리는 왜 필요한가?

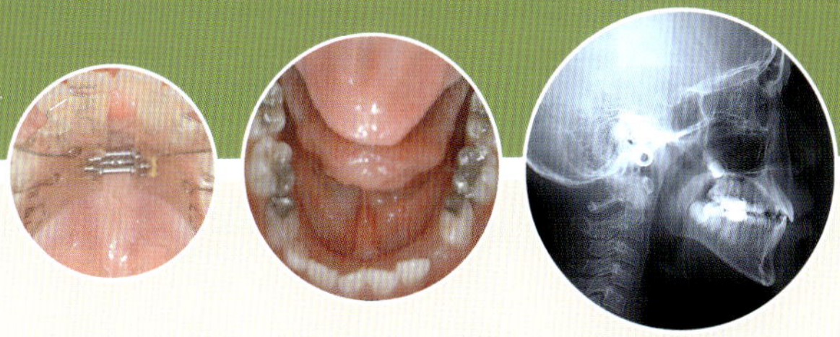

들어가며

지금까지 비교적 임상적으로 뚜렷히 관찰되고, 그 치료 효과도 좀더 확연히 드러나는 성장기 아동의 II급, III 급 부정교합의 진단과 다양한 치료 방법에 대해 살펴보았습니다. 그러나 임상에서는 이러한 골격성 부정교합보다 혼합치열기 전 기간에 걸쳐 공간 관리에 문제가 있는 경우를 더 흔히 접하게 됩니다. 이 시기는 상하악골 성장의 가변성과 맞물려 치열의 교환이 역동적으로 발생되는 기간이기 때문에 band & loop 혹은 lingual arch등의 단순한 공간유지장치나 영구치열기에 주로 사용하는 고정식 교정장치에만 익숙한 교정의사는 적절한 치료방법의 선정에 있어 당혹감을 가질 수 있고, 이로 인해 적절히 대응하는 시기를 종종 놓치기 쉽습니다. 현대 교정 치료학에서 설측교정, miniscrew, invisalign®등 성인 교정치료 분야에서 새롭고 다양한 치료기술이 선보이고 있는 것이 사실이나, 근본적으로 교정 치료학은 성장기 아동의 교정 및 악정형치료와 영구치열기의 교정치료의 두 가지 큰 범주로 나누어질 뿐이기에, 성인교정 술식에만 치중하여 커다란 치료학 줄기 중 하나를 놓치는 우를 범해서는 안될 것으로 생각합니다. 성장기 아동 치료 분야는 워낙 광범위한 학문적 토대 및 임상경험이 필요한 부분이기는 하나, 공간감리를 위한 진단 및 술식에 대해 임상에서 꼭 필요한 수준으로 개괄적으로만 살펴보려고 합니다. 본 장에서는 먼저 이러한 술식의 학문적, 임상적 중요성 및 그 필요성에 대해 몇 가지 화두를 가지고 여러분들과 고민하려고 합니다.

Enigma 1 : 단순한 맹출 유도는 상하악골의 성장에 영향을 줄 수 있는가?

과잉치 문제에 대해 주치의에게 설명을 듣고 이에 대한 처치를 문의하기 위해 내원한 6세 6개월의 남자 환자입니다(그림 1). 구외 소견상 볼록한 측모를 보였고, 하악골의 후퇴 양상이 관찰되었습니다. 구내 소견으로 flush terminal plane의 초기 혼합치열기 환자로 상악 유전치부에 약간의 총생이 있었고 상악 유전치의 치축이 매우 직립되어 있었습니다. #41 부위에는 치은퇴축 소견도 관찰되고 있었는데, 상악 유전치의 치축 이상이 원인이 되어 #51과 #41에서 외상성 교합이 생긴 것이 원인이라고 판단되었습니다.

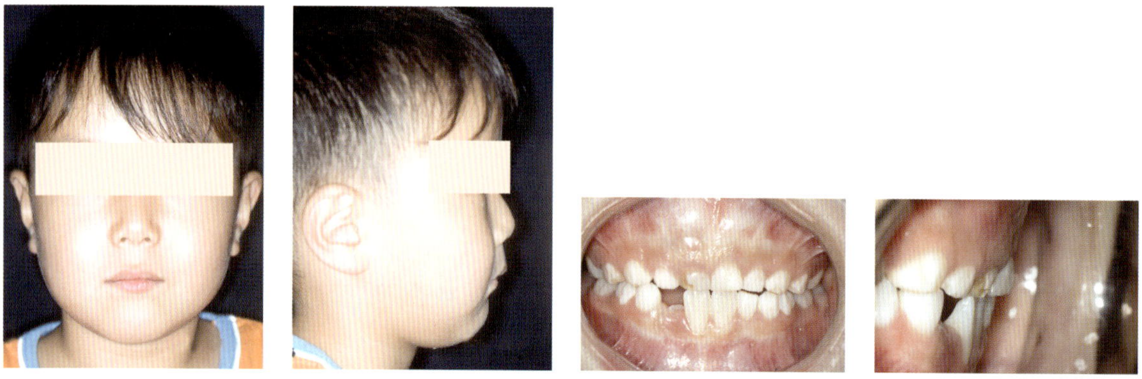

그림 1. 초진 시 구외 및 구내사진. 상악 유전치의 직립과 전치부에서 외성상 교합이 관찰됩니다.

방사선사진 사진을 통해 상악 구개측에 2개의 과잉치가 존재함을 알 수 있었으며, 두부계측방사선사진 분석 결과 ANB가 8.4°, Mandibular plane angle이 30.6°로 골격적인 II급 경향과 수직 성장경향을 보이는 환자로 진단되었습니다(그림 2, 표1). 이 환자의 경우 골격성 II급 경향이 심함에도 불구하고 전치부 절단 교합상태였는데, 이는 상악 구개측에 위치한 과잉치로 인해 상악 유전치가 설측 경사 되었기 때문으로 판단되었습니다. 그리고 전치부의 절단 교합은 하악전치에 치은퇴축을 야기할 뿐만 아니라, 하악골을 후하방 변위시키는 간섭 요소로 작용하여 수직성장 경향을 더욱 심화시키는 것으로 추측되었습니다. 따라서 치료 목표는 전치부 외상성 교합 해소와 영구치의 정상적인 맹출 유도로 잡았고, 따라서 적극적인 growth modification보다는 정중 과잉치 발거 및 향후 유구치부의 근심면삭제(mesial stripping)를 통한 지속적인 공간 관리를 시행하면서 성장을 지켜보기로 하였습니다(그림 3).

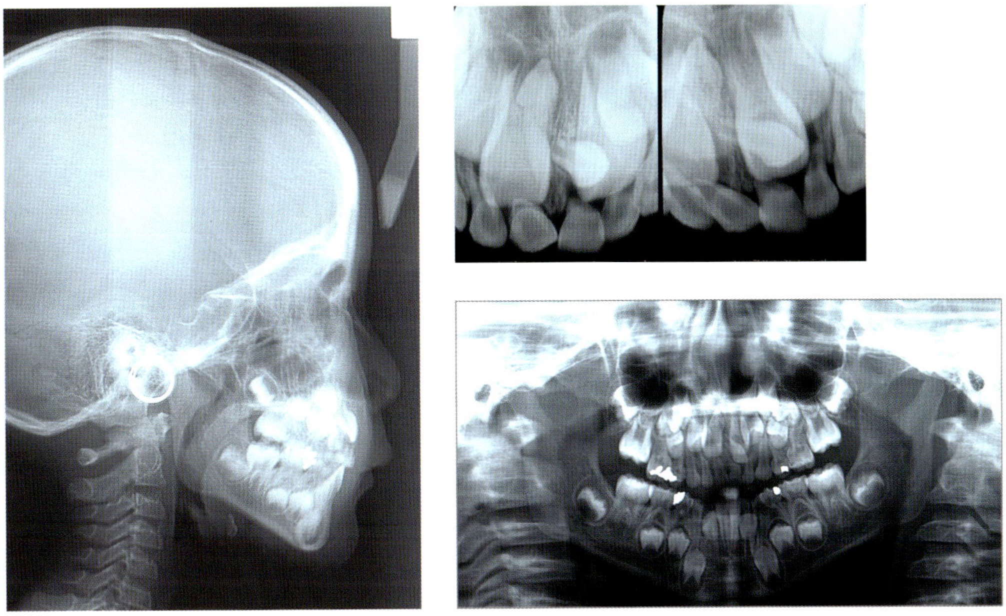

그림 2. 초진 시 두부계측방사선사진, 파노라마방사선사진, 상악전치부의 치근단 방사선사진. 상악 전치부 구개측에 2개의 과잉치가 존재합니다.

표 1. 초진시와 4년 경과 후 두부계측방사선사진 계측치

Variables	Norm	Before treatment	After 4 treatment
SNA (°)	82.0	80.9	82.9
SNB (°)	80.0	72.5	78.0
ANB (°)	2.0	8.4	4.9
Mandibular plane angle (°)	25.7	30.6	30.0
Mx 1 to A-Pog (mm)	6.2	1.9	9.9
Md 1 to A-Pog (mm)	3.0	-0.6	4.2
IMPA (°)	90.0	90.7	94.5
Nasolabial angle (°)	105.0	101.8	103.3
UL to E-line (mm)	-1.9	4.6	4.0
LL to E-line (mm)	-1.3	-1.3	0.9

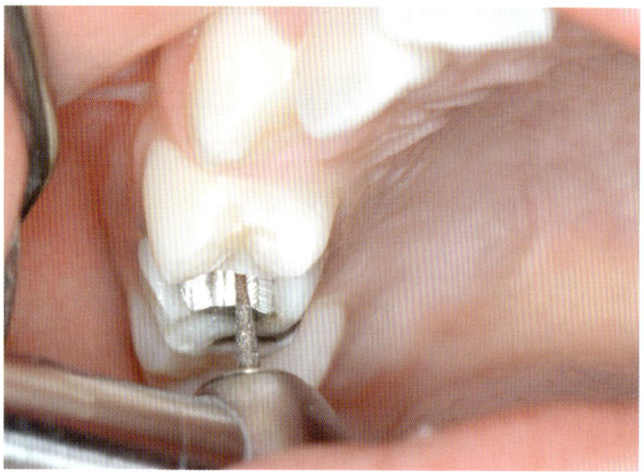 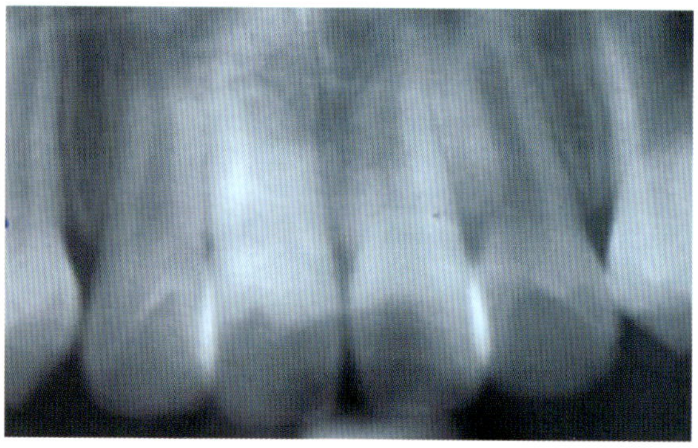

그림 3. 공간감리의 일환으로 유치의 근심면삭제(mesial stripping)가 시행중의 임상사진(좌). 과잉치 발거 후 치근단 방사선사진(우).

약 4년간의 공간 관리 결과 중등도의 총생이 잔존했으나, 볼록했던 안모가 초진시에 비해 양호해졌고, 절단 교합을 보이던 전치부는 영구치 맹출 이후 양호한 수평피개와 수직피개로 바뀌었습니다(그림 4). 두부계측방사선 분석 결과, SNB의 각도는 72.5°에서 78.0°로 증가하였고, ANB 각도는 초진시 8.4°에서 4.9°로 상당히 많이 감소하였습니다(그림 5, 6, 표 1).

환자의 연령을 고려했을 때 성장하면서 ANB가 통상적으로 약 1° 정도 감소하는 것을 고려해볼 때 4°나 감소한 것은 매우 이례적인 현상으로 다른 국소적 환경 요소에 대한 고려 없이는 해석하기 어려운 현상이었습니다. 이 결과를 해석하자면 여러 요인(local environmental factor)이 있을 수 있겠으나 과잉치를 발거함으로써 상악 전치가 비교적 양호하게 맹출되었고, 이로 인하여 하악골을 변위시키는 요소로 추측되던 전치부 절단 교합이 개선되면서 수직 성장 경향 및 하악골의 성장이 양호해져 ANB각도가 양호하게 되었을 것으로 추측됩니다. 또한 외상성 교합이 해소되면서 하악 전치부에서 관찰되던 치은퇴축도 해소되었습니다.

이 증례는 성장기 아동에서 과잉치 발거, 유치 근심면 삭제 등의 간단한 처치가 상하악골의 성장 발육에 중요한 영향을 미칠 수 있음을 보여주는 것으로 성장기 아동에서 이루어지는 모든 치과적 치료가 잠재적인 악정형효과를 가져올 수 있고, 따라서 교정치료 뿐만 아니라 단순한 수복치료 시행 시에도 이에 대한 세심한 고려가 필요하다고 생각됩니다.

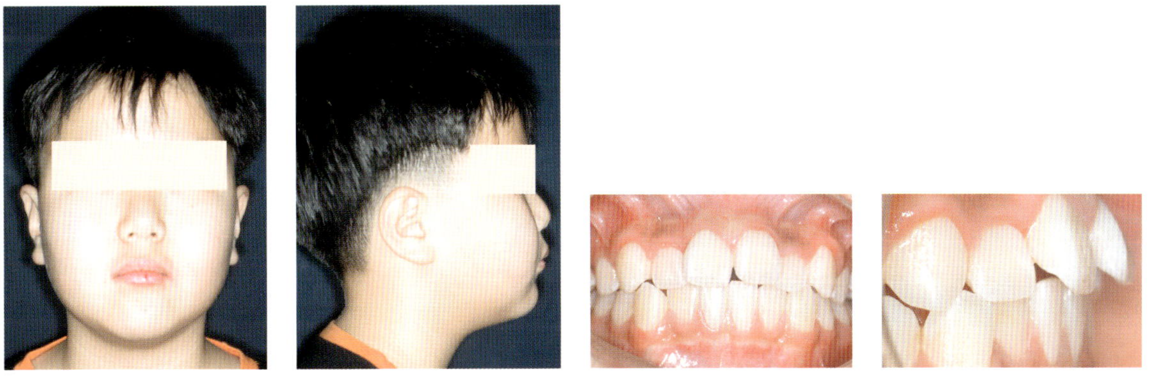

그림 4. 약 4년 경과 후 구외 및 구내사진. 볼록한 측모가 다소 감소하였고, 전치부는 약간의 총생은 있으나 양호한 수준의 수평 수직피개를 보입니다.

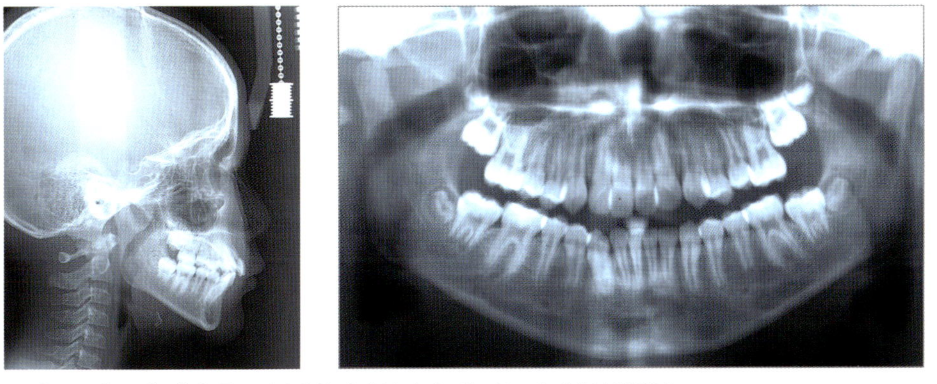

그림 5. 약 4년 경과 후 두부계측방사선사진 및 파노라마방사선사진.

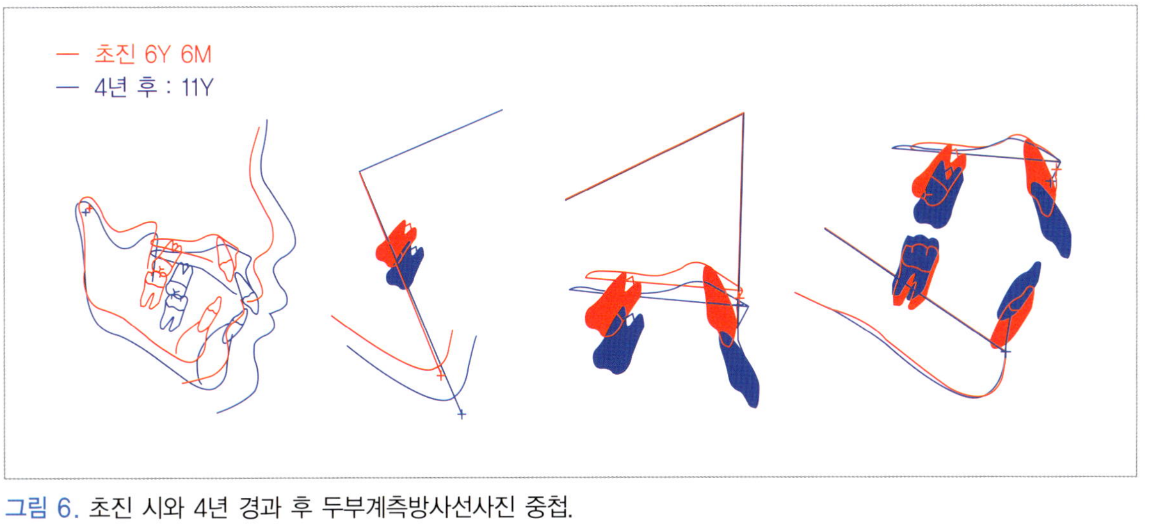

그림 6. 초진 시와 4년 경과 후 두부계측방사선사진 중첩.

Enigma 2 : 단순한 단일치아의 교합간섭에 의해 심한 비대칭 환자로 변화될 수 있는가?

턱이 비뚤어지는 것 같고 이가 잘 맞물리지 않는다는 것을 주소로 내원한 초진 당시 10세의 남자 환자로 가족력으로 누나가 미약한 III급 부정교합 양상이 있었습니다(그림 7). 구외 소견으로 직선형 안모와 하악이 우측으로 편위된 비대칭 소견을 보이고 있었습니다. 구내 소견으로는 하악의 치열 중심선이 안모 중심선에 대해 우측으로 약 4mm가량 편위된 양상을 보였으며, 최대폐구시 상악 우측 측절치 및 유견치, 제1 유구치 부위 에서 반대 교합이 관찰되고 있었습니다.

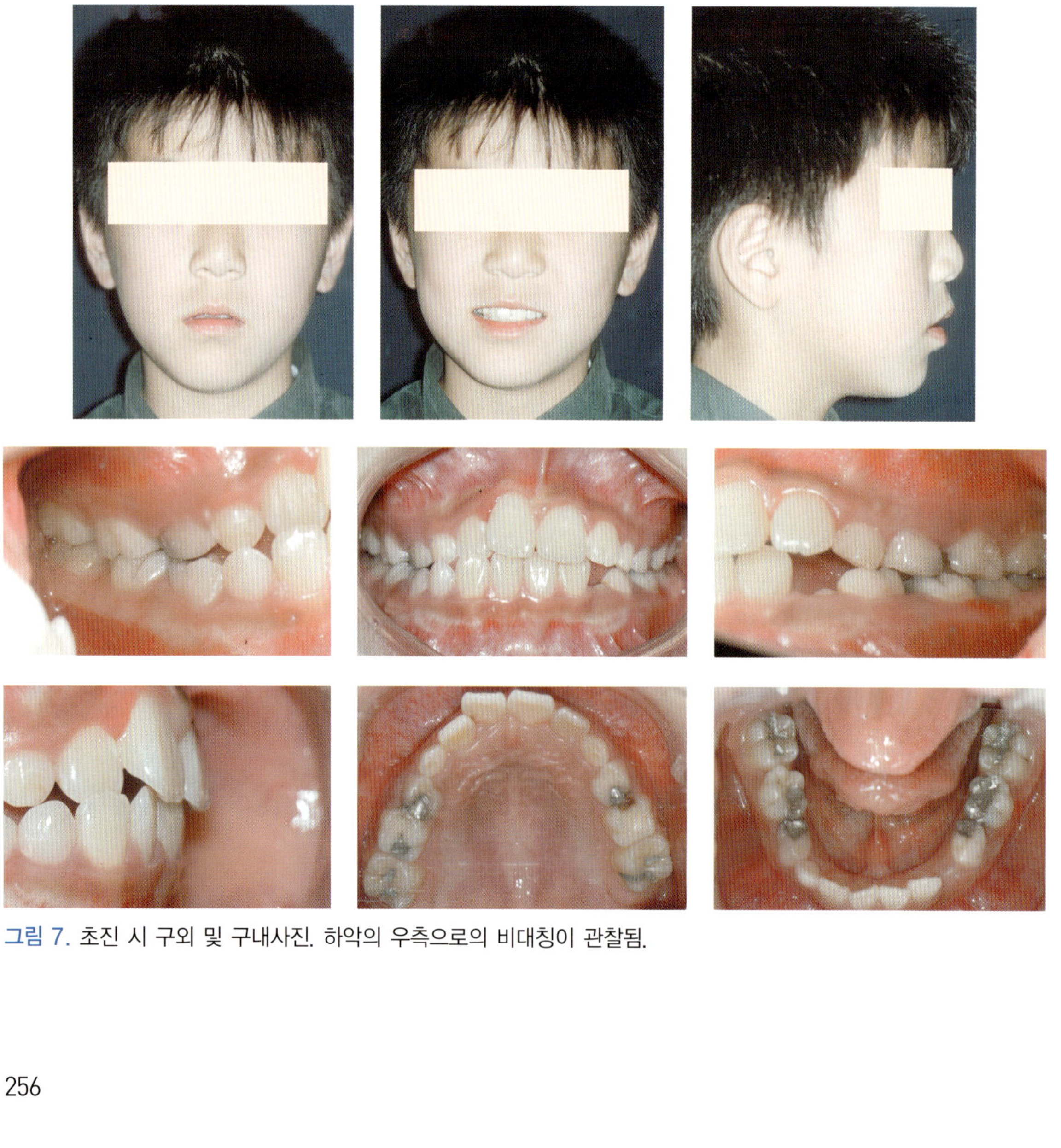

그림 7. 초진 시 구외 및 구내사진. 하악의 우측으로의 비대칭이 관찰됨.

두부계측방사선사진상 ANB 3.3°, mandibular plane 28.6°로 미약한 수직성장 경향을 보이는, 골격성 I 급 부정교합 환자로 분석되었습니다.

정모 두부계측방사선사진 분석상 menton은 정중시상면에 대해 우측으로 3~4mm 가량 편위되었고, ramus 및 하악체의 길이는 좌우측 차이가 없었습니다(그림 8, 표 2).

하악운동궤적검사(kinesiography)에서 안정위에서 최대교두감합으로 될 때 하악골의 우측 편위가 나타났습니다(그림 9). TMJ tomography에서도 하악골의 측방 변위를 확인할 수 있었습니다(그림 9). 과두와 articular fossa와의 거리가 좌우측에서 차이가 있다는 점은 기능적 변위(displacement)로서 다시 회복될 수 있다는 점을 시사하고 있습니다.

각 검사자료를 토대로 이 환자는 하악의 우측 편위를 동반한 골격성 I급 부정교합으로, 비대칭 양상은 골격적인 측면과 더불어 측절치부의 반대 교합에 의한 교합 간섭으로 인해 발생된 것으로 진단을 내렸습니다. 이 환자는 기능적인 요소를 제거하여 골격적인 비대칭 요소가 더 이상 악화되지 않도록 하는 것을 주된 치료 목표로 삼았습니다.

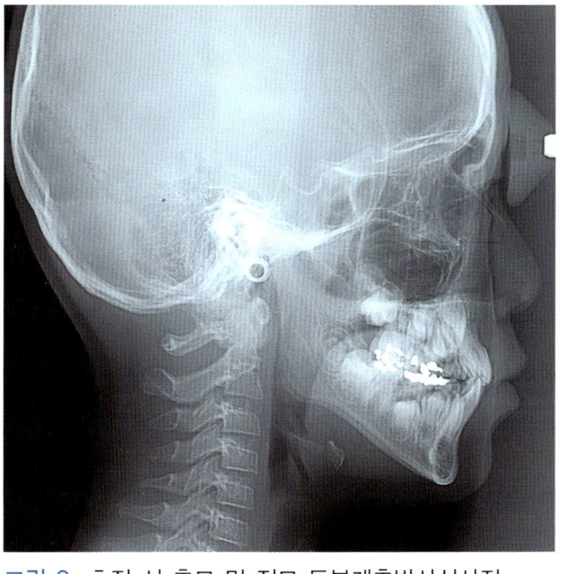

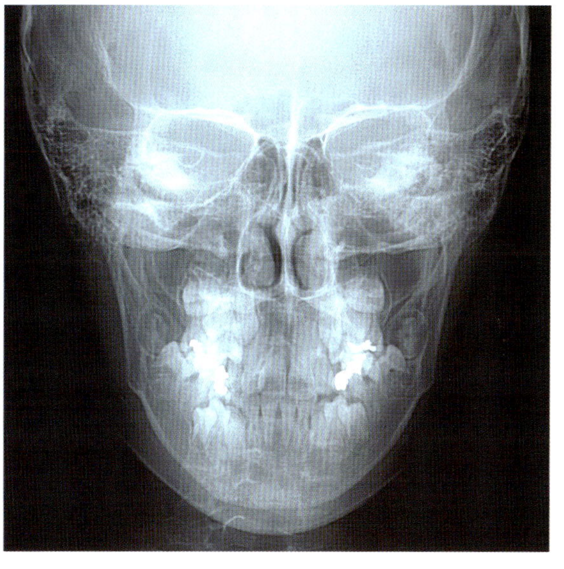

그림 8. 초진 시 측모 및 정모 두부계측방사선사진.

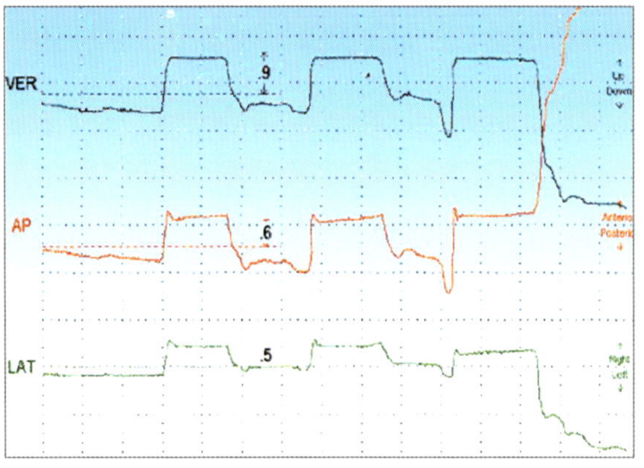

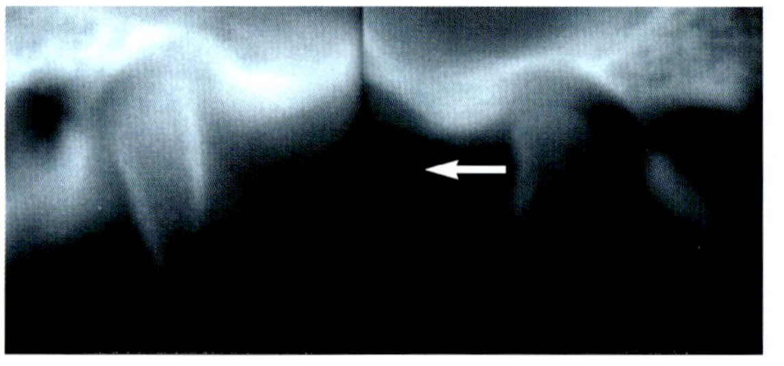

그림 9. 초진 시 검사자료로 좌측 사진은 하악운동궤적검사(kinesiography) 자료입니다. 하악의 안정시(rest position)와 최대교두감합위(maximum intercuspitation)에서의 수직적(VER), 전후방적(AP), 횡적(LAT) 하악의 위치 변화를 보여주고 있습니다. 안정위에서 폐구하면서 하악이 0.5mm 가량 우측으로 변위가 있음이 관찰됩니다. 우측 사진은 TMJ tomography 사진으로 좌측 하악과두가 약간 전방위를 보이고 있습니다.

표 2. 초진, 1차 종료, 2차 종료 후 두부계측방사선사진 계측치

Variables	Norm	Before treatment	After 1st-phase treatment	After 2nd-phase treatment
SNA (°)	82.0	84.6	85.8	85.6
SNB (°)	80.0	81.3	82.3	81.4
ANB (°)	2.0	3.3	3.5	4.2
A to N⊥FH (mm)	-2.6	0.7	0.0	0.7
Angle of convexity (°)	0.0	6.1	6.3	8.3
Mandibular length (mm)	105.6	110.8	113.6	112.6
Midfacial length (mm)	85.3	84.1	86.2	84.9
Mandibular plane angle (°)	25.0	28.6	29.7	29.5
Palatal plane angle (°)	0.5	-3.0	-1.7	-0.8
Mx.1 to FH (°)	111.0	115.2	117.9	111.8
IMPA (°)	90.0	89.5	84.6	85.2
Incisor overjet (mm)	3.2	2.6	4.4	5.4

치료를 위해 active plate를 이용하여 협착된 상악궁을 측방으로 확장하고 finger spring으로 변위된 상악 측절치를 수정하였습니다(그림 10).

상악 측절치의 반대교합 개선을 위해 bite block이 추가되었습니다. 약 6개월 간의 적극적인 상악 확장 후, 12개월간 유지기간을 가졌습니다. 종료 후의 임상사진 및 방사선사진 분석 결과, 초진시에 관찰되던 비대칭 양상이 많이 개선되었음을 확인할 수 있었습니다. 또한 상악 우측 측절치 및 소구치부에서 관찰되던 반대 교합 역시 개선되었고, 상하악 치열중심선도 거의 일치하였습니다(그림 11, 12).

이후 약 12개월간 고정식 장치를 이용한 치료를 진행하여 치료를 종료하였습니다. 종료 후 초진시 관찰되던 하악의 우측 변위가 개선되었으며, 치열 중심선도 안모중심선과 일치하였습니다(그림 13, 14). 치료 종료 후 kinesiography 검사에서도 초진 시에 관찰되던 우측 변위 양상이 상당히 개선되었음을 확인할 수 있었습니다(그림 15).

두부계측방사선사진 중첩소견상 치료 전, 1차 치료 후, 치료 종료 시까지 양호한 결과를 보였습니다(그림 16, 표 2).

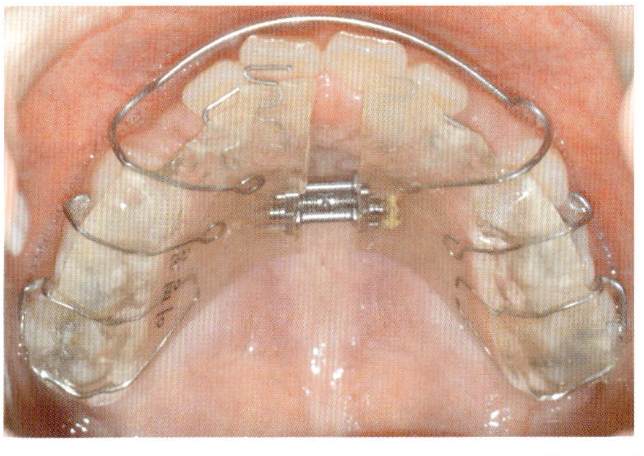

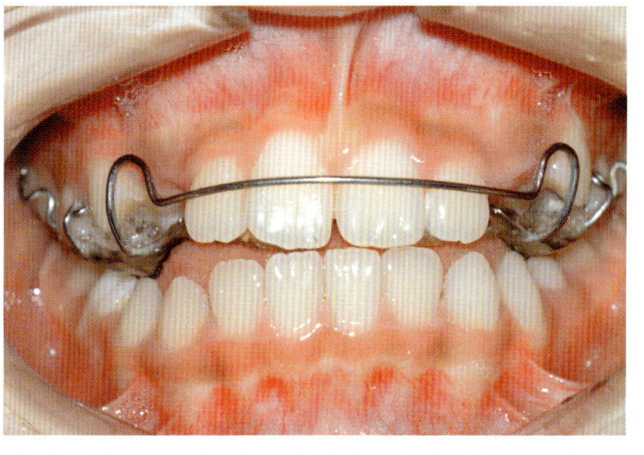

그림 10. 상악에 장착된 active plate. 상악의 측방확장을 위한 확장스크류가 있고, 측절치를 순측경사이동 시키기 위한 스프링이 있으며, 반대교합이 개선될 때 전치부의 외상성 교합을 방지하기 위한 교합판(bite block)이 있습니다. 우측 사진은 교합판에 의해 교합이 이개된 모습입니다.

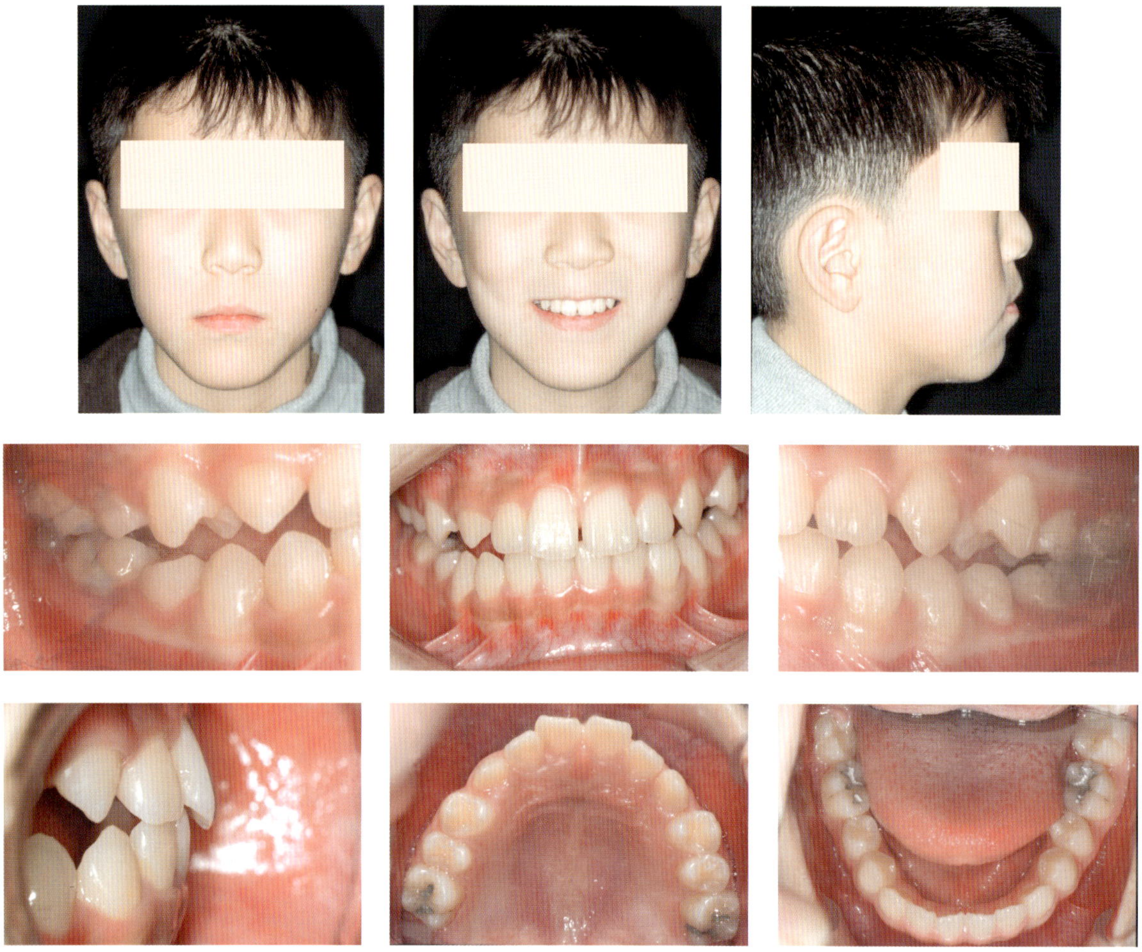

그림 11. 치료 후 구외 및 구내사진. 측절치 부위의 반대교합이 개선되었고, 중심선의 불일치가 상당부분 자발적으로 개선되었습니다.

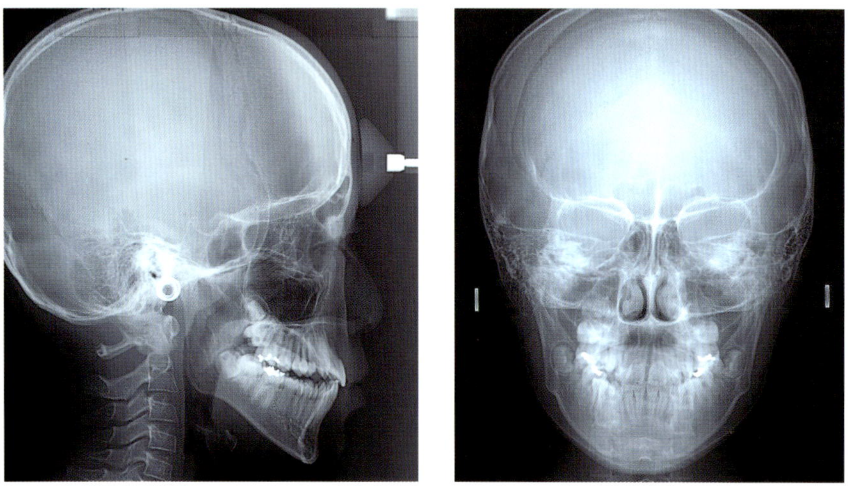

그림 12. 치료 후 측모 및 정모 두부계측방사선사진.

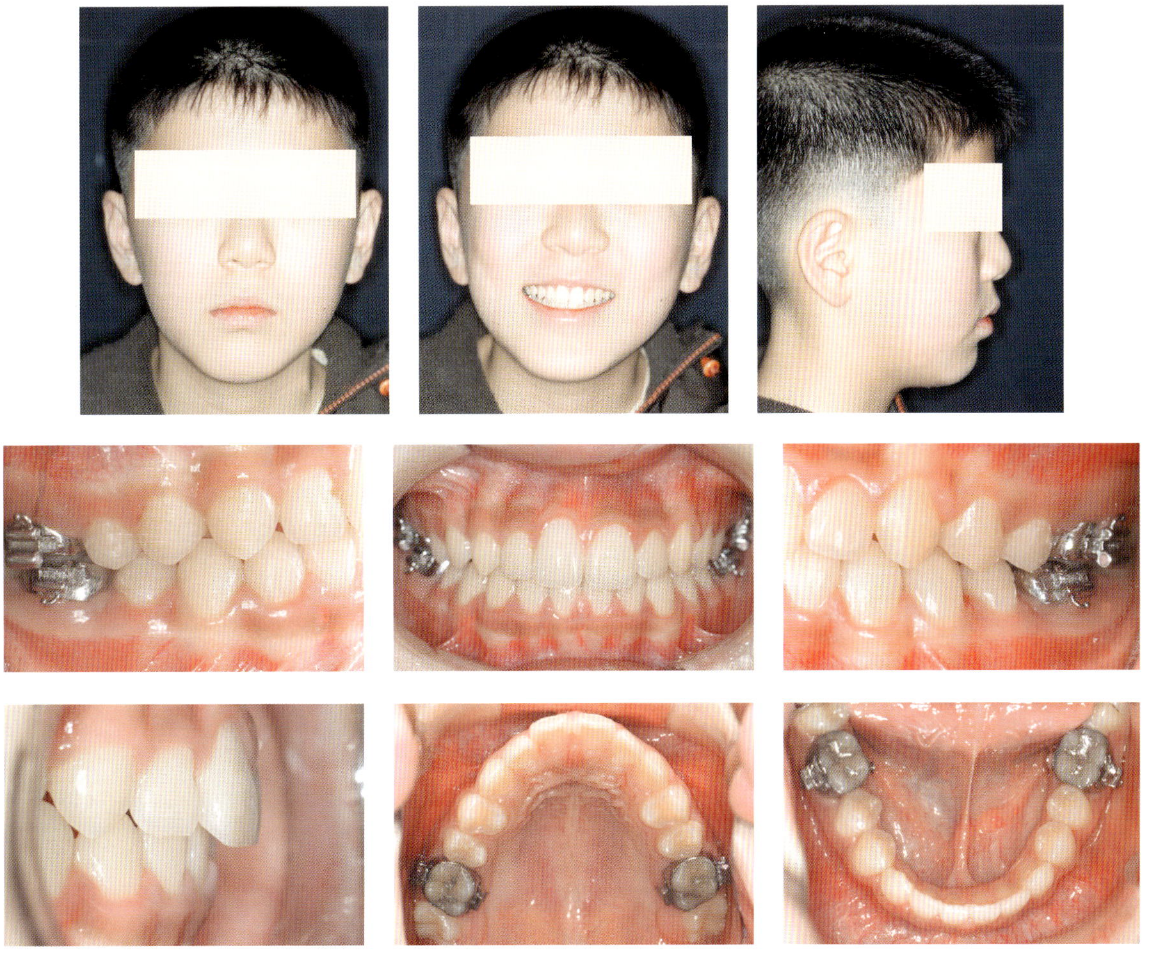

그림 13. 고정식장치에 의한 2차 치료 종료 후 구외 및 구내사진.

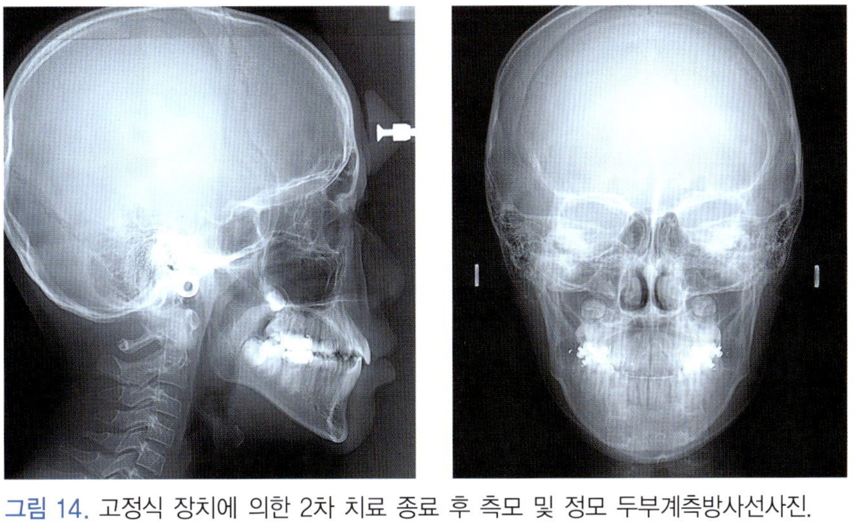

그림 14. 고정식 장치에 의한 2차 치료 종료 후 측모 및 정모 두부계측방사선사진.

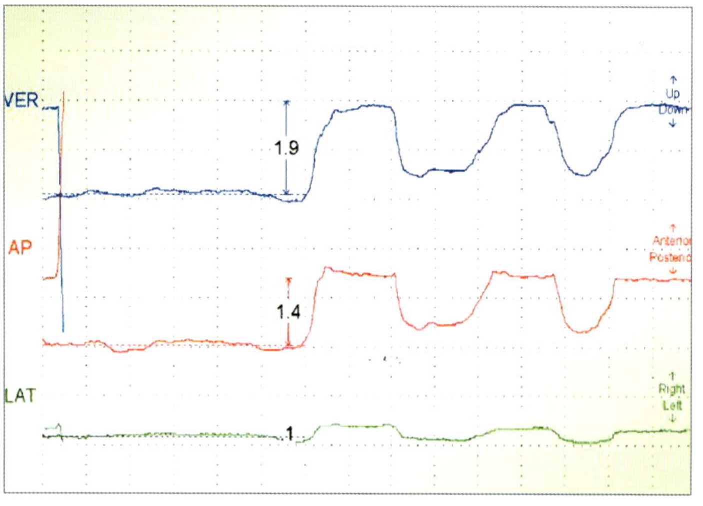

그림 15. 고정식장치에 의한 2차 치료 종료 후 kinesiography 검사. 하악의 안정위와 최대교두감합위 사이에서 하악의 측방 변위는 거의 사라졌다고 판단됩니다 (LAT = 0.1mm).

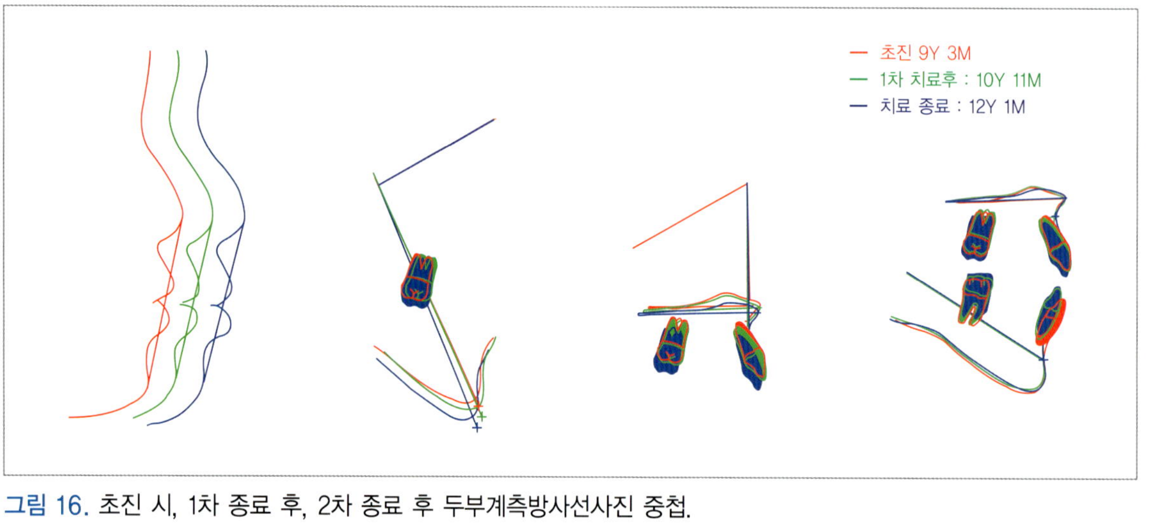

그림 16. 초진 시, 1차 종료 후, 2차 종료 후 두부계측방사선사진 중첩.

이 환자의 경우 비교적 짧은 기간(약 6개월)동안 상악구치부를 resin으로 피개한 bite block형 active plate를 사용하여 전치부 교합간섭을 조기에 제거해 줌으로써, 잠재적으로 심한 골격성 비대칭 환자로 이행될 수 있는 가능성을 예방한 증례입니다. 하악골의 변위를 유발하는 교합간섭을 제거함으로써 비대칭의 악화를 방지한다는 임상적 의미와 더불어, 치료 예후에 절대적 영향을 미치는 악골의 수직 성장양상과 관련하여 이러한 조기 치료방법의 타당성을 고찰해 보는 것도 의미가 있을 것으로 생각됩니다. 성장기 아동에서 전치부에 교합간섭이 존재하는 경우, 치아의 외상성 교합을 피하기 위한 소위 하악의 회피현상(avoiding phenomina)이 발생될 수 있는데, 이런 환자들은 특징적으로 교근의 근활성은 약하고, 이에 비해 측두근의 활성은 상대적으로 두드러지게 나타나는 현상이 나타날 수 있습니다(그림 17). 미약하지만 수직성장 양상을 보였던 이 환자는 교합간섭의 해소로 인해 교근과 측두근의 근 활성도에 조화를 기대해 볼 수 있고, 이러한 변화가 향후 환자의 수직적인 성장 양상과 치료 결과의 안정성에도 큰 영향을 미칠 수 있다는 점도 교합간섭을 조기에 차단하는 당위성이 될 것입니다. 비록 그 치료법 자체는 단순할지 모르나 그 치료 효과의 중요성은 절대로 간과해서는 안될 것으로 생각됩니다.

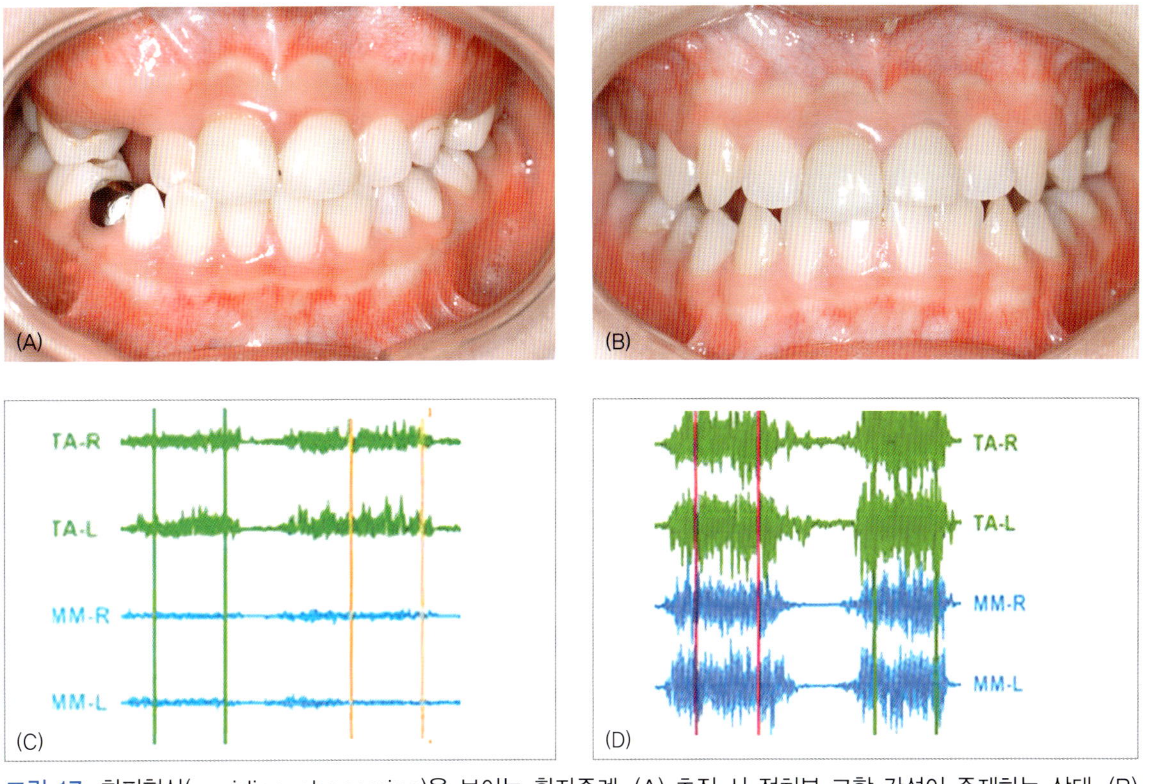

그림 17. 회피현상(avoiding phenomina)을 보이는 환자증례, (A) 초진 시 전치부 교합 간섭이 존재하는 상태, (B) 교합 간섭이 해소된 이후, (C) 초진 시 근전도 검사로 측두근에 비해 교근의 활성이 약함, (D) 교합 간섭이 해소된 이후 근전도 검사로 초진 시에 비해 교근의 활성이 증가된 것이 확인됨.

Enigma 3 : 공간감리에 의해 발치치료의 가능성을 감소시킬 수 있는가?

이가 나올 자리가 없다는 것과 이가 불규칙하다는 것을 주소로 내원한 8세 4개월의 여자 환자입니다(그림 18). 교정과를 내원하기 6년 전에 우식증 치료를 위해 주치의를 방문하여, 상악 전치부에 다수의 치아우식 치료를 권고 받았으나, 사정상 치료를 시행하지 못하였다고 합니다. 임상소견 상으로 안모 중심선에 대해 상악 치열의 중심선이 좌측으로 2mm가량 편위되어 있었고, #22의 맹출 공간이 전혀 없는 상태였습니다. 연속적인 파노라마 방사선사진을 통해 과거 우식 처치를 권고 받았을 때는 비교적 양호했던 #22 맹출 공간이 유전치의 조기 소실에 의해 거의 폐쇄된 것을 확인할 수 있었습니다.

이 환자는 골격적으로는 큰 문제가 없으나, 영구치 맹출 공간이 부족한 환자로 진단되어 상악 중심선 변위의 개선과 영구치 공간 확보를 위해 active plate를 이용하여 치료를 진행하기로 하였습니다. 여러 디자인 중 midline correction type의 labial bow를 가진 active plate를 이용하여 상악을 확장시킴과 동시에 상악 치열의 중심선이 우측으로 이동될 수 있게 치료하였습니다(그림 18E). 그 결과 #22의 맹출 공간이 확보되었으며, 중심선 변위도 양호하게 개선되었습니다.

만약 이 환자(그림 18)가 공간 확보 및 중심선 조정과 같은 조기 치료를 시행하지 않고 성장하였다면, 그림 19의 환자와 같이 안모가 양호함에도 불구하고 총생의 해소와 중심선의 회복을 위해 발치를 동반한 교정치료로 진행했을 가능성이 상당히 높았으리라 생각되고, 설령 비발치로 진행되더라도 상악 중심선을 정상화 하고 공간을 확보하기 위해서는 상당 기간의 치료기간이 불가피할 것입니다. 상당수의 부정교합 환자는 이와 같이 적절한 공간 관리의 부재로 발생된 후천적인 부정교합으로 생각되며, 또 이들 환자는 대부분은 발치치료로 진행된다는 점을 염두할 때, 간단한 active plate에 의한 약 6개월 정도의 치료는 충분히 그 중요성이 인정되어야 할 것으로 생각합니다.

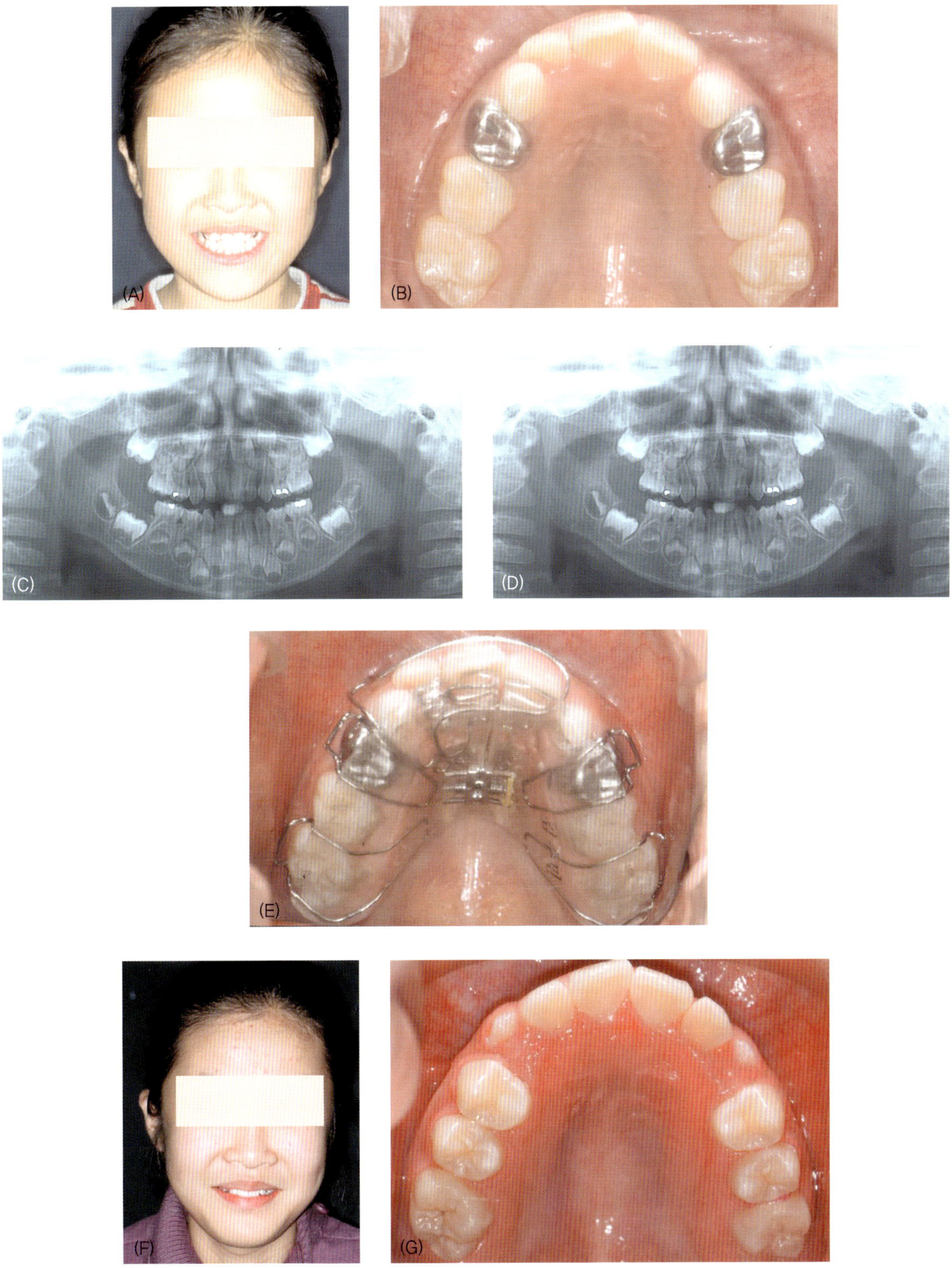

그림 18. 공간감리로 비발치 교정치료가 된 증례. (A)와 (B) 초진 시 구외 및 구내사진, (C) 교정과 내원 6년전 파노라마방사선사진 (D) 초진 시 파노라마방사선사진 (E) 상악에 장착한 active plate (F)와 (G)치료 후 구외 및 구내사진.

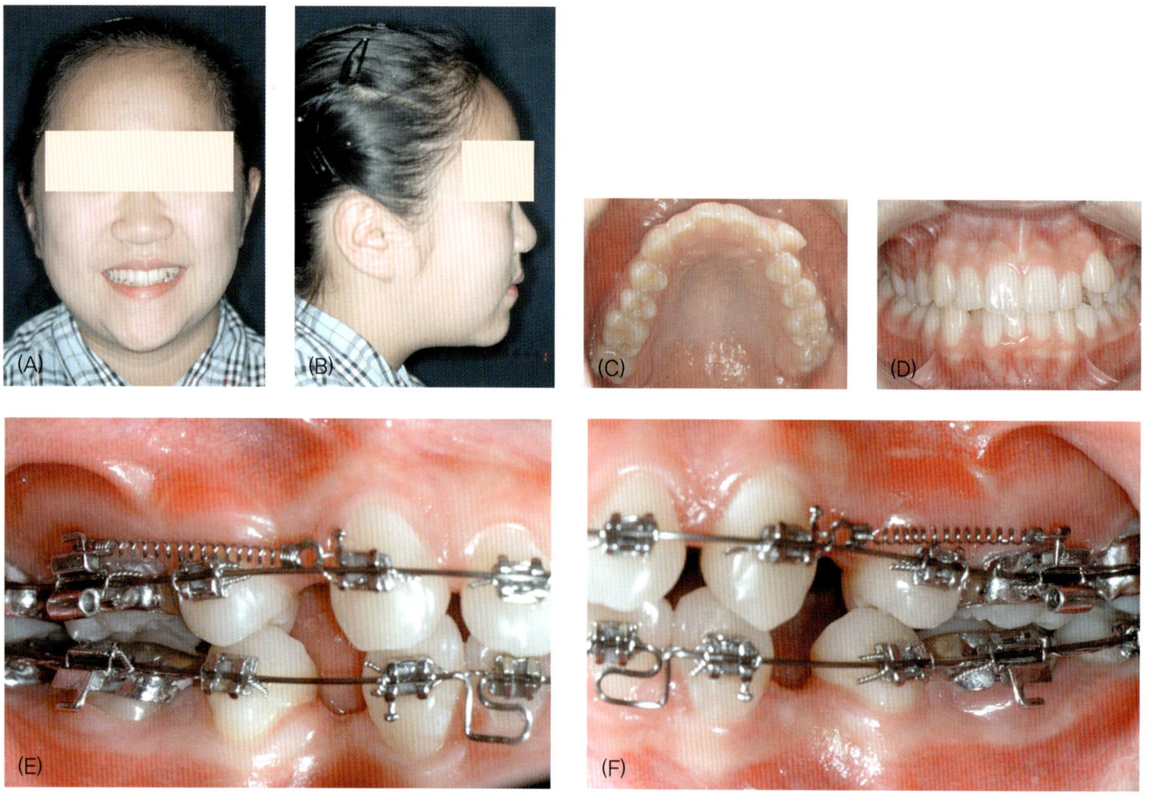

그림 19. 총생으로 발치 교정치료가 시행된 다른 증례. (A)~(D) 초진 시 구외 및 구내사진으로 #23의 high canine 양상과 상악 치열 정중선이 좌측으로 편위 되어있음. (E)~(F) 총생 해소와 중심선 수정을 위해 발치를 동반한 교정치료가 진행중인 사진.

제 19장 Bernklau plate를 이용한 체계적인 모형 분석법 (1)

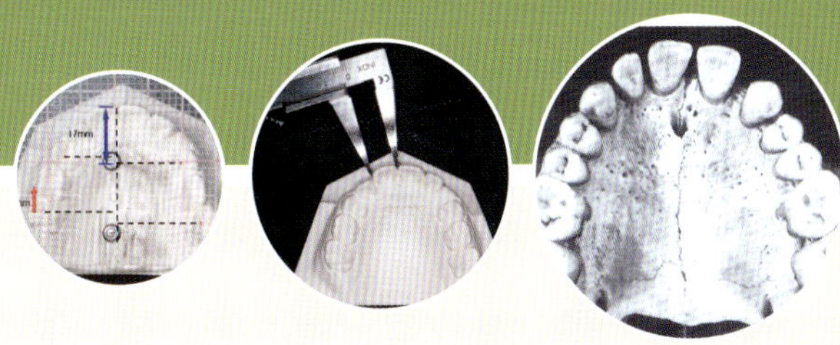

들어가며

일반적인 교정치료에서와 같이 혼합치열기의 공간감리에서도 정확한 진단을 기초로 해야합니다. 이 시기의 공간감리는 골격적인 성장 뿐만아니라 치아우식증, 맹출, 탈락, 만기잔존, 습관 등 여러 가지 환경적 요소에 의해서도 영향을 받으므로 정확한 공간분석에 많은 어려움이 있는 것이 사실입니다. 또 유치와 계승 영구치 간의 크기 차이로 인한 공간의 부족 또는 반대로 리웨이 공간처럼 공간이 창출되는 요소도 있기 때문에 성장기 아동에서의 공간분석은 더욱 복잡합니다. 정확한 교정진단을 위해서는 다양한 기본자료 및 보조자료를 이용해야 하나 특히 교정용 모델은 임상적 검사와 더불어 우리에게 가장 많은 정보를 제공할 수 있는 중요한 자료라고 생각됩니다. 혼합치열기에 통상적으로 사용하는 혼합치열분석(mixed dentition analysis; MDA)은 4개의 영구절치와 유견치와 제1, 2유구치가 존재하는 상태에서 미맹출 상태인 영구 견치와 제1, 2소구치의 크기를 예상하여 맹출에 필요한 악궁 내 공간의 크기를 분석하여 영구치열로 이행시 나타날 수 있는 공간문제를 예측하는 방법입니다. 이것은 대부분의 교정의사에게 매우 익숙하고 친숙한 것이 사실이나, 많은 경우 요식적인 분석순서로 지나가고 그 외 모델에서 얻을 수 있는 많은 다른 정보를 놓치는 것은 저자들만의 경험이 아닐 것입니다.

혼합치열분석 외에도 여러 선학들의 다양한 많은 모델분석법이 이미 많은 문헌과 책자에서 자세히 소개되어 있고, 또한 우리에게 이미 익숙한 것이 사실이기에 본 장에서 이를 다시 소개하는 것은 큰 의미가 없다고 생각합니다. 주지하는 바와 같이 세계 교정학의 큰 흐름은 북미를 중심으로 하는 정교한 교합의 완성을 짧은 기간 내에 완성하고자 하는 미국식 교정치료 철학과 악골 및 치아의 생리적, 생물학적 환경유도를 도모하는 유럽식 치료철학으로 나눌 수 있습니다. 합리적인 치료철학 및 분석법은 양자의 장점을 서로 조화시키는 것임을 생각하면서 비교적 우리에게 생소한 유럽 교정의들이 많이 사용하는 모델분석법을 소개하고자 합니다

준비물

교정용 모델은 교정 진단에 필수 자료로 많은 정보를 제공할 수 있는 보고라 생각됩니다. 단순히 Angle 분류나 crowding의 정도만 파악하고 발치, 비발치를 결정하는 오류를 피하고 정교한 치료 결과를 도출하며 객관적인 치료성과를 비교할 수 있기 위해서는 무엇보다도 정교하고 조직적인 분석체계를 갖추는 것이 중요하다고 생각됩니다. 물론 석고 모델 분석을 통하여 모든 정보를 취득할 수는 없기 때문에 두부계측방사선사진, 파노라마방사선사진, 구외 및 구내 임상사진, 그 외의 보조적 진단자료가 필요하며 이로써 좀더 정확한 진단이 가능하리라 생각됩니다.

모델을 분석하기 위해서 필요한 장비는 비교적 간단합니다. 해당 석고모델이 준비되었으면 0.5mm 이상의 정밀도를 가진 자와 콤파스 혹은 이를 대체할 수동 버니어캘리퍼스나 전자 버니어캘리퍼스 및 연필 그리고 본 분석법에서 가장 중요한 Bernklau plate(광명데이콤, 서울)가 필요합니다(그림 1).

그 외에도 정밀한 측정을 위해 symmetrograph와 같은 장비를 구비하는 것도 좋으나 저자들의 생각으로는 앞서 설명한 장비로도 충분한 분석이 가능하리라 생각합니다(그림 2).

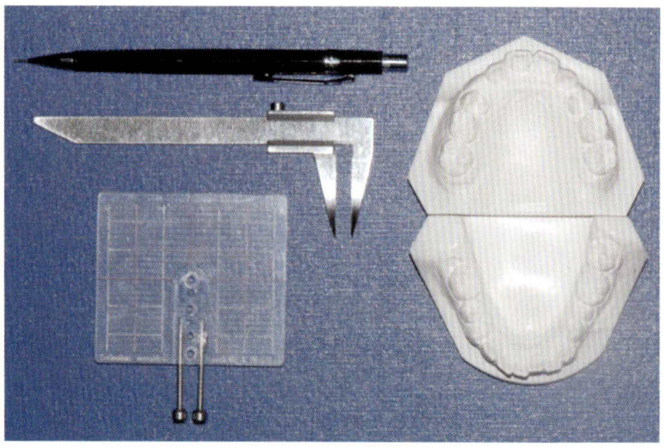
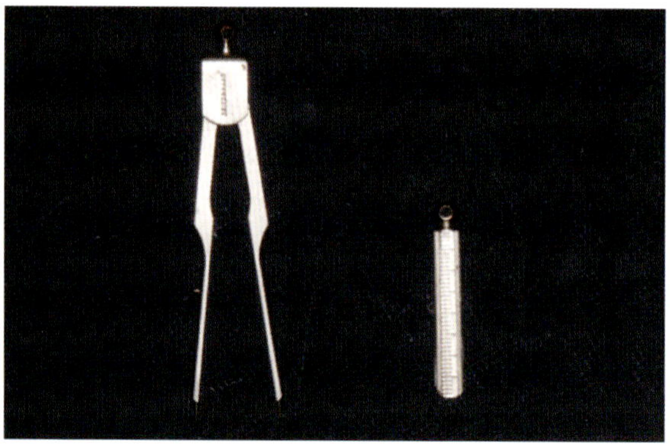

그림 1. 모델분석을 위한 준비물. 좌측 사진에서 버니어캘리퍼스 밑에 있는 것이 Bernklau plate(광명데이콤, 서울)입니다.

모델계측의 원칙

1) 상하악 4전치의 근원심 폭경

앞으로 설명할 모델분석은 Flock 등(Flock et al., 1961)에 의해 발표되고, Schumth(Schumth, 1973)에 의해 개선된 모델분석 방법을 기초로 하고 있습니다. 이 분석법을 토대로 하는 베를린대학 교정과의 모델분석 체계에 따라 그림 2의 환자를 예로 들면서 설명하겠습니다. 먼저 상악 4전치의 근원심 폭경을 계측하여 이들의 합을 SImax(sum of upper incisor)라 표시하고, 하악 4전치의 근원심 폭경을 계측하여 이들의 합을 SIman(sum of lower incisor)로 표시합니다(그림 3, 4). 이 때 근원심 폭경의 계측은 임상치관의 가장 넓은 부위에서 측정해야 합니다.

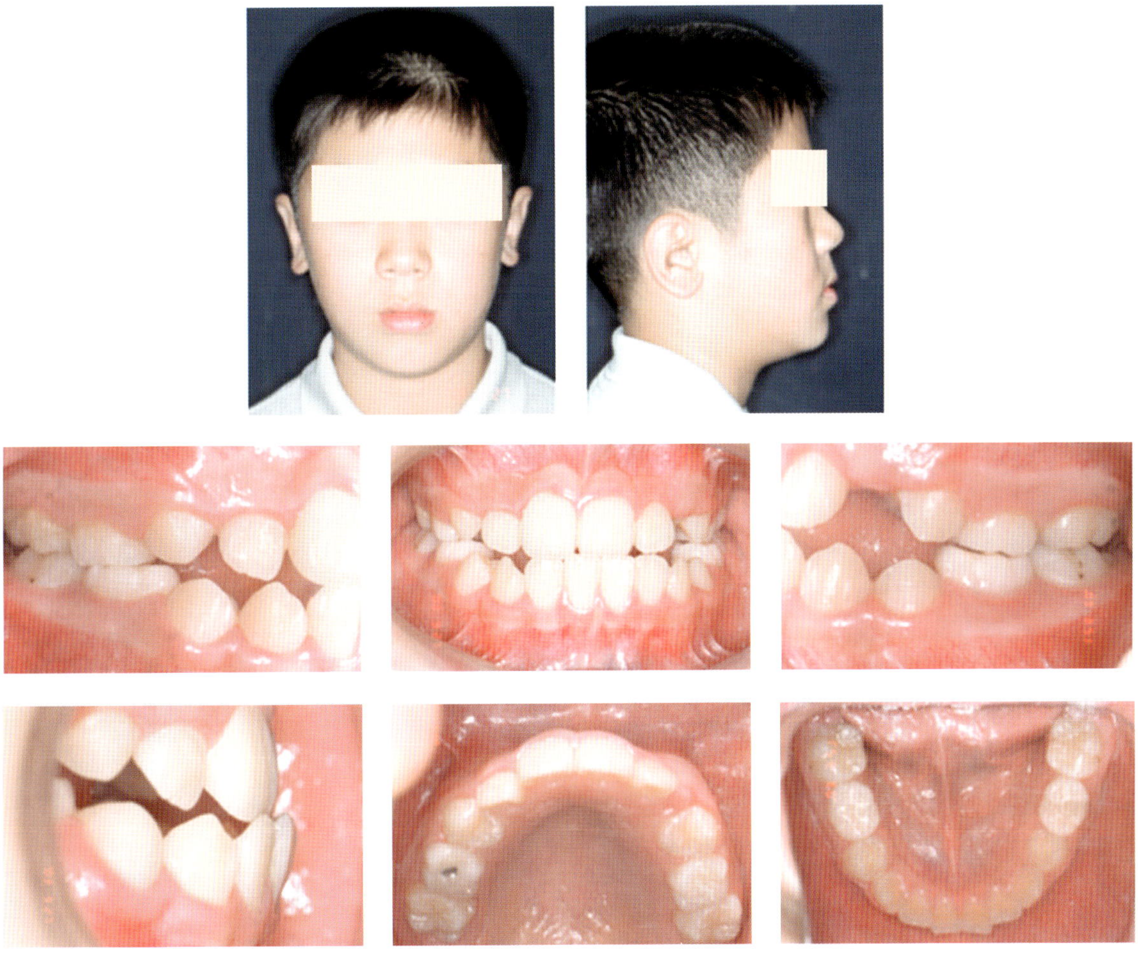

그림 2. 초진 시의 구외 및 구내 사진.

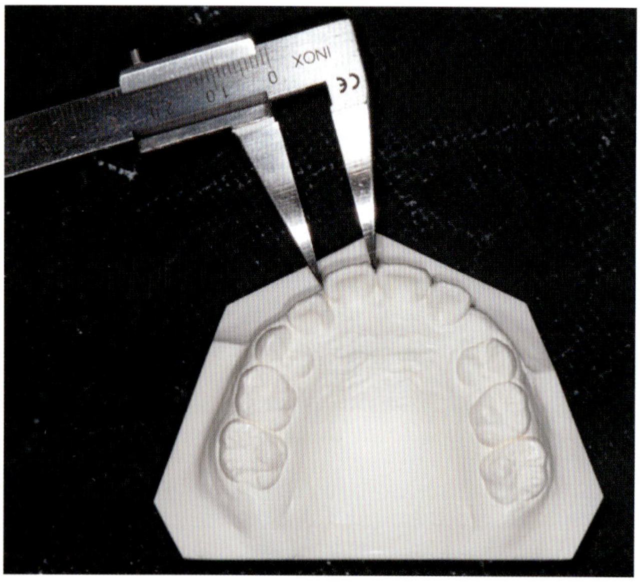

그림 3. 근원심폭경의 계측 시 임상치관의 가장 넓은 부위를 계측합니다.

5. Model analysis

Tooth diameter(mm)

10.4				7.8	9.9	9.9	7.7		8.6		10.5
			7.9	6.9	6.3	6.2	6.9	8.0			

SIMAX/SIMAN : 35.3/26.3=1.34　　Ideal SI max =35.1

그림 4. 치아의 임상치관 중 가장 넓은 부위를 측정하여 챠트에 기록합니다.

통상적으로 Tonn(Tonn, 1937)에 의하면 서구인의 경우 SImax와 SIman의 비율은 4:3의 비율이 되며 이를 통하여 상악 전치와 하악 전치의 상대적 크기의 차이를 비교할 수 있습니다(그림 5). 견치까지 맹출했다면 Bolton anterior ratio를 이용할 수 있습니다만, 위 분석은 치아크기 분석에 견치를 포함하지 않기 때문에, 견치가 아직 맹출되지 않은 혼합치열기 초기 아동에서 상하악 전치의 크기를 비교할 때 유용하게 사용될 수 있는 방법입니다. 물론 peg lateralis 혹은 gemination 이나 fusion 등과 같이 치아 크기의 이상이 있을 경우에는 정상적인 SImax/SIman의 비율에서 어긋날 것입니다. 그림 6과 같이 상하악 4전치의 치아크기 비율이 정상치(4:3)로부터 벗어나는 경우에는 이 비율을 이용하여 상하악 전치에서 이상적인 상악 전치의 크기를 도출해 내어 치아의 인접면 삭제, 또는 필요한 치관 수복의 양을 계산 낼 수 있을 것입니다. 아직까지 동양인의 비율에 대한 연구가 진행되지 않았으나, 치아 크기의 대략적인 비율을 판단하는 보조자료로서는 매우 임상적 가치가 있는 항목이라고 생각합니다.

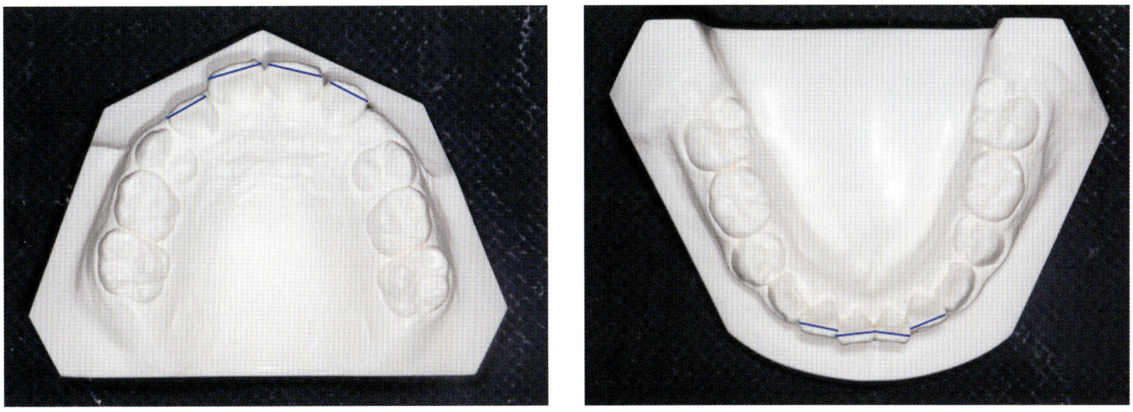

그림 5. SImax와 SIman의 측정. SImax : SIman= 4:3의 비율을 보입니다.

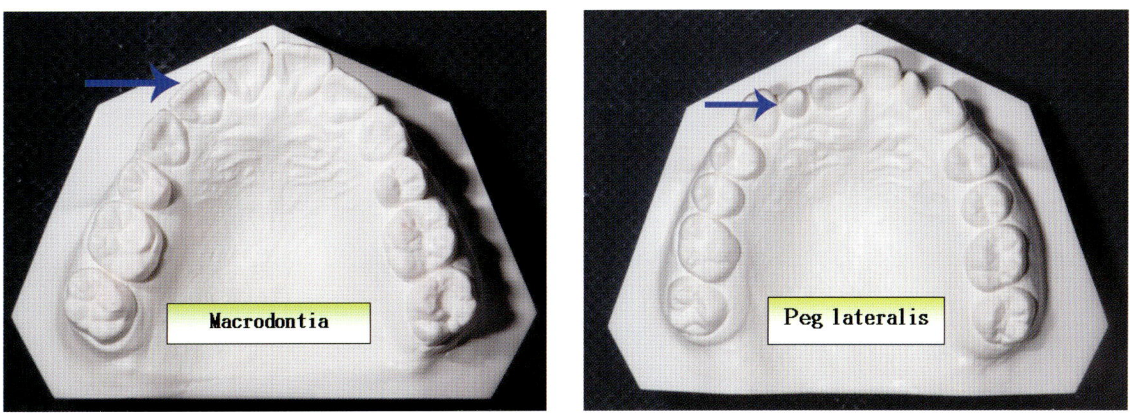

그림 6. 상악 치아의 크기 이상이 있는 경우 SImax : SIman = 4:3의 비율에서 벗어나게 됩니다.

2) 기준선과 기준점의 설정

모델 분석에 있어 기준선을 결정하는 것은 어렵고 중요한 일입니다. 가장 대표적으로 사용되고 있는 기준선으로는 상악골(구개골)의 정중구개봉합(midpalatal suture)이 있습니다. 물론, 이러한 정중구개봉합을 기준선으로 설정하는 데에는 많은 논란이 있을 수 있으나 전반적인 대칭성을 판단하기 위한 모델분석에서는 유용하게 사용될 수 있는 기준선으로 사료됩니다. 기준선을 모델에 표시할 때 주의할 점으로서는 그림 7과 같이 정중구개봉합의 전방부에서는 전치의 좌우측 변위 정도에 따라 midpalatal suture도 같이 변위가 일어날 수 있습니다. 따라서 정중구개봉합을 표시할 때에는 전치와 인접한 부위는 포함시키지 말고, 구개주름 (palatal rugae) 부위에서 시작하여 후방 부위는 연구개의 약간 전방까지 표시를 합니다. 후방 한계점의 경우 좌우측으로 fovea palatini를 기준으로 하여 설정하는 것이 도움이 됩니다.

기준점은 상악에서 좌우측 제1소구치의 중심소와(central pit)를 상악 전방기준점으로, 좌우측 제1대구치의 중심소와(central pit)를 상악 후방기준점으로 삼으며, 하악에서는 좌우측 제1소구치와 제2소구치 사이의 협측 접촉점(contact point)을 하악 전방기준점으로, 좌우측 제1대구치의 원심 협측 교두정을 하악 후방기준점으로 합니다(그림 8).

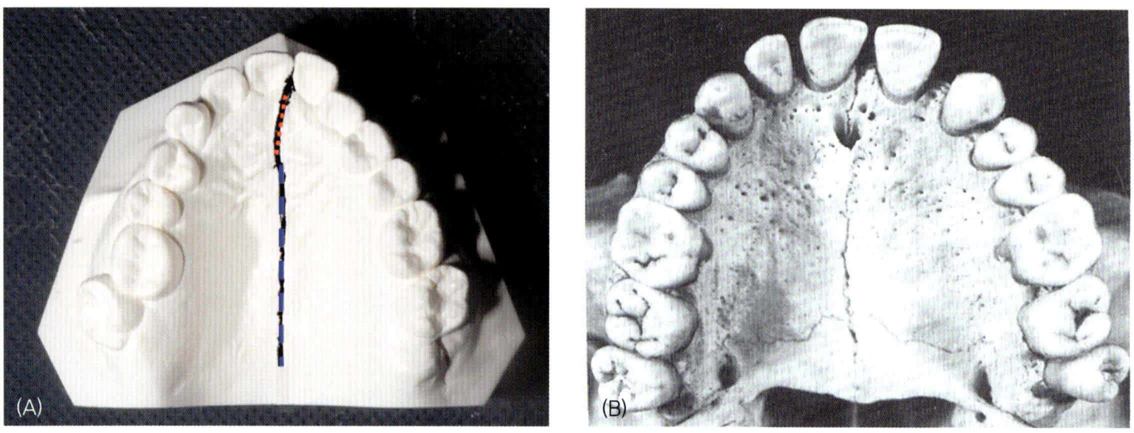

그림 7. (A) 상악의 정중구개봉합을 기준선으로 삼아 모델분석을 시행합니다. 전방부는 치열의 정중성이 변위된 방향으로 정중구개봉합도 함께 변위되기 때문에 신뢰성이 떨어지므로 봉합의 후방부만을 기준으로 삼습니다. (B) 상악 좌측 측절치의 결손에 의해 중절치 중심선이 좌측으로 변위되어 있습니다. 이로 인해 전방부의 봉합선도 좌측으로 변위되었습니다(인용: Schulze C. Lehrbuch der kieferorthopädie. Berlin: Quintessenz Verlags-GmbH; 1980).

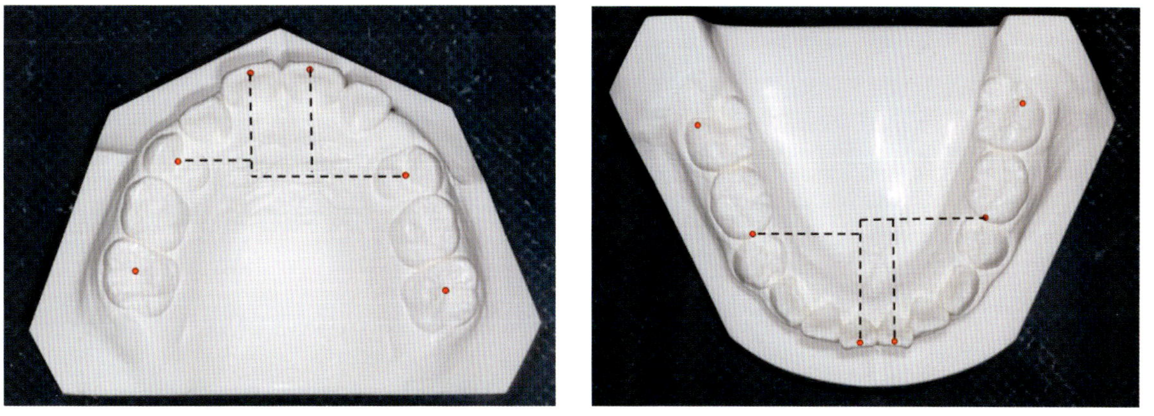

그림 8. 상하악의 전후방 기준점들.

3) 전후방적 부조화, 치열궁 장경의 측정

이러한 기준선과 기준점의 표시가 끝나면, 상하악 모델을 대합시킨 상태에서 하악 중절치가 상악 중절치 설면에 접촉하는 부위를 연필로 표시합니다. 정상적으로 교합되는 경우라면 상악 전치 설면에 표기되는 부분은 상악전치부 절단연으로부터 약 2-3mm 후방에 위치하게 됩니다(그림 9). 그 다음 Bernklau plate의 두 개의 금속막대(metal rod)를 기준선인 정중구개봉합의 전방과 후방에 위치시키고, 좌우측 소구치 중 더 후방에 위치한 치아로부터 전방 기준점까지의 거리를 측정합니다. 참고로 Bernklau plate의 눈금 한 칸은 2mm입니다. 후방 소구치를 기준으로 잡는 이유는 일반적인 부정 교합의 경우에 구치부 전방에 위치한 치아의 우식이나 상실 등과 같은 이유로 측방 치군의 근심 이동이 자주 발생하기 때문에 후방 소구치의 위치가 더 안정적인 것으로 판단되기 때문입니다. 이렇게 측정된 상악전치 설면에 표시한 점과 상악의 전방 기준점 사이의 전후방 거리를 상악궁 장경(length of upper arch) 또는 길이라고 합니다(그림 10). 이때 주의할 점이 상악의 기준점은 교두가 아닌 소와(pit)이기 때문에 Bernklau plate와 떨어져 있고 이로 인해 보는 방향에 따라서 오차가 생길 수 있습니다. 따라서 반드시 석고모델의 직상방에서 수직으로 내려다보면서 계측하여야 합니다. 일반적으로 arch length는 치열궁의 전후방 거리를 뜻하지만 때때로 치열궁 둘레의 길이를 의미하는 arch perimeter 또는 circumference 와 용어가 혼용되고 있으므로 주의가 필요합니다.

치열궁의 이상적인 전후방적 장경(length)을 산출하기 위해서는 Korkhaus(Korkhaus, 1939)의 연구를 대표적으로 언급할 수 있는데 표 1에서와 같이 상악궁과 하악궁의 장경(length)에 대한 방정식을 산출하였습니다. Schumuth(Schumuth, 1961)은 이를 약간 수정하여 상악궁 장경을 SImax x 1/2로 산정하였는데 상악궁 장경의 정의를 하악 전치의 절단연과 상악 전치의 설면의 접촉점에서부터 산정하였기 때문에 하악궁 장경이 상악궁 장경과 일치하게 됩니다(그림 9). 그림 10의 챠트에 있는 'Soll'은 이상적인 값을 의미하는 것으로 SImax x 1/2 값이고, 'Ist'는 실제 계측된 값을 의미합니다. 'Diff' 칸에는 그 차이값을 적는데, Soll보다 Ist가 큰 경우 즉, 상악궁 장경이 긴 경우 (+) 값으로 기입합니다. 이는 상악 전치가 전돌(protrusion) 되었음을 의미합니다. 상악전치의 전돌에도 여러 가지가 있는데, 전치부의 공간이 발생하면서 전돌된 경우(protrusion with spacing)와 치열궁 폭경이 좁아지면서 단순히 전치부가 전돌된 경우(simple protrusion), 혹은 손가락 빨기 습관이 있는 환자에서 비대칭적으로 좌우측 전치의 차이가 있는 경우 등을 들 수 있습니다(그림 11). 그 외에도, 흑인들에서 많이 발견되는 양악치아치조전돌(bialveolar protrusion)도 있을 수 있습니다. 그러나 이와 같은 양악치아치조전돌의 경우 이를 전치의 전돌이라고 명명하기보다는 측방치군의 근심이동이라고 판단하는 것이 합당할 것입니다.

이와 같은 모델 분석법에서는 기준점이 모두 치아나 정중구개봉합에 있기 때문에 좌우측이 모두 대칭적으로 이동된 경우에는 진단의 한계를 가진다고 볼 수 있습니다. 따라서 치열궁 장경이 작은 경우 이를 전치의 후퇴로 볼 것인가 혹은 측방치군의 근심이동으로 볼 것인가는 보조적인 임상적 진단이나 두부계측방사선사진 분석을 이용하여 상악 전치부의 치축을 계측하여 판단해야 합니다.

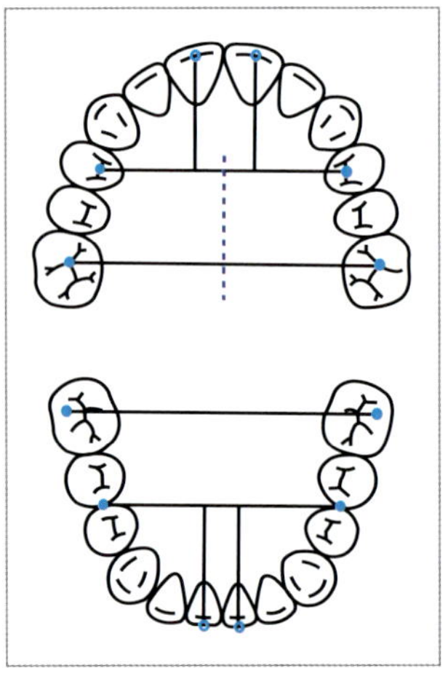

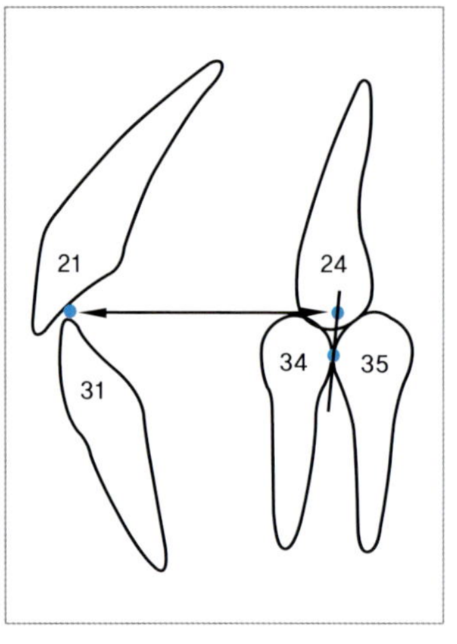

그림 9. 상하악 모델을 교합시킨 상태에서 하악 중절치가 상악 중절치 설면에 접촉하는 부위(좌측 그림에서 흰 점)와 상하악의 전후방 기준점(좌측 그림에서 검은점). 상악 전치 설면에서의 계측점은 대체적으로 상악전치부 절단면에서부터 정상적인 수평피개 크기만큼인 약 2-3mm 후방에 위치합니다.

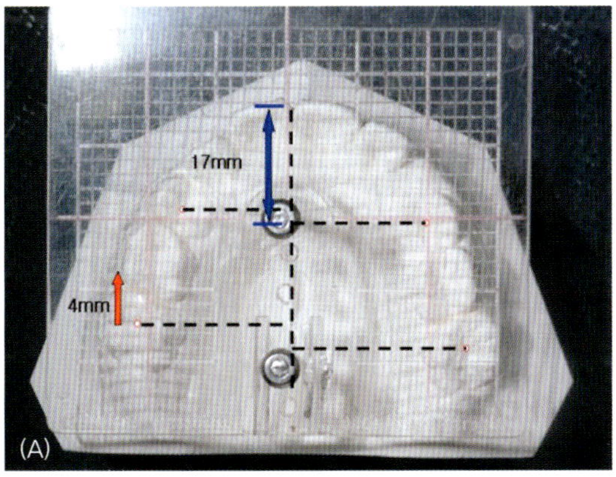

1) Sagittal discrepancy :

Length of upper arch(Imax)

Soll	Ist	Diff.
17.7	17.0	-0.7

Comparison of sagittal symmetry

(protruded, retruded : right, left, bilateral) 4.0mm

(B)

그림 10. (A) 상하악 모델을 교합시킨 상태에서 하악 중절치가 상악 중절치의 설면에 접촉하는 부위를 연필로 표시하고 후방에 위치한 소구치까지의 길이를 측정합니다. (B) 상악 4전치의 합(SImax)의 1/2은 Soll(이상적인 값), 측정된 상악궁 장경을 Ist(실제 계측의 값)에 기입하고 그 차이를 표시합니다 (Diff= Ist-Soll).

표 1. Korkhaus와 Schmuth가 제시한 SImax 와 치열궁장경 사이의 관계

	치열궁 길이의 정의	Korkhaus (1939)	Schmuth (1961)
Maxilla	상악 전치 설면의 접촉점에서 상악 전방기준점까지의 수직거리	$\frac{SImax * 100}{160}$	$\frac{SImax}{2}$
Mandible	하악전치 절단연에서 하악 전방기준점까지의 수직거리	$\frac{SImax * 100}{160} - 2$	$\frac{SImax}{2}$

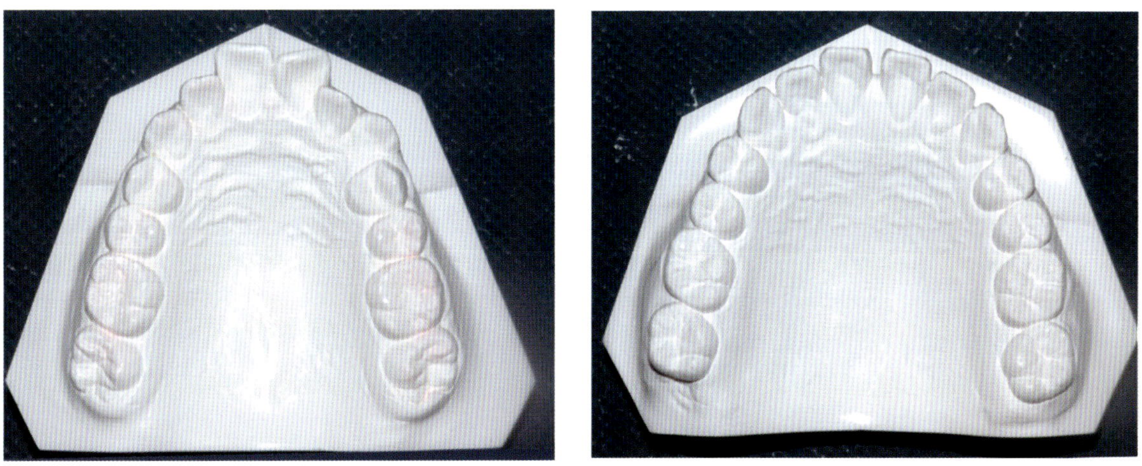

그림 11. Simple protrusion(좌측)과 protrusion with spacing(우측)

4) 상악치열궁의 전후방적 대칭성(sagittal symmetry)

상악궁의 전후방적 대칭성에 대한 판단은 모델분석에서 가장 중요한 단계로서 우리에게 많은 임상적인 정보를 제공해 줄 수 있습니다. 이미 언급한 바와 같이 기준선에 Bernklau plate를 위치시키고, 좌우측 제1소구치 중 후방에 위치한 치아를 전방 기준점으로 삼습니다. 이 때 좌우측 제1소구치의 차이가 약 2mm이상인 경우 근심으로 이동한 제1소구치에 그림 12과 같이 화살표와 그 수치를 기록합니다. 2mm 미만의 경우 모델 분석상의 오류 등을 고려했을 때 좌우 비대칭이 심하지 않기 때문에 굳이 표시하지 않습니다. 이 분석에 의해 상악 측방치군의 편측 근심이동 경향을 명확히 시각적으로 판단할 수 있습니다. 이런 경우 치료 방법으로 asymmetric headgear, pendulum appliance 등에 의한 구치 원심이동을 고려해 볼 수 있습니다.

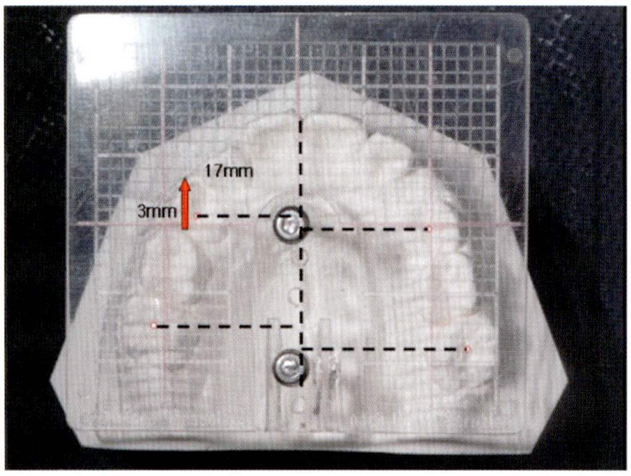

그림 12. 좌측 상악 전방 기준점에 비해 우측 상악 전방 기준점이 3mm 정도 전돌되어 있습니다. Bernklau plate에서 눈금 한 칸의 크기는 2mm 입니다.

5) 상악의 횡적 부조화

우리가 부정교합 환자의 arch dimension을 분석하기 위해서는 정상 교합에 대해 알고 이와 비교해야 합니다. 특히 치아의 크기와 arch dimension은 밀접한 관계가 있고 이에 대한 연구는 이미 1938년 Bimler(Bimler, 1938)에 의해 소개되었으나 모든 치아의 근원심폭경을 계측해야 한다는 단점이 지적되었으며 특히 혼합치열기 환자에서는 후속 영구치의 크기를 정확히 예측하기 어렵기 때문에 이와 같은 방법은 혼합치열기 환자에서는 임상적, 실용적인 면에서 어느 정도 한계를 지닌다고 볼 수 있습니다. 1909년 Pont(Pont, 1909)는 상악 4전치의 합의 크기와 치열궁의 폭경간에 일정한 상관관계가 있을 것으로 상정하고 이에 대하여 연구하였습니다. 그는 전방부 치열궁폭경(anterior transverse dimension)은 SImax/80*100, 후방부 치열궁폭경(posterior transverse dimension)은 SImax/64*100 라는 Pont's index를 발표하였습니다. 그 후로 Linder(Linder, 1931)도 비슷한 연구를 진행했는데 이 둘의 연구를 비교해보면 Linder의 치열궁 폭경이 Pont의 치열궁 폭경보다 작게 나타났습니다. 이것은 Linder의 연구가 인종적으로 장두개형의 피험자를 연구 대상으로 삼았기 때문인 것으로 생각됩니다.

이러한 정상치를 그대로 임상적으로 적용하기는 어려우며 개인적인 편차도 분명 존재합니다. 따라서 이를 단순화시키기 위하여 1961년 Schmuth(Schmuth, 1961)은 상악 전방부 치열궁폭경은 대체적으로 SImax+8, 후방부 치열궁폭경은 SImax+16이라고 단순화하였습니다. 저자들도 Schmuth의 방법을 이용합니다(그림 13). 계산된 정상치와의 값을 비교하여 좁은 경우를 협착(constriction), 넓은 경우를 확대(expansion)되었다고 판단할 수도 있으나 이는 순전히 수학적 수치이며 이의 한계점을 명확히 인식하고 있어야 합니다. 두개골의 형태, 악궁 및 치열궁의 형태와 크기, 치아의 크기 등에 따른 개인적 차이를 고려해야 하기 때문에, 이러한 수치에 절대적으로 근거하여 확장 치료 여부를 결정할 수는 없다고 생각합니다.

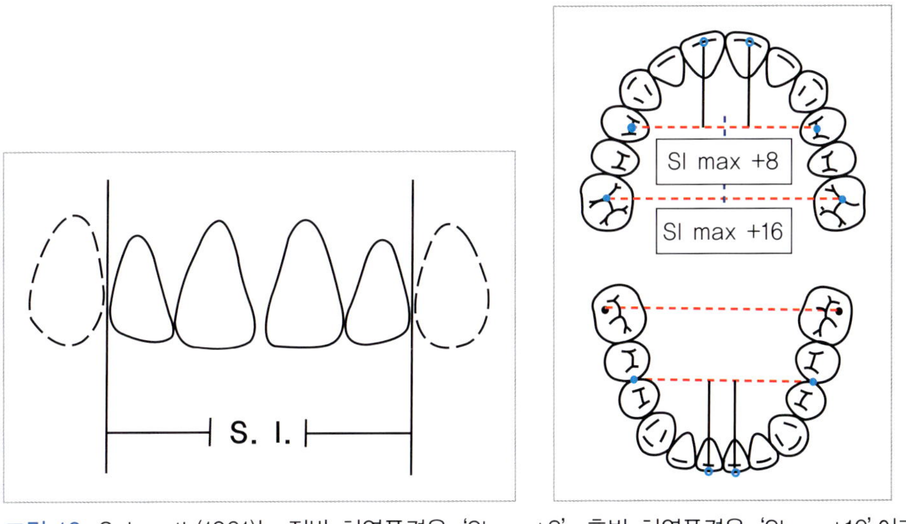

그림 13. Schmuth(1961)는 전방 치열폭경은 'SImax+8', 후방 치열폭경은 'SImax+16' 이라고 하였습니다.

6) 상악의 횡적 폭경의 대칭성(transverse symmetry)

정중구개봉합을 기준으로 좌우 제1소구치(전방기준점) 및 제1대구치(후방기준점)의 거리를 통해 좌우 대칭 여부도 판단할 수 있습니다. 통상적으로 측방 치군의 편측 근심 이동 경향을 보인 쪽에서 협착이 나타납니다. 그리고 이러한 상대적인 협착과 확대를 기재할 경우에는 전방부의 협착(anterior constriction), 후방부의 협착(posterior constriction), 전체적인 협착(total constriction), 전체적인 확장(total expansion), 편측 협착(unilateral constriction), 편측 확장(unilateral expansion) 등과 같은 다양한 경우로 분류할 수 있습니다. 그리고, 협착이나 확장부위를 표시할 때 이를 테면 기저궁 협착(basal arch constriction)이나 치관부 협착으로 분류해 볼 수도 있습니다(그림 14). 이는 대략적인 측방 치군의 협설 경사를 통해 판단해 볼 수 있습니다.

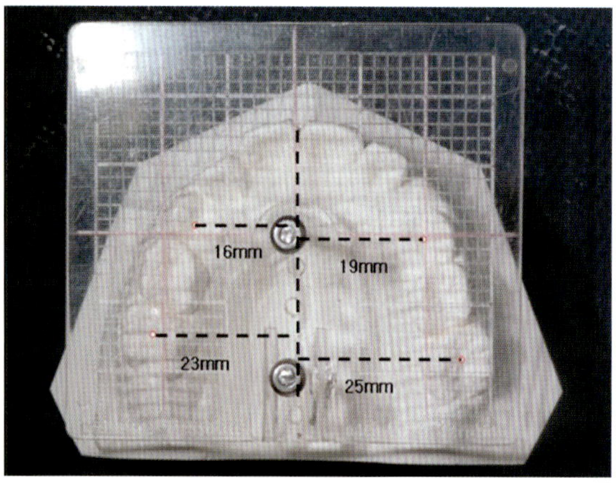

2) Transversal discrepancy

Upper arch

	Soll	Ist	Diff.
4┼R	21.7	16.0	−5.7
R┼4	21.7	19.0	−2.7
4┼4	43.4	35.0	−8.4
6┼R	25.7	23.0	−2.7
R┼6	25.7	25.0	−0.7
6┼6	51.4	48.0	−3.4

그림 14. (A) 견치 맹출공간 부족으로 전반적인 협착(total constriction)이 관찰되며, 그 양상이 우측에서 더욱 두드러집니다. (B) 좌측과 우측의 전방기준점과 후방기준점의 횡적인 길이를 계측하여 이상적인 값(전방기준점: Soll+8, 후방기준점: Soll+16)과 차이를 구합니다. 이 환자는 상악 우측 제1소구치는 −5.7mm 협착, 상악 좌측 제1소구치는 −2.7mm 협착되어 있습니다.

제 20장 Bernklau plate를 이용한 체계적인 모형 분석법 (2)

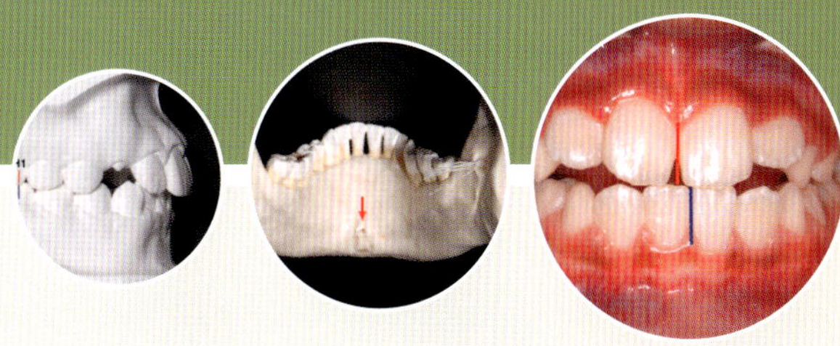

들어가며

제19장에서는 우리에게 비교적 생소한 Bernklau plate를 이용한 상악궁의 모델분석법에 대해 알아보았습니다. 이번 장에서는 하악궁 분석법에서 상악과 달리 유의해야 할 사항을 중심으로 알아보고자 합니다. 우리가 모델 분석에서 단순한 치관 크기의 계측이나 crowding 정도의 정보를 얻는 것으로 만족한다면 다음에 기술하는 모델분석을 사용할 필요는 없을 것입니다. 그러나 좀더 체계적이고 학술적으로 많은 정보를 얻기 원한다면 아래에 기술하는 모델 분석법에서 의외로 다양하고 풍성한 정보를 얻을 수 있을 것이라고 생각합니다.

하악 치열궁 분석에서의 기준선 설정

근본적으로 하악 치열궁의 분석은 이미 언급한 상악의 분석 방법과 동일합니다. 따라서 상악궁에서와 같이 하악궁에서도 전후방적 대칭성, 하악궁 장경과 폭경, 횡적 대칭성 등의 체계적인 분석을 시행하여야 합니다. 모델 분석을 위해서는 안정적인 기준선이 있어야 하는데 상악에서는 비교적 안정적 기준선이라 여겨지는 정중구개봉합을 기준선으로 사용하였으나 하악에서는 어떤 기준선을 사용할 것인가가 문제로 대두될 수 있습니다. 하악에서는 상악과 달리 마땅한 안정적 기준선이 없기 때문에 안정적인 상악궁의 기준선을 하악궁에 인기하여 하악궁 모델 분석에 이용합니다.

상악의 정중구개봉합을 하악에 인기하는 방법은 크게 2가지가 있습니다. 1953년 Bernklau는 그림 1에서와 같이 특별히 제작된 장비를 이용하여 상악에 정중구개봉합선을 정한 후 상악 모델의 기저면에 구멍을 뚫어 하악에 인기하였습니다. 그러나 이와 같은 방법을 사용하는 경우 Dr. Schwarz가 언급한 바와 같이 측방 치군의 좌우측 교두정 사이에 차이가 있는 경우 심한 오류가 발생될 수 있습니다 (그림 1 우측). 따라서 Dr. Schwarz는 다음에 설명하는 3 point transfer method를 제안하였습니다(그림 2). 만일, 상하악 좌우측 측방치군의 수직적 높이가 동일하고 하악의 측방변위가 존재하지 않는다면 즉, 안면 비대칭이 없을 경우에는 상악의 기준선인 정중구개봉합을 하악에 인기하여 이를 하악치열궁 계측의 기준선으로 사용할 수 있습니다. 이를 위해서는 다음의 순서대로 3 point transfer method를 이용하여 하악에 기준선을 설정한 후 상악과 동일하게 Bernklau plate를 이용하여 분석을 시행합니다.

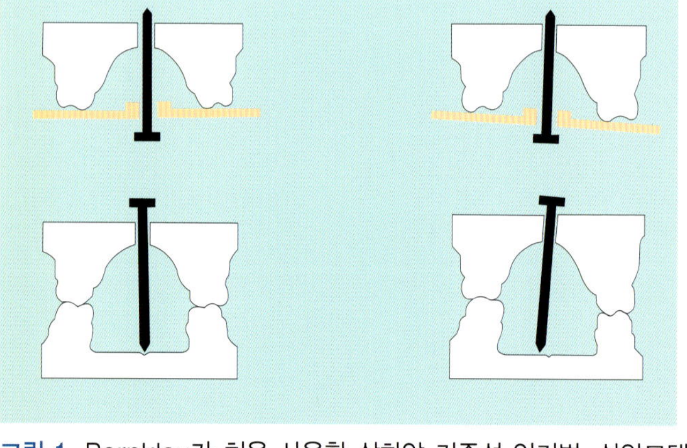

그림 1. Bernklau가 처음 사용한 상하악 기준선 인기법. 상악모델에 구멍을 내어 하악에 인기하는 방법을 사용하고 있습니다. 대부분의 증례에서 정확한 인기가 가능합니다(좌). Schwarz의 지적과 같이 상악좌우측 고경의 차이가 있는 경우 인기가 잘못될 가능성이 존재합니다(우)(인용: Schulze C. Lehrbuch der kieferorthopädie. Berlin: Quintessenz Verlags-GmbH; 1980).

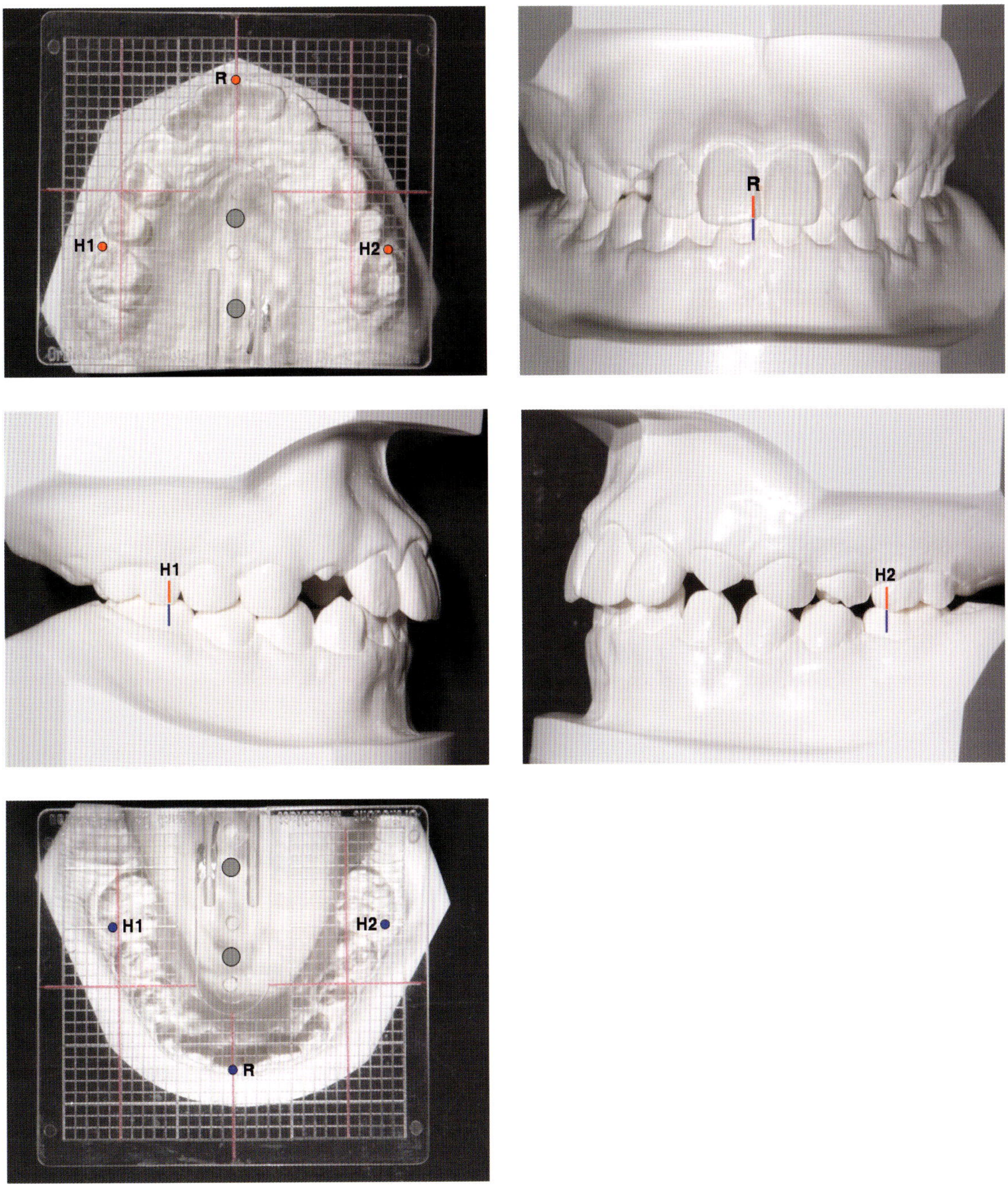

그림 2. Three-point transfer method를 이용하여 하악에 기준선을 설정한 후 상악과 동일하게 Bernklau plate를 이용하여 분석합니다.

1) Bernklau plate의 금속 막대를 상악 구개의 정중선에 맞추어 Bernklau plate를 위치시킵니다.
2) Bernklau plate의 정중선을 상악 중절치의 순면에 연필로 표시합니다. 치열 정중선의 변위가 없다면 정중구개봉합과 치열 정중선은 일치합니다.
3) Bernklau plate에서 전후방적으로 같은 선상에 있는 좌우측 상악 제1 대구치 협면 부위를 연필로 표시합니다. 이렇게 하여 상악의 전치부와 양쪽 구치부에 총 3개의 점이 표시되게 됩니다.
4) 다음은 하악을 상악모형에 교합시켜 놓고 상악 모형에 표시된 세 점을 그대로 하악 모형에 인기합니다. 이때 인기점 부위를 수직으로 바라보면서 정확히 연장하여야 오차를 최소화 할 수 있습니다. 이로써 상악과 하악 모델이 같은 기준선, 즉 정중구개봉합 하에서 분석될 수 있게 됩니다.

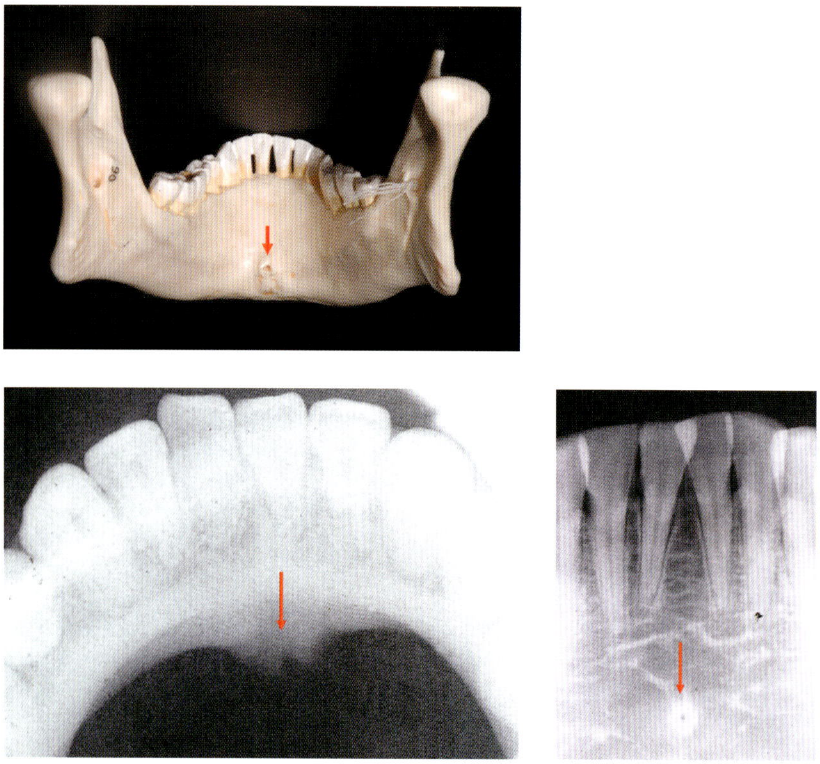

그림 3. 하악의 해부학적 구조물

이와 같이 상악 기준선이 하악에 인기되면 기존의 방법들에 비해 비교적 안정된 상악기준선을 가지고 하악궁의 전후방적 횡적 대칭 여부를 쉽게 파악할 수 있습니다. 그러나 앞서 설명한 것과 같이 하악이 정상적인 대칭임에도 불구하고 상악 좌우측 측방치군의 수직적 고경이 차이가 있다면, 하악에 잘못된 기준선이 인기될 수 있음을 기억해야 할 것입니다. 또한 그림 4에서와 같이 하악의 변위(shift)로 비대칭이 발생된 경우에도 유사한 문제가 대두될 수 있습니다. 이런 경우 구성교합을 채득하여 하악을 정중위치로 이동하여 분석을 시행해야 할 것입니다.

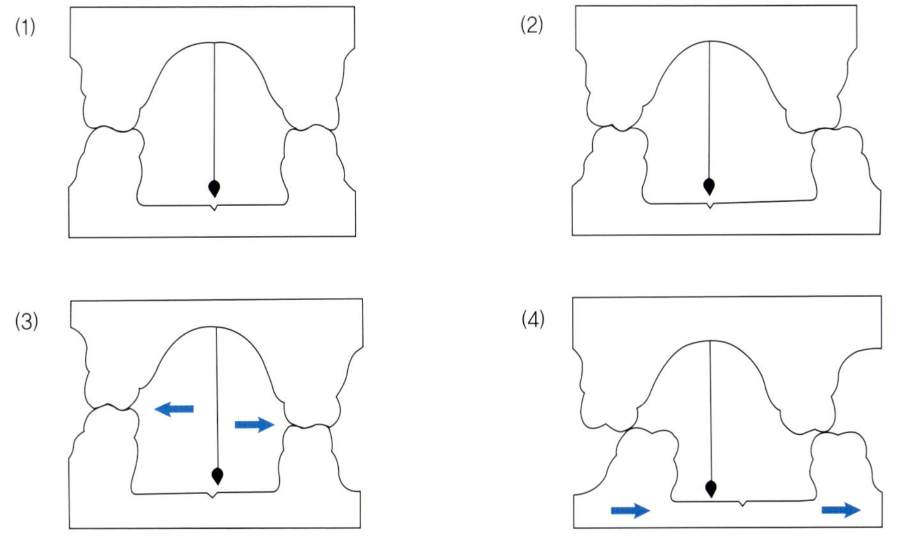

그림 4. 상악궁의 정중구개봉합을 Bernklau plate의 금속 막대를 이용하여 3-point transfer method로 하악에 인기하는 방법 : 1) 하악궁이 대칭인 경우, 2) 하악궁이 비대칭, 3) 모델 제작시 좌우측 교합평면의 수직적 높이가 차이가 있게 제작된 경우, 4) 하악궁 변위로 비대칭이 발생된 경우(인용: Schulze C. Lehrbuch der kieferorthopädie. Berlin: Quintessenz Verlags-GmbH; 1980).

구성교합을 어떻게 채득할 것인가?

상악의 중심선이 정확하다고 전제할 때, 하악의 정중선을 상악 정중선과 일치시켜 구성교합을 채득해야 할 것입니다. 그러나 하악의 정중선을 어떻게 알 수 있을까요? 간단히 생각하면 하악 중절치 사이로 생각할 수 있으나 하악 치열궁에서는 치열 중심선이 좌우로 이동된 경우가 흔히 발생됩니다. 하악의 좌우 중심으로 간주할 수 있는 임상적으로 이용 가능한 해부학적 구조물은 다음 3가지로 정리할 수 있으며 이러한 구조물에 대한 하악 전치의 위치를 상정하여 중심을 설정하는 방법을 이용할 수 있습니다.

1. 교합촬영에 의한 spinamentalis (mental spine)
2. 표준촬영에 의한 foramen linguale
3. 하악의 순측 및 설측 인대를 연결한 선

물론 이와 같은 구조물을 이용하여 정확히 하악의 정중선을 파악하는 데는 한계가 있습니다. 하악의 순설측 인대의 경우 가동성 연조직이며, 치아 이동에 따른 변이 가능성 등 어느 정도 무리가 따르는 것이 사실이나 임상적인 가치는 충분히 있다고 생각됩니다. 그리고 방사선 사진촬영 방법을 이용하는 경우에도 그림 1에서와 같이 좌우측 고경의 차이가 있는 경우 Bernklau plate의 금속막대가 경사져서 하악에 인기되는 오류가 발생될 수 있으나, 하악 모형에서는 기저면과 교합면 사이의 거리가 짧기 때문에 그 정도가 미미하다고 볼 수 있습니다.

그림 4에서는 상악궁에서 인기된 정중구개봉합을 기준으로 할 때, (1) 좌우가 대칭적인(symmetrical) 하악궁, (2) 좌우측 비대칭적인 하악궁, (3) 잘못된 모델 제작과정에 의해 좌우측 교두정의 높이의 차이가 있는 경우, (4) 하악골이 기능적으로 변위된 경우 등에서의 오류 가능성을 보여주고 있습니다. 따라서 위에서 설명한 3 point transfer method는 정확한 모델 제작과 더불어 하악골이 정중구개봉합에 대해 바른 위치에 있는 경우에만 사용할 수 있으며 만일 그렇지 않다면 앞서 언급한 바와 같이 구성교합을 채득하여 하악골을 정상위치에 위치시킨 후 분석해 보아야 할 것입니다(그림 5).

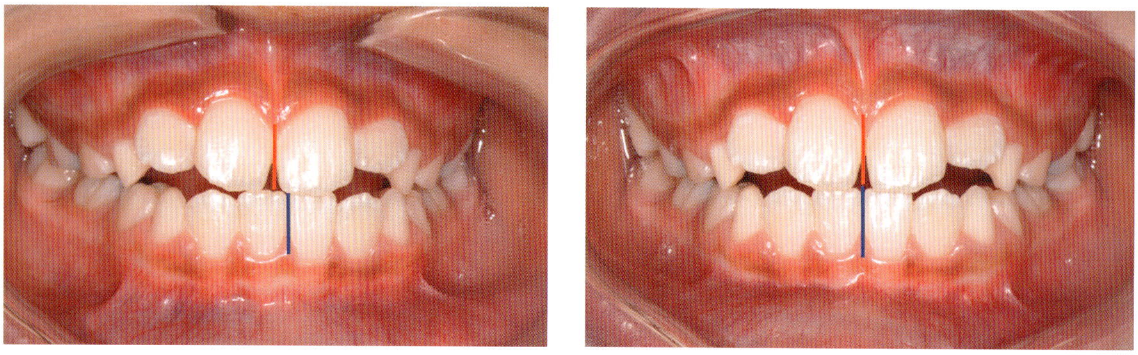

그림 5. 하악골 변위가 있는 경우 하악골을 정상 위치로 하여 분석합니다.

제 21장 Stripping of primary teeth

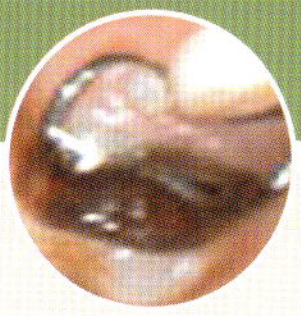
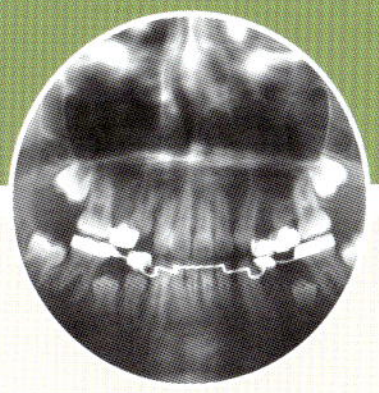
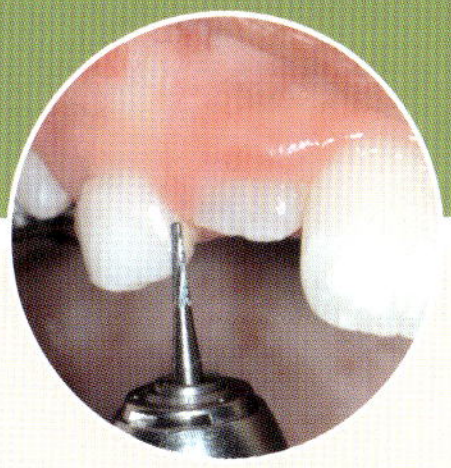

들어가며

제19장, 20장에서는 모델분석, 특히 성장기 아동의 공간 감리(space supervision)를 위해 기본적으로 모델에서 얻을 수 있는 정보에 대해 언급하였습니다. 앞서 언급한 바와 같이 대다수의 부정 교합은 골격적인 큰 이상 없이 단순한 치아의 위치 이상인 경우가 대부분이며, 이것은 성장기 아동 시기에 간단한 차단 교정에 의해 예방될 수 있습니다. 그러나 비록 단순할지라도 이러한 치아의 위치 이상을 방치할 경우에는 앞서 언급한 바와 같이 심미적 혹은 기능적 이유에서 향후 많은 소모적인 교정치료가 필요하게 되며 그 결과도 만족스럽지 못한 경우가 많습니다. 흔히 이러한 문제가 임상적으로 관찰되는 시기는 혼합치열기의 중기로 유럽의 교정의사들은 이 시기를 혼합치열 2기(second phase of mixed dentition)라고 말합니다. 순서대로라면 먼저 혼합치열1기(first phase of mixed dentition) 즉, 상하악 전치부가 맹출하는 시기를 먼저 다루어야 할 것이나 이번 장 에서는 가장 많은 문제점이 나타나고 주의 깊은 관심을 가져야 할 시기인 혼합치열 2기에 대해 정리해 보고 혼합치열 1기의 치료는 추후 간단히 정리해 보기로 하겠습니다.

Wandering rules of teeth (치아이동의 법칙)

혼합치열기에 치아가 발거되거나 상실된 경우 인접치아의 이동이 발생되는데 다음과 같은 경향을 가집니다.

1. 발거된 치아 부위로 인접치아나 대합치가 이동하게 됩니다(그림 1).
2. 이러한 이동은 주로 치체 이동보다는 경사 이동이 많습니다.
3. 미맹출 치아의 경우 맹출 치아에 비해 경사 이동보다는 치체이동이 더 많이 발생됩니다.
4. 상악의 치아는 치축이 상부로 가면서 수렴형(convergent)이지만, 하악의 경우는 발산형(divergent)이므로 상악의 공간 폐쇄가 하악보다 용이하게 발생됩니다(그림 2).
5. 치아의 근심이동이 원심이동보다 더 쉽게 나타나며, 이는 상악의 경우가 더 용이합니다(그림 2).
6. 나이가 어릴수록 이러한 치아의 이동은 보다 신속하게 발생됩니다.
7. 미맹출 치아는 맹출된 치아들의 이동에 영향을 받습니다. 그러나 측방으로 확장하는 경우에서 처럼 반드시 그렇지 않을 수도 있습니다(그림 3).
8. 너무 조기에 유치가 발거되면 오히려 후속 영구치의 맹출 지연 현상이 발생됩니다(그림 4).
9. 그러나 통상적인 탈락시기보다 약 1년에서 최고 2년 정도까지는 유치의 조기 발거는 후속 영구치의 맹출을 가속화합니다. 통상적으로 영구치는 치근이 3/4정도 발육되었을 때 맹출하며, 이는 대략적인 발치시기를 결정하는 데 매우 중요한 임상적 지침이 됩니다.
10. 유치 치근의 염증성 반응이 있는 경우, 후속영구치의 맹출 속도가 증가됩니다(그림 5).

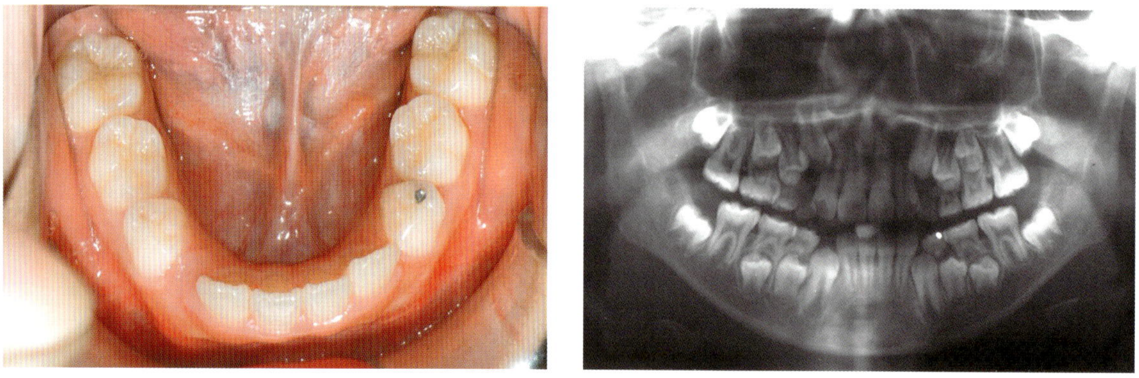

그림 1. 발거된 #73 부위로 인접치의 이동이 발생된 상태를 보여주는 구내사진 및 파노라마방사선사진. 파노라마방사선사진에서 우측은 계승 영구치 직상방에 #84, 85가 위치하고 있는 것과 달리, 좌측에서는 #74, 75가 계승영구치보다 근심으로 위치하고 있습니다. 또 #31, 32의 원심경사도 확인할 수 있습니다.

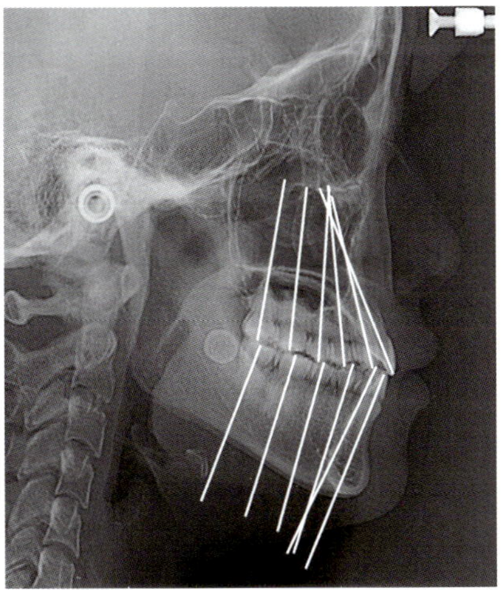

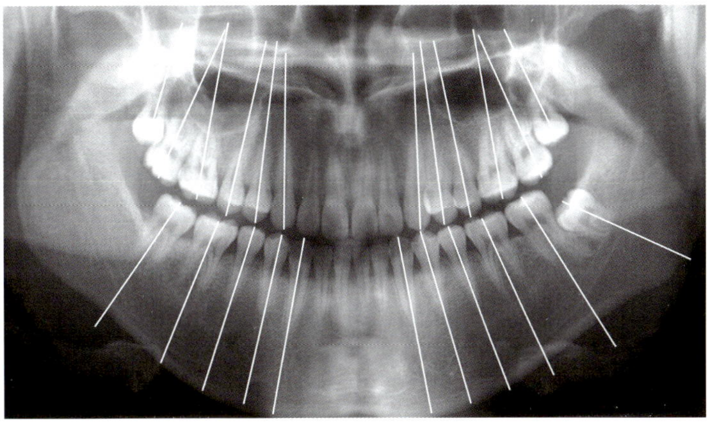

그림 2. 상악 치열의 치근은 convergent 한 반면, 하악 치열에서는 divergent 한 형태를 보여줍니다.

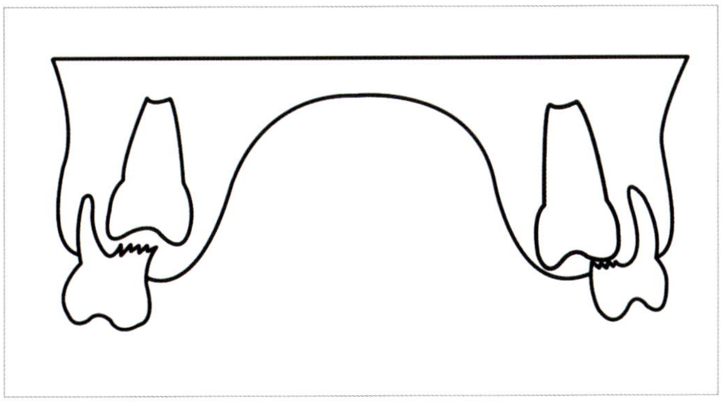

그림 3. 영구치는 유치의 구개측 치근을 흡수시키면서 맹출하는 경향이 있습니다. 따라서 상악의 측방 확장 시, 반드시 후속영구치도 확장되는 것은 아닐 수도 있습니다.

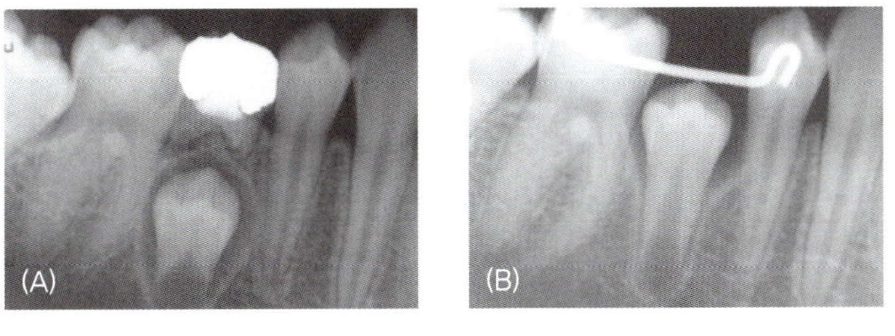

그림 4. (A) #85 발치 직전의 치근단 방사선 사진. 소구치의 치근 발육이 더딥니다. (B) 발치 후 1년 6개월이 경과하였음에도 불구하고 #45의 맹출은 아직 완료되지 않았습니다.

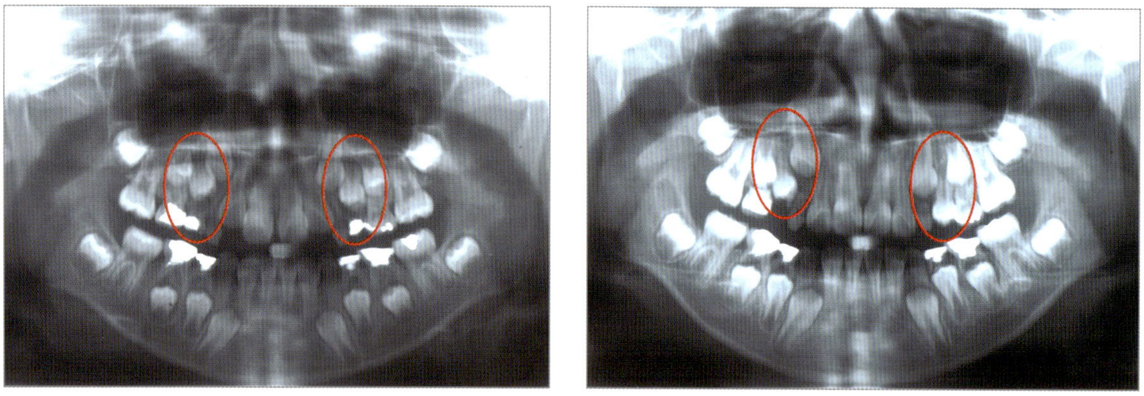

그림 5. 상악 좌측 제1유구치에 치근단 염증이 있습니다(좌). 상악 좌측 제1소구치가 상악 우측 제1소구치에 비해 맹출이 빠릅니다(우).

Second phase of mixed dentition 공간감리의 이유

영구 전치가 배열된(first phase of mixed dentition) 후의 공간 감리는 다음의 3가지 이유로 시행되어야 할 것입니다.

1. 유치와 후속 영구치의 크기 차이가 정상적이지 않을 가능성이 크기 때문입니다. 즉 leeway space는 개인별 편차가 상당히 크기 때문에 주의깊게 확인할 필요가 있습니다.
2. 치아의 탈락과 맹출의 순서에 문제가 있는 경우 조절이 필요합니다.
3. 상하악 제1대구치의 교합 상태가 정상적이지 못한 경우, 즉 교두 대 교두 교합의 경우를 자주 관찰하게 됩니다. 제1대구치의 후기 근심이동에 의해 정상교합으로 될 수 있는지를 주의 깊게 관찰해야 합니다.

Second phase of mixed dentition의 공간감리를 위한 기본지식

1. I급 환자로서 치열궁에 치아 우식증 등의 문제가 없고 정상적으로 맹출된 경우 측방치군에서 상악에서는 편측당 약 1.0~1.5mm, 하악에서는 편측당 약 2~3mm 정도의 유치-영구치의 크기 차이가 발생됩니다. 이것이 leeway space로 향후 제1대구치의 근심이동(mesial drift)에 이용되어 구치부 교합관계가 개선되는데 총생 환자에서는 이 공간을 전치부 총생 해소에 이용할 수 있습니다.
2. 상악에서는 제1소구치가 약 9.5~11세, 그리고 제2소구치와 견치는 약 6~18개월 후인 10~12.5세에 맹출되는 것이 정상입니다.
3. 상악 제1소구치는 제1유구치보다 작으며 측방치군 중 가장 먼저 맹출하기 때문에 큰 문제없이 제자리에 위치됩니다.
4. 상악에서 영구 견치는 유견치보다 약 1~2mm 크기 때문에 맹출을 위해 제1소구치는 후방이동 되어야 하며 당연히 제1유구치는 먼저 탈락되어 있어야 합니다.
5. 상악에서는 영구 견치의 맹출과 더불어 동시에 제2소구치가 맹출되어야 합니다. 즉, 제1대구치가 leeway space로 근심이동 되지 않도록 하기 위해서는 견치맹출과 거의 동시 혹은 수 주 이내에 제2소구치가 맹출되어야 하기 때문에 항상 맹출 순서의 역동성을 주시해야 할 것입니다.
6. 그러나 임상에서는 이러한 순서를 역행하는 다양한 환경이 존재하게 됩니다.
7. 한 예로 제2대구치의 맹출이 비정상적으로 제2소구치보다 빠르거나 제1대구치에 너무 근접되어 있는 경우 혹은 어떤 이유에서 견치의 맹출이 지연되는 경우 견치의 맹출 공간을 보존하기 위한 특별한 조치가 필요할 것입니다.
8. 하악의 경우 통상 견치가 먼저 맹출되거나 견치와 제1소구치가 동시에 맹출되므로 견치와 제1소구치의 배열에는 큰 문제가 없습니다. 그러나 간혹 문제가 생긴 경우 견치가 협측으로 맹출하여 측절치의 순측에 위치되는 것을 관찰할 수 있습니다.
9. 하악 제2유구치의 탈락은 매우 늦게 발생되기 때문에, 제2유구치와 제2소구치의 크기 차이로 인한 여유공간을 전치부의 배열을 위한 공간에 이용하기는 매우 어렵습니다. 그리고 많은 정상적인 치열에서 그림 6과 같이 II급 구치관계를 보일 수 있는데, 향후 제2유구치가 탈락된 후 제1대구치의 후기 근심이동(late mesial drift)에 의해 I급 관계로 개선될 수 있습니다. 그러나 만약 하악 제2유구치의 여유공간을 하악 전치부 총생 개선을 위한 공간으로 사용하였다면, 상하악 제1대구치 간의 교두정 관계를 개선하기 위한 치료계획이 필요할 것입니다.

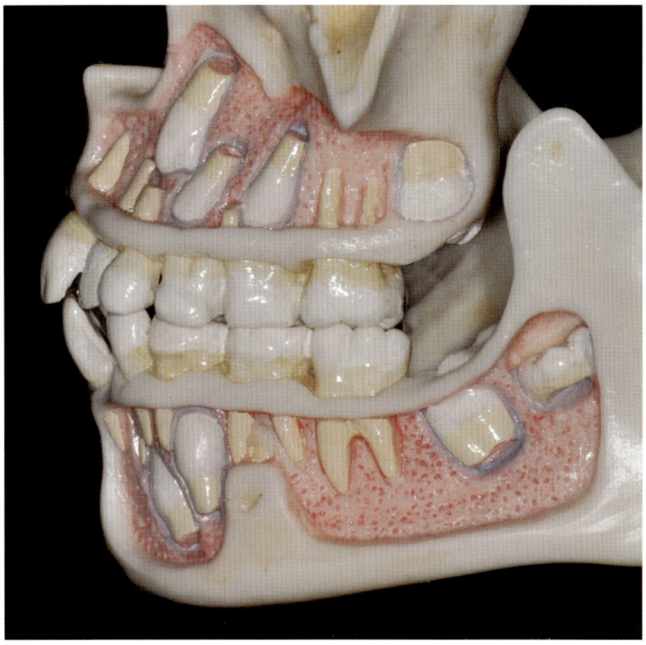

그림 6. 정상적인 혼합치열기에서 관찰되는 제1대구치의 교두 대 교두(cupt to cusp) 관계.

이런 점을 고려하여 다음과 같은 3가지 방법을 도입하여 공간감리를 시행할 수 있습니다.

1. 유치의 인접면 삭제(stripping of primary teeth)
2. 유치 발거에 의한 영구치 맹출 촉진
3. 공간유지장치의 사용

이번 장에서는 먼저 유치의 인접면 삭제에 대해 설명하고 다음 장에서 유치 발거에 의한 영구치 맹출 촉진과, 공간 유지장치의 사용에 대해 설명하도록 하겠습니다.

Stripping of primary teeth

혼합치열 1기 (first-phase of mixed dentition), 즉 상하악 전치부가 맹출하는 시기의 말기에 상대적으로 큰 영구절치와 유구치 때문에 전치부에서 소량의 총생이 발생할 수 있습니다. 평균적으로 상악궁은 측절치가 맹출할 때 이 치아를 수용할 충분한 공간을 가지나, 하악궁에서는 측절치가 맹출할 때 4절치가 배열된 공간보다 유용공간이 평균 1.6mm 작습니다. 이 차이를 incisor liability라고 합니다. 따라서 이 시기에서 약간의 총생은 정상적인 발육과정으로 볼 수 있습니다. 정상교합 아동에 대한 연구에 따르면 유치열에서 혼합치열로 이행되는 동안에 약 2mm까지의 전치 총생은 저절로 해결될 수 있습니다. 3~4mm를 넘지않는 정도의 공간부족은 적절한 공간감리로서 해결할 수 있습니다.

전치부 공간이 부족할 경우 먼저 유견치 근심면을 삭제하여 전치부 총생을 완화시키거나 제거할 수 있습니다. 하악 영구 견치가 맹출할 즈음에 하악 제1유구치의 근심면을 삭제하여 하악 영구 견치의 원심방향으로의 맹출을 유도합니다. 영구견치가 완전히 맹출된 후, 제1소구치가 맹출하여 출은할 때에는 제2유구치의 근심면을 삭제하여 제1 소구치의 맹출 공간을 확보해줍니다. 상악에서는 제1소구치가 먼저 맹출하므로 이때 공간 부족이 있다면 제2유구치의 근심면을 삭제하여 정상적인 맹출을 도와줄 수 있습니다. 이러한 인접면 삭제(stripping)를 통해 leeway space를 적절히 보존하면서 경도에서 중등도의 절치 총생을 해소하거나 완화하는 데 사용할 수 있습니다.

인접면 삭제 시 통상적으로 치아당 1mm를 초과하지 않는 것이 좋고, 삭제 후에는 반드시 치면 연마(polishing)와 불소도포를 시행해 주는 것이 바람직합니다. 인접면 삭제는 불편감이 그다지 크지 않기 때문에 국소마취 없이 진행하고, 또 환자의 시린 증상을 통해 삭제할 양을 조절할 수 있습니다. 일반적으로 얇은 diamond bur나 disc를 이용하여 삭제하는데, 이때 주의할 사항은 영구치의 인접면이 손상되지 않도록 각별히 주의해야 합니다. 그렇게 하기 위해서는 bur가 영구치와 유치의 접촉점 사이로 지나가는 것이 아니라, 인접면 접촉점은 가급적 그대로 유지한 체, 유치의 변연융선을 따라 협설측으로 관통합니다. 또 하방으로는 치은연 하방까지 삭제하여 유치의 인접면이 저절로 떨어져 나오게끔 하면 영구치의 인접면 손상을 예방할 수 있습니다. 유치의 인접면에서 치은연 하방까지 제거해야 하는 또 다른 이유는 치은 상방의 치관부만 삭제하면, 영구치가 원심으로 맹출유도 될 때 삭제되지 않은 치은연하 치관부에 걸려서 맹출유도가 잘 되지 않을 수 있습니다.

만약 이러한 치간 삭제로 공간 확보가 충분치 않을 것으로 판단되면 active plate 나 악기능장치 등에 의한 확장도 고려해 볼 수 있지만 active plate는 직접적으로 치열에 힘을 가하여 공간을 확보하는 장치이므로 정확한 의미로는 공간감리를 위한 장치는 아닙니다.

증례

본 환자는 초진 시 아래 앞니가 불규칙하다는 것을 주소로 내원한 7세 6개월의 여환입니다(그림 7). 구외 소견으로 볼록한 측모와 lip incompetency가 관찰되었으며 구내소견으로 II급 구치 관계 및 하악 전치부의 총생, #55의 crown & loop 공간유지장치가 관찰되었습니다.

파노라마방사선사진에서 #12, 22의 크기가 일반적인 경우보다 크다라고 판단되어 향후 상하악 모두 경도에서 중등도의 총생이 발생할 것으로 예상되었습니다(그림 8). 두부계측방사선사진에서는 I급 골격 관계 및 수직적인 성장 패턴을 보여주고 있었습니다.

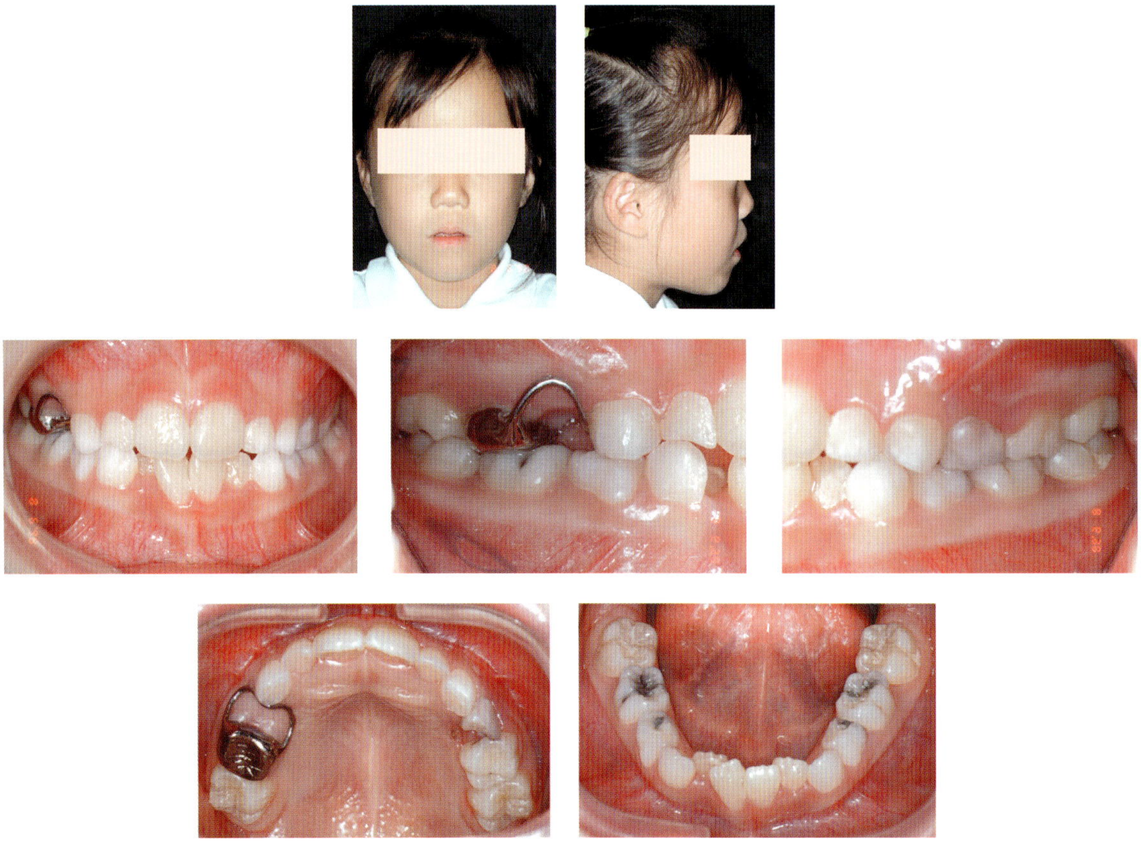

그림 7. 초진 시 구외 및 구내사진.

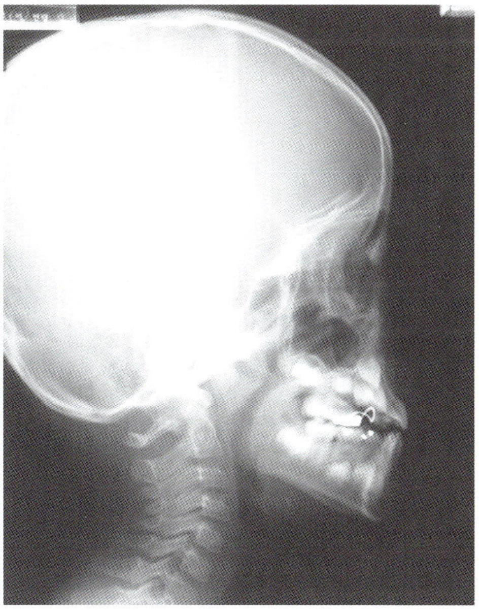

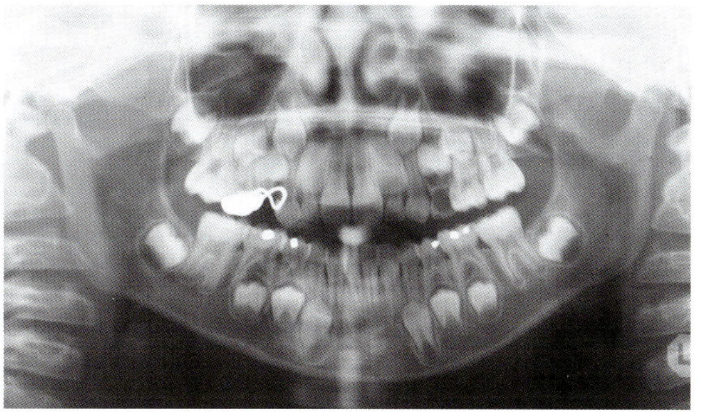

그림 8. 초진 시 두부계측방사선사진 및 파노라마방사선사진.

치료는 정상적인 영구치의 맹출을 유도하기 위하여 유치의 근심면 삭제(mesial stripping)를 통한 상하악의 공간감리(space supervising)와, 하악 전치부의 총생을 해소하기 위해 Schwarz 장치를 이용한 측방확장을 계획하였습니다. #12, 22이 맹출될 때 #53, 63의 근심면삭제를 시행하였고, #14가 맹출하여 구강내에 노출될 무렵 #55의 crown & loop에서 loop 부분을 잘라내고 #55 crown의 근심면을 삭제하였습니다(그림 9). 하악의 Schwarz 장치는 주당 1/4턴 (0.2mm 확장/주)의 속도로 서서히 작동시켰고, #73, 83 및 상하악 유구치의 근심면 삭제를 시행하였습니다.

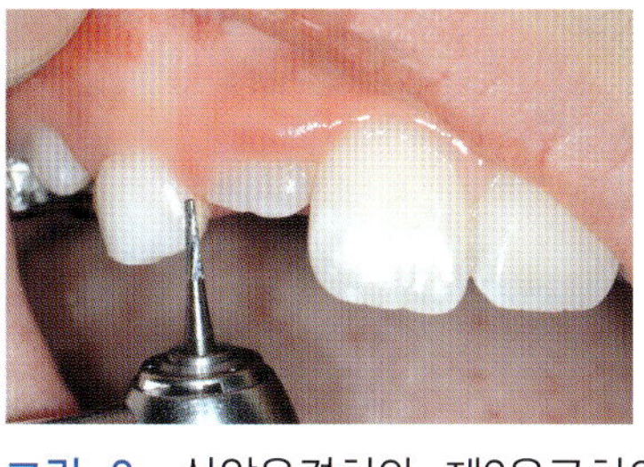

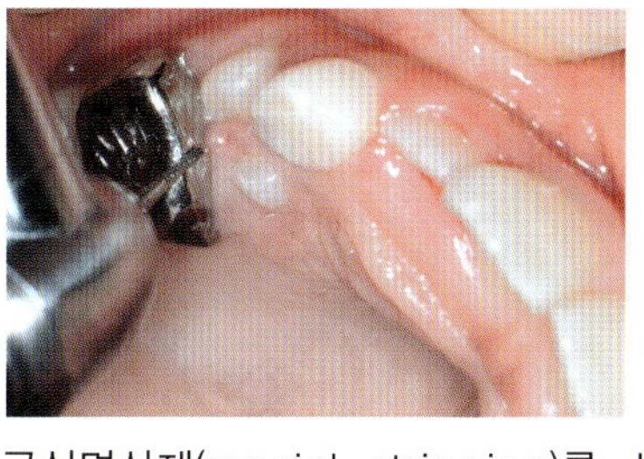

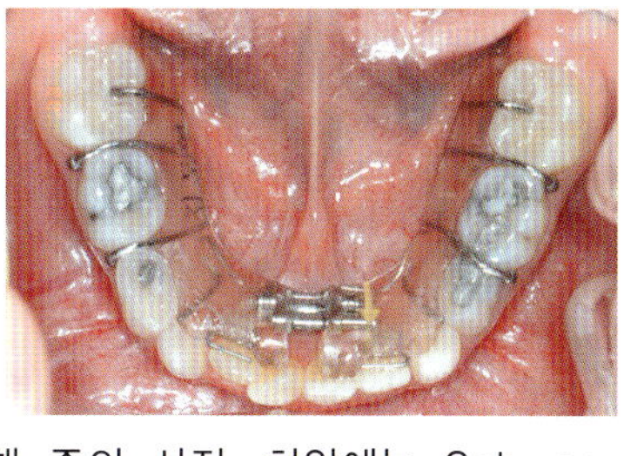

그림 9. 상악유견치와 제2유구치의 근심면삭제(mesial stripping)를 시행 중의 사진. 하악에는 Schwarz appliance가 장착되어 있습니다.

36개월 후 1차 치료가 종료된 시점에서 전반적으로 양호한 치아 배열 상태와 I급 구치 관계를 보여주었습니다(그림 10). 다만 상악 제2소구치가 아직 맹출하지 않은 상태로 약간의 공간 부족이 예상되었고, 하악 중절치에서 미약한 총생이 관찰되고 있었습니다.

초진 시와 1차 치료 종료 시 두부계측방사선사진의 중첩 결과 양호한 성장 패턴을 보이는 것으로 나타났으며, 제1대구치의 후기 근심이동이 거의 나타나지 않아, leeway space의 소실 없이 영구치가 배열된 것으로 분석되었습니다(그림 11, 표 1).

이후 환자는 제2소구치가 맹출된 다음 통상적인 고정식 교정 장치를 통해 치료를 마무리 하였습니다(그림 12).

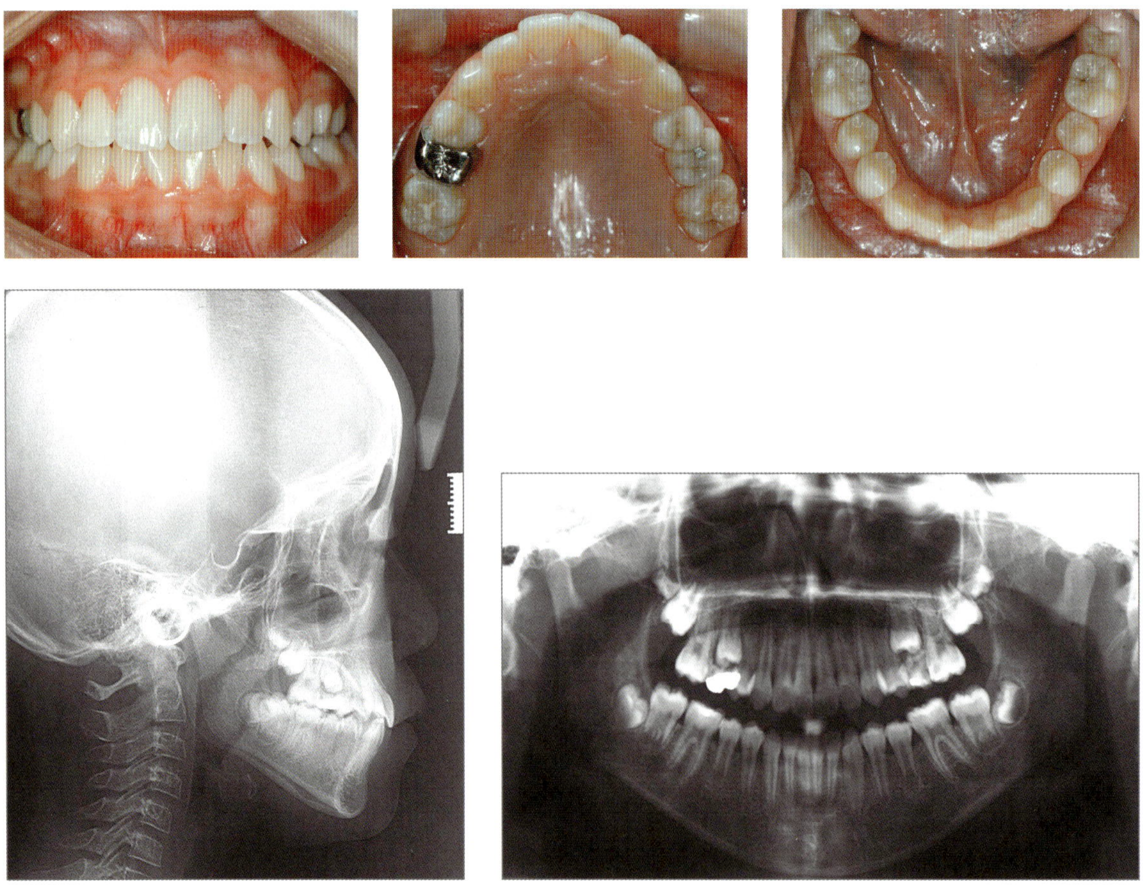

그림 10. 1차 치료 종료 후(치료시작 36개월)의 구내사진 및 두부계측방사선사진과 파노라마방사선사진.

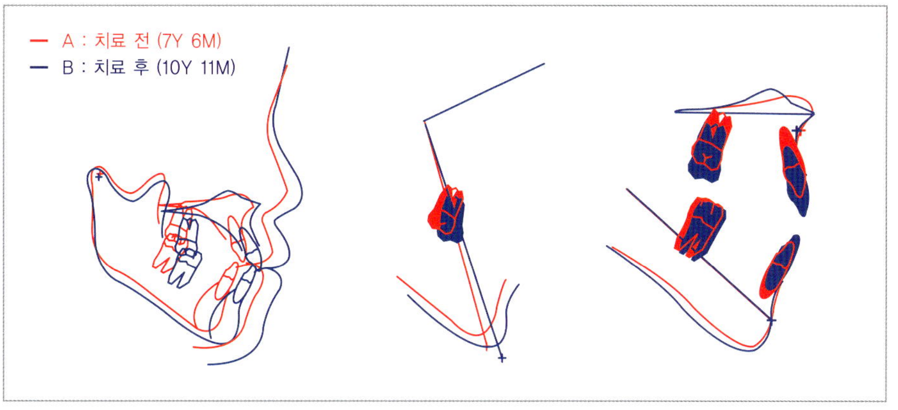

그림 11. 치료 전 · 후 두부계측방사선사진의 중첩.

표 1. 치료 전 · 후 두부계측방사선사진 계측치

Variables	Norm	Before treatment	After treatment
SNA (°)	82.0	70.8	72.0
SNB (°)	80.0	69.1	71.9
ANB (°)	2.0	1.7	0.1
A to N⊥FH (mm)	-3.0	-8.1	-9.1
Angle of convexity (°)	0.0	4.5	-0.6
Mandibular length (mm)	102.2	97.2	106.9
Midfacial length (mm)	83.6	77.1	81.0
Mandibular plane angle (°)	25.5	35.2	33.9
Gonion angle (°)	130.0	126.2	127.9
Lower anterior facial height (mm)	56.8	66.4	71.7
Mx.1 to FH (°)	111.0	106.2	109.4
IMPA (°)	90.0	83.5	85.6

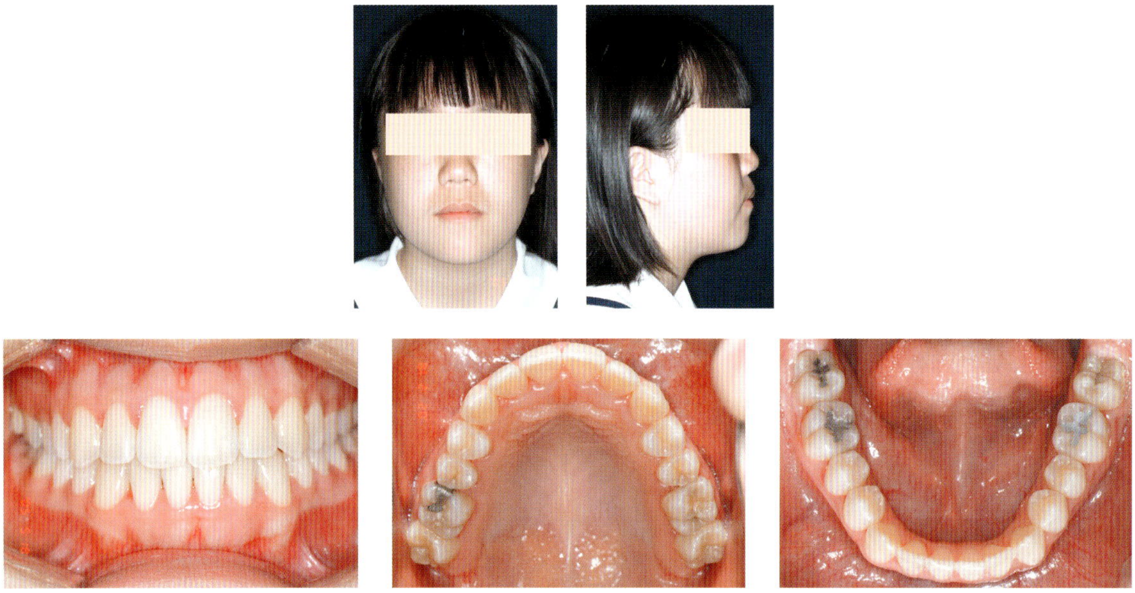

그림 12. 2차 치료 종료 후의 구외 및 구내사진.

이 환자의 초진 시 하악 전치부의 총생 정도를 고려해볼 때 역동적인 치아 교환 시기에 적절한 공간감리가 시행되지 않았다면, 총생의 해소를 위한 공간 확보를 위해 발치를 동반한 교정치료로 진행되었을 가능성이 높았을 것이라는 점에서 이러한 치료의 의의를 찾을 수 있겠습니다.

하악에서 사용한 Schwarz 장치는 확장의 목적 외에도 측방치군의 탈락, 맹출 등의 역동적 시기에 공간을 유지하고 맹출을 유도하는 기능으로 사용되었습니다. 흔히 lingual arch나 band and loop, crown and loop 등의 고정식 공간유지장치가 임상에서 자주 이용되는데, 장기간 사용 시의 치아우식증 발생 우려와 더불어 고정원으로서의 기능도 문제가 될 수 있습니다.

그림 13은 #75, 85의 발거 후 설측호선을 장착했으나, 3년 5개월 후 비교한 두부계측방사선사진 중첩에서 제1대구치와 전치부의 상당한 근심이동을 보여주고 있습니다. 이 장치로 제2소구치의 간격유지에는 성공했을 지 모르나, 상당한 고정원의 소실이 있었다고 판단됩니다.

그림 14는 고정식 공간유지장치인 crown and loop이 장착된 이후에 주기적인 관리가 소홀하여 오히려 의원성 부정교합이 야기된 증례입니다. 따라서 환자의 협조도만 양호하다면 고정식 유지장치 보다는 이러한 가철식 장치가 공간감리에 훨씬 유리하다고 생각합니다.

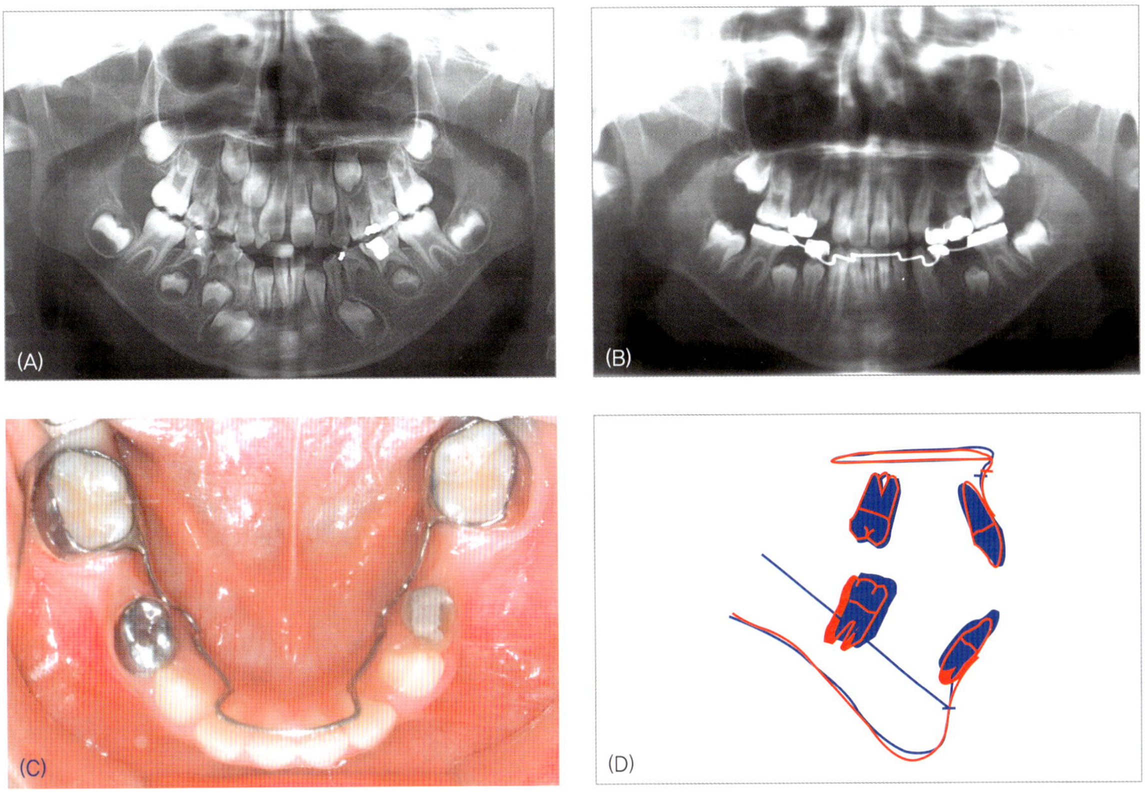

그림 13. 설측호선(lingual arch)의 실패 증례. (A) 초진 시 파노라마 방사선사진에서 #75, 85의 치아우식증 및 치근단 염증이 관찰되었습니다. (B) and (C) #75, 85를 발거한 후 공간 유지를 위해 설측호선을 장착하였습니다. (D) 초진 시와 3년 5개월 후의 두부계측방사선사진을 중첩한 결과 하악 제1대구치의 상당한 근심이동과 하악 전치의 순측 경사가 관찰되어 설측 호선의 고정원으로서의 기능이 제대로 이루어지지 않았음을 알 수 있습니다.

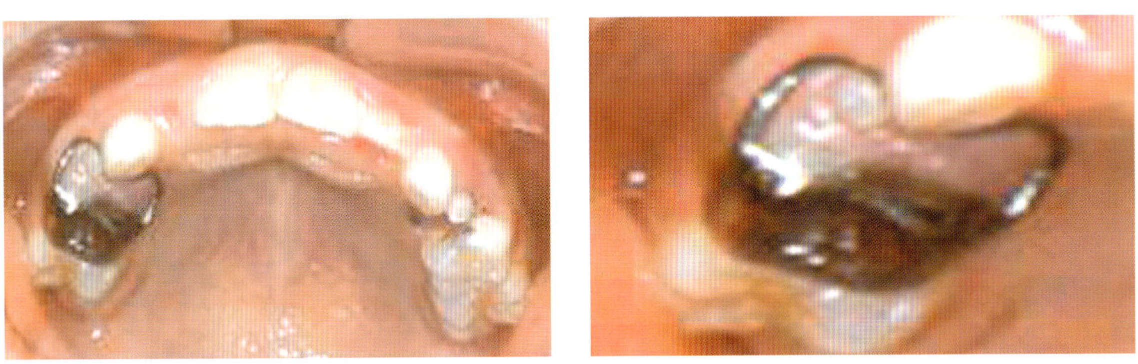

그림 14. 상악 우측 제2유구치에 crown & loop이 장착된 후 주기적인 관리가 이루어지지 않아 상악 제1소구치 및 측절치의 맹출을 방해하고 있습니다.

제 22장 Extraction of primary teeth

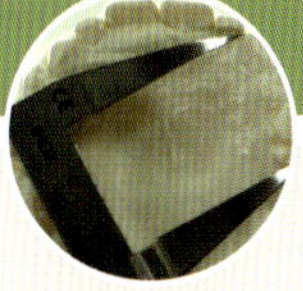
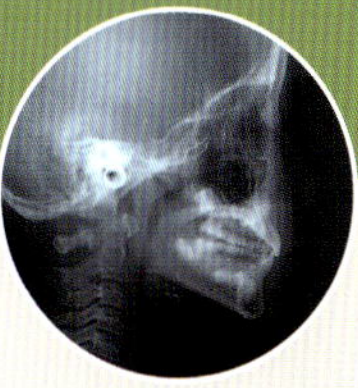
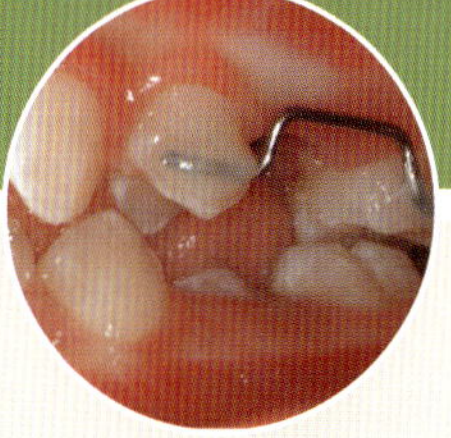

들어가며

이전 장에서 언급한 바와 같이 혼합치열기의 경미한 총생의 경우, 혼합치열 2기(second-phase of mixed dentition)에서 적절한 인접면 삭제 및 적절한 시기에서의 유치 발치, 그리고 부가적인 공간유지 혹은 확장장치를 이용하여 공간감리가 가능합니다. 그러나 추후 성장이 종료된 후 발치 필요성 여부를 판단하기는 매우 어려운 것이 사실이며 이를 위해서는 풍부한 임상경험과 더불어 정교한 성장 예측 방법이 필요합니다.

이번 장에서는 유치발치의 적절한 시기에 초점을 맞추어, 공간감리의 개념을 확립한 Dr. Hotz의 문헌을 인용하여 정리해 보기로 하겠습니다.

Moyers의 probability chart를 이용하여 혼합치열기의 공간분석을 시행할 수 있는데, 이를 그대로 임상에 적용하기에는 어려움이 있다고 생각합니다. 따라서 앞서 설명한 바와 같이 모델상에서 캘리퍼에 의해 측절치 원심에서 제1대구치 근심의 직선거리인 소위 Supporting zone의 길이를 측정한 후 표준 촬영된 방사선사진이 있다면 유치와 영구치 비율을 비교하여 맹출될 견치와 제1소구치 그리고, 제2소구치의 근원심폭경을 계산합니다(그림 1). 발치, 비발치 치료를 결정하는데 필요한 다양한 요소가 있지만 이를 차치하고 혼합치열기의 공간 분석만을 통한 발치 여부의 대략적 예측은 아래 그림 2와 같은 지침을 따릅니다.

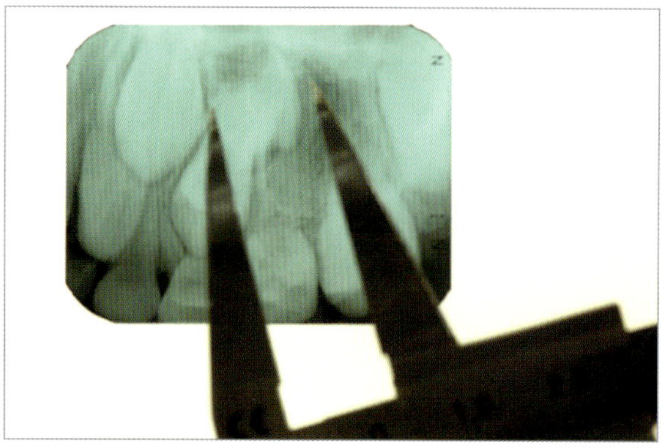

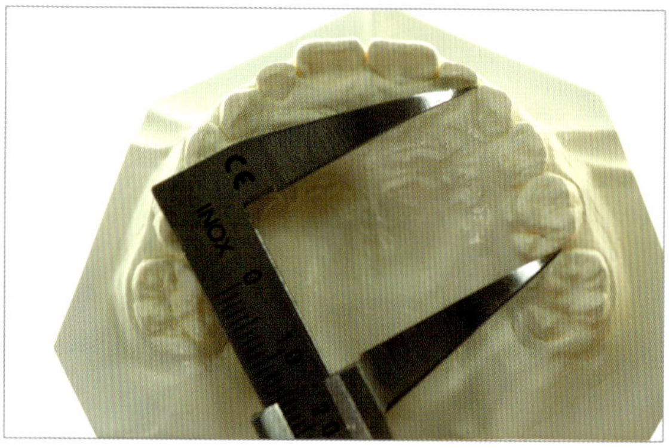

그림 1. 표준치근단방사선사진과 석고모형에서 측정한 치아 크기 확대율을 계산하여 미맹출 영구치의 크기를 계산할 수 있습니다.

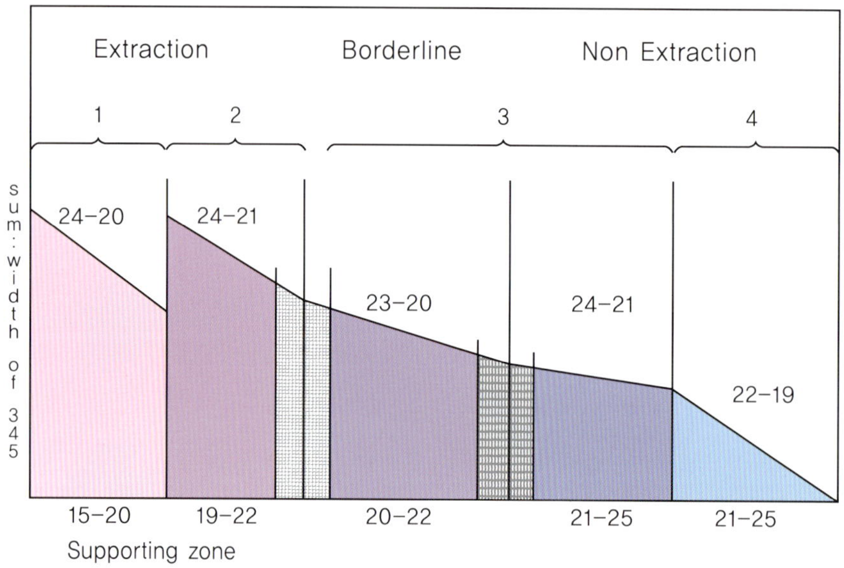

그림 2. Hotz의 supporting zone을 이용한 공간분석에 대한 예견 그래프(인용: Hotz RO, Stockli PW, Ben-Zur ED. Zahnmedizin bei Kindern und Jugendlichen. Thieme Georg Verlag; 1994.).
X-축 : 치아모형에서 측정된 supporting zone
Y-축 : 표준 방사선 사진에서 측정된 견치와 제1, 2소구치의 합

1. 그림 3의 모식도에서 보는 바와 같이 9.5세 환자의 방사선 사진에서는 큰 이상이 보이지 않으나 모델분석 및 미맹출 영구치 크기 비교에서는 장차 중등도의 총생이 발생될 것으로 예상됩니다. 이런 경우 적극적인 공간감리가 필요합니다. 임상적으로 전치부에 경미한 총생과 더불어 특히 맹출 중인 하악견치 협측치은 부위를 촉진했을 때 견치가 촉진되는 것을 흔히 관찰할 수 있습니다.

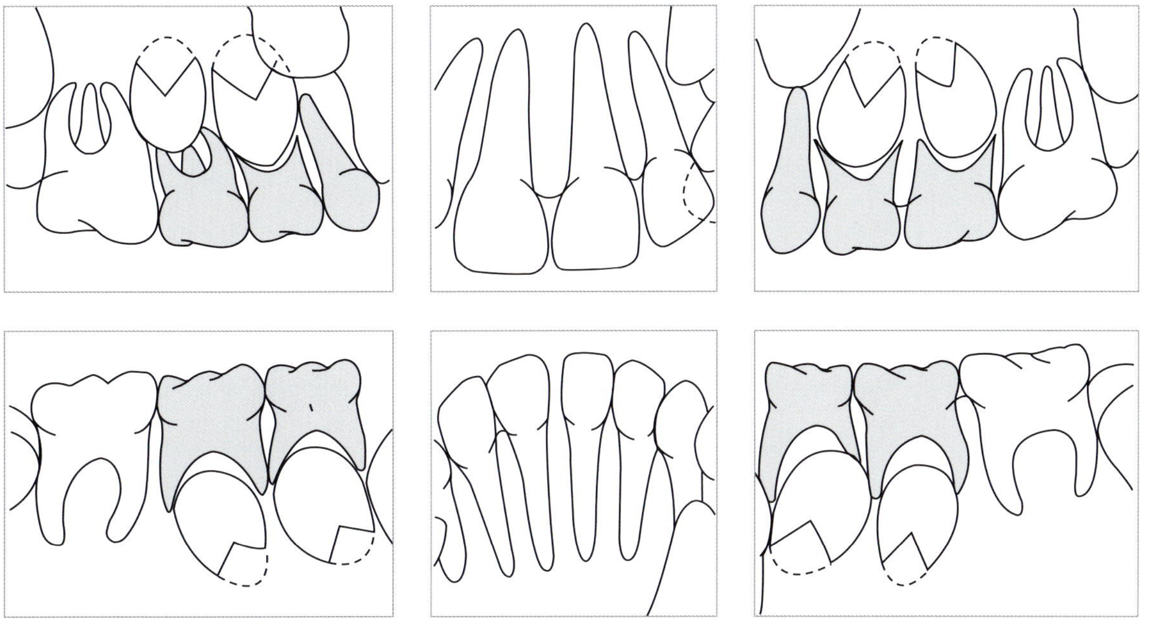

그림 3. 9.5세 환자의 방사선 사진 모식도(인용: Hotz RO, Stockli PW, Ben-Zur ED. Zahnmedizin bei Kindern und Jugendlichen. Thieme Georg Verlag; 1994.)

2. 그림 4는 동일 환자의 11세 방사선 모식도입니다. 하악에서는 이미 적절한 유치 탈락에 의해 견치와 제 1소구치의 맹출 공간이 충분한 것으로 보입니다. 상악에서는 이미 견치의 맹출공간 부족이 예상되고, 이때 유견치와 제 1유구치를 동시에 발거해주면 견치와 제 1소구치가 적절하게 맹출될 것입니다. 그러나 이러한 조기발치에 의해 만들어지는 공간은 상악에서는 1mm 하악에는 1.5mm 정도로 매우 미미합니다. 왜냐하면 leeway space의 대부분은 제2유구치와 제2소구치 사이의 크기에 의해 결정되기 때문입니다. 따라서 이와 같은 이유로 leeway space를 "E" space라고도 합니다.

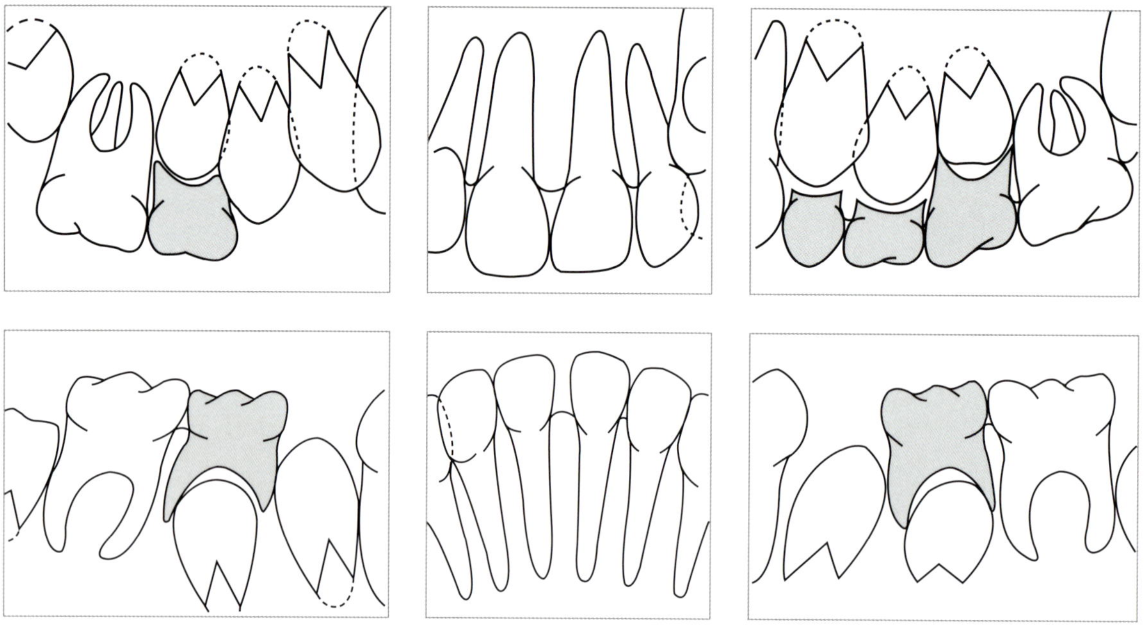

그림 4. 동일 환자의 11세 방사선 사진 모식도(인용: Hotz RO, Stockli PW, Ben-Zur ED. Zahnmedizin bei Kindern und Jugendlichen.Thieme Georg Verlag; 1994.)

3. 맹출이 진행되면 곧 제 2유구치의 근심면을 삭제하여 제 1소구치의 원심이동을 도모합니다(그림 5).

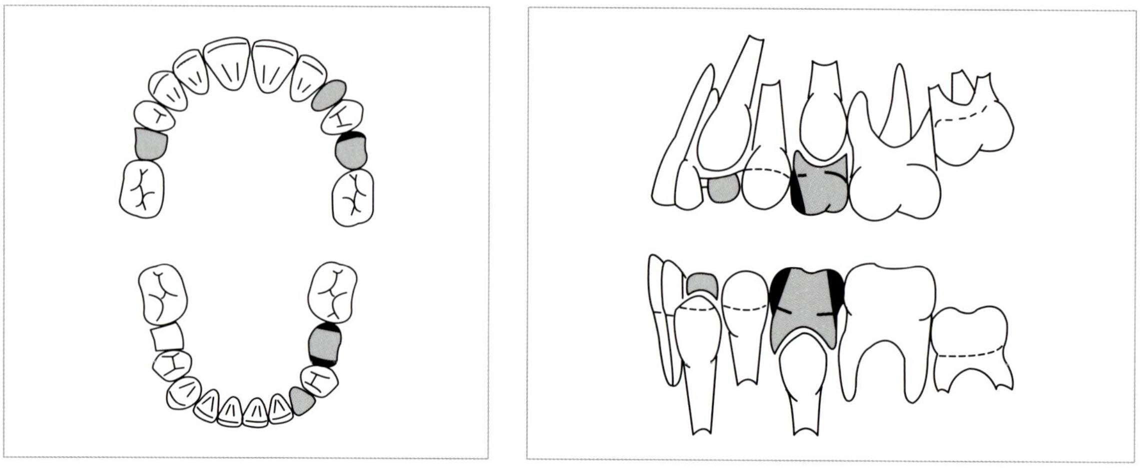

그림 5. 상악 제2유구치의 근심면 삭제와 하악 제2유구치의 근원심삭제법(인용: Hotz RO, Stockli PW, Ben-Zur ED. Zahnmedizin bei Kindern und Jugendlichen.Thieme Georg Verlag; 1994.)

4. 상악에서는 측방치군의 leeway space가 작으나 하악에서는 더 크기 때문에 하악 제 2소구치의 맹출 뿐만 아니라 제 1대구치의 근심 이동이 가능합니다. 이 경우 구치의 교합개선을 위해 제 2유구치의 원심면을 삭제할 수도 있습니다(그림 5, 6).

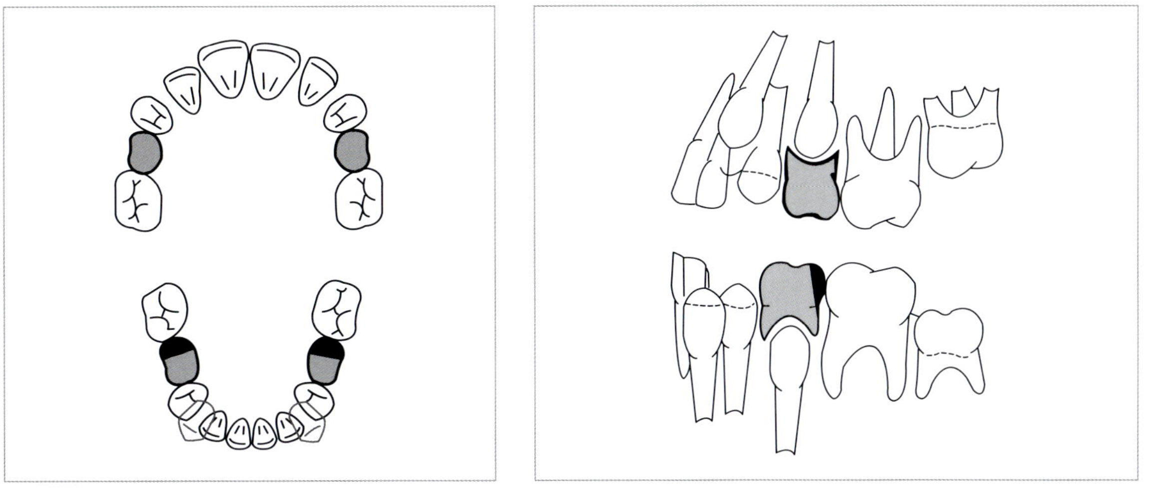

그림 6. 하악 제2유구치의 원심 삭제법(인용: Hotz RO, Stockli PW, Ben-Zur ED. Zahnmedizin bei Kindern und Jugendlichen.Thieme Georg Verlag; 1994.)

5. 하악 제2유구치는 탈락이 지연되는 경우가 종종 있습니다. 이 경우 제 2대구치의 발육 상태를 방사선 사진 상에서 관찰하여 제2대구치가 제2소구치보다 먼저 맹출되지 않도록 관리하는 것이 중요합니다.
   필요에 따라 제2소구치 맹출을 유도하기 위해 제2유구치의 조기발치 및 간단한 공간유지장치를 사용할 수도 있습니다. 이때 Lingual arch형태의 공간유지장치는 구치의 근심 이동을 방지하지 못하고, 그림 7의 증례에서와 같이 하악 전치부의 순측 경사이동을 발생시키기도 합니다. 환자의 협조도가 좋다면 가철식 공간유지장치가 훨씬 효과적이며 경우에 따라서는 lip bumper장치를 보조적으로 사용할 수도 있습니다.
   Lip bumper는 입술 주의 근육의 힘을 차단함으로써 하악 전치부의 전방경사, 하악 제1대구치는 오히려 약간의 원심 경사이동을 야기시키므로, leeway space는 보존됩니다. 또한 악궁의 폭경도 증가하여 공간확보에는 유리한 장치입니다.

6. 만일 상악에서 제 2대구치가 견치보다 먼저 맹출 하는 경우에는 단 수 주에서 수 개월내에 제 1대구치의 근심 이동이 발생하므로 공간 감리에 많은 주의가 필요합니다. 일반적으로 견치가 제2대구치보다 1년 정도 먼저맹출하기 때문에,견치맹출 공간만 충분히 확보되어 있다면 문제가 없지만, 교정장치 없이 공간을 유지하기는 매우 어렵습니다.

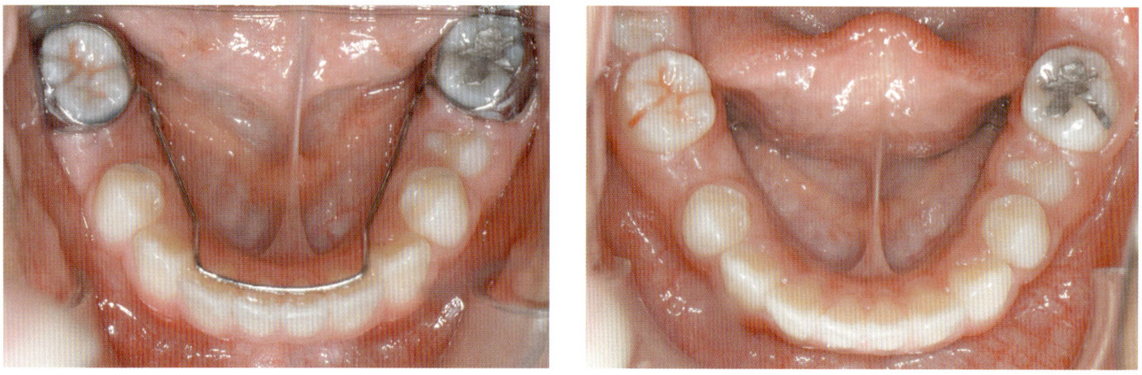

그림 7. Lingual Arch를 이용한 공간유지 후 하악 전치부의 순측 경사.

증례

본 환자는 교정상담을 받고 싶다는 것을 주소로 내원한 8세의 여환이었습니다(그림 8). 구외 소견으로는 직선적인 안모과 lower lip bulging이 관찰되었고, 구내소견으로 유구치 원심면의 flush terminal plane, 하악전치의 총생과 거대설 소견이 관찰되었습니다. 파노라마방사선사진에서 비중격의 휘어짐과 상악 좌측 제1,2 소구치의 치배가 겹쳐 보이는 소견을 나타내고 있었고, 두부계측방사선사진에서는 미약한 II급 골격 관계 및 미약한 수직성장 경향을 보이고 있었습니다(그림 9).

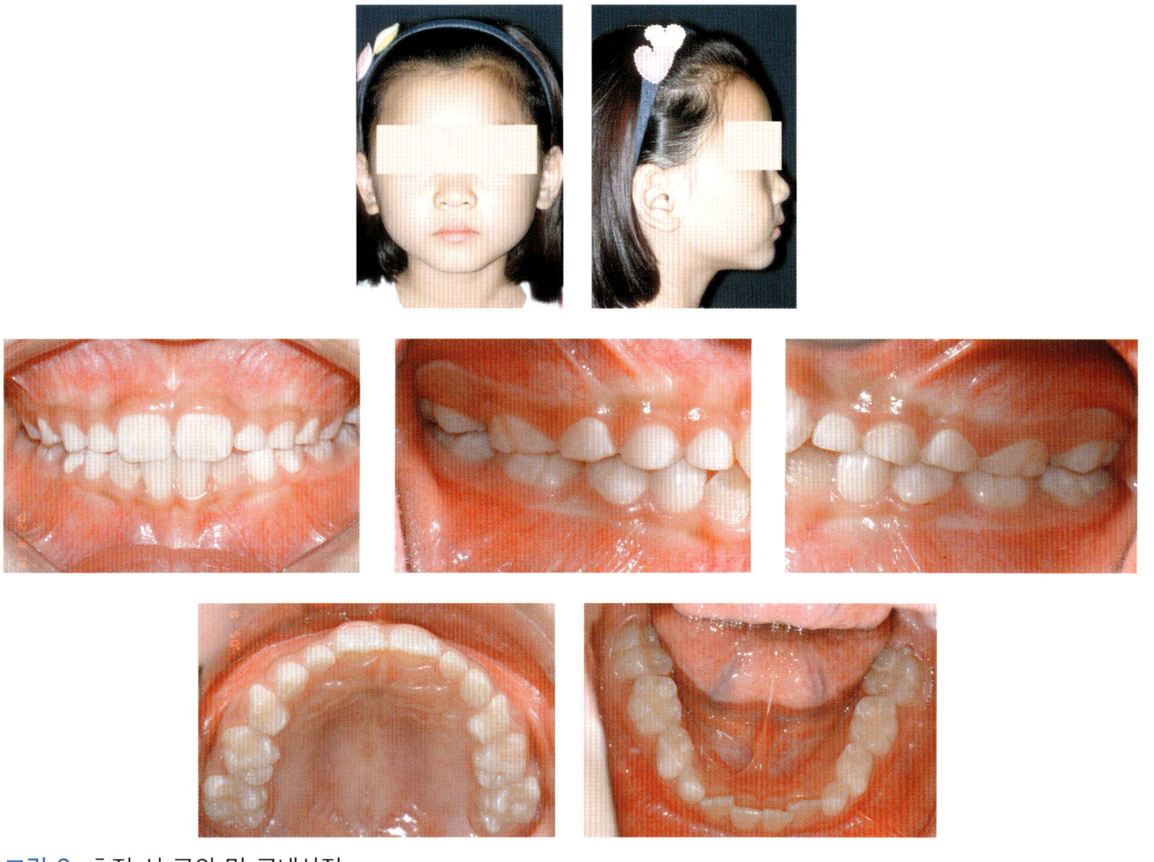

그림 8. 초진 시 구외 및 구내사진.

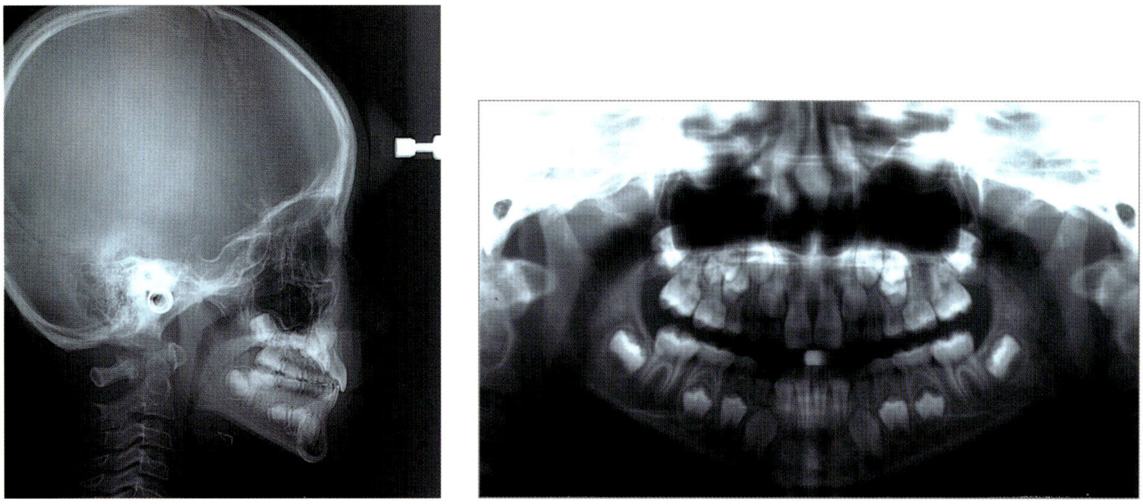

그림 9. 초진 시 두부계측방사선사진 및 파노라마방사선사진.

전후방적, 수직적으로 심한 골격 부조화는 보이지 않아 성장이 양호할 것으로 예측되는 환자이나 상악 좌측 제1,2 소구치 맹출시 공간문제가 발생될 가능성이 높아 적극적인 공간 감리를 시행하며 관찰하기로 하였습니다. 치료로는 정상적인 영구치의 맹출을 유도하기 위하여 상하악 측절치 맹출시기에 상하악 유견치의 근심면 삭제(그림 10)를 시행하였습니다. 이 후 하악 견치들이 맹출할 무렵 하악 제1유구치에서 근심면삭제를 시행하였고 상악 제1유구치들을 발거하였습니다. 그리고 상하악 제1소구치가 맹출할 무렵 상하악 제 2유구치의 근심면삭제(그림 12)를 시행하였습니다.

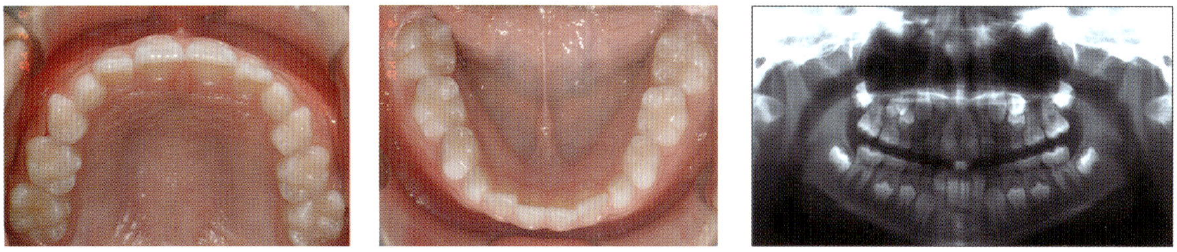

그림 10. 하악 견치의 근심면 삭제를 시행한 후의 구내사진 및 파노라마방사선사진.

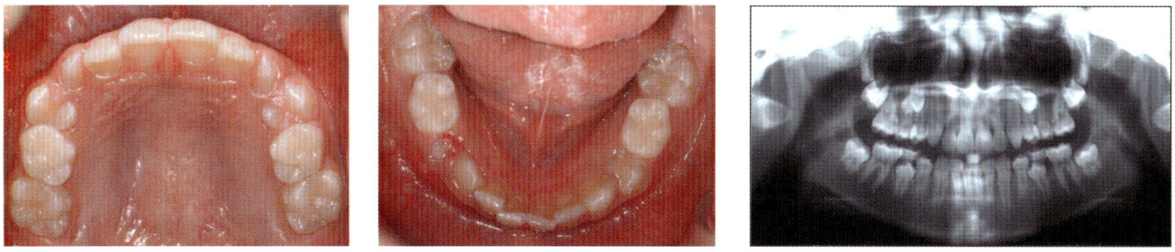

그림 11. 상하악의 유견치와 제1유구치 발치 후의 구내사진 및 파노라마방사선사진.

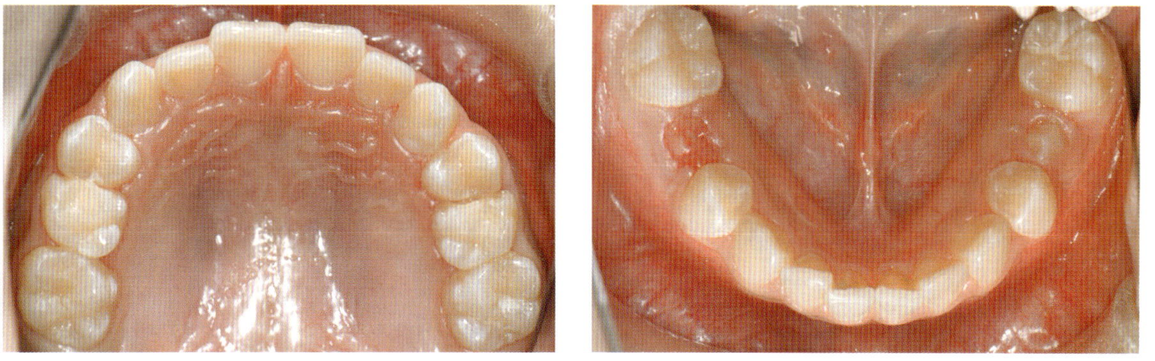

그림 12. 상악 제2유구치의 근심면 삭제 후의 구내사진.

48개월의 공간 감리 후 후속 영구치들은 정상적으로 맹출되었습니다. 치배 상태에서 겹쳐져 있었던 상악 좌측 제1소구치는 정상적인 맹출이 유도되었고, 상악 좌측 제2소구치의 맹출을 촉진하기 위해 상악 좌측 제2유구치를 조기 발치하고 공간유지장치를 장착하였습니다(그림 13).

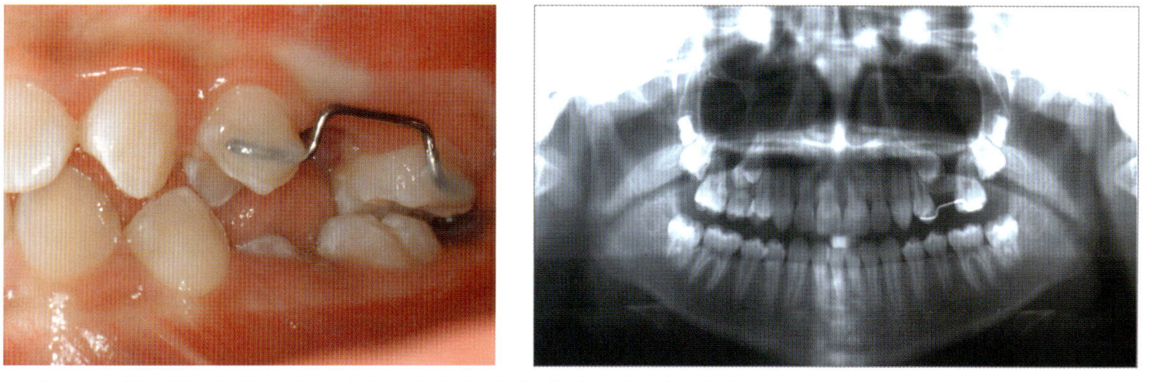

그림 13. 상악 좌측 제2유구치 조기발치 후 임상사진 및 파노라마방사선사진.

이 환자의 초진시 파노라마방사선사진(그림 9)과 치근단방사선사진(그림 14) 소견 상 역동적인 치아 교환시기에 적절한 공간감리가 이루어지지 않았다면, 상악 좌측 제2소구치는 이소맹출할 가능성이 높았을 것입니다. 상악 좌측 제2소구치 치배의 위치는 정상 맹출을 기대하기 어려울 만큼 불량하였지만, 치근이 형성되고 있는 단계였기에, 유구치의 조기발치만으로도 정상 경로를 찾아가는 효과를 볼 수 있었습니다. 초진 시와 공간감리 35개월 시의 두부계측방사선사진 중첩(그림 15, 표 1) 결과 제 1대구치의 후기근심이동이 거의 일어나지 않았고, leeway space 소실이 거의 일어나지 않은 채 영구치들이 배열된 것이 확인되었으며 양호한 성장패턴을 보이고 있었습니다.

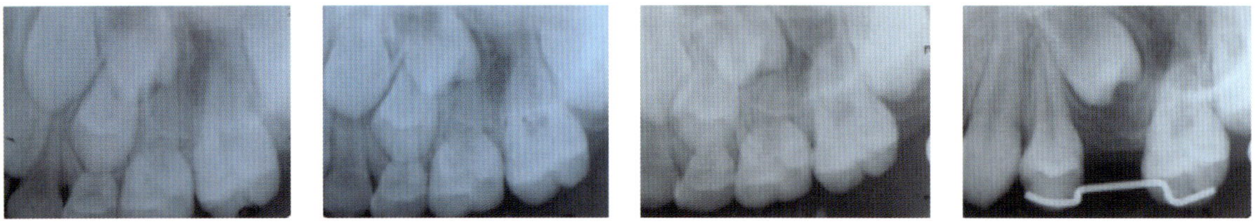

그림 14. Space supervising 동안의 상악좌측 제2소구치 맹출상태.

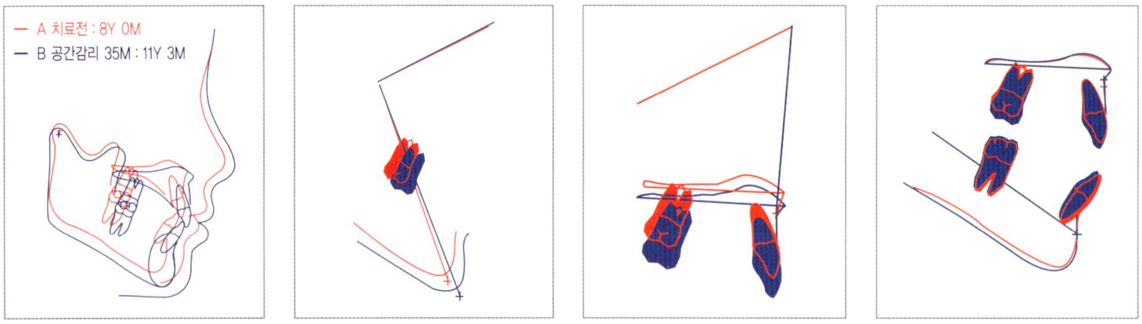

그림 15. 치료 전, 공간감리 35개월 후의 두부계측방사선사진 중첩.

표 1. 치료 전과 공간감리 35개월 후 두부계측방사선 사진의 중첩

Variables	Norm	Before treatment	After treatment
SNA (˚)	82.0	77.1	77.6
SNB (˚)	80.0	72.9	73.9
ANB (˚)	2.0	4.2	3.7
A to N⊥FH (mm)	-3.0	-4.9	-4.9
Angle of convexity (˚)	0.0	8.6	5.6
Mandibular length (mm)	102.2	97.7	105.1
Midfacial length (mm)	83.6	79.3	82.6
Mandibular plane angle (˚)	25.5	28.9	28.5
Gonion angle (˚)	130.0	111.4	114.4
Lower anterior facial height (mm)	56.8	58.8	62.5
Mx.1 to FH (˚)	111.0	104.9	101.7
IMPA (˚)	90.0	99.9	98.5

이렇듯 간단한 공간감리만으로도 충분한 공간을 가지고 영구치들이 생리적으로 잘 배열될 수 있었고, 매복되거나 이소맹출되어 문제를 일으켰을 영구치를 별도의 후속 처치나 수술 등의 절차 없이 생리적으로 맹출을 유도할 수 있었다는 점에서 이러한 공간감리의 고무적인 의의를 찾을 수 있겠습니다.

제 23장 마무리하며…

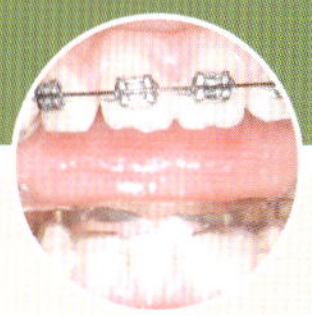
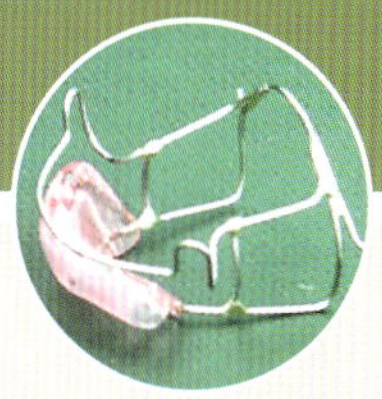
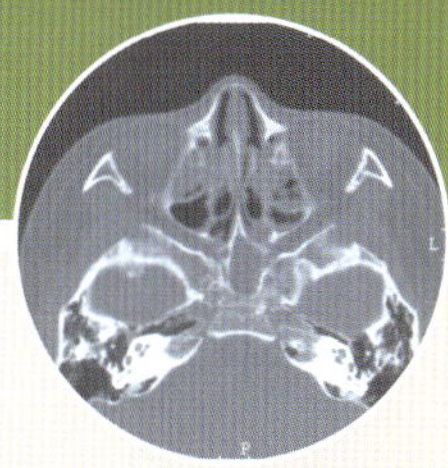

들어가며

글을 쓰기 시작할 때의 의욕이 앞섰던 마음과는 달리 챕터가 거듭될수록 원고 마감일에 쫓겨 정제되지 않은 내용으로 마무리지은 것 같아 아쉬움을 피할 수 없습니다. 이번 장의 내용을 이와 같은 대화체로 시작함은 이러한 아쉬움을 독자분들과 나누고 머릿속에 떠오르는 단편적인 생각을 좀더 자유롭게 에세이처럼 표현하려는 의도로 이해해 주셨으면 감사하겠습니다. 길지 않은 경험이나 30년 가까운 교정의사 생활을 통하여 제가 가지게 되는 두 가지 화두는 다음과 같습니다.

첫째, 교정학에는 과연 어떤 분야가 있는가?
둘째, 교정학은 발전하는 것인가 혹은 단지 변화하는 것인가?

현대 교정학의 임상기술은 말 그대로 눈부시다고 표현할 수 밖에 없을 정도로 빠른 속도로 발전(?)하고 있습니다. 그러나 큰 틀에서 본다면 growth modification이나 공간감리로 대표되는 성장기아동의 교정과 정교한 교합을 맞추는 성인교정의 두 가지 틀로 나누어 질 수 밖에 없다고 봅니다. 다양한 skeletal anchorage technique을 비롯한 설측 교정학, 삼차원 골격 모델분석 등 신기술이 하루가 다르게 쏟아져 나오지만 이러한 근본 틀에서 벗어날 수는 없는 것 같습니다. 이 두 분야를 좀더 피상적으로 대별하자면 부정 교합의 원인에 대한 오래된 견해의 차이에서 분리되었다고도 볼 수 있을 것입니다. “Form and Function Debate”로 대별되는 이 양대 산맥의 철학은 수십 년 동안의 너무도 많은 임상 및 실험 연구가 있음에도 불구하고 서로의 대화는 여전히 서툴다고 밖에 할 수 없을 것입니다. 심지어는 이 둘의 상호 대화 시도를 영역의 침해나 일탈로 경계하는 분위기를 학술 모임 등에서 어렵지 않게 느낄 수 있었습니다.

교정학을 공부하면서 제게 떠오르는 생각은 학문은 살아있는 유기체라는 것입니다. 마치 역사는 발전하는가, 후퇴하는가 혹은 단지 변화와 순환을 지속하는가에 대한 많은 철학적, 인문학적 성찰과 고뇌가 있는 것처럼 우리의 교정학 분야에서도 이러한 유기체의 동적 지향성에 유사한 성찰이 필요할 것으로 생각됩니다.

살아있는 유기체는 지속적으로 외부의 자극을 수용하고 반응하는 과정을 겪게 마련이고 이러한 환경적 변화에 반응하지 않는 경우는 그 생명이 상실되는 시기일 뿐이지요. 즉, 학문이든 종교든 근본주의적 경직성(tendency of fundamentalism)은 퇴행적 고착(regressive fixation)을 가져온다는 점을 반추해보는 것도 가치 있을 것이라는 생각을 해봅니다. 각설하고, 이러한 유기체론을 확대해 볼 때 인문학적 상상력을 통해 부정교합의 원인을 생각해보는 것도 흥미로운 일이라고 생각되는군요.

얼마 전 스쳐간 기사 중에 미국 어디선가 수천만년된 지질층이 지각변동으로 지상에 노출된 후 그 지질층에 숨겨졌던 식물의 씨앗이 발아되어 화제가 된 일이 있었습니다. 이런 일화를 우리 분야에 적용시켜, 부정교합의 유전적 요소(genetic factor)의 씨앗도 어떠한 환경적 요소(environmental factor)에 노출되거나 혹은 감추어지면서 그 면모가 밝혀진다고 본다면 너무 지나친 언어의 유희일까요?

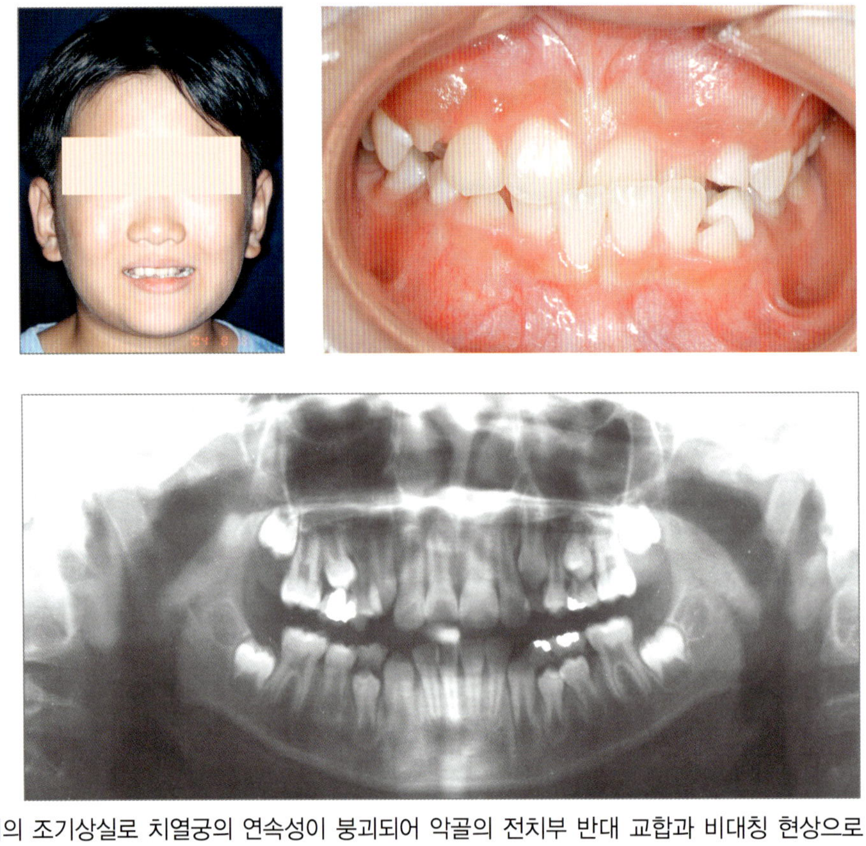

그림 1. 유치의 조기상실로 치열궁의 연속성이 붕괴되어 악골의 전치부 반대 교합과 비대칭 현상으로 진전된 증례.

성장기 아동의 교정을 이처럼 유기체가 매우 역동적인 변화를 겪는 동안에 좀더 바람직한 환경요소를 만드는 일련의 치료 과정으로 파악하는 안목이 필요한 것도 이러한 이유 때문입니다. 실제로 혼합치열기의 환자로 단순한 우식증에 의해 치열궁의 연속성이 붕괴되어 비대칭 현상이 발생되는 경우 양호한 유전적 요소가 악화된 환경요소에 의해 숨겨진 경우라고 생각해 볼 수도 있을 것입니다(그림 1).

이미 전 장에서 다루어진 테마이긴 하지만 많은 부정교합 환자는 실제로 근신경계의 부조화를 동반하고 있고, 이러한 부정교합을 치료하면 근육의 균형이 회복되면서 계속 유지되는 경우를 자주 관찰할 수 있습니다(그림 2). 특히 이러한 변화는 성장기에서 확연하게 발생되는 것을 자주 관찰되게 됩니다. 우리가 무심코 시행하는 단순한 아말감 수복도 성장기 아동에서는 일종의 정형적 변화(orthopedic change)를 야기할 수 있는 환경요소가 되기도 합니다. 특히 최근의 악안면성장에 대한 선도적 연구는 이러한 생각의 전개에 매우 고무적인 역할을 하고 있습니다.

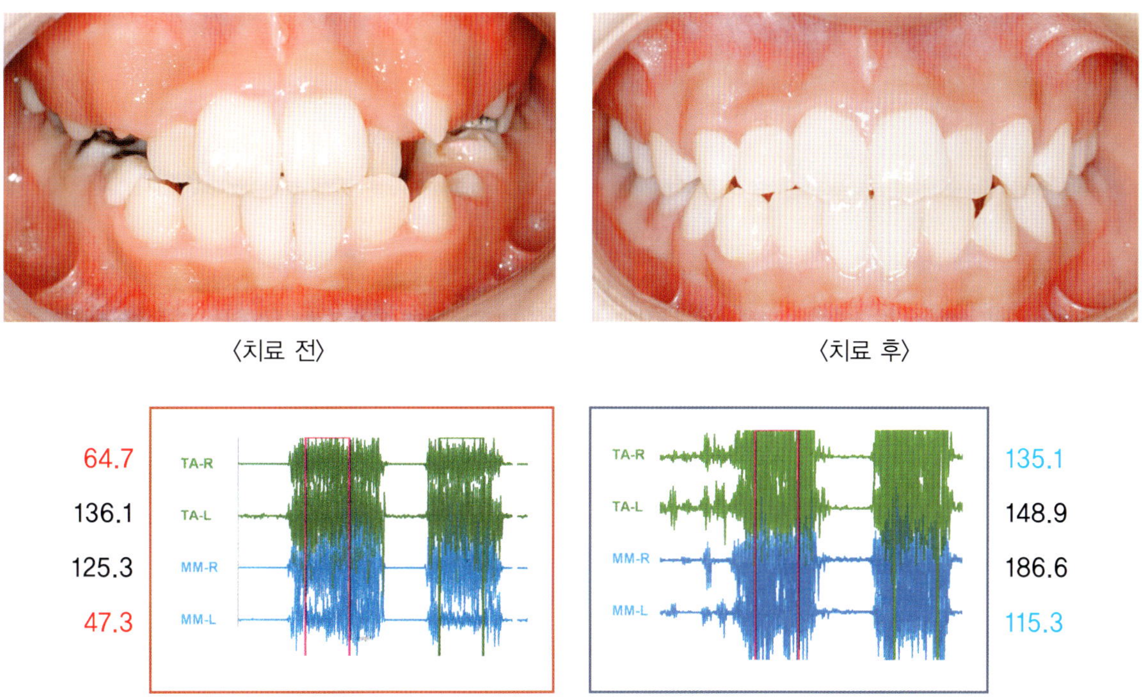

그림 2. 부정교합의 치료 전후 개선된 Clenching 시 EMG 소견.

성장기에서의 교합기능 변화는 부정교합의 근본적인 원인 부위라고 할 수 있는 안면과 나아가서는 두개저의 성장 및 골형성 문제에(growth and remodeling of the cranial floor) 직접적인 영향을 줄 수 있다는 것입니다. 특히 하악의 위치변화가 두개저 특히 sphenooccipital synchondrosis 부위의 활성도 및 위치까지 변화시킬 수 있다는 Dr. Riolo (2004)의 동물실험 연구는 우리에게 많은 점을 시사하고 있습니다(그림 3, 4).

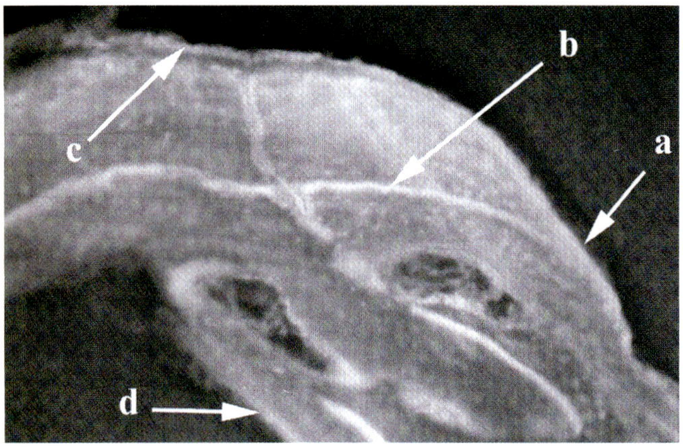

그림 3. 원숭이를 통한 실험에서 하악을 전방위치시킨 경우 두개저에도 새로운 골 침착이 이루어짐을 볼 수 있습니다. Anterolateral border of the foramen magnum: a) reversal area, b) tetracycline labeled band, c) appositional cutaneous surface, d) meningeal resorptive surface change (35x magnification)(인용: Riolo ML. Growth and Remodeling of the Cranial Floor Following Alterations in Occlusal Function: Microfluoroscopic Analysis with Serial Cephalometrics. In: McNamara JA, Jr., editor. Craniofacial growth series. Ann arbor: The University of Michigan; 2004).

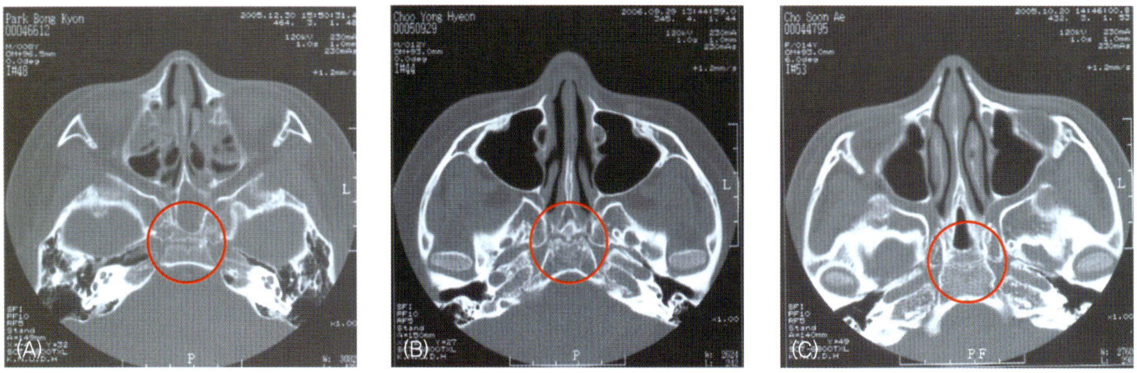

그림 4. Sphenooccipital synchondrosis는 18~20세 정도까지 활동을 보이기 때문에 두개저의 성장중심으로서의 역할을 담당합니다. (A) 8세 8개월 (B) 12세 8개월 (C) 14세 2개월

저자가 수년 전부터 한정된 증례에서 사용한 surgical miniplate를 이용한 상악 전방견인장치의 결과를 유심히 살펴보면 아직 정확한 통계가 나오지 않았지만 전두개저의 길이가 통법의 상악전방견인 치료보다 더 많이 늘어나는 경향을 볼 수 있었고, 이는 삼차원적 FEM(유한요소분석)모델에서도 어느 정도 확인되고 있습니다(그림 5). 따라서 미래의 성장기 아동의 교정치료는 근육 및 두개저의 변화에 초점이 맞춰질 것이라고 감히 생각해봅니다.

(A)

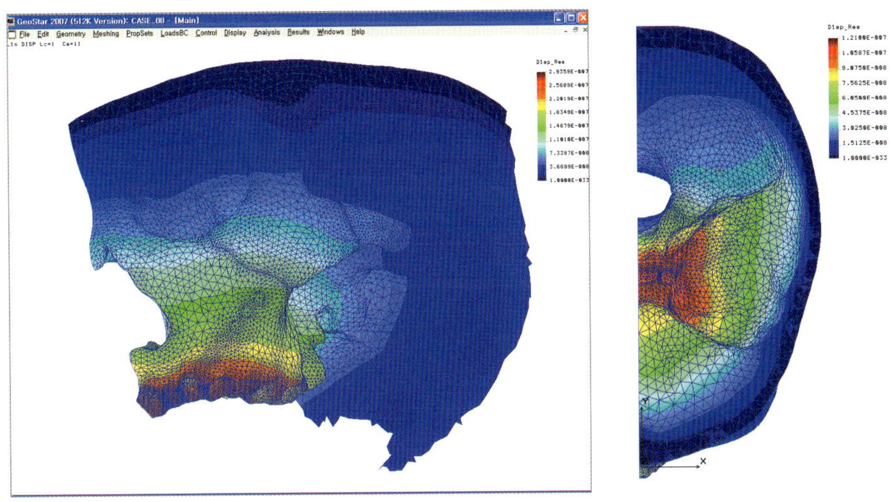

(B)

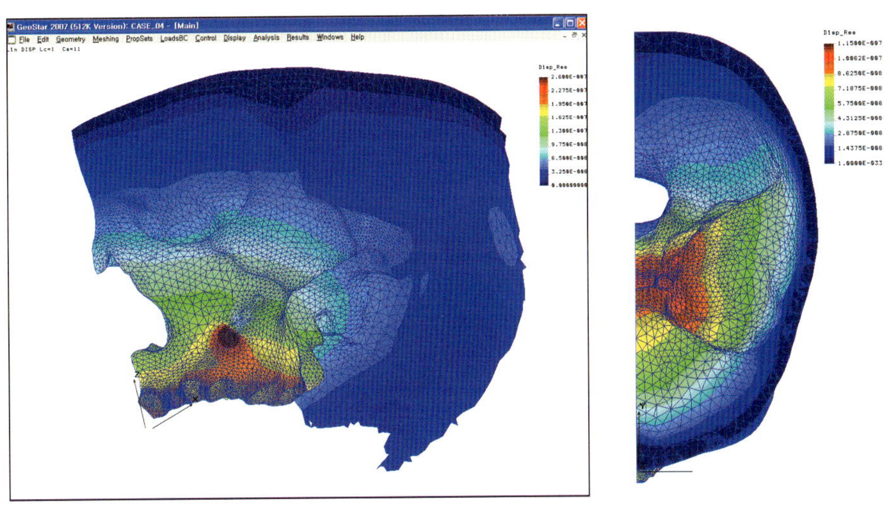

그림 5. 상악골 전방견인 시 (A) RME를 이용한 group과 (B) Skeletal anchorage 를 이용한 group 사이의 3차원 유한요소분석을 통한 두개저의 응력비교 연구. Skeletal anchorage를 이용한 group이 RME group 보다 frontomaxillary suture 부위의 수치가 높게 나타났으며 상악골체의 변위가 크다는 것이 확인되었습니다.

미래에는 치료방법 면에서도 단순하고 규격화된 active plate나 FKO(기능적 악정형장치)보다는 환자 개개인의 진단 결과에 맞춰진 개별화된 기능적 악교정장치가 처방될 것으로 생각됩니다(그림 6). 물론 이를 위해서는 기존의 기본적인 자료보다는 기능성을 구체적으로 진단할 수 있는 좀더 다양한 보조 진단자료가 필요할 것으로 생각됩니다(그림 7).

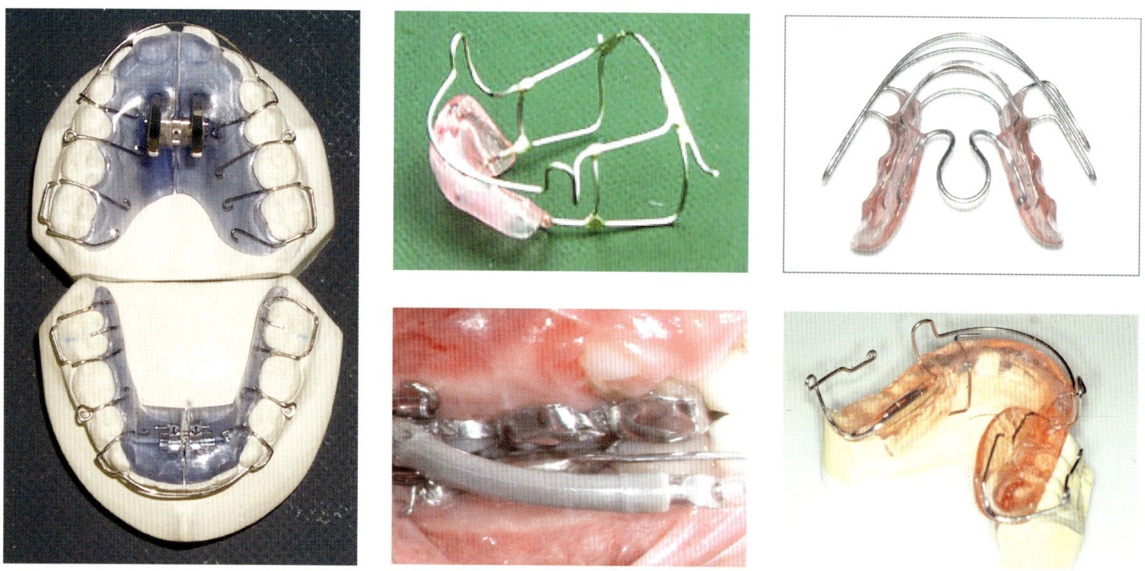

그림 6. 다양한 기능적 악교정 장치. 미래에는 환자 개개인의 진단 결과에 맞춰진 개별화된 기능적 악교정 장치가 처방될 것 입니다.

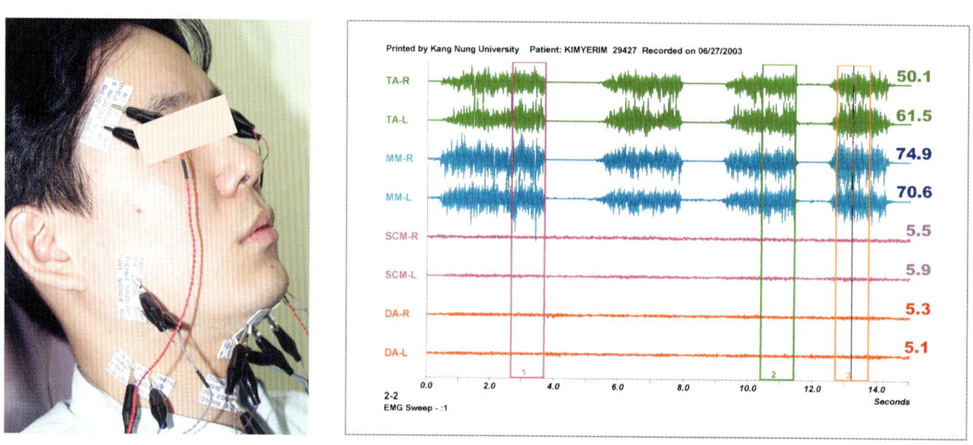

(A)

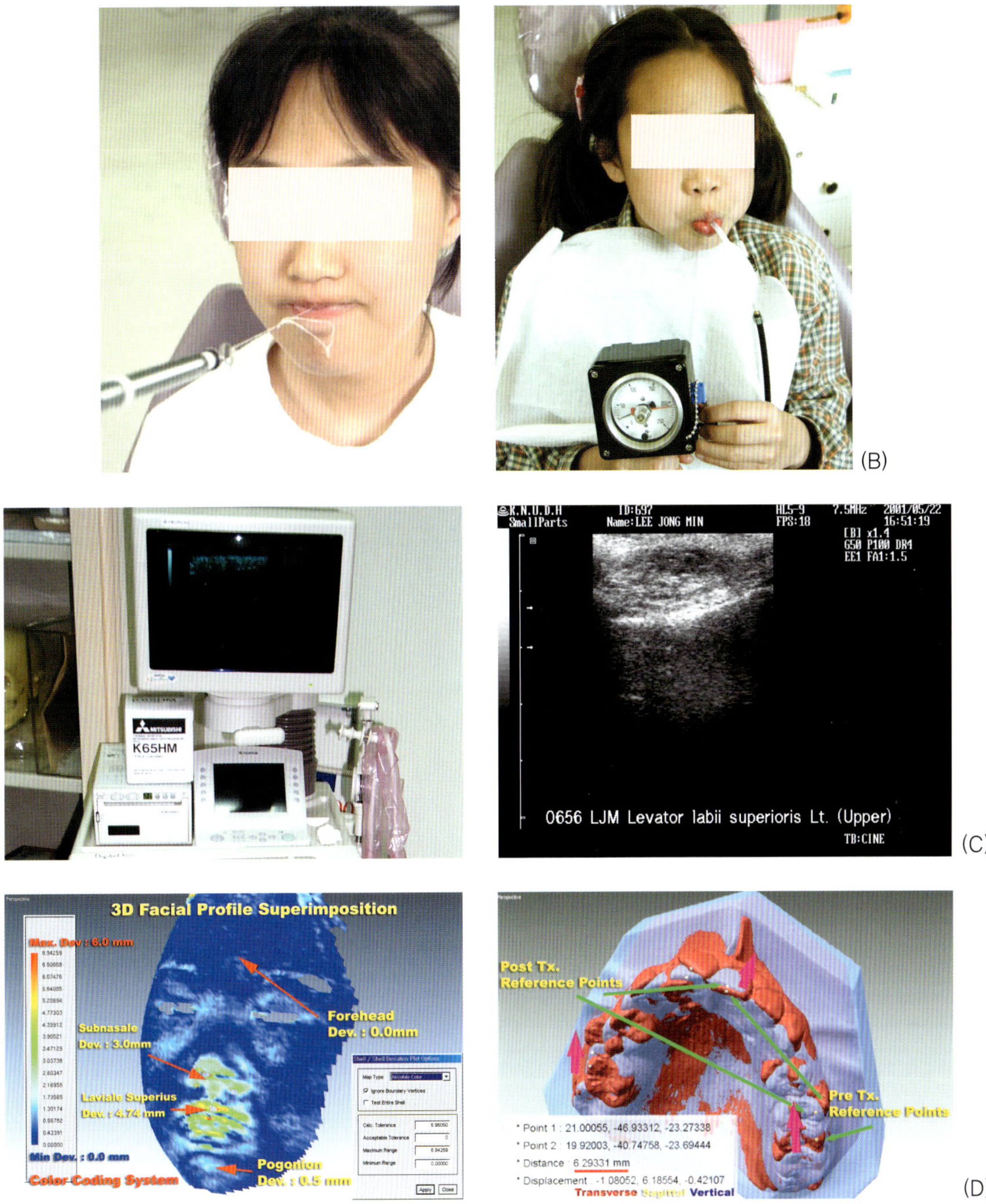

그림 7. 다양한 보조진단자료. (A) Eletromyography. (B) Myometer와 Muscle tonometer. (C) Utrasonography. (D) 3차원 역공학기술의 임상적 적용.

이와 같이 성장기아동의 교정은 아직 모습의 대부분이 수중 깊이 잠겨있는 북극의 빙산과도 같은 분야라고 생각합니다. 최근 세계 최저의 출산율과 심미성에 대한 역동적인 사회적 관심으로 치료의 패러다임이 성인교정과 심미교정으로 전이된다고들 이야기합니다. 우리 교정학 분야뿐만 아니라 학문이나 임상의학의 발전 혹은 변화가 이러한 사회환경과 밀접히 얽히어 변화된다는 사실은 이미 많은 관심 있는 석학들에 의해 종종 언급되고 있습니다. 그러나 이러한 패러다임의 변화(paradigm shift)에 대한 반대적 균형 요소(counter balancing factor)의 - 여기서는 성장기아동의 교정- 역동적인 개입이 필요한 이유도 같은 이유로 필요할 것입니다. 이미 앞서 언급한 대로 우리의 학문은 일종의 유기체적 성격을 가지고 있는 생명체이기 때문이고 우리는 이러한 생명체를 고착되지 않고 잘 자랄 수 있도록 지속적으로 가꾸어야하는 정원사의 업무를 가지고 있기 때문입니다.

변변치 않은 이 책을 읽어주신 독자 분들께 다시 한 번 감사의 인사를 드립니다.

참/고/문/헌

- 김성수, 차봉근, 이남기. 2006. 안면 비대칭 환자의 수직 안모 유형과 이하두정 두부방사선 규격사진 계측치 및 표면 근전도의 상관성에 대한 연구. *대한치과교정학회지* 36: 218-22.
- 박영욱, 김지혁, 차봉근. 2000. 증례보고: 점진적 Distraction Technique 을 이용한 상악골의 전방이동. *대한악안면성형재건외과학회지* 22: 687-96.
- 성재현, 권오원, 경희문, 박경덕. 2001. *한국인 정상교합자의 두개안면성장에 관한 누년적 자료*. 서울: 정원사.
- 심은영. 2003. 측두하악장애가 악안면 구조에 미치는 영향에 대한 두개골 모형상 연구. *강릉원주대학교 석사학위논문*.
- 이남기, 백승학, 최동순, 박영욱, 김지혁, 차봉근. 2008. 악정형력 적용을 위한 골내 고정원으로서 미니플레이트 형상의 영향: 3 차원 유한요소법적 연구. *대한악안면성형재건외과학회지* 30: 345-52.
- 이남기, 최동순, 장인산, 차봉근. 2008. 미니플레이트의 골내 고정원 적용 시 초기 안정성에 영향을 주는 요인에 대한 3 차원 유한요소법적 연구. *대한치과교정학회지* 38: 304-13.
- 이연희, 차봉근, 박인우. 2001. 한국인 성인의 교근 두께에 관한 초음파검사적 연구. *대한치과교정학회지* 31: 225-36.
- 이혜미. 2002. 강릉시 초등학교 고학년 아동의 측두하악장애와 부정교합 유병율에 관한 연구. *강릉원주대학교 석사학위논문*.
- 차봉근, 박영욱, 이남기, 이연희. 2000. 상악 전방견인치료의 새로운 두 가지 기법. *대한치과의사협회지* 38: 997-1007.
- 차봉근, 이남기, 최동순. 2007. Miniplate anchorage 를 이용한 골격성 III 급 부정교합 아동의 상악 전방견인 치료. *대한치과교정학회지* 37: 73-84.
- 차봉근, 이연희, 이혜미, 심은영. 2002. Double plate를 이용한 성장기 아동의 II급 부정교합의 치료. *대한치과의사협회지* 40: 741-9.
- 차봉근, 이재용, 배석훈, 박동일. 2002. 미래의 교정진단: 3차원역공학기술의 교정학적 적용에 대한 예비연구 (I) *대한치과의사협회지* 40: 107-17.
- Almeida MA, Phillips C, Kula K, Tulloch C. 1995. Stability of the palatal rugae as landmarks for analysis of dental casts. *Angle Orthod* 65: 43-8.
- Altuna G, Schumacher HA. 1985. Schmuth and Muller double plates. *J Clin Orthod* 19: 422-5.
- An K, Jang I, Choi DS, Jost-Brinkmann PG, Cha BK. 2015 in publishing. Where is the stable reference area for superimposition of three-dimensional digital models of the mandible? A preliminary study.

Journal of Orofacial Orthopedics.

- Bakke M, Tuxen A, Vilmann P, Jensen BR, Vilmann A, Toft M. 1992. Ultrasound image of human masseter muscle related to bite force, electromyography, facial morphology, and occlusal factors. *Scand J Dent Res* 100: 164-71.
- Bimler W. 1938. Eine orthodontische Auswertungsmethode für Kieferabgüsse (Photoplan). *Dtsch. Zahn-Mund-Kieferhk* 5: 460-4.
- Bussick TJ, McNamara JA, Jr. 2000. Dentoalveolar and skeletal changes associated with the pendulum appliance. *Am J Orthod Dentofacial Orthop* 117: 333-43.
- Byloff FK, Darendeliler MA. 1997. Distal molar movement using the pendulum appliance. Part 1: Clinical and radiological evaluation. *Angle Orthod* 67: 249-60.
- Cady EB, Gardener JE, Edwards RH. 1983. Ultrasonic tissue characterisation of skeletal muscle. *Eur J Clin Invest* 13: 469-73.
- Cerny R. 1978. Magneto-orthodontics: the application of magnetic forces to orthodontics. *Aust Orthod J* 5: 105-13.
- Cha BK, Choi DS, Jang I, Jost-Brinkmann PG, Ngan P. 2010. Maxillary protraction using miniplates as skeletal anchorage. *Hong Kong Dent J* 7: 87-93.
- Cha BK, Choi DS, Ngan P, Jost-Brinkmann PG, Kim SM, Jang IS. 2011. Maxillary protraction with miniplates providing skeletal anchorage in a growing Class III patient. *Am J Orthod Dentofacial Orthop* 139: 99-112.
- Cha BK, Kim CH, Baek SH. 2007a. Skeletal sagittal and vertical facial types and electromyographic activity of the masticatory muscle. *Angle Orthod* 77: 463-70.
- Cha BK, Lee JY, Jost-Brinkmann PG, Yoshida N. 2007b. Analysis of tooth movement in extraction cases using three-dimensional reverse engineering technology. *Eur J Orthod* 29: 325-31.
- Cha BK, Ngan PW. 2011. Skeletal anchorage for orthopedic correction of growing Class III patients. *Seminars in Orthodontics* 17: 124-37.
- Choi DS, Jeong YM, Jang I, Jost-Brinkmann PG, Cha BK. 2010. Accuracy and reliability of palatal superimposition of three-dimensional digital models. *Angle Orthod* 80: 497-503.
- Choi JI, Cha BK, Jost-Brinkmann PG, Choi DS, Jang IS. 2012. Validity of palatal superimposition of 3-dimensional digital models in cases treated with rapid maxillary expansion and maxillary protraction headgear. *Korean J Orthod* 42: 235-41.
- Christensen LV, Radue JT. 1985. Lateral preference in mastication: an electromyographic study. *J Oral Rehabil* 12: 429-34.
- Delaire J. 1976. Le syndrome prognathique mandibulaire. *Orthod Fr* 47: 203-19.
- Delaire J. 1997. Maxillary development revisited: relevance to the orthopaedic treatment of Class III malocclusions. *Eur J Orthod* 19: 289-311.
- Drescher D, Vardimon AD. 1996. Vorschubdoppelplatte, kleines lehrbuch der Angle-Klasse II,1 unter

besonderer berucksichtigung der behandlung. 15: 203-24.

- Figueroa AA, Polley JW. 1999. Management of severe cleft maxillary deficiency with distraction osteogenesis: procedure and results. *Am J Orthod Dentofacial Orthop* 115: 1-12.
- Flock S, Jansen W, Roberts M, Schmuth GPF. 1961. Überprüfung abgeschlossener Kieferorthopädischer Behandlungsfälle unter besonderer Berücksichtigung der Zahnbogenvermessung. *Dtsch. zahnärztl. Z* 16: 48-56.
- Fränkel R. 1989. *Orofacial orthopedics with the function regulator:* S Karger Ag.
- Gardner GE, Kronman JH. 1971. Cranioskeletal displacements caused by rapid palatal expansion in the rhesus monkey. *Am J Orthod* 59: 146-55.
- Ghosh J, Nanda RS. 1996. Evaluation of an intraoral maxillary molar distalization technique. *Am J Orthod Dentofacial Orthop* 110: 639-46.
- Graber TM, Vanarsdall RLJ. 1994. Orthodontics: Current principles and techniques. 2nd edition. In Chapter 8. Stockli PW, Teuscher UM. Combined activator headgear orthopedics. *Mosby, St. Louis.*
- Hilgers JJ. 1992. The pendulum appliance for Class II non-compliance therapy. *J Clin Orthod* 26: 706-14.
- Hosl E, Bauldhauf A. 1991. *Mechanical and biological basis in orthodontic therapy*. Heidelberg, Germany: Huthig Book Verlag GmbH.
- Hotz RO, Stockli PW, Ben-Zur ED. 1994. *Zahnmedizin bei Kindern und Jugendlichen*: Thieme Georg Verlag.
- Ingervall B, Thilander B. 1974. Relation between facial morphology and activity of the masticatory muscles. *Journal of Oral Rehabilitation* 1: 131-47.
- Jang I, Tanaka M, Koga Y, Iijima S, Yozgatian JH, et al. 2009. A novel method for the assessment of three-dimensional tooth movement during orthodontic treatment. *Angle Orthod* 79: 447-53.
- Jang SJ, Cha BK, Ngan P, Choi DS, Lee SK, Jang I. 2011. Relationship between the lingual frenulum and craniofacial morphology in adults. *Am J Orthod Dentof Orthop* 139: e361-e7.
- Jankelson RR. 1990. Neuromuscular dental diagnosis and treatment. *Ishiyaku Euroamerica* 98.
- Kiliaridis S, Kalebo P. 1991. Masseter muscle thickness measured by ultrasonography and its relation to facial morphology. *J Dent Res* 70: 1262-5.
- Kinzinger GSM, Fritz UB, Sander FG, Diedrich PR. 2004. Efficiency of a pendulum appliance for molar distalization related to second and third molar eruption stage. *Am J Orthod Dentofacial Orthop* 125: 8-23.
- Konik M, Pancherz H, Hansen K. 1997. The mechanism of Class II correction in late Herbst treatment. *Am J Orthod Dentofacial Orthop* 112: 87-91.
- Korkhaus G. 1939. Gebiβ-, Kiefer- und Gesichtsorthopädie. In: Handbuch der Zahnhk. Bd. IV, Herausgeber: Chr. Bruhn, J. F. . München: Bergmann.
- Kubota M, Nakano H, Sanjo I, Satoh K, Sanjo T, et al. 1998. Maxillofacial morphology and masseter muscle thickness in adults. *Eur J Orthod* 20: 535-42.

- Latif A. 1957. An electromyographic study of the temporalis muscle in normal persons during selected positions and movements of the mandible. *Am J Orthod* 43: 577-91.
- Lee HS, Choi HM, Choi DS, Jang I, Cha BK. 2013a. Bone thickness of the infrazygomatic crest area in skeletal Class III growing patients: A computed tomographic study. *Imaging Sci Dent* 43: 261-6.
- Lee JH, Choi DS, Cha BK, Park YW, Jang I. 2013b. Three-dimensional assessment of facial soft tissue after orthognathic surgery in patients with skeletal Class III and asymmetry. *J Korean Assoc Maxillofac Plast Reconstr Surg* 35: 360-7.
- Lee NK, Cha BK. 2006. A cephalometric study on the velopharyngeal changes after maxillary protraction. *Korean Journal of Orthodontics* 36: 161-9.
- Linder H. 1931. Biometrische Untersuchungen des Normalgebisses in verschiedenen Lebensaltern. Fortschr. *Orthodont* 1: 22-31, 211-31, 559-78.
- Moss JP, Linney AD, Grindrod SR, Arridge SR, Clifton JS. 1987. Three-dimensional visualization of Miethke RR, Drescher D. 1996. Kleines Lehrbuch der Angle-Klasse II, 1 unter besonderer Berücksichtigung der Behandlung. Quintessenz Verlags-GmbH, Berlin. the face and skull using computerized tomography and laser scanning techniques. *The European Journal of Orthodontics* 9: 247-53.
- Nagata K, Yoshida Y, Kikuchi M, 백철호 역. 1994. 치과교정학 *Bioprogressive* 진단학. 서울: 지성출판사.
- Nanda R, 박영철, 황현식, 최광철 역. 1997. 임상교정생역학 *Biomechanics in Clinical Orthodontics*. 서울: 나래출판사.
- Pfeiffer JP, Grobety D, 차봉근 역. 1997. *II급, III급 부정교합 어떻게 치료할 것인가?*. 서울: 지성출판사.
- Pont A. 1909. Der Zahnindex in der Orthodontie. *Zahnärztl. Orthop* 3: 306-21.
- Raadsheer MC, Van Eijden TM, Van Spronsen PH, Van Ginkel FC, Kiliaridis S, Prahl-Andersen B. 1994. A comparison of human masseter muscle thickness measured by ultrasonography and magnetic resonance imaging. *Arch Oral Biol* 39: 1079-84.
- Rachmiel A, Aizenbud D, Ardekian L, Peled M, Laufer D. 1999. Surgically-assisted orthopedic protraction of the maxilla in cleft lip and palate patients. *Int J Oral Maxillofac Surg* 28: 9-14.
- Reuter AM, Sterzik G. 1991. [Clinical experiences using modified Schwarz double plates]. *Praktische Kieferorthopadie* 5: 141-8.
- Riolo ML. 2004. Growth and Remodeling of the Cranial Floor Following Alterations in Occlusal Function: Microfluoroscopic Analysis with Serial Cephalometrics. In *Craniofacial growth series*, ed. JA McNamara, Jr. Ann arbor: The University of Michigan.
- Ruf S, Pancherz H. 2003. When is the ideal period for Herbst therapy? Early or late? *Seminars in Orthodontics* 9: 47-56.
- Sader R, Norer B, Horch HH. 2001. Lehrbuch der Ultraschalldiagnostik im Kopf-Hals-Bereich. *Einhor-Presse Verlag*.
- Sander FG. 2001a. Dentale und skelettale Effekte bei der Anwendung der Rückschubdoppelplatte (SIII)

für die Klasse-III-Behandlung. *Informationen aus Orthodontie & Kieferorthopädie* 34: 345-60.

- Sander FG. 2001b. Functional Processes when Wearing a SII Appliance during the Day. *Journal of Orofacial Orthopedics/Fortschritte der Kieferorthopadie* 62: 264-74.
- Sander FG. 2001c. Mouth opening and its influencing through the SII appliance during the night. *Journal of Orofacial Orthopedics/Fortschritte der Kieferorthopadie* 62: 133-45.
- Sato S, MEAW 연구회 역. 1992. 부정교합치료를 위한 새로운 접근. 서울: 지성출판사.
- Sattel ZTM. The class III double plate (RDP) acc. to Sander (Sander III Appliance).
- Schmuth GPF. 1973. *Kieferorthopädie. Grundzüge und Probleme.* Stuttgart: Georg Thieme.
- Schmuth GPF, Vardimon AD. 1994. Kieferorthopädie. Georg Thieme Verlag, Stuttgart.
- Schulze C. 1980. *Lehrbuch der kieferorthopadie.* Berlin: Quintessenz Verlags-GmbH.
- Schwarz AM. 1951. Lehrgang der Gebissregelung. 2. Auflage. *Urban und Schwarzenberg, Wien.*
- Shum L, Rabie AB, Hagg U. 2004. Vascular endothelial growth factor expression and bone formation in posterior glenoid fossa during stepwise mandibular advancement. *Am J Orthod Dentofacial Orthop* 125: 185-90.
- Slavicek R. 2002. *The masticatory organ: function and dysfunction.* Austria: Gamma Medizinisch.
- Smalley WM, Shapiro PA, Hohl TH, Kokich VG, Branemark PI. 1988. Osseointegrated titanium implants for maxillofacial protraction in monkeys. *Am J Orthod Dentofacial Orthop* 94: 285-95.
- Stohler CS. 1986. A comparative electromyographic and kinesiographic study of deliberate and habitual mastication in man. *Arch Oral Biol* 31: 669-78.
- Swennen G, Colle F, De May A, Malevez C. 1999. Maxillary distraction in cleft lip palate patients: a review of six cases. J Craniofac Surg 10: 117-2.
- Tonn P. 1937. *Über die mesio-distalen Zahnbreiten-Relationen der Zähne des Oberkiefers zu den entsprechenden des Unterkiefers bei normaler und anormaler Okklusion.* Berlin: Med. Diss.
- Van der Linden F. 2002. *Orthodontic concepts and strategies.* New Malden, Surrey, UK Quintessence Publishing Co.
- Vardimon AD. 1989. Functional orthopedic magnetic appliances (fomas)US 4871310 A.
- Wehrbein H, Merz BR, Diedrich P. 1999. Palatal bone support for orthodontic implant anchorage--a clinical and radiological study. *Eur J Orthod* 21: 65-70.
- Wichelhaus A, Sander FG. 1995. Dentale und skelettale Effekte der Vorschubdoppelplatten-High-pull-Headgear-Kombination. *Fortschritte der Kieferorthopadie* 56: 202-15.

INDEX

국문

| 저자약력 |

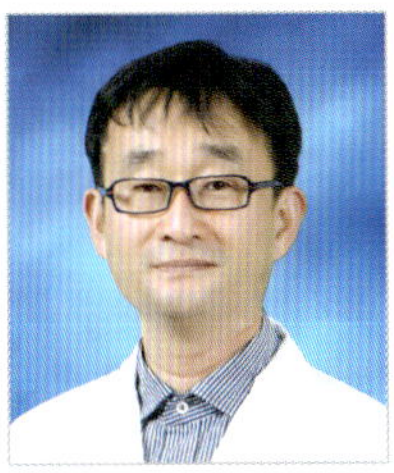

차봉근

1984	경희대학교 치과대학 졸업
1990	서울대학교 치의학석사(치과교정학) 취득
1994	독일 베를린대학교 치의학박사(치과교정학) 취득
	독일 국가공인 악정형전문의 취득
1995 ~ 1997	경희분당차병원 치과교정과 과장
1998 ~ 현재	강릉원주대학교 치과대학 교수

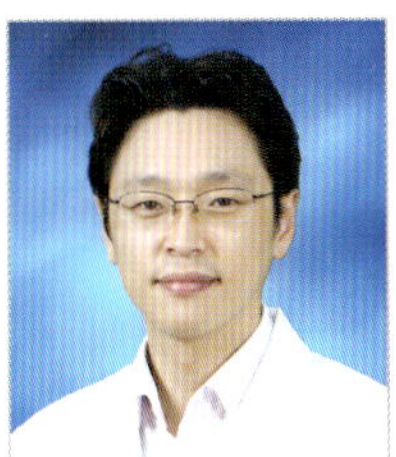

최동순

1999.	강릉원주대학교 치과대학 졸업
1999 ~ 2002	공중보건의사
2002 ~ 2006	강릉원주대학교 치과병원 치과교정과 수련
2006	강릉원주대학교 치의학석사(치과교정학) 취득
2009	원광대학교 치의학박사(치과교정학) 취득
2006 ~ 현재	강릉원주대학교 치과대학 전임강사, 조교수, 부교수

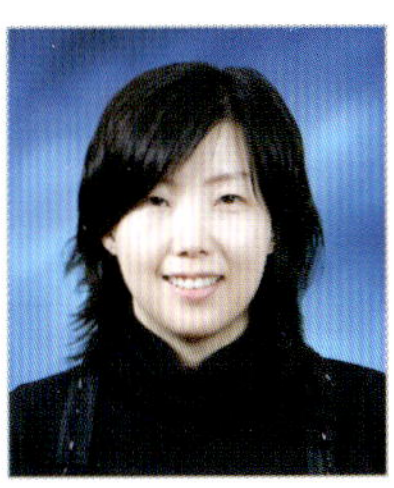

장인산

2004	강릉원주대학교 치과대학 졸업
2008	일본 나가사키대학교 치과대학 수련 및 치의학박사(치과교정학) 취득
2009 ~ 현재	강릉원주대학교 치과대학 전임강사, 조교수, 부교수

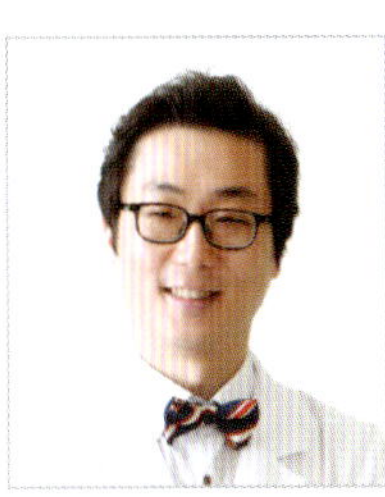

이협수

2003	강릉원주대학교 치과대학 졸업
2003 ~ 2007	강릉원주대학교 치과병원 치과교정과 수련
2007	강릉원주대학교 치의학 석사학위 취득
2014	강릉원주대학교 치의학 박사학위 취득
2010 ~ 현재	이앤장 치과교정과 치과의원 원장

쉽게하는 성장기 아동의 교정치료

인 쇄	2015년 4월 1일
발 행	2015년 4월 5일
저 자	차봉근 외 3인
발 행 인	안 영 택
편 집	황 진 선
발 행 처	**명 문 출 판 사**
등 록	제 6-0212호

서울시 동대문구 답십리로63길 90번지 TEL : 02)2248-7586
FAX : 02)2248-0598 http : //www.teethbook.co.kr

ISBN 978-89-6808-116-3 정가 : 90,000원